Eckard
Beratungspraxis
Bakterielle
Infektionskrankheiten

W0100023

Beratungspraxis
Bakterielle Infektionskrankheiten

Stefanie Eckard,
Hamburg

Mit 23 Abbildungen und 100 Tabellen

Deutscher Apotheker Verlag

Anschrift der Autorin
Stefanie Eckard
Schrötteringksweg 4
22085 Hamburg
E-Mail: SteffiEck@aol.com

Alle Angaben in diesem Buch wurden sorgfältig geprüft. Dennoch können die Autorin und der Verlag keine Gewähr für deren Richtigkeit übernehmen.

Ein Markenzeichen kann warenzeichenrechtlich geschützt sein, auch wenn ein Hinweis auf etwa bestehende Schutzrechte fehlt.

Bibliografische Information der Deutschen Nationalbibliothek
Die Deutsche Nationalbibliothek verzeichnet diese Publikation in der Deutschen Nationalbibliografie; detaillierte bibliografische Daten sind im Internet unter http://dnb.d-nb.de abrufbar.

Jede Verwertung des Werkes außerhalb der Grenzen des Urheberrechtsgesetzes ist unzulässig und strafbar. Das gilt insbesondere für Übersetzungen, Nachdrucke, Mikroverfilmungen oder vergleichbare Verfahren sowie für die Speicherung in Datenverarbeitungsanlagen.

1. Auflage 2011
ISBN 978-3-7692-5113-5

© 2011 Deutscher Apotheker Verlag
Birkenwaldstraße 44, 70191 Stuttgart
www.deutscher-apotheker-verlag.de

Printed in Germany

Satz: primustype Hurler GmbH, Notzingen
Druck und Bindung: Beltz Druckpartner, Hemsbach
Umschlaggestaltung: deblik, Berlin

Vorwort

Antibiotika zählen in Deutschland zu den Arzneimitteln, die am häufigsten verschrieben werden. Pro Jahr bekommt fast jeder zweite Bundesbürger ein Antibiotikum verordnet. Diese Medikamente spielen deshalb im Alltag jeder Apotheke eine große Rolle. Um die Patienten hier optimal beraten zu können, ist besonderes Hintergrundwissen gefragt: Wann ist der beste Einnahmezeitpunkt? Können gleichzeitig Milchprodukte verzehrt werden? Sind Antibiotika phototoxisch? Welche Tipps können beitragen, damit der Patient wieder schneller auf die Beine kommt?

Auf diese und weitere Fragen soll dieses Buch für das pharmazeutische Personal nützliche Antworten bereitstellen. Den Schwerpunkt der Informationen habe ich auf bakterielle Infektionskrankheiten der Atemwege und ihre Behandlung gelegt. In der vorliegenden Buchreihe ist durch einen zweispaltigen Aufbau ein neues Konzept realisiert worden. Neben dem fachlichen Teil liefert die Randspalte konkrete Ideen für das Beratungsgespräch in Form von ausformulierten Beratungssätzen. So gelingt der Übergang vom Fachwissen zur praktischen Umsetzung.

An dieser Stelle möchte ich mich bei meiner Chefin Sabine Heyne bedanken, die es mir ermöglicht hat, Referenten- und Autorenluft zu schnuppern, außerdem der pharmazeutischen Industrie für die zur Verfügung gestellten Materialien und Abbildungen. Besonders danke ich dem Deutschen Apotheker Verlag für das mir entgegengebrachte Vertrauen und die gute Zusammenarbeit. Frau Dr. Milek und Frau Keller sowie das gesamte Lektorat waren immer schnell mit Rat und Tat zur Stelle.

Ihnen als Leser wünsche ich viel Spaß bei der Lektüre. Für jeden Ratschlag oder Hinweis auf eventuelle Fehler bin ich Ihnen dankbar.

Hamburg, im Herbst 2010   Stefanie Eckard

Inhaltsverzeichnis

Vorwort	....	V
Abkürzungsverzeichnis	....	XIV

1 Anatomie/Physiologie

1.1	**Bakterien**	....	1
1.1.1	Aufbau	....	1
1.1.2	Vermehrung	....	3
1.1.3	Bakterienformen	....	5
1.1.4	Gram-Färbung	....	6
1.1.5	Apathogene und pathogene Bakterien	....	9
1.1.6	Pathogenitätsfaktoren	....	10
1.2	**Bakterielle Infektionen**	....	13
1.2.1	Definition	....	13
1.2.2	Infektionsarten	....	14
1.2.3	Infektionswege	....	14

2 Beratung zum Krankheitsbild

2.1	**Infektionen der Atemwege**	....	17
2.2	**Tonsillitis**	....	19
2.2.1	Ursachen	....	19
2.2.2	Beschwerden, Symptome, Diagnostik	....	20
2.2.3	Therapieoptionen	....	25
2.3	**Scharlach**	....	29
2.3.1	Ursachen	....	29
2.3.2	Beschwerden, Symptome, Diagnostik	....	30
2.3.3	Therapieoptionen	....	32
2.4	**Akute Sinusitis**	....	32
2.4.1	Ursachen	....	32
2.4.2	Beschwerden, Symptome, Diagnostik	....	33
2.4.3	Therapieoptionen	....	35
2.5	**Chronische Sinusitis**	....	40
2.5.1	Ursachen	....	40
2.5.2	Beschwerden, Symptome, Diagnostik	....	41
2.5.3	Therapieoptionen	....	43

2.6	**Akute Otitis media**		46
2.6.1	Ursachen		46
2.6.2	Beschwerden, Symptome, Diagnostik		48
2.6.3	Therapieoptionen		51
2.7	**Akute Bronchitis**		57
2.7.1	Ursachen		57
2.7.2	Beschwerden, Symptome, Diagnostik		58
2.7.3	Therapieoptionen		60
2.8	**Akute Exazerbation der COPD**		64
2.8.1	Definition, Ursachen, Risikofaktoren		64
2.8.2	Therapieoptionen		66
2.9	**Ambulant erworbene Pneumonie**		71
2.9.1	Ursachen		71
2.9.2	Beschwerden, Symptome, Diagnostik		73
2.9.3	Therapieoptionen		76

3   Grundlagen der Antibiotikatherapie

3.1	**Wirkungsweise der Antibiotika**		83
3.1.1	Wirkmechanismus		83
3.1.2	Wirktypen		84
3.1.3	Wirkstärke		86
3.1.4	Bakterielle Empfindlichkeit		87
3.1.5	Klinische Wirksamkeit		87
3.1.6	PK/PD-Modelle		88
3.1.7	Resistenz		90
3.1.8	Persistenz		93
3.2	**Therapieformen**		94
3.2.1	Prophylaxe		97
3.3	**Grundregeln der Antibiotikatherapie**		98
3.4	**Fehler in der Antibiotikatherapie**		100
3.5	**Verordnungshäufigkeit der Antibiotika**		101

4   Beratung bei der Abgabe von Antibiotika

4.1	**Beratungsgrundsätze**		102
4.1.1	Einnahmeregeln		102
4.1.2	Allgemeingültige Nebenwirkungen		104
4.1.3	Allgemeingültige Wechselwirkungen		109
4.1.4	Schwangerschaft und Stillzeit		113

4.2	**BAK-Leitlinie**	113
4.2.1	Formale Prüfung der Verordnung	113
4.2.2	Prüfung der Verordnungsart	113
4.2.3	Einsicht in die Patientendatei	114
4.2.4	Inhaltliche Prüfung der Verordnung	114
4.2.5	Information	115
4.2.6	Indikation	116
4.2.7	Unterstützende Maßnahmen	116
4.2.8	Abgabe	117
4.3	**Beratung bei der Abgabe von Penicillinen und Betalactamase-Inhibitoren**	117
4.3.1	Wirkungsweise	117
4.3.2	Handelspräparate und Indikationen	118
4.3.3	Dosierung und Einnahmehinweise	121
4.3.4	Neben-, Wechselwirkungen und Kontraindikationen	124
4.4	**Beratung bei der Abgabe von Cefalosporinen**	129
4.4.1	Wirkungsweise	129
4.4.2	Handelspräparate und Indikationen	129
4.4.3	Dosierung und Einnahmehinweise	131
4.4.4	Neben-, Wechselwirkungen und Kontraindikationen	133
4.5	**Beratung bei der Abgabe von Makroliden**	135
4.5.1	Wirkungsweise	135
4.5.2	Handelspräparate und Indikationen	136
4.5.3	Dosierung und Einnahmehinweise	139
4.5.4	Neben-, Wechselwirkungen und Kontraindikationen	142
4.6	**Beratung bei der Abgabe von Ketoliden**	147
4.6.1	Wirkungsweise	147
4.6.2	Handelspräparate und Indikationen	147
4.6.3	Dosierung und Einnahmehinweise	148
4.6.4	Neben-, Wechselwirkungen und Kontraindikationen	149
4.7	**Beratung bei der Abgabe von Tetracyclinen**	151
4.7.1	Wirkungsweise	151
4.7.2	Handelspräparate und Indikationen	151
4.7.3	Dosierung und Einnahmehinweise	152
4.7.4	Neben-, Wechselwirkungen und Kontraindikationen	155
4.8	**Beratung bei der Abgabe von Chinolonen**	158
4.8.1	Wirkungsweise	158
4.8.2	Handelspräparate und Indikationen	159
4.8.3	Dosierung und Einnahmehinweise	160
4.8.4	Neben-, Wechselwirkungen und Kontraindikationen	163

4.9	**Beratung bei der Abgabe von Cotrimoxazol**	168
4.9.1	Wirkungsweise	168
4.9.2	Handelspräparate und Indikationen	169
4.9.3	Dosierung und Einnahmehinweise	170
4.9.4	Neben-, Wechselwirkungen und Kontraindikationen	171
4.10	**Beratung bei der Abgabe von Clindamycin**	174
4.10.1	Wirkungsweise	174
4.10.2	Handelspräparate und Indikationen	175
4.10.3	Dosierung und Einnahmehinweise	175
4.10.4	Neben-, Wechselwirkungen und Kontraindikationen	176

5 Therapieergänzung bei Antibiotikatherapie und Empfehlungen bei grippalem Infekt

5.1	**Allgemeine Empfehlungen**	179
5.1.1	Alkohol in Arzneimitteln	179
5.1.2	Allergien	180
5.1.3	Sorbitol als Hilfsstoff	182
5.1.4	Arzneimittel in Schwangerschaft und Stillzeit	182
5.2	**BAK-Leitlinie und Auswahlkriterien**	183
5.2.1	Patientenwunsch	183
5.2.2	Hinterfragung	183
5.2.3	Auswahl des Arzneistoffs	184
5.2.4	Information und Beratung	184
5.2.5	Unterstützende Maßnahmen	185
5.2.6	Abgabe	185
5.3	**Therapieergänzung bei Tonsillitis**	185
5.3.1	Abgrenzung zum Arztbesuch	185
5.3.2	BAK-Leitlinie: Fünf Fragen	186
5.3.3	Auswahlkriterien	186
5.3.4	Lokaltherapeutika	186
5.3.5	Analgetika, Antipyretika, Antiphlogistika	191
5.3.6	Phytotherapie	197
5.3.7	Medikamentöse Alternativen	198
5.3.8	Nichtmedikamentöse Therapiemaßnahmen	201
5.4	**Therapieergänzung bei Sinusitis**	202
5.4.1	Abgrenzung zum Arztbesuch	202
5.4.2	BAK-Leitlinie: Fünf Fragen	202
5.4.3	Auswahlkriterien	202
5.4.4	Lokale Sympathomimetika	203
5.4.5	Pflegende Rhinologika	207

5.4.6	Pflanzliche Sekretolytika	211
5.4.7	Bromelain	214
5.4.8	Nasale Glucocorticoide	215
5.4.9	Medikamentöse Alternativen	219
5.4.10	Nichtmedikamentöse Therapiemaßnahmen	223
5.5	**Therapieergänzung bei Otitis media**	**223**
5.5.1	Abgrenzung zum Arztbesuch	223
5.5.2	BAK-Leitlinie: Fünf Fragen	223
5.5.3	Auswahlkriterien	224
5.5.4	Analgetika, Antiphlogistika, Antipyretika	224
5.5.5	Lokale Sympathomimetika	225
5.5.6	Sekretolytika	225
5.5.7	Ohrentropfen	225
5.5.8	Druckausgleich im Mittelohr mit Nasenballons	227
5.5.9	Medikamentöse Alternativen	228
5.5.10	Nichtmedikamentöse Alternativen	232
5.6	**Therapiergänzung bei Husten**	**232**
5.6.1	Abgrenzung zum Arztbesuch	232
5.6.2	BAK-Leitlinie: fünf Fragen	233
5.6.3	Fließschema Auswahlkriterien	234
5.6.4	Antitussiva	234
5.6.5	Verschreibungspflichtige Antitussiva	236
5.6.6	Apothekenpflichtige Antitussiva	241
5.6.7	Pflanzliche Antitussiva	245
5.6.8	Demulzenzia	246
5.6.9	Expektoranzien	249
5.6.10	Einreibung, Inhalation, Bad	258
5.6.11	Hustentees	261
5.6.12	Medikamentöse Alternativen	263
5.6.13	Nichtmedikamentöse Therapiemaßnahmen	267

6 Allgemeine Therapie, Prophylaxe und Immunstärkung von Infektionskrankheiten

6.1	**Vitamine und Mineralstoffe**	**268**
6.1.1	Wirkungsweise	268
6.1.2	Handelspräparate und Indikationen	269
6.1.3	Dosierung und Einnahmehinweise	270
6.1.4	Neben-, Wechselwirkungen und Kontraindikationen	270
6.2	**Phytotherapeutika**	**272**
6.2.1	Echinacea-Monopräparate	272
6.2.2	Kombinationspräparate	274

6.3	**Medikamentöse Alternativen**	276
6.3.1	Anthroposophie	276
6.3.2	Schüßler-Salze	277
6.3.3	Homöopathie	278
6.4	**Nichtmedikamentöse Therapiemaßnahmen**	280
6.5	**Regeneration des darmassoziierten Immunsystems**	281
6.5.1	Wirkungsweise	281
6.5.2	Handelspräparate und Indikationen	284
6.5.3	Dosierung und Einnahmehinweise	287
6.5.4	Neben-, Wechselwirkungen und Kontraindikationen	290
6.6	**Prophylaxe und Therapie antibiotikaassoziierter Diarrhö mit Probiotika**	291
6.6.1	Wirkungsweise	291
6.6.2	Handelspräparate und Indikationen	292
6.6.3	Dosierung und Einnahmehinweise	293
6.7	**Regeneration des Vaginalmilieus**	295
6.7.1	Wirkungsweise	295
6.7.2	Handelspräparate und Indikation	298
6.7.3	Dosierung und Anwendungshinweise	299
6.7.4	Neben-, Wechselwirkungen und Kontraindikationen	300
6.8	**Pneumokokken-Impfstoffe**	301
6.8.1	Wirkungsweise	301
6.8.2	Handelspräparate und Indikationen	302
6.8.3	Dosierung und Einnahmehinweise	304
6.8.4	Neben-, Wechselwirkungen und Kontraindikationen	304
6.9	**Bakterienlysate**	305
6.9.1	Wirkungsweise	305
6.9.2	Handelspräparate und Indikationen	306
6.9.3	Dosierung und Einnahmehinweise	306
6.9.4	Neben-, Wechselwirkungen und Kontraindikationen	306

7 Pharmazeutische Dienstleistungen

7.1	**Give aways und Zusatzinformationen**	307
7.1.1	Das Glas Wasser als Service	307
7.1.2	Anmischen von Antibiotika-Säften	307
7.1.3	Dosierhilfen	308
7.1.4	Antibiotika-Beratungsscheibe	308
7.1.5	Firmenbroschüren	309

8 Der Antibiotikakunde im HV

8.1	»Ich brauche Imodium akut«	311
8.2	Ausrechnen einer Dosierung	312
8.3	Vagiflor® zum Antibiotikum	313
8.4	Antibiotika und Pille	314
8.5	Phototoxizität	315
8.6	Antibiotika und Alkohol	316
8.7	Wechselwirkung Simvastatin und Makrolid	317

9 Adressen und Links

9.1	Fachgesellschaften	319
9.2	Informationen zur Therapie von Infektionskrankheiten	319
9.3	Informationen zur Anwendung in Schwangerschaft und Stillzeit	319
9.4	Internet-Portale zum Thema Infektionskrankheiten	320

10 Literatur

10.1	Allgemeine Literatur	321
10.2	Internet-Links	324
10.3	Leitlinien	325

Sachregister	327
Die Autorin	343

Abkürzungsverzeichnis

AAD	antibiotikaassoziierte Diarrhö
ABS	akute bakterielle Sinusitis
ACC	Acetylcystein
AECB	akute Exazerbation einer chronischen Bronchitis
AECOPD	akute Exazerbation der COPD
AkdÄ	Arzneimittelkommission der deutschen Ärzteschaft
AOM	akute Otitis media
Ap	apothekenpflichtig
ARF	akutes rheumatisches Fieber
ASS	Acetylsalicylsäure
AUC	area under the curve; Fläche unter der Blutspiegel/Zeit-Kurve
AWMF	Arbeitsgemeinschaft der Wissenschaftlichen Medizinischen Fachgesellschaften
B.	Bifidobakterium
BAK	Bundesapothekerkammer
BSG	Blutsenkungsgeschwindigkeit
Btl.	Beutel
CAP	Community Acquired Pneumonia
COPD	Chronic Obstructive Pulmonary Disease
CRP	C-reaktives Protein
CT	Computertomographie
DGPI	Deutsche Gesellschaft für Pädiatrische Infektiologie
Drag.	Dragee
Erw.	Erwachsene
ED	Einzeldosis
EMEA	European Medicines Agency
EKG	Elektrokardiogramm

FAO	Food and Agriculture Organisation
GABA	Gamma-Aminobuttersäure
GAS	Gruppe-A-Streptokokken
Glob.	Globuli
GOLD	Global initiative for chronic obstructive lung disease
Gran.	Granulat
I. E.	Internationale Einheit
i. m.	intramuskulär
i. v.	intravenös
J.	Jahr
Kaps.	Kapsel
K	Kinder
KI	Kontraindikation
Lsg.	Lösung
KG	Körpergewicht
kg	Kilogramm
L.	Lactobacillus
Lsg.	Lösung
LT	Lutschtabletten
µg	Mikrogramm
MBK	minimale bakterizide Konzentration
mg	Milligramm
MHK	minimale Hemmkonzentration
Mio.	Million
mmHg	Millimeter Quecksilbersäule
Mon.	Monat
MRT	Magnetresonanztomographie
msr.	magensaftresistent
NEM	Nahrungsergänzungsmittel

NMDA	N-Methyl-D-Aspartat
NSAR	nichtsteroidale Antirheumatika
Past.	Pastille
PCT	Procalcitonin
PEG	Paul-Ehrlich-Gesellschaft für Chemotherapie
Plv.	Pulver
PMC	pseudomembranöse Kolitis
QT-Zeit	Abschnitt im EKG
Rettabl.	Retardtablette
Retkaps.	Retardkapsel
Rp	verschreibungspflichtig
RR	Blutdruck nach Riva-Rocci [mmHg], hier für Bluthochdruck
S	Säugling
spp.	species pluralis, mehrere Bakterienspezies
SNRI	Serotonin-Noradrenalin-Reuptake-Hemmer
SSRI	Selektiver Serotonin-Reuptake-Hemmer
Std.	Stunde
STIKO	Ständige Impfkommission
Susp.	Suspension
Tabl.	Tablette
TD	Tagesdosis
TNF	Tumornekrosefaktor
Tr.	Tropfen
VGE	Vaginalgel
VKA	Vaginalkapsel
VSU	Vaginalzäpfchen
WHO	World Health Organisation
Zäpf.	Zäpfchen

Kapitel 1

1 Anatomie/Physiologie

Zum besseren Verständnis von Ursache und Therapie bakterieller Infektionskrankheiten werden der Aufbau der Bakterien sowie Grundkenntnisse der Infektiologie kurz beschrieben.

> 💬 Infektionen der Atemwege werden häufig zuerst durch Viren verursacht. Im weiteren Krankheitsverlauf kann sich daraus eine bakterielle Infektion entwickeln.

1.1 Bakterien

Definition

Bakterien (griech. bakterion: Stäbchen) sind kleine, einzellige Lebewesen ohne echten, klar umrissenen Zellkern. Sie unterscheiden sich erheblich in Größe, Form und Eigenschaften.

1.1.1 Aufbau

Größe: Bakterien sind mit dem menschlichen Auge nicht erkennbar, da sie i. A. nur zwischen 0,5–5 Mikrometer groß sind. Erst große Kolonien von etwa einer Milliarde Bakterien sind für uns wahrnehmbar. Per Lichtmikroskop lassen sie sich in der Vergrößerung 1:1000 gut erkennen. Hefen und Erythrozyten sind größer und schon in Einstellungen von 1:400 sichtbar. Viren hingegen sind meist wesentlich kleiner als Bakterien und nur im Elektronenmikroskop zu sehen.

> 💬 Um Bakterien mit dem bloßem Auge sehen zu können ist eine Zellzahl von etwa 100 Millionen notwendig. Dazu werden sie auf einem Nährboden angezüchtet. Nach etwa 24 Stunden haben sich die meisten Bakterien auf diese Zellzahl vermehrt.

Der grundsätzliche Aufbau von Bakterien (Abb. 1.1) besteht aus:
- Erbinformation: DNA als Kernäquivalent und RNA
- Plasmid
- Zytoplasma
- Ribosomen (70 S)
- Zytoplasmamembran
- Zellwand

Im Gegensatz zu Menschen, Tieren und Pflanzen (Eukaryonten) ist die Erbinformation bei Bakterien (Prokaryonten) nicht in einem Zellkern eingeschlossen. Stattdessen liegt das Bakterien-Chromosom als **Kernäquivalent (Nucleoid)** in Form eines kreisrunden DNA-Doppelstranges frei im **Zytoplasma**. Dort

💬 Bakterien sind grundsätzlich gleich aufgebaut. Sie können sich aber in ihrer Oberfläche voneinander unterscheiden, indem sie über bestimmte Fortbewegungsarme oder Kapseln verfügen. Gramnegative Bakterien enthalten neben der zytoplasmatischen Membran noch eine äußere Membran.

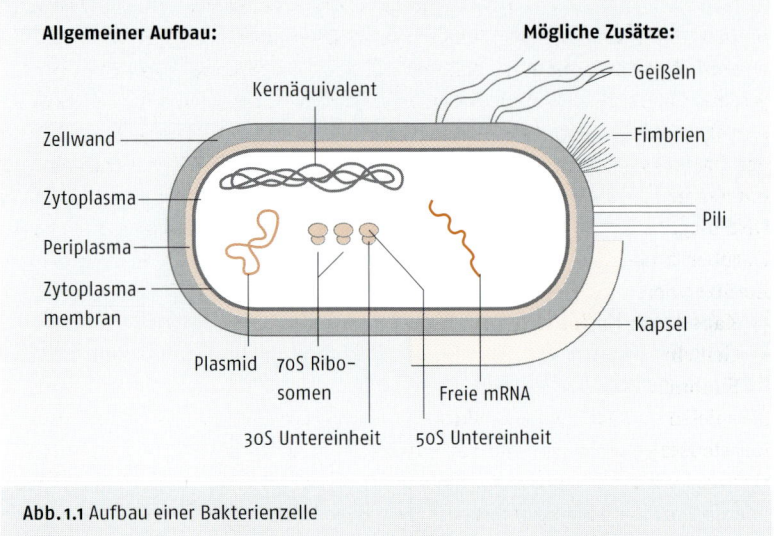

Abb. 1.1 Aufbau einer Bakterienzelle

statt.

💬 Es gibt unter den Antibiotika Wirkstoffe, die an der kleinen 30S- und solche, die an der großen 50S-Untereinheit angreifen.

> **Definition**
>
> Ein Bakterien-Ribosom besteht aus zwei Untereinheiten: der großen **50S**- und einer kleinen **30S**-Untereinheit. Beide zusammen ergeben das 70S-Ribosom. **S** steht für Svedberg-Einheit und ist nach dem schwedischen Wissenschaftler Theodor Svedberg benannt. Er entdeckte mittels Ultrazentrifugation einen Weg, Proteine zu sedimentieren, um durch diese Sedimentationsgeschwindigkeit auf deren Form, Volumen und Masse zu schließen.

DNA-Moleküle, die nicht im Bakterienchromosom, sondern ringförmig geschlossen außerhalb des Chromosoms liegen, bezeichnet man als **Plasmide**. Sie enthalten wichtige Informationen für das Bakterium, z. B. wie es sich vor Antibiotika schützen kann. Plasmide können zwischen Stämmen gleicher und unterschiedlicher Art über **Pili** übertragen werden und ermöglichen so einen raschen Austausch von genetischem Material. Dieser Vorgang wird als **Konjugation** bezeichnet und ist ein wichtiger Mechanismus für die Resistenzentwicklung von Bakterien. Das Zytoplasma wird von einer **Zytoplasmamembran** umgeben. Diese reguliert den Nährstoffaustausch, enthält Enzyme sowie Toxine und fungiert als osmotische Pufferzone.

Nach außen baut sie die sich anschließende **Zellwand** auf. Die **Zellwand** schützt das Bakterium vor äußeren Einflüssen und wirkt als Antigen. Ein wesentlicher Bestandteil der Bakterienzellwand ist **Murein**. Es ist ein netzartiges, aus Polysaccharidketten und quervernetzenden Peptiden aufgebautes Makromolekül. Es fungiert als Stützskelett und bestimmt daher Festigkeit und Form der Bakterienzelle. Die Zellwandstrukturen sind bei den Bakterienarten sehr unterschiedlich aufgebaut oder fehlen wie bei den Mykoplasmen ganz. Dies wird diagnostisch im Rahmen der Gram-Färbung ausgenutzt (siehe Kap. 1.1.4). Darüber hinaus verfügen einige Bakterien an ihrer Oberfläche über weitere Zusätze wie:

- Kapseln und Schleime
- Geißeln
- Fimbrien und Pili

Sie spielen als **Pathogenitätsfaktoren** bei der Entstehung von Krankheiten oder Resistenzen eine Rolle (siehe Kap. 1.1.6). Einige Bakterien sondern Polysaccharide und andere Polymere ab, die auf der Zellwand entweder lose als **Schleim** oder in Form von **Kapseln** fest aufliegen. Dies erschwert dem Immunsystem die Erkennung und somit auch die Erregerabwehr. Dadurch wird die schädigende Wirkung (Virulenz) der Bakterien deutlich erhöht. Von einer **Kapsel** umgeben sind z. B. bekannte Erreger von Atemwegsinfekten wie *Streptococcus pyogenes*, *Streptococcus pneumoniae*, *Haemophilus influenzae* oder *Klebsiella pneumoniae*. Als Fortbewegungsmittel fungieren **Geißeln**. Zur Anheftung an Oberflächen dienen die wesentlich kleineren **Fimbrien**. **Pili** stellen als eine Art »Verlängerungsarm« den Kontakt zwischen Bakterienzellen her und transferieren so Erbmaterial wie Plasmide.

1.1.2 Vermehrung

Bakterien vermehren sich durch Zellteilung. Dabei verdoppelt sich das genetische Material, das Bakterium dehnt sich aus, schnürt sich etwa in der Mitte ab und teilt sich vollständig. So entstehen zwei Tochterzellen, die mit der Mutterzelle identisch sind. Die **Generationszeit** beschreibt die Zeit zwischen zwei Teilungen und ist somit ein Maß für die Geschwindigkeit des Teilungsvorganges. Sie kann sehr unterschiedlich sein und hängt sowohl von der Bakterienart als auch von Umgebungsbedingungen wie Temperatur, pH-Wert, Nährstoffen und Sauerstoff- bzw. Stoffwechseltypus ab.

> **Generationszeit**
>
> Der Hautkeim *Staphylococcus aureus* kann sich alle fünfzehn Minuten, das Darmbakterium *E. coli* alle zwanzig Minuten teilen. Der Tuberkuloseerreger *Mycobacterium tuberculosis* teilt sich hingegen nur alle 18 Stunden.

▶ Bestandteile der Bakterienzellwand haben die Aufgabe, Fremdstoffe wie z. B. Antibiotika am Eindringen zu hindern.

▶ Mykoplasmen wie *Mycoplasma pneumoniae* können eine bestimmte Form der Lungenentzündung hervorrufen.

▶ Einige Bakterien verstecken sich unter einer Hülle aus Zuckern und Eiweißen. Dies erschwert unserem Immunsystem die Bekämpfung.

▶ Unter Virulenz versteht man die Stärke der schädlichen Aktivität von Krankheitserregern wie Bakterien oder Viren.

▶ Bakterien teilen sich nach einer bestimmten Zeit in jeweils zwei identische Zellen.

▶ Auch unter optimalen Bedingungen vermehrt sich jedes Bakterium unterschiedlich schnell.

Temperatur: Für die meisten medizinisch relevanten Bakterien sind körpertemperaturnahe Bereiche von 36–41 °C zum Wachstum ideal. Unter 4 °C und über 50 °C stellen sie ihr Wachstum ein. Einige Listerien können sich auch noch bei Kühlschranktemperatur vermehren und spielen beim Verderben von Lebensmitteln eine Rolle.

pH-Wert: Grundsätzlich gedeihen fast alle Bakterien im neutralen Bereich am besten (pH 6,6–7,5). Unterhalb von pH 4 und oberhalb von 9 überleben nur noch Spezialisten. Dazu gehören z. B. Lactobazillen, die pH-Werte unter 4,5 bevorzugen.

> Ein Schutzmechanismus des Körpers vor krankmachenden Erregern stellen die pH-Regionen dar. In sauren Körperbereichen wie Magen, Vaginalmilieu oder dem Säureschutzmantel der Haut fühlen sich die meisten Bakterien nicht wohl und können sich deshalb schlecht vermehren.

Nährstoffe: Zum Überleben benötigt die Bakterienzelle Grundnahrungsmittel wie Wasser, Vitamine und Kohlenstoff.

Stoffwechseltypen: Das Wachstumsverhalten hängt stark vom Sauerstoffgehalt der Umgebung ab. Man differenziert:
- **Obligat aerobe** Bakterien, die auf die Anwesenheit von Luftsauerstoff zur Vermehrung angewiesen sind.
- **Obligat anaerobe** Bakterien, die nur unter Ausschluss von Luftsauerstoff wachsen.
- **Fakultativ anaerobe** Bakterien, die sich beiden Zuständen anpassen können. Sie wachsen sowohl mit als auch ohne Sauerstoff.
- **Intrazellulär** wachsende Bakterien, die sich wie Viren nur innerhalb der Wirtszelle vermehren. Sie nehmen unter den Bakterien eine Sonderstellung ein (siehe Kasten).

> Bakterien, die sich vorwiegend intrazellulär anreichern werden als Atypiker bezeichnet.

Intrazellulär wachsende Bakterien
Intrazelluläre Bakterien sind eine Gruppe von Krankheitserregern, die die Fähigkeit besitzen, in Körperzellen einzudringen und sich dort zu vermehren. Solche Bakterien sind für das Immunsystem schwer zugänglich. Bei der Behandlung mit Antibiotika ist zu beachten, dass nur wenige Antibiotikaklassen die Fähigkeit besitzen, sich intrazellulär anzureichern. Dazu gehören z. B. Makrolide, Tetracycline und Chinolone.

Unter optimalen Bedingungen vermehren sich Bakterien **exponentiell** (Abb. 1.2).
Verfolgt man das Wachstum einer Bakterienkultur, lassen sich vier Abschnitte unterscheiden:
- **Latenzphase** (Lag-Phase), in der noch keine Vermehrung zu beobachten ist. Die Bakterien passen sich an ihre neue Umgebung an.

> Die Latenzphase wird auch als Anlaufphase bezeichnet.

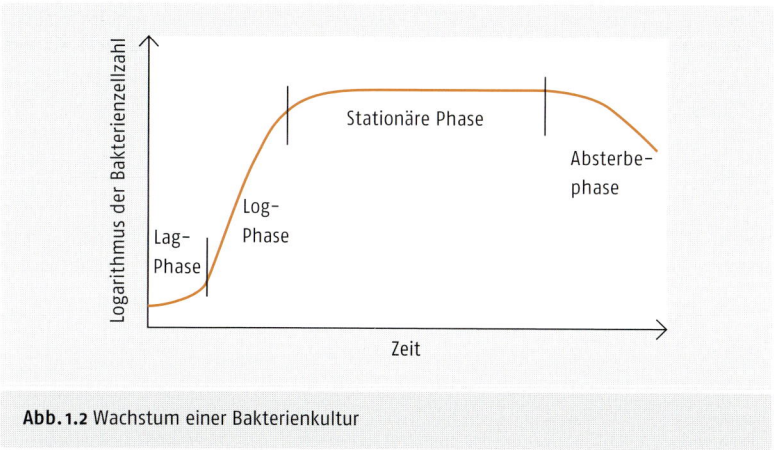

Abb. 1.2 Wachstum einer Bakterienkultur

🗨 Die Vermehrung von Bakterien erfolgt in vier verschiedenen Phasen: Nach der Anlaufphase kommt es zum exponentiellen Wachstum. Daran schließt sich die stationäre Phase an, in der keine Vermehrung stattfindet. Darauf folgt die Absterbephase, in der die Bakterien wegen Nährstoffmangels sterben.

- **Logarithmische Phase** (Log-Phase), in der die Vermehrungsgeschwindigkeit ihr Maximum erreicht. Die Bakterien vermehren sich exponentiell, d. h. ihre Anzahl verdoppelt sich innerhalb einer bestimmten Zeit (Generationszeit). Es handelt sich um eine proliferierende Bakterienkultur.
- **Stationäre oder Ruhephase**, in der sich die Bakterien nicht mehr vermehren. Die Keimzahl bleibt gleich groß. Es besteht ein Gleichgewicht zwischen Wachstum und Absterben. Gründe sind v. a. Nährstoffmangel und die Bildung toxischer Stoffwechselprodukte. Sobald die Kultur wieder Aufbaustoffe erhält, können sich die Bakterien wieder vermehren.
- **Absterbephase**, in der die Bakterien aufgrund anhaltender schlechter Umgebungsbedingungen sterben.

Es befinden sich nie alle Erreger in der Wachstumsphase. Dies ist bei der Therapie mit Antibiotika zu berücksichtigen, da es Wirkstoffe gibt, die solche ruhenden Kulturen nicht angreifen. Dazu gehören z. B. Penicilline und Cefalosporine. Solche überlebenden Keime werden als persistierende Erreger bezeichnet. Die Elimination muss das körpereigene Immunsystem übernehmen. Ist dies zu schwach, können Krankheitsrückfälle, Rezidive die Folge sein (siehe Kap. 3.1.8).

🗨 Bakterien einer wachsenden Kultur werden durch Entzug ihrer Umgebungsbedingungen am Wachstum gehindert, ohne dass sie absterben. So können z. B. Salmonellen auf Geflügelfleisch auch das Einfrieren überleben. Ihre optimalen Vermehrungsbedingungen wie Temperatur und Sauerstoffgehalt wurden entzogen. Sobald sie diese nach dem Auftauen wieder vorfinden, vermehren sie sich wieder exponentiell.

1.1.3 Bakterienformen

Unter dem Mikroskop lassen sich drei verschiedene Formen unterscheiden:
- Kugelförmige Bakterien (Kokken)
- Stäbchenförmige Bakterien
- Schraubenförmige Bakterien

Die Anhäufung von neu gebildeten Zellen erfolgt für jedes Bakterium in charakteristischer Art und Weise. Sie können einzeln, in Paaren, in Haufen

💬 Bakterien können anhand ihrer charakteristische Form unterschieden werden. Bei dem Hauptverursacher einer Lungenentzündung, den Pneumokokken, sind z. B. immer zwei Bakterien miteinander verbunden, die von einer farblosen Kapsel umgeben sind.

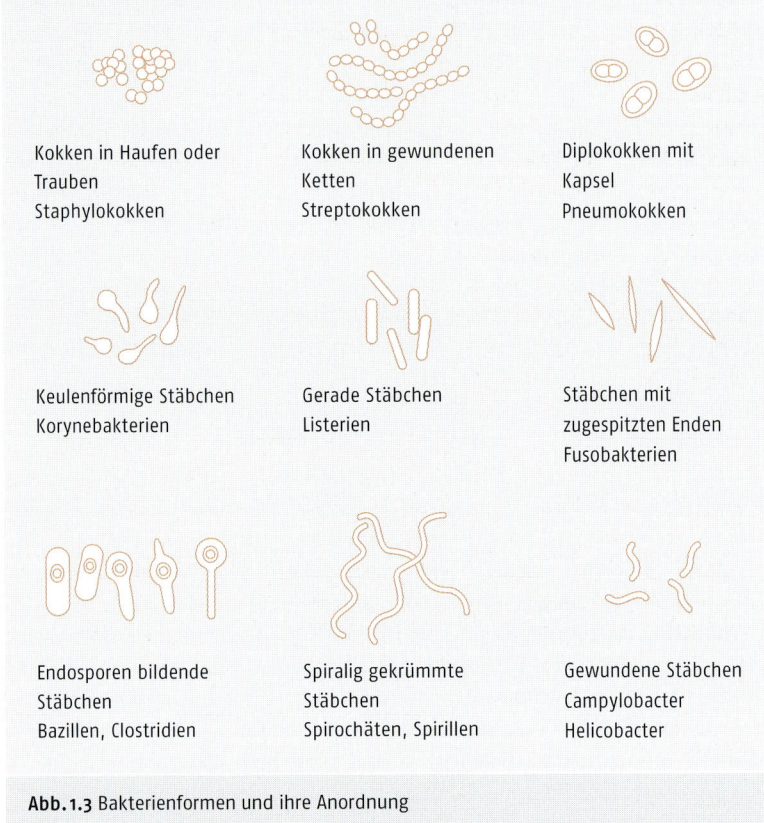

Abb. 1.3 Bakterienformen und ihre Anordnung

oder Ketten angeordnet sein. Solche Kolonieformen sind ein wichtiges Unterscheidungsmerkmal von Bakterien (siehe Abb. 1.3).

1.1.4 Gram-Färbung

💬 Die Gram-Färbung ist eine Methode zur Differenzierung von Bakterien. Da sie sich in ihrem Aufbau unterscheiden, werden sie unterschiedlich angefärbt. Grampositive Bakterien werden blau, gramnegative hingegen rot.

Um Bakterien unterscheiden zu können, werden sie häufig mit Farbstoffen markiert. Die weltweit bekannteste und am häufigsten angewandte Färbemethode ist die Gram-Färbung. Sie wurde von dem dänischen Arzt und Pharmakologen Hans Christian J. Gram (1853–1923) entwickelt. Dabei wird der unterschiedliche Zellwandaufbau ausgenutzt. Bei der Gram-Färbung werden Bakterien auf einem Objektträger fixiert und z. B. mit Kristallviolett gefärbt. Dadurch färben sich alle Bakterien blau. Anschließend wird mit Iod-Kaliumiodid gebeizt und mit Alkohol entfärbt. Bei der Entfärbung verhalten sich Bakterien unterschiedlich. Die Zellwand der **grampositiven** Bakterien ist dick, weil mehrere Mureinschichten übereinander liegen. Die **gramnegativen** Bakterien haben nur eine oder wenige Mureinschichten, darüber aber eine **äußere Membran.** Diese

Strukturunterschiede bewirken eine unterschiedliche Farbreaktion. Zellwandlose Bakterien wie Mykoplasmen können nicht nach Gram kategorisiert werden. Das Wissen über das Färbeverhalten nach Gram wird bei der Auswahl des Antibiotikums berücksichtigt. Es ist bekannt, ob ein Wirkstoff eher auf grampositive, auf gramnegative oder auf beide Erreger wirkt. Die meisten Antibiotika wirken auf gramnegative und grampositive Bakterien unterschiedlich gut. Die nachfolgenden Tabellen (Tab. 1.1–1.3) berücksichtigen die Einteilung der Bakterien nach Form und Färbung und geben einen Überblick über klinisch relevante Krankheitsbilder.

🗨 Mykoplasmen können Infektionen der unteren Atemwege wie Bronchitis oder Lungenentzündung hervorrufen.

Tab. 1.1 Gramnegative Bakterien und Beispiele für Krankheitsbilder

Bakterium	Krankheitsbild
Kokken	
Moraxella catharrhalis	Atemwegsinfekte
Neisseria Gonorrhöae (Gonokokken)	Gonorrhö
Neisseria meningitis (Meningokokken)	Meningitis (Hirnhautentzündung)
Stäbchen	
Bordatella pertussis	Keuchhusten
Campylobacter	Durchfall
Helicobacter pylori	Gastritis, Magengeschwüre
Haemophilus influenzae	Atemwegsinfekte, Meningitis
Gardnarella vaginalis	Aminkolpitis
Legionella pneumophila	Lungenentzündungen
Pseudomonas aeruginosa	Krankenhausinfektionen: Harnwegs-, Lungen-, Wundinfektionen, Sepsis
Vibrio cholerae	Cholera
Escherichia coli (*E. coli*)*	Harnwegsinfektionen, Meningitis und Enterits, v. a. bei Säuglingen

🗨 Für bestimmte Krankheitsbilder sind einige Bakterien als Hauptverursacher bekannt. Es gibt verschiedene Gruppen von Antibiotika. Sie wirken unterschiedlich gut auf einen Keim. Es wird dann ein Antibiotikum ausgewählt, welches diesen Erreger abtöten oder hemmen kann.

🗨 Von der Vielzahl der bekannten Bakterienarten sind nur wenige für uns Menschen schädlich.

🗨 Legionellen sind gramnegative Stäbchen, die sich vor allem intrazellulär anreichern.

💬 Enterobakterien sind Bakterien, die sich im Darm befinden. Einige von ihnen gehören zu unserer normalen Keimflora, andere gelangen von außen in unseren Körper. Beide können schwere Krankheiten auslösen.

Tab. 1.1 Gramnegative Bakterien und Beispiele für Krankheitsbilder (Fortsetzung)

Bakterium	Krankheitsbild
Klebsiella pneumoniae*	Lungen-, Harnwegsinfektionen
Proteus spp.*	Harnwegs-, Lungen-, Wundinfektionen
Salmonella typhi*	Typhus
Salmonella enteritidis*	Salmonellenenteritis
Shigella*	Bakterielle Ruhr
Yersinia pestis*	Pest
Schrauben	
Borrelia burgdorferi	Lyme-Borreliose
Treponema pallidum	Lues, Syphilis

*Enterobakterien

💬 Als grobe Faustregel gilt: grampositive Bakterien verursachen Erkrankungen »oberhalb der Gürtellinie«, gramnegative Bakterien hauptsächlich Erkrankungen »unterhalb der Gürtellinie«. Es gibt natürlich auch Ausnahmen. Auch gramnegative Keime können Infekte der Atemwege verursachen.

Tab. 1.2 Grampositive Bakterien und dadurch ausgelöste Krankheitsbilder (Beispiele)

Bakterium	Krankheitsbild
Kokken	
Enterococcus faecalis, Enterococcus faecium	Endokarditis, Sepsis, Harnwegsinfektionen
Staphylococcus aureus	Haut-, Atemwegsinfektionen
Streptococcus pyogenes (A-Streptokokken)	Angina, Scharlach, Hautinfektionen
Streptococcus agalactiae (B-Streptokokken)	Neonatale Sepsis, Gynäkolog. Infektionen
Streptococcus pneumoniae (Pneumokokken)	Atemwegsinfektionen

Tab. 1.2 Grampositive Bakterien und dadurch ausgelöste Krankheitsbilder (Fortsetzung)

Bakterium	Krankheitsbild
Stäbchen	
Bacillus anthracis	Milzbrand
Clostridium difficile	Pseudomembranöse Kolitis
Clostridium tetani	Tetanus
Corynebacterium diphtheriae	Diphtherie
Listeria monocytogenes	Listeriose, Meningitis, Sepsis
Mycobacterium tuberculosis	Tuberkulose
Mycobacterium leprae	Lepra
Propionibacterium acnes	Akne

💬 Eine Infektion mit dem Bakterium *Clostridium difficile* kann schwere Durchfälle hervorrufen. Auch Durchfälle, die durch die Einnahme eines Antibiotikums bedingt sind, können durch diesen Keim verursacht werden. Besonders häufig ist diese Komplikation bei einer antibiotischen Therapie im Krankenhaus.

Tab. 1.3 Morphologische Sonderfälle und Beispiele für Krankheitsbilder

Gruppe	Bakterium	Krankheitsbild
Gramnegativ	Chlamydien	Genital-, Lungen-, Augeninfektionen
Keine Gram-Färbung	Mykoplasmen	Lungenentzündungen, Genitalinfektionen
	Rickettsien	Lungenentzündungen

💬 Diese Erreger halten sich überwiegend intrazellulär auf und spielen eine Rolle bei bestimmten Formen der Lungenentzündung und Bronchitis.

1.1.5 Apathogene und pathogene Bakterien

Es sind etwa 6000 Bakterienarten bekannt. Davon sind schätzungsweise nur 200 für den Menschen pathogen, also krankheitserregend. Bakterien gehören zu unserer natürlichen, physiologischen Keimflora. Sie kommen auf der Haut, in der Mundhöhle, im Intestinal- und Urogenitaltrakt sowie in der Vagina in großer Anzahl vor. So besiedeln z. B. Streptokokken und Staphylokokken Haut und Schleimhäute, Lactobazillen den Vaginalbereich und *E. coli* den Darm.

💬 Unter der physiologischen Bakterienflora versteht man Bakterien, die wir als natürlicher Bestandteil in unserem Körper haben und einen gesunden Menschen normalerweise nicht schädigen. Sie haben sogar schützende Eigenschaften für uns.

> **Standortflora**
>
> Der menschliche Körper beherbergt etwa 10^{13} Körperzellen und 10^{14} Bakterienzellen! Allein im Darm leisten über 500 verschiedene Bakterien die Verdauungsarbeit!

💬 Ein Erwachsener hat etwa 700 g Bakterien im Körper und beherbergt mehr als 500 verschiedene Bakterienspezies.

Physiologische Bakterien können unter bestimmten Vorraussetzungen krankheitserregend werden. Man bezeichnet sie dann als **fakultativ pathogen.** Dies ist z. B. der Fall, wenn sie ihre ursprüngliche Körperregion verlassen, sich woanders ansiedeln und dort vom Immunsystem schlecht abgewehrt werden können. Auf diese Weise kann es zu Verschleppungen von fakultativ pathogenen Stämmen des Darmkeimes *E.coli* kommen. Im Zuge einer Darmperforation oder Darm-Operation sind Bauchhöhlenentzündungen möglich. Nach Übertritt in die Harnröhre können Harnwegsinfektionen entstehen. Patienten mit einem geschwächten Abwehrsystem durch eine Grunderkrankung oder immunsupprimierende Arzneimittel wie Corticoide oder Zytostatika sind hiervon häufiger betroffen. Zudem kann die normale Keimflora nach vorausgehender Schädigung eine **Superinfektion** hervrufen. Dies ist bei vielen bakteriellen Atemwegsinfekten (Sinusitis, Otitis media, Bronchitis, Lungenentzündung) der Fall.

💬 Bei geschwächtem Immunsystem können auch ansonsten harmlose körpereigene Erreger Infektionen auslösen.

Obligat pathogene Keime besitzen per se eine krankmachende Potenz. Sie gehören nicht zur natürlichen Keimflora. Die Pathogenität der einzelnen Bakterien ist sehr unterschiedlich. Das Ausmaß der krankheitserregenden Aktivität wird mit dem Begriff **Virulenz** umschrieben. Zu den sehr virulenten Bakterien zählen z. B. die Erreger von Tuberkulose, Tetanus, Syphilis, Cholera, Pest und bestimmte Formen der Lungenentzündungen. Für die Entwicklung von Krankheitssymptomen spielen aber auch die individuellen Voraussetzungen des Patienten wie Grunderkrankungen, Alter, Immunstatus eine entscheidende Rolle.

💬 Viele Atemwegserkrankungen werden durch Viren hervorgerufen. Diese können den Körper so schwächen, dass sowohl körpereigene als auch Bakterien von außen leichtes Spiel haben.

💬 Der schädigende Einfluss von Bakterien hängt vom Bakterium selbst und vom Gesundheitszustand des Betroffenen ab.

> **Definition**
>
> Pathogenität ist die Fähigkeit von Mikroorganismen, Infektionen hervorzurufen. Virulenz ist das Ausmaß der krankmachenden Eigenschaften von Mikroorganismen.

1.1.6 Pathogenitätsfaktoren

Pathogenitätsfaktoren sind Strukturelemente, Stoffwechselprodukte oder Eigenschaften von Bakterien, die beim Menschen eine Infektionskrankheit hervorrufen können. Je mehr Pathogenitätsfaktoren, desto komplizierter wird der Krankheitsverlauf und umso schwieriger gestaltet sich die Therapie. Pathogenitätsfaktoren sind somit maßgeblich an der Entstehung von Infektionen beteiligt. Sie triggern auf unterschiedliche Art und Weise das Krankheitsgesche-

💬 Bakterien haben die Eigenschaft, über verschiedene Mechanismen eine Infektionskrankheit auszulösen oder zu verstärken. Man spricht dann von Pathogenitätsfaktoren.

Intrazelluläre Vermehrung

Die intrazelluläre Vermehrung von Bakterien (siehe 1.1.2) kann zu einer massiven Beeinträchtigung bis hin zur Zerstörung der Wirtszelle führen. Es gibt zwei Gruppen von intrazellulären Bakterien. **Obligat** intrazelluläre Bakterien können nur im Inneren von Zellen höherer Lebewesen existieren. Die bekanntesten Vertreter sind Chlamydien und Rickettsien. **Fakultativ** intrazelluläre Bakterien können sich hingegen sowohl innerhalb als auch außerhalb von Zellen vermehren. Zu dieser Gruppe gehören z. B. Listerien, Mykoplasmen, Salmonellen sowie die Erreger der Tuberkulose, Lepra, Typhus und der Legionärskrankheit. Auch im Bereich der Atemwege spielen intrazelluläre Erreger eine Rolle: Mykoplasmen und Chlamydien können bestimmte Formen von Lungenentzündungen oder Bronchitiden hervorrufen. Eine Infektion mit *Chlamydia trachomatis* stellt weltweit die häufigste sexuell übertragbare Infektion mit bakterieller Ursache dar.

> Chlamydien weisen alle Strukturmerkmale einer Bakterienzelle auf und färben sich gramnegativ. Da sie keinen eigenen Energiestoffwechsel haben, ist ihr Entwicklungszyklus jedoch von Wirtszellen abhängig. Diese Bakterien können Geschlechtskrankheiten sowie Augen- und Lungenentzündungen verursachen.

Toxine

Toxine (griech. toxin: Gift) sind Bakterienprodukte, die den Wirt schädigen. Sie sind meist artspezifisch. **Exotoxine** werden vom lebenden Bakterium aktiv nach außen abgegeben. Chemisch gesehen handelt es sich um komplex zusammengesetzte Proteine, die als **Enzyme** wirken. Sie gelten als **hitzelabil** und werden bei Temperaturen über 60 °C meist abgetötet. Durch Exotoxine entstehen z. B. Krankheiten wie Keuchhusten, Diphtherie, Tetanus und Scharlach. Das Exotoxin des Tetanuserregers, *Clostridium tetani*, zählt zu den stärksten, natürlich vorkommenden Giften. **Enterotoxine** sind Exotoxine, die auf den Darm wirken. Ein bekanntes, auf diese Weise entstehendes Krankheitsbild ist die Cholera.

> Toxine sind bestimmte Eiweiße, die ein Bakterium produzieren kann, um uns Menschen zu schädigen. Man unterscheidet dabei zwischen Exotoxinen und Endotoxinen. Exotoxine werden von Bakterien produziert und freigesetzt. Diese abgesonderten Giftstoffe lösen z. B. Tetanus aus.

Enterotoxine

Einige Stämme von *Staphylococcus aureus* produzieren ein Enterotoxin. Es wird über kontaminierte Lebensmittel wie Milch, Eier oder Fleisch übertragen. Nach Aufnahme in den Körper kann es in weniger als zwölf Stunden zu Übelkeit, Erbrechen, Leibschmerzen und Durchfall kommen. Eine Therapie ist oft nicht nötig, da die Erkrankung selbstlimitierend ist.

Endotoxine werden erst beim Zerfall der Bakterien frei. Sie sind natürlicher Bestandteil der äußeren Zellmembran gramnegativer Bakterien. Als Oberflächenmoleküle wirken sie als **Antigen** und spielen daher eine wichtige Rolle bei der Auseinandersetzung des menschlichen Immunsystems mit den Erregern. Chemisch sind sie Lipopolysaccharide und daher aus einem hydrophilen Poly-

> Endotoxine sind Bestandteile der äußeren Zellmembran von gramnegativen Bakterien. Sie können schwerwiegende Reaktionen auslösen.

1 Anatomie/Physiologie

> Beim septischen Schock kommt es zu einer lebensbedrohlichen Beeinflussung der Organfunktionen durch das Eindringen von Mikroorganismen sowie der Freisetzung von schädlichen Stoffwechselprodukten.

saccharid- und einem lipophilen Lipidanteil aufgebaut. Sie gelten als **hitzestabil** und sind auch durch Sterilisation nicht abzutöten. Endotoxine werden beim Absterben der Bakterien freigesetzt und entfalten dann ihre toxische Wirkung. Gelangen sie in die Blutbahn, zeigen sie systemische Effekte und regen nahezu alle Immunmechanismen und die Blutgerinnung an. Sie zählen zu den stärksten bekannten **Immunstimuli**. Es kommt zur Freisetzung von Zytokinen und Interleukinen. Dadurch kann es zu schweren Reaktionen wie Fieber, Blutdruckabfall bis zum Kreislaufkollaps oder septischen Schock kommen. Durch die Anregung der Gerinnungskaskade können Mikrothromben folgen.

Endotoxinschock
Im Verlauf einer (meist) parenteralen Antibiotika-Behandlung gramnegativer Erreger kann es schlagartig zur Freisetzung großer Endotoxinmengen kommen. Dies kann sich klinisch in Form eines septischen Schocks zeigen. Dann besteht akute Lebensgefahr!

Typhus abdominalis, der durch bestimmte Salmonellen verursacht wird, ist ein Beispiel für ein endotoxinbedingtes Krankheitsbild.

Sporen

> Bakteriensporen sind sehr widerstandsfähig und können nur durch Sterilisationsverfahren abgetötet werden. Gängige Desinfektionsmittel wie Alkohol reichen nicht aus.

Sporen sind Zellformen mit extrem herabgesetztem Stoffwechsel, die sich bei manchen Bakteriengattungen, den Sporenbildnern, aus der teilungsfähigen Normalzelle entwickeln. Sie sind die **Dauer- und Überlebensformen** dieser Bakterienzelle und extrem resistent gegen Kälte, Hitze (hohe Temperaturen, Kochen), Austrocknung oder Feuchtigkeit, Desinfektionsmittel und Chemikalien. Bei der Sporenbildung legt sich eine Kapsel um das genetische Material. Das Zellwasser wird dem Bakterium entzogen, es wird quasi abgepumpt. So kann die Bakterienspore Jahre überleben. Sensoren an der Oberfläche der Sporen registrieren Umgebungsveränderung wie Wärme oder Feuchtigkeit. Wenn die Lebensbedingungen für Sporen wieder erträglich werden, wie z. B. bei einer Infektion des Menschen, wird die Sporenkapsel gesprengt und es entsteht erneut ein vermehrungsfähiges pathogenes Bakterium. Zwei grampositive Stäbchen sind als Sporenbildner bedeutsam:

> Bazillen sind eine Gattung verschiedener stäbchenförmiger Bakterien. Eine bekannte Bakterienart ist der Milzbranderreger. Umgangssprachlich werden unter dem Begriff Bazillen verschiedene Krankheitserreger wie Bakterien und Viren zusammengefasst. Das ist eigentlich falsch.

– Bazillen als aerobe Sporenbildner
– Clostridien als anaerobe Sporenbildner

Bazillen als Sporenbildner
Bei dem als Biowaffe eingesetztem Milzbranderreger *Bacillus anthracis* sind die Sporen auch nach über 70 Jahren noch lebensfähig.

Clostridien sind in der Umwelt (Boden, Staub, Wasser) verbreitet und beim Menschen häufig im Magen-Darm-Trakt zu finden. Sie verursachen eine Reihe von schweren Krankheitsbildern wie Tetanus, Botulismus, Gasbrand und die pseudomembranöse Kolitis (siehe Kap. 4.1.2.). Alle Clostridien sind zur Bildung von **Toxinen** befähigt, die dann die Krankheiten auslösen. Aus einer Bakterienzelle entsteht immer nur eine Spore. Sie dient somit **nicht** der Bakterienvermehrung. Sporen gibt es auch bei Pilzen, Algen, Moosen oder Farnen. Hier hat der Begriff jedoch eine andere Bedeutung.

💬 Bei Pilzen sind Sporen die vermehrungsfähige Form; bei Bakterien stellen Sporen die wasserfreie Überlebensform dar.

Enzyme

Nahezu alle Bakterien produzieren Enzyme. Es handelt sich um Eiweiße, die biochemische Reaktion zum Überleben des Bakteriums bewirken oder beschleunigen. Sie erschließen beispielsweise Nährstoffquellen, zersetzen Gewebe, verhindern Abwehrmechanismen des Wirtes, breiten sich in Wirtsstrukturen aus oder spalten wirtseigene Substanzen. Auch Exotoxine sind Enzyme. Bekannte Beispiele sind:
- Enzyme zum Aufbau von Kapseln zum Schutz vor Abwehrzellen oder Antibiotika.
- Enzyme zur Inaktivierung von Antibiotika, z. B. die Betalactamasen. Sie führen zum Wirkungsverlust der Penicilline.
- Enzyme zur Synthese der Zellwand.
- Enzyme zur Auflösung von Fibrin, z. B. Streptokinasen. Sie werden therapeutisch zur Lysetherapie von frischen Blutgerinnseln bei Thrombose oder Herzinfarkt genutzt.
- Enzyme zur Ausbreitung einer Infektion im Gewebe.
- Enzyme zur Spaltung von Wirtsproteinen.

💬 Fibrin ist ein Eiweiß, das bei der Blutgerinnung entsteht und dafür sorgt, dass sich eine Wunde verschließt.

1.2 Bakterielle Infektionen

1.2.1 Definition

Von einer **bakteriellen Infektion** spricht man, wenn die Erreger nach Vermehrung im Körper klinische Symptome wie Rötung, Wärme, Schwellung, Schmerzen, Funktions- oder Bewegungseinschränkungen sowie Fieber verursachen.

💬 Wenn es zu einer bakteriellen Infektion gekommen ist, zeigt sich dies meist an typischen Symptomen wie Rötung, Schwellung, Schmerz und Überwärmung des betroffenen Organs. Häufig haben die Patienten auch Fieber.

> **Kardinalsymptome einer Entzündung mit klinischen Beispielen**
> - Rubor (Rötung): gerötete Mandeln bei Mandelentzündung.
> - Calor (Wärme): erwärmter Hodensack bei Nebenhodenentzündung.
> - Tumor (Schwellung): geschwollene Nasenschleimhaut bei Nasennebenhöhlenentzündung.
> - Dolor (Schmerz): schmerzhafte Rippe bei Rippenfellentzündung.
> - Functio laesa (Funktionseinschränkung): Hörminderung bei Mittelohrentzündung.

1.2.2 Infektionsarten

Lokalinfektion: Bei der Lokalinfektion bleibt die Reaktion örtlich auf die Eintrittsstelle der Erreger begrenzt (z. B. Haut oder Schleimhaut). Werden dann Toxine freigesetzt, kann eine Fernwirkung auf den ganzen Organismus ausgelöst werden. Bekannte Beispiele sind Hautinfektionen, abgekapselte Eiteransammlungen (Furunkel, Karbunkel), Tonsillitis und Otitis media.

💬 Der Erreger einer bakteriellen Mandelentzündung kann ein Toxin freisetzten, welches dann am ganzen Körper einen charakteristischen Hautausschlag hervorruft.

Allgemeininfektion: Eine Allgemeininfektion befällt den ganzen Organismus. Hierzu gehören die meisten Infektionskrankheiten. Keuchhusten, Typhus, Masern, Tuberkulose oder Lungenentzündungen sind nur einige Beispiele. Es gibt drei Stadien:
- **Inkubationsstadium:** Die Inkubationszeit ist bei Allgemeininfektionen länger als bei Lokalinfektionen.
- **Generalisationsstadium:** In diesem Stadium erfolgt die Ausbreitung der Erreger über den Blutweg, oft mit Fieber und schwerem Krankheitsgefühl einhergehend.
- **Organmanifestation:** Es kommt zum Befall eines erregerspezifischen Organs.

💬 Die Inkubationszeit ist die Zeitspanne zwischen dem Eindringen des Erregers in den Organismus bis zum Auftreten der ersten Symptome.

1.2.3 Infektionswege

Je nach **Herkunft der Erreger** sind zwei Übertragungswege möglich. **Endogene Infektion:** Dies ist eine Infektion, die durch körpereigene Erreger ausgelöst wird. Solche Erreger sind **fakultativ pathogen** (Kap. 1.1.5). Im Bereich der Atemwege spielen Superinfektionen mit der physiologischen Flora des Respirationstrakts eine Rolle. **Exogene Infektion:** Hier kommen die Infektionserreger von außen. Sie sind **obligat pathogen**, denn sie befallen auch einen gesunden, immunkompetenten Wirt. Im Gegensatz zur endogenen Infektion ist dieser Infektionsweg wesentlich häufiger.

💬 Bei geschwächtem Immunsystem kann es zu einem Erregereinbruch des Darmkeims *E. coli* in die Harnröhre kommen. Harnwegsinfekte sind dann die Folge.

HNO-Infektionen

Nasennebenhöhlen und Mittelohr sind normalerweise nahezu steril. Es bestehen aber offene Verbindungen zu den angrenzenden Schleimhäuten der oberen Atemwege. Das Erregerspektrum einer bakteriellen Sinusitis und Otitis media gleicht daher der physiologischen und pathologischen Flora von Mund, Nase und Rachen. Es ist hier zu einer Superinfektion gekommen. Im Unterschied dazu sind die meisten bakteriellen Erreger von Racheninfektionen obligat pathogen.

💬 Normalerweise sind Nebenhöhlen und Mittelohr so gut wie keimfrei. Es kann aber zum Übertritt von Bakterien aus Mund, Nase und Rachen kommen, die dann die Krankheitssymptome auslösen.

Nosokomiale Infektion und iatrogene Infektion

Eine nosokomiale Infektion wird im Krankenhaus erworben. Die Symptome zeigen sich definitionsgemäß frühestens 48 Stunden nach Aufnahme. Eine iatrogene Infektion wird in der ärztlichen Praxis übertragen. Möglich werden diese Infektionen durch unbeabsichtigtes Einbringen von Erregern bei der Durchführung medizinischer Eingriffe wie Operationen, Katheterisierung oder Intubation. Hinzu kommt ein vermindertes Immunsystem des Patienten.

> Einige gefährliche Erreger werden häufig im Krankenhaus übertragen. Sie führen zum Beispiel zu Lungen-, Wund- oder Harnwegsinfektionen. Sie sind schwer zu behandeln, da viele Antibiotika gegen diese Erreger unwirksam geworden sind und nicht mehr helfen.

Polymer-assoziierte Infektion

Dies ist eine Erregerbesiedlung von Kunststoffoberflächen wie Kathetern oder künstlichen Organen wie Herzklappen oder Gelenken.

Kontaktinfektion

Direkte Kontaktinfektion: Es handelt sich um eine Ansteckung durch Übertragung von Mensch zu Mensch über Berührung oder Kontakt. Die Erreger gelangen auf unterschiedliche Weise auf Haut und Schleimhäute:
- Berührung mit der Hand.
- Austausch von Körpersäften wie Blut, Sperma, Vaginalsekret.
- Über die Plazenta auf das Ungeborene.
- Durch erregerhaltige Insekten wie Läuse, Mücken, Zecken, Moskitos.
- Durch Verletzungen der Haut wie Bisswunden.

Über Kontaktinfektionen können empfindliche Erreger, die nicht lange ohne Wirt überleben können, schnell in den Körper gelangen. Typische Beispiele für eine Kontaktinfektion sind Chlamydieninfektionen, Gonorrhö oder Borreliose.

> Erkältungsviren überleben drei Stunden auf Handflächen und zweieinhalb Tage auf Gegenständen wie Tastaturen und Telefonhörern. Viele Atemwegsinfekte werden erst durch Viren ausgelöst, später können Bakterien hinzukommen.

Indirekte Kontaktinfektion: Eine Schmierinfektion ist eine indirekte Übertragung von Krankheitserregern. Sie erfolgt durch Aufnahme kontaminierter Gegenstände, Lebensmittel oder Wasser. Infektiöse Erreger wie Auswurf, Harn, Fäzes oder Eiter gelangen über die Haut, Schleimhaut oder den Mund (fäkaloral) in den Körper. Sie werden von Erregern ausgelöst, die lange Zeit außerhalb des Wirts auf neutralen Oberflächen überleben können. Durch kontaminierte Lebensmittel werden z. B. Salmonelleninfektionen, durch verseuchtes Wasser Cholera übertragen. Weitere Schmierinfektionen sind Polio und Tetanus.

> Auf der Schale befallener Eier befinden sich viel mehr Salmonellen als im Ei. Waschen Sie sich daher nach dem Anfassen roher Eier immer gründlich die Hände.

Tröpfcheninfektion

Hierbei erfolgt die Übertragung von Mensch zu Mensch über Sekrettröpfchen aus der Atemluft (aerogen). Die Erreger werden meist durch Husten oder Niesen an die Luft abgegeben und können durch direktes Einatmen, über die Bindehaut oder bei Übertragung durch die Hände Infektionen auslösen. Die Keime überwinden dabei Entfernungen zwischen einem und vier Metern. Besonders überlebensfähige Erreger können über Staub weiterverbreitet werden. Über Tröpfcheninfektion können z. B. Scharlach, Pest, Keuchhusten,

Diphtherie und Tuberkulose sowie sämtliche virale und bakterielle Atemwegsinfekte entstehen.

💬 Am häufigsten stecken wir uns über die Hände an. Die Erreger gelangen durch Niesen oder Husten dort hin. Häufiges Händewaschen mehrmals pro Tag schützt uns gegen Krankheitserreger. Für unterwegs empfehle ich Ihnen dieses Desinfektionsgel.

💬 Ärzte raten heute dazu, in die Armbeuge zu niesen oder zu husten. So werden weniger Krankheitserreger durch Händeschütteln oder Anfassen von Gegenständen weitergegeben. Die alte Empfehlung, sich die Hand beim Husten vor dem Mund zu halten wurde so abgelöst.

Tückischer Händedruck

Regelmäßiges Händewaschen ist nach Empfehlungen des Robert-Koch-Instituts ein Grundpfeiler zur Vorbeugung von Infektionskrankheiten. Diese persönliche Hygiene-Maßnahme trägt dazu bei, das Ansteckungsrisiko viraler und bakterieller Erkrankungen für sich und andere zu minimieren. Keime werden nicht nur direkt über Tröpfcheninfektion sondern auch über Kontaktinfektion übertragen. Sie legen sich auf die Haut oder Gegenstände und werden dann nach Anfassen von Türklinken, Lichtschaltern, PC-Mäusen oder dem Händedruck aufgenommen. Bei unbewusster Berührung des Gesichtes oder Anfeuchten des Fingers gelangen sie in den Körper. Jeder Mensch berührt pro Stunde etwa sechsmal die Nase! Ein guter Rat ist daher, möglichst selten Mund, Nase und Augen zu berühren. Damit sich Keime so wenig wie möglich verbreiten, sollte in ein Taschentuch geniest oder gehustet werden. Die Hände sind sofort zu waschen. Eine neue Empfehlung ist auch das Niesen oder Husten in die Armbeuge.

2 Beratung zum Krankheitsbild

Infektionen der Atemwege kommen im Apothekenalltag sehr häufig vor. Sie sind die Hauptindikation für Antibiotikaverordnungen im ambulanten Bereich. In diesem Kapitel geht es primär um bakterielle Infekte und ihre Behandlung. Die angegebenen Therapieoptionen beziehen sich auf die vorliegenden Leitlinien in Kombination mit den Fachinformationen der Präparate. Wenn sich die Leitlinien in ihrer Wirkstoffauswahl unterscheiden, werden sie ungewichtet aufgelistet. Ein wesentliches Entscheidungskriterium zwischen den genannten Wirkstoffen ist eine mögliche Antibiose innerhalb der zurückliegenden **drei Monate**. Es wird dann ein Wechsel der zuletzt verwendeten Substanzklasse empfohlen.

> Schätzungen gehen davon aus, dass Zweidrittel aller ambulant verordneten Antibiotika bei Erkrankungen der Atemwege zur Anwendung kommen.

> Ein Wechsel des Wirkstoffs ist wichtig. Wird immer das gleiche Antibiotikum verordnet besteht die Gefahr, dass es irgendwann nicht mehr hilft.

2.1 Infektionen der Atemwege

Die Atemwege werden anatomisch unterteilt. Zu den **oberen** Atemwegen zählen Nase, Nasennebenhöhle und Rachen. Kehlkopf, Luftröhre, Bronchien und Lungenflügel werden zu den **unteren** Atemwegen gerechnet (s. Abb. 2.1). Infektionen der Atemwege werden zu etwa 80 Prozent primär durch Viren verursacht. Im Verlauf der Erkrankung ist eine **bakterielle Superinfektion** möglich. Die Abgrenzung kann meist schon anhand des klinischen Bildes erfolgen, weiterführende Untersuchungen untermauern die Diagnose. Tab. 2.1 gibt einen Überblick über wichtige Unterscheidungsmerkmale viraler und bakterieller Erkrankungen.

Ein empfindlicher Parameter zur Abgrenzung von viralen und bakteriellen Infekten ist ein Bluttest auf **Procalcitonin** (PCT). Mithilfe dieses Wertes kann neuesten Studien zufolge mehr als jede zweite Antibiotikaverordnung vermieden werden. Dies trägt zur Minimierung von Resistenzen bei. Näheres siehe Kap. 2.7.2. Andere Blutwerte wie CRP, Leukozytenzahl oder eine Linksverschiebung sind hierfür meist nicht aussagekräftig genug. Eine kurzzeitige Verfärbung des Nasen- oder Bronchialsekrets ist noch kein Indiz für eine bakterielle Superinfektion. Die Färbung entsteht durch eine massive Abwehrreaktion von Leukozyten und kann auch viral bedingt sein.

> Der PCT-Wert ist ein wichtiges Kriterium für die Frage, ob ein Antibiotikum nötig ist oder nicht.

> Gelbgrünes Sekret ist nicht automatisch durch Bakterien bedingt, erst wenn dies mehrere Tage anhält spricht vieles dafür.

Eine Abgrenzung zwischen bakteriellen und viralen Infekten ergibt sich aus der Befragung, dem Beschwerdebild und der Untersuchung des Patienten. Manchmal sind auch weitere diagnostische Hilfsmittel wie Blut- oder Röntgenbilder notwendig.

Auskultation bedeutet »Abhören« mit dem Stethoskop.

Bei der Perkussion werden Körperteile zur Untersuchung abgeklopft.

Tab. 2.1 Unterscheidungsmerkmale viraler und bakterieller Erkrankungen

Parameter	Eher viral	Eher bakteriell
Symptombeginn	Allmählich	Akut
Fieber	Ansteigend	Primär hoch
Allgemeinzustand	Weniger beeinträchtigend	Stärker beeinträchtigend
Eitrige Beläge/Exsudat	Selten	Häufig
Lymphknotenvergrößerung	Generalisiert, nicht schmerzhaft	Lokalisiert, schmerzhaft
Myalgien	Häufig	Selten
Arthralgien	Häufig	Selten
Husten	Eher trocken	Eitriger Auswurf
Auskultationsbefund	Minimal	Erheblich
Perkussionsbefund	Minimal	Erheblich
Röntgen: Lunge	»Mehr als man hört«	»Was man hört«
Röntgenverlauf unter Therapie	Geringe Änderung	Schnelle Änderung
Leukozytose	Mäßig	Ausgeprägt
CRP, PCT	Nicht erhöht	Erhöht

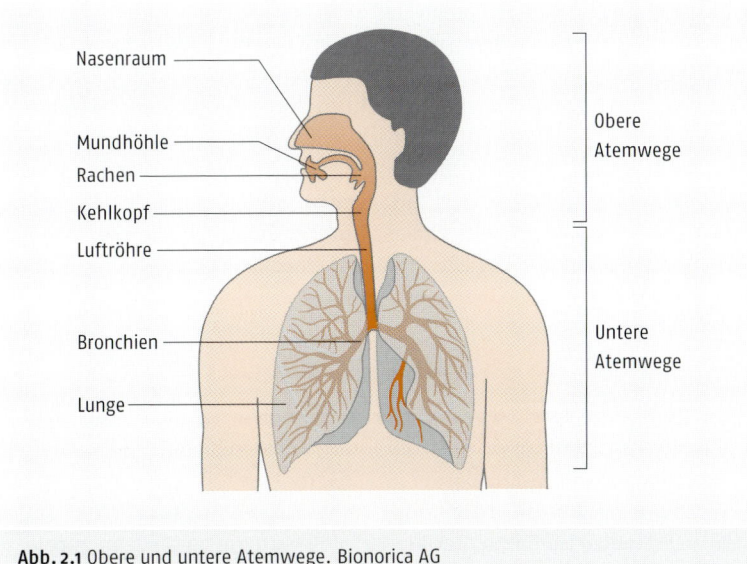

Abb. 2.1 Obere und untere Atemwege. Bionorica AG

💬 Es gibt obere und untere Atemwege. Zu den oberen zählen Nase, Nasennebenhöhle und Rachen. Kehlkopf, Luftröhre, Bronchien und Lungenflügel werden zu den unteren Atemwegen gerechnet.

2.2 Tonsillitis

Synonyme: Angina, Mandelentzündung, Angina tonsillaris, GAS-Pharyngitis, Tonsillitis acuta, Tonsillopharyngitis.

💬 Unter einer Pharyngitis versteht man eine Entzündung der Rachenschleimhaut.

2.2.1 Ursachen

Definition
Als Tonsillitis wird die schmerzhafte Entzündung der Gaumenmandeln bezeichnet (lat.: tonsillae: Mandeln, -itis: Entzündung).

💬 Schmerzt Ihr Hals so sehr, dass Sie kaum schlucken mögen?

Ätiologie und Epidemiologie
Erreger sind sowohl Bakterien als auch Viren. Die Angaben zur Häufigkeit variieren in der Literatur erheblich. So gehen Schätzungen davon aus, dass in zehn bis 50 Prozent Bakterien und in 50–90 Prozent Viren das Krankheitsbild verursachen. Unter den bakteriellen Erregern ist *Streptococcus pyogenes* der häufigste Erreger. Er zählt zu den β hämolysierenden Streptokokken der Gruppe A (A-Streptokokken, GAS). Dieser Krankheitserreger kann neben Mandelentzündungen auch Hautentzündungen wie Impetigo (Grindflechte) oder Erysipel (Wundrose) hervorrufen. Eine Erklärung zur Namensgebung befindet sich im Definitions-Kasten. In zehn bis 20 Prozent ist *Haemophilus influenzae* der Verursacher. An diesen Erreger sollte gedacht werden, wenn die Standardtherapie nicht anschlägt. Kinder erkranken häufiger als

💬 GAS ist eine Abkürzung. Ärzte meinen damit Gruppe-A-Streptokokken, die Hauptverursacher einer bakteriellen Angina.

> Die Mandelentzündung gehört zu den häufigsten bakteriellen Erkrankungen im Kindesalter.

Erwachsene. Die meisten Patienten sind zwischen sechs und zwölf Jahre alt. In den ersten 15 Lebensmonaten wird die bakterielle Tonsillitis nicht beobachtet. Vermutlich sind die Haftrezeptoren für A-Streptokokken noch nicht ausgebildet. Die Übertragung erfolgt hauptsächlich durch **Tröpfcheninfektion** oder direkten Kontakt von Mensch zu Mensch, selten durch kontaminierte Lebensmittel und Wasser. Ein typischer Erkrankungsgipfel zeigt sich im Winter. Tonsillitis tritt nicht nur isoliert auf, sondern kommt oft auch als Folgeerkrankung nach anderen, meist viralen, Kinderkrankheiten wie z. B. Windpocken vor. Sie kann auch Begleiterkrankung einer Otitis media, Sinusitis oder Pneumonie sein.

> Erythrozyten sind die roten Blutkörperchen. Als Hämoglobin wird ihr roter Farbstoff bezeichnet.

> Bei der α-Hämolyse ist eine unvollständige Hämolyse zu sehen, bei der β-Hämolyse ist der rote Blutfarbstoff komplett abgebaut.

Beta-hämolysierende Streptokokken der Gruppe A

Streptokokken lassen sich nach ihrem Hämolyseverhalten (Auflösung von Erythrozyten) bei Anzucht auf Blutagarplatten in drei Typen unterscheiden:
- Streptokokken mit α-Hämolyse (vergrünende Streptokokken): Unvollständige Hämolyse, der Blutfarbstoff wird nur zu Methämoglobin abgebaut, es finden sich noch intakte Erythrozyten. Auf Blutagarplatten sind die Zwischenprodukte des Hämabbaus als grüner Hof um die Kolonien zu sehen.
- Streptokokken mit β-Hämolyse (hämolysierende Streptokokken): Die Streptokokken lysieren die Erythrozyten auf der Blutagarplatte und bauen Hämoglobin vollständig ab. Die Kolonien sind von einem farblosen Hof umgeben. Die meisten für den Menschen gefährlichen Streptokokken-Infektionen werden durch β-hämolysierende Streptokokken der Gruppe A verursacht. *Streptococcus pyogenes* ist ihr wichtigster Vertreter.
- Streptokokken mit γ-Hämolyse (nicht hämolysierende Streptokokken): Die Erythrozyten und der rote Blutfarbstoff werden nicht abgebaut. Es besteht keine Hämolyse. Die Streptokokken zeigen auf Blut keine Veränderung um die Kolonien herum.

2.2.2 Beschwerden, Symptome, Diagnostik

Symptome

Nach einer Inkubationszeit von zwei bis sieben Tagen kommt es zu den typischen Symptomen. Hinweise auf A-Streptokokken sind:
- Plötzlicher Krankheitsbeginn.
- Fieber $> 38\,°C$.
- Starke Halsschmerzen, Schluckbeschwerden (lat angina: Enge), kloßige Sprache.

> Sehr starke Halsschmerzen und eine kloßige Sprache ist typisch für eine Mandelentzündung.

2.2 Tonsillitis

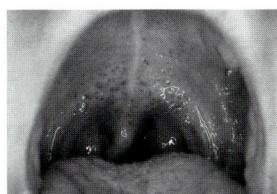

Abb. 2.2 Tonsillitis mit Petechien am Gaumen.
CDC/Dr. Heinz F. Eichenwald

> Bei Kindern zeigen sich statt gelben Eiterstippen häufiger kleine rote Punkte am Gaumen.

- Tonsillenbefund: Kinder: hochrot, glasig geschwollen, oft ohne Eiterbelag, aber Petechien (rote Punkte) am Gaumen (siehe Abb. 2.2); Erwachsene: stippenförmige gelbe Eiterbeläge.
- Bei Kindern häufig mit Kopf-, Bauchschmerzen, Übelkeit, Erbrechen.
- Druckdolente Kieferwinkelknoten.
- Fehlen von Schnupfen, Husten, Heiserkeit, Konjunktivitis.

> Tut es Ihnen weh, wenn Sie Ihre Lymphknoten im Kiefer- und Halsbereich berühren?

Was ist eine Seitenstrangangina?

Analog zu den Gaumenmandeln können in den Seitensträngen Entzündungen auftreten und zu einer Seitenstrangangina führen. Die Seitenstränge sind die Lymphbahnen, die an den seitlichen Rachenwänden liegen. Charakteristisch für die Seitenstrangangina sind die geschwollenen Lymphknoten im Kiefer- und Halsbereich, die fast immer mit Schmerzen auf Druck reagieren. Da die Seitenstränge auch über die Eustachische Röhre mit den Ohren verbunden sind, äußert sich eine beginnende Seitenstrangangina sehr oft mit Ohrenschmerzen. An den entzündeten Strängen sind typische weiße Pusteln sichtbar. Im Vergleich zu einer Angina tritt die Seitenstrangangina seltener auf. Am häufigsten sind Patienten betroffen, die keine Mandeln mehr haben.

> Haben Sie Ihre Mandeln noch?

Diagnostik

Wenn ein Patient mit Halsschmerzen zum Arzt geht, zielt die Diagnostik auf die Abgrenzung zwischen einem viralen und einem bakteriellen Infekt ab. Anhand des klinischen Bildes ist dies nicht sicher unterscheidbar. Ein **Rachenabstrich** mit anschließendem kulturellem Nachweis liefert die eindeutigsten Ergebnisse. Da die Ergebnisse aber erst nach ein bis zwei Tagen vorliegen, sieht die **traditionelle Diagnostik** zwei Rachenabstriche der Tonsillen vor: einen für den Schnelltest, den anderen zum Anlegen der Bakterienkultur. Ein Schnelltest alleine ist nicht aussagekräftig genug. Er hat zwar eine hohe Spezifität, d. h. es werden die meisten Nicht-Gas-Träger erkannt, aber die Sensitivität ist oft nicht ausreichend, d. h. es werden nicht alle tatsächlichen GAS-Träger als solche erkannt.

> Früher hat man fast immer einen Rachenabstrich gemacht. Heute basiert das Vorgehen der Ärzte primär auf den Angaben der Patienten und dem klinischen Bild, was sich dem Arzt bei der Untersuchung bietet. Laboruntersuchungen werden nur noch in Ausnahmefällen gemacht.

💬 Das akute rheumatische Fieber und die akute Glomerulonephritis sind heutzutage nur noch seltene Komplikationen einer Mandelentzündung.

Durch dieses diagnostische Vorgehen sollen möglichst alle Streptokokkeninfektionen erfasst und behandelt werden. Eine inadäquate Therapie kann zu Poststreptokokken-Infektionen führen. Die bekanntesten sind das **akute rheumatische Fieber** (ARF) und die **akute Glomerulonephritis.** Inzwischen sind diese Komplikationen in den westlichen Industrienationen aber extrem selten geworden. Dies wird in erster Linie auf eine verbesserte Hygiene und den Rückgang rheumatogener Streptokokkenstämme zurückgeführt.

Beachtet werden muss bei der Interpretation der Abstriche zudem, dass nicht zwischen akuten Infektionen und asymptomatischen GAS-Trägern mit Halsschmerzen anderer Ursache unterscheiden können. Heute wird meist eine **modifizierte** Diagnostik durchgeführt. Sie orientiert sich primär an der **Klinik**. Patienten mit einer Streptokokken-Infektion profitieren am meisten von einer Antibiose. Sollte die Infektion aber unerkannt und unbehandelt bleiben, so scheint dies aufgrund der geringen Komplikationsrate tolerierbar. Zum Abschätzen der Wahrscheinlichkeit einer Infektion mit A-Streptokokken (GAS) werden verschiedene **Scores** zu Rate gezogen:

💬 Anhand des Beschwerdebildes können bakterielle Mandelentzündungen nicht sicher von viralen unterschieden werden. Um die Wahrscheinlichkeit einer bakteriellen Erkrankung besser abzuschätzen, kann der Arzt auf bestimmte Kriterien zurückgreifen, die dann anhand eines Punktesystems ausgewertet werden.

- Der **Centor**-Score für Patienten ≥ 15 Jahre.
- Der **McIsaac**-Score für Patienten ≥ 3 Jahre.

Für die wichtigsten Auswahlkriterien werden Punkte vergeben, die dann das weitere Vorgehen bestimmen (Tab. 2.2).

Hohe Score-Werte und/oder ein Kontakt zu GAS-Erkrankten machen eine Infektion mit A-Streptokokken wahrscheinlich:
- 3–4 Punkte nach Centor.
- 3–5 Punkte nach McIsaac.

Je nach Klinik wird sofort oder nur bei Verschlechterung eine kalkulierte **Antibiose** eingeleitet.

Niedrige Score-Werte und kein Kontakt mit GAS-Erkrankten machen eine Infektion mit A-Streptokokken eher unwahrscheinlich:
- 0–2 Punkte nach Centor
- -1–2 Punkte nach McIsaac

Es ist **keine Antibiose** indiziert, eine symptomatische Therapie ist ausreichend. Ein Rachenabstrich ist dabei nur in ausgewählten Fällen, z. B. bei unklarem klinischem Bild oder bei vorliegenden Risikofaktoren als Entscheidungshilfe zu erwägen.

Differenzialdiagnose

💬 Für einen Virusinfekt sprechen neben Halsschmerzen weitere Beschwerden wie Husten, Schnupfen oder Heiserkeit.

Die wichtigste Differenzialdiagnostik ist die Abgrenzung zum viralen Infekt. Insbesondere plötzlicher Krankheitsbeginn mit Druckschmerz der Kieferwinkelknoten, hohem Fieber und das Fehlen von viralen Anzeichen wie Husten oder Schnupfen sind ein Indiz für eine bakterielle Infektion. Bei Erwachsenen sprechen eine reinrote Tonsillenschwellung für eine Virusinfektion, gelbe Eiterbeläge für eine bakterielle Genese. Unter den viralen Halsentzündungen sind nicht nur die virale Tonsillitis, sondern auch die **infektiöse Mononukleose**

2.2 Tonsillitis

Tab. 2.2 Scores zur Abschätzung des Risikos auf A-Streptokokken

Score	Kriterium	Punkte
Centor	Fieber > 38 °C	1
	Fehlen von Husten	1
	Schmerzhafte vordere Halslymphknoten	1
	Tonsillenexsudat	1
McIsaac	Fieber > 38 °C	1
	Fehlen von Husten	1
	Schmerzhafte vordere Halslymphknoten	1
	Tonsillenschwellung oder -exsudat	1
	< 15 Jahre	1
	45 Jahre	−1

💬 Es gibt zwei verschiedene Punktesysteme, auch Scores genannt. Den Centor-Score für Patienten ab 15 Jahren und den McIsaac-Score für Patienten ab drei Jahren.

(Pfeiffer´sches Drüsenfieber) zu berücksichtigen. Diese Erkrankung wird durch das Epstein-Barr-Virus (EBV) ausgelöst und führt zu einer starken Schwellung der Lymphknoten im Halsbereich und schwerem Krankheitsgefühl. Diese Patienten fühlen sich über Wochen oder sogar Monate schlapp und kommen nicht auf die Beine. Hier kann nur symptomatisch behandelt werden.

💬 Das Pfeiffer´sche Drüsenfieber wird durch Viren aus der Herpesfamilie hervorgerufen und ist durch bestimmte Blutwerte nachweisbar.

Agranulozytose

Akute Halsschmerzen mit anderen unspezifischen Anzeichen eines grippalen Infekts oder Schleimhautnekrosen im Mund können Warnsignale einer **Agranulozytose** sein. Hierbei kommt es zum Abfall der Granulozyten und somit zum Zusammenbruch der körpereigenen Abwehr. Mögliche Auslöser sind Arzneimittel wie Metamizol, Clozapin, Carbimazol, Thiamazol, Propylthiouracil, Rituximab, Sulfasalazin oder Ticlopidin. Auch das Antibiotikum **Cotrimoxazol** gehört dazu. Das Risiko für das Auftreten einer Agranulozytose erhöht sich, wenn diese Arzneistoffe länger als eine Woche eingenommen werden. Bei Verdacht muss sofort an den Arzt verwiesen werden. Das auslösende Medikament wird sofort abgesetzt.

💬 Welche Arzneimittel nehmen Sie zurzeit ein? Hat sich gerade etwas an Ihren Medikamentenverordnungen geändert?

💬 Wegen der Sepsisgefahr werden bei einer Agranulozytose Antibiotika und ggf. blutbildende Wachstumsfaktoren wie Neupogen® eingesetzt.

Eine Streptokokken-Tonsillitis zählt zu den Triggerfaktoren einer Schuppenflechte (Psoriasis vulgaris). Diese Hautkrankheit kann als Reaktion auf den akuten Infekt auftreten und sich nach dessen Abklingen entweder vollständig zurückbilden oder in eine chronische Psoriasis vulgaris übergehen. Bei länger andauernden Beschwerden sollten in der dritten und vierten Krankheitswoche Harnuntersuchungen zum Ausschluss einer Nephritis sowie eine EKG-Untersuchung bei Myokarditisverdacht stattfinden (s. u.).

> Eine Schuppenflechte kann manchmal auch durch eine Mandelentzündung hervorgerufen werden.

Komplikationen

Scharlach (siehe 2.3) ist als eine Komplikation der Tonsillitis zu verstehen. Außerdem kann es zu folgenden Komplikationen kommen:
- Eitrige Komplikationen: Peritonsillarabszess, Otitis media, Sinusitis
- Nichteitrige Komplikationen: akutes rheumatisches Fieber oder die akute Glomerulonephritis. Das akute rheumatische Fieber tritt nach Racheninfektionen mit einer Latenz von etwa 19 Tagen auf. Es sind vor allem Kinder zwischen drei und 15 Jahren betroffen und es ist gekennzeichnet durch großes Schwächegefühl und Entzündungen an den Gelenken und am Herzen.

> Wenn Kinder nur noch im Buggy sitzen wollen und nach einer Tonsillitis oder Scharlach-Infektion nicht mehr selbst gehen möchten, kann dies ein Hinweis auf ein rheumatisches Fieber sein.

> **Hinweis**
> Das extrem niedrige Risiko einer Folgekrankheit rechtfertigt zurzeit nicht die routinemäßige Antibiotikagabe!

Eitrige Komplikationen: Eitrige Komplikationen sind insgesamt selten bis sehr selten. Die wichtigste von ihnen ist der **Peritonsillarabszess**. Hierbei kommt es rund um die Mandeln zu einer abgekapselten Eiteransammlung. Alarmzeichen sind persistierendes Fieber und zunehmend heftige Schmerzen, die zum Ohr ausstrahlen. Dadurch sind Schmerzen bei der Nahrungsaufnahme typisch. Es besteht die Gefahr, dass über die zahlreichen im Hals verlaufenden Blutgefäße Bakterien in die Blutbahn gelangen und eine lebensgefährliche Blutvergiftung (Sepsis) auslösen. Zur Abszessbildung kann es bei Nichtbehandlung einer Tonsillitis, bei Fehlern in der Wahl des Antibiotikums (falscher Wirkstoff, zu geringe Dosierung) oder durch Einkapselung der Erreger als »Schutzmaßnahme« kommen. Ein Peritonsillarabszess wird operativ entfernt. Anschließend wird meist antibiotisch nachbehandelt. Eine Prävention dieser Komplikation durch eine orale Antibiotikagabe ist nicht eindeutig gesichert.

> Einseitige Schmerzen, die sich beim Kauen, Schlucken oder Mundöffnen verstärken, können Anzeichen einer Eitereinkapselung im Bereich der Mandeln sein. Gehen Sie unbedingt gleich zum HNO-Arzt.

> Wenn Ihr Kind weiterhin das Essen verweigert oder die Beschwerden trotz des Antibiotikums nicht besser werden, lassen Sie es noch einmal vom Arzt untersuchen.

Nichteitrige Komplikationen: Bei den nichteitrigen Komplikationen sind das akute rheumatische Fieber (ARF) und die akute Glomerulonephritis die bekanntesten Poststreptokokken-Krankheiten. Sie sind heute extrem selten. Diese Komplikationen entstehen durch eine Autoimmunreaktion, bei der die gegen Streptokokken-Toxine gebildeten Antikörper körpereigenes Gewebe angreifen.

2.2.3 Therapieoptionen

Symptomatische Therapie

Die symptomatische Therapie kann einerseits die Antibiotikabehandlung unterstützen. Sie ist auch dann angezeigt, wenn sich der Arzt gegen eine Antibiose entschieden hat.
   Gut empfohlen werden können:
- Antiseptika und Lokalanästhetika gegen Halsschmerzen.
- Antipyretika zur Fiebersenkung.
- Analgetika, Antiphlogistika bei starken Schmerzen.

> 💬 Damit Ihre lästigen Halsschmerzen schnell besser werden, empfehle ich Ihnen zusätzlich zum Antibiotikum noch dieses Halsspray.

> **Mandeln raus?**
>
> Bei Kindern ≤ 15 Jahren ist die Anzahl der nachgewiesenen oder wahrscheinlichen GAS-Infektionen entscheidend. Sie wird empfohlen bei ≥ sieben im Vorjahr, ≥ fünf pro Jahr in den letzten beiden Jahren oder bei ≥ drei pro Jahr in den letzten drei Jahren. Für Erwachsene liegen keine randomisierten klinischen Studien vor.

> 💬 Je nach dem, wie häufig Ihr Kind schon eine Mandelentzündung hatte wird entschieden, ob die Mandeln herausgenommen werden sollten.

Kausale Therapie

Eine Antibiose kann Studien zufolge die Symptomatik bei klinischen Zeichen einer GAS-Infektion um 1–1,5 Tage, bei GAS-positivem Rachenabstrich um 1–2,5 Tage verkürzen.
   Unabhängig vom Scoreergebnis gelten Antibiotika als eindeutig angezeigt bei:
- Patienten mit Grunderkrankungen und Immunschwäche.
- Drohendem Peritonsillarabszess.
- Patienten mit ARF in der Eigen- oder Familienanamnese.
- Bei hoher regionaler Inzidenz von A-Streptokokkeninfektionen.
- Scharlach.

Wichtig für den Therapieerfolg ist eine ausreichend **hohe Dosis** und eine **Therapiedauer** von zehn Tagen. Dies dient der Verhinderung o. a. Komplikationen. Es gibt nur wenige Ausnahmen, die eine kürzere Therapie vorsehen (siehe Tab. 2.3 und Bewertung der Studienlage).
   Phenoxymethylpenicillin (Penicillin V) für **zehn Tage** ist das Mittel der Wahl. Die Dosis ist hier höher als bei anderen Indikationen, die mit dem Wirkstoff behandelt werden. Die Depotformulierung Penicillin V-Benzathin muss nur zweimal täglich eingenommen werden und erleichtert so die Therapie. Bei Penicillinallergie werden meist Makrolide oder Clindamycin verordnet. Der Einsatz von Cefalosporinen kann im Einzelfall erwogen werden (siehe Kap. 4.3.4). Bei Therapieversagen sollte an *Haemophilus influenzae* als Auslöser gedacht werden. Hier sind Cefalosporine oder die Kombination von Aminopenicillin + Betalactamaseinhibitor Mittel der ersten Wahl.

> 💬 Halsschmerzen dauern im Durchschnitt 3–5 Tage, egal ob Bakterien oder Viren die Verursacher sind.

> 💬 Nehmen Sie das verordnete Antibiotikum zehn Tage ein, auch wenn es Ihnen nach zwei bis drei Tagen wieder gut geht. Die längere Einnahme ist wichtig, damit alle Erreger bekämpft werden und Sie keinen Rückfall oder eine Komplikation erleiden. Sie haben ja bestimmt schon gehört, dass Infektionen in seltenen Fällen aufs Herz gehen können.

Tab. 2.3 Antibiotika bei Tonsillitis

Wirkstoff	Handelspräparat	Therapiedauer
Amoxicillin/Clavulansäure	Augmentan®	10 Tage
Ampicillin/Sulbactam	Unacid® PD oral	10 Tage
Cefadroxil*	Grüncef®	10 Tage
Cefuroxim*	Elobact®	10 Tage
Cephalexin*	Cephalexin-ratiopharm®	10 Tage
Clindamycin	Sobelin®	10 Tage
Erythromycin	Paediathrocin®	10 Tage
Penicillin V	Isocillin®	10 Tage
Penicillin V-Benzathin	InfectoBicillin®	10 Tage
Telithromycin*	Ketek®	5 Tage

*Besonderheiten siehe Text.

💬 Cephalexin, Cefadroxil und Cefuroxim sind Cefalosporine.

💬 Bei dieser Indikation sollte Penicillin V höher dosiert werden als bei anderen Anwendungsgebieten: Kinder erhalten 100 000 I. E. pro Tag, Patienten ab zwölf Jahren 3 x 0,8–1 Mio. I. E.

💬 Von den Makroliden wird bei Tonsillitis v. a. Erythromycin eingesetzt.

💬 Clavulansäure und Sulbactam sind Betalactamase-Inhibitoren.

Therapieoptionen Antibiotika: Folgende Auswahl steht zur Verfügung:
1. Wahl:
- Phenoxymethylpenicillin (Penicillin V) und Penicillin V-Benzathin.

Bei Allergie, **Therapieversagen** oder **schweren Verlaufsformen:**
- Erythromycin.
- Cefadroxil, Cephalexin, Cefuroxim, **Cave!** Kreuzallergie.
- Aminopenicilline + Betalactamaseinhibitor.
- Clindamycin.
- Telithromycin ab 12 Jahre, **Cave!** Anwendungsbeschränkung.

Tab. 2.3 führt Wirkstoffe mit Beispielen für Handelspräparate sowie die Therapiedauer gemäß Fachinformationen auf.

Steroide bei Tonsillitis?

Neue Studienergebnisse zeigen bei systemischer Gabe von Corticosteroiden in Kombination mit Antibiotika ein schnelleres Abklingen der Halsschmerzen. Schmerzfreiheit trat oft schon in den ersten 24 Stunden ein, sodass die Einmalgabe der Steroide ausreicht. Aufgrund dieser Ergebnisse versprechen sich Experten eine neue Therapieoption. Weitere Studien zur Dosisfindung, Nebenwirkungsrate und zur Frage des Effektes bei Monotherapie stehen noch aus.

Ansteckungsfähigkeit
- Unter Antibiotikatherapie: 24 Stunden.
- Ohne Antibiotikatherapie: drei Wochen.

> Ihr Kind ist noch 24 Stunden nach Beginn der Behandlung ansteckend. Warten Sie vorsichtshalber noch einen weiteren Tag ab. Wenn es sich dann gut fühlt, kann es in den Kindergarten gehen.

Leitlinien
- Leitlinie der Dt. Gesellschaft für Allgemeinmedizin und Familienmedizin (DGAM). Leitlinie Nr. 14 Halsschmerzen. Stand 10/2009, abrufbar unter www.degam.de
- Leitlinie der Arzneimittelkommission der dt. Ärzteschaft (AkdÄ). Atemwegsinfektionen. 2. Aufl. 7/2002, abrufbar unter www.akdae.de
- Leitlinie der Dt. Gesellschaft für Hals-Nasen-Ohren-Heilkunde, Kopf- und Halschirurgie. Antibiotikatherapie der Infektionen an Kopf und Hals. AWMF-Nr. 017/066, Stand 11/2008, abrufbar unter www.awmf.de
- Leitlinie der Paul-Ehrlich-Gesellschaft: Rationaler Einsatz oraler Antibiotika. Stand 10/2006, abrufbar unter www.peg.de
- Infektliga. Tonsillitis acuta. Stand 4/2009, abrufbar unter www.infektliga.de.
- Patientenleitlinie der Universität Witten/Herdecke. Halsschmerzen. Stand 11/2005, abrufbar unter www.patientenleitlinien.de

Bewertung der Studienlage

Antibiose: Bei einer hohen Wahrscheinlichkeit für das Vorliegen einer Infektion mit A-Streptokokken ist **Penicillin V** das Mittel der Wahl. Andere zugelassene Wirkstoffe sollten nur bei Therapieversagen oder Unverträglichkeiten zum Einsatz kommen. Bei vorliegender Penicillinallergie sind **Makrolide** eine Alternative. Erythromycin, Clarithromycin und Roxithromycin sind wirksam, Azithromycin hat eine schwächere Wirkung gegen A-Streptokokken. Erythromycin wird in den Leitlinien vorgezogen. Bei Clarithromycin sind die Saftformulierungen, aber nicht alle Tablettenpräparate für die Indikation zugelassen. **Cefalosporine** sind eine Alternative in der Therapie. Innerhalb der Substanzklasse gibt es Unterschiede: Cefpodoxim und Ceftibuten sind nicht erste Wahl, Ceftibuten ist für diese Indikation auch nur für Kinder zugelassen. Nach individueller Abwägung des Arztes ist auch ein Einsatz bei nichtanaphylaktischer

> Das klassische Penicillin V ist immer noch das beste Mittel gegen Tonsillitis.

> Es gibt Situationen, da entscheidet sich der Arzt trotz Penicillinallergie für ein Cefalosporin. Keine Sorge, Sie werden es gut vertragen.

Penicillinallergie in der Vergangenheit möglich (siehe Kap. 4.3.4). Bei schweren Verlaufsformen oder Rezidiven kann bei vorliegender Penicillinallergie und Verdacht auf Makrolidresistenzen **Clindamycin** verordnet werden, bei Patienten ohne Allergie ein Aminopenicillin in Kombination mit einem Betalactamaseinhibitor. **Telithromycin** findet sich noch in einigen Leitlinien, darf aber aufgrund der neuen Risikobewertung erst verordnet werden, wenn Penicilline aufgrund einer Allergie kontraindiziert sind und hohe Makrolidresistenzen bekannt sind.

Alle für diese Indikation zugelassenen Wirkstoffe sollten nach Angaben der Fachinformationen über einen Zeitraum von **zehn** Tagen eingenommen werden. Ausnahmen bestehen nur bei Azithromycin (3–5 Tage) und Telithromycin (fünf Tage). Studien zeigen im Vergleich zu zehn Tagen Penicillin V gleich gute Ergebnisse bei einer Behandlung über nur fünf Tage mit oralen Cefalosporinen (Cefuroxim, Cefixim, Ceftibuten, Cefpodoxim), Makroliden oder Amoxicillin + Clavulansäure. Die neueste Leitlinie der Deutschen Gesellschaft für Allgemeinmedizin und Familienmedizin empfiehlt eine Penicillin-V-Therapie grundsätzlich für sieben Tage, und die zehntägige Gabe nur bei Rezidiven. Das abweichende Verordnungsverhalten in der Praxis lässt sich dadurch erklären. Um Verunsicherungen des Patienten zu vermeiden, sind sie darüber zu informieren.

Symptomatische Therapiemaßnahmen: Hier sind freiverkäufliche Therapeutika gegen Halsschmerzen und Schmerzmittel empfehlenswert. Sie werden in Kapitel 5.3 vorgestellt. Auch wenn die Wirkung nicht aller Halsschmerzmittel durch Studien belegt ist, haben sie doch in der Offizin einen hohen Stellenwert und wirken vielfach symptomlindernd. Zur Behandlung der Schmerzen sollten entzündungshemmende Antiphlogistika zum Einsatz kommen. Bei Erwachsenen sind daher im Rahmen der Selbstmedikation Ibuprofen und Acetylsalicylsäure Erstempfehlungen. Bei Kindern wird Ibuprofen nach aktuellen Empfehlungen nicht nur bei Entzündungen, sondern auch bei Fieber der Vorzug vor Paracetamol gegeben (siehe Kap. 5.3.5). Bei starken Halsschmerzen werden manchmal parallel zum Antibiotikum Metamizol oder NSAR wie Diclofenac, Ibuprofen oder Naproxen verordnet.

Prophylaxe

Eine spezifische Prophylaxe in Form einer Impfung existiert nicht. Die Empfehlungen der STIKO zur Influenza- und Pneumokokken-Impfung bleiben davon unberührt (siehe Kap. 6.8). Bewährt haben sich die bekannten Therapieregime zur Stärkung des Immunsystems (Kap. 6).

Die **Dauer** der Sekundärprävention beim rheumatischen Fieber (ARF) ist abhängig vom Schweregrad. Hierfür werden klinische und echokardiographische Parameter mit einbezogen:
— ARF mit Karditis und bleibendem Herzklappenfehler: Mindestens zehn Jahre nach letzter ARF-Episode und mindestens bis zum 40. Lebensjahr,

manchmal lebenslang. Meist wird ein Depot-Penicillin verwendet. Zusätzlich wird bei ihnen vor operativen Eingriffen eine Endokarditisprophylaxe durchgeführt. Sie besteht z. B. aus einer Einmalgabe von zwei bis drei Gramm Amoxicillin eine Stunde vor einer Zahnoperation.

- ARF mit Karditis, aber ohne bleibende Herz(klappen)erkrankung: Zehn Jahre oder bis ins Erwachsenenalter hinein, je nachdem welcher Zeitraum länger ist
- ARF ohne Karditis: Fünf Jahre oder bis zum 21. Lebensjahr, je nachdem welcher Zeitraum länger ist.

🗨 Um Sie vor Infektionen zu schützen, reicht eine Einmalgabe des Antibiotikums.

2.3 Scharlach

> **Hinweis**
> »Ohne Angina kein Scharlach!«

2.3.1 Ursachen

Scharlach ist eine Tonsillitis, die mit einem typischen Exanthem einhergeht. Dieses Exanthem wird von einem Exotoxin des Erregers *Streptococcus pyogenes* hervorgerufen und als erythrogenes (griech. erythros: **rot**) Toxin bezeichnet. Scharlach leitet sich von dem persischen Wort sakirlat ab und bedeutet »**rote** Farbe«. Beide Begriffe deuten somit auf die charakteristische Färbung des Hautausschlages hin.

🗨 Scharlach ist eine Folgeerkrankung der Mandelentzündung. Beide Krankheiten werden durch den gleichen Erreger hervorgerufen.

Ätiologie und Epidemiologie

Scharlach entwickelt sich ein bis zwei Tage nach einer Tonsillitis, die durch A-Streptokokken hervorgerufen wird. Wesentlich seltener tritt er nach A-Streptokokken-Infektionen der Haut auf. Diese Bakterien bilden dann ein Exotoxin, welches den typischen Ausschlag hervorruft. An Scharlach kann man mehrfach erkranken. Eine Immunität wird immer nur gegen das bei der abgelaufenen Infektion vorherrschende Toxin erzeugt.

🗨 An Scharlach kann man mehrmals erkranken.

> **Wann wird aus Angina Scharlach?**
> Dies hängt im Wesentlichen von der Pathogenität des Erregers und vom Immunstatus des Patienten ab. Es gibt über 80 Serotypen der A-Streptokokken, die eine unterschiedliche Inzidenz zur Freisetzung des erythrogenen Toxins haben.

💬 Scharlach ist eine Mandelentzündung, die mit einem typischen Hautausschlag einhergeht. Dieser beginnt am Oberkörper, an den Ellenbogen, der Leiste und der Kniekehle und breitet sich von dort auf den restlichen Körper aus. Manchmal verfärbt sich auch die Zunge. Zuerst erinnert die Zunge an eine Erdbeere, dann wird sie himbeerfarben und sieht so aus, als hätte Ihr Kind einen roten Bonbon gelutscht.

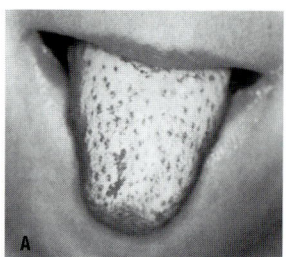
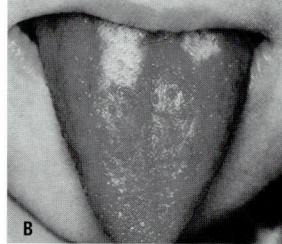

Abb. 2.3 Erdbeer- und Himbeerzunge bei Scharlach. Colour Atlas of Infectious Diseases, Hrsg. Emond RTD, et al. Mosby Elsevier Science 2003

2.3.2 Beschwerden, Symptome, Diagnostik

Symptome

Der Ausschlag bei Scharlach beginnt am ersten oder zweiten Krankheitstag im oberen Brustbereich sowie in den Gelenkbeugen und breitet sich dann auf den gesamten Körper aus. Typischerweise sind hiervon Handinnenflächen, Fußsohlen sowie im Gesicht das »Kinn-Mund-Dreieck« (Milchbart) ausgespart. Durch kleine dicht stehende rote Pünktchen fühlt sich die Haut samtig an. Oft kommt es auch zu charakteristischen Veränderungen an der Zunge. Zuerst ist sie weiß-pelzig belegt mit roten herausragenden Papillen (Erdbeerzunge), nach einigen Tagen wird nach Abstoßung der Beläge die typische Himbeerzunge sichtbar (Abb. 2.3).

Das Exanthem bildet sich nach sechs bis neun Tagen zurück. Einige Tage später kommt es zur Hautschuppung, insbesondere an Handflächen und Fußsohlen. Die Grafik (Abb. 2.4) veranschaulicht noch einmal die Symptomatik.

Differenzialdiagnose

💬 Können Sie den Ausschlag wegdrücken? Die Haut fühlt sich oft ganz samtig an oder wie »rote Gänsehaut«.

Richtungsweisend für Scharlach ist die bestehende Mandelentzündung. Typisch für den Scharlach-Ausschlag ist, dass er sich samtig anfühlt und sich wegdrücken lässt. Bei unspezifischem Verlauf sind andere Krankheiten, die mit Hautausschlägen einhergehen auszuschließen. Dazu gehören z. B. Masern und Röteln bei ungeimpften Kindern oder Pfeiffer'sches Drüsenfieber.

2.3 Scharlach

Exanthem

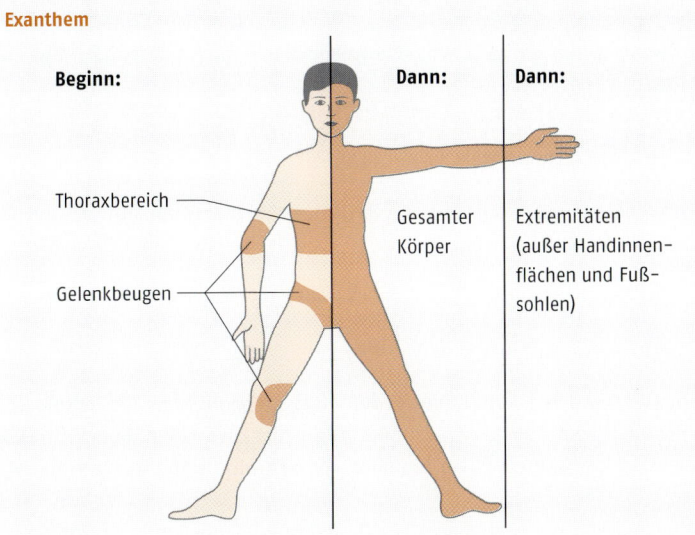

Beginn: Thoraxbereich, Gelenkbeugen

Dann: Gesamter Körper

Dann: Extremitäten (außer Handinnenflächen und Fußsohlen)

Scharlach geht oft mit charakteristischen Hautveränderungen und einer verfärbten Zunge einher. Charakteristisch für den Hautausschlag ist, dass sowohl Handinnenflächen, Fußsohlen und der Bereich um den Mund ausgespart sind. Es gibt aber auch Krankheitsfälle, bei denen diese Veränderungen fehlen und klinische Symptome wie starkes Halsweh, Übelkeit und hohes Fieber dominieren.

Zunge

1. Tag	5. Tag	10. Tag	15. Tag
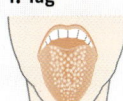	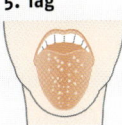	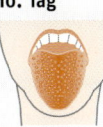	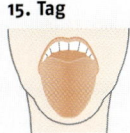
Belegt	Abstreifen des Belags	Totale „Himbeerzunge"	Normal

Hautabschuppung

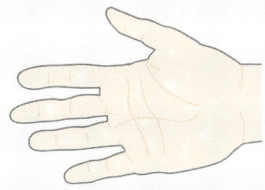

Abb. 2.4 Scharlach-Exanthem

2.3.3 Therapieoptionen

Da Scharlach durch den gleichen Erreger wie eine bakterielle Tonsillitis hervorgerufen wird, gelten die gleichen Therapieoptionen wie in Kap. 2.2.3 für Tonsillitis beschrieben.

2.4 Akute Sinusitis

💬 Sinusitis ist der Fachbegriff für eine Entzündung der Nasennebenhöhlen.

Synonyme: Akute bakterielle Sinusitis (ABS), akute purulente Sinusitis, Nebenhöhlenentzündung, Rhinusinusitis.

2.4.1 Ursachen

Definition

💬 Eine Sinusitis kann akut oder chronisch verlaufen. Bei der akuten Form sind die Beschwerden nach spätestens zwölf Wochen abgeklungen.

Als Sinusitis wird die Entzündung der Nasennebenhöhlen bezeichnet (lat.: sinus: Nasennebenhöhle, -itis: Entzündung). Sie kann akut oder chronisch verlaufen. Bei der akuten Form bestehen die Symptome für weniger als zwölf Wochen.

Ätiologie und Epidemiologie

Die akute Sinusitis ist ein sehr häufiges Krankheitsbild in Deutschland. Schätzungen zufolge gibt es pro Jahr knapp 13 Millionen Behandlungsfälle. Es gibt vier Nasennebenhöhlen (Abb. 2.5).
- Kieferhöhle (Sinus maxillaris)
- Siebbein (Sinus ethmoidalis)
- Stirnhöhle (Sinus frontalis)
- Keilbeinhöhle (Sinus sphenoidals)

Die Nasennebenhöhlen sind Hohlräume in den Gesichtsknochen, die paarig angelegt, auf beiden Seiten der Nasenhaupthöhle liegen und in die Nase münden. Sie sind über enge Öffnungen (Ostien) miteinander verbunden. Wie alle

💬 Die Knochen unseres Gesichtes neben und über der Nase sind nicht so fest wie die der Arme und Beine. Die Gesichtsknochen enthalten mit Luft gefüllte und mit Schleimhaut ausgekleidete Räume, die mit der Nasenhöhle in Verbindung stehen. Greift die Entzündung aus der Nase auf diese Höhlen über, spricht der Arzt von einer Sinusitis.

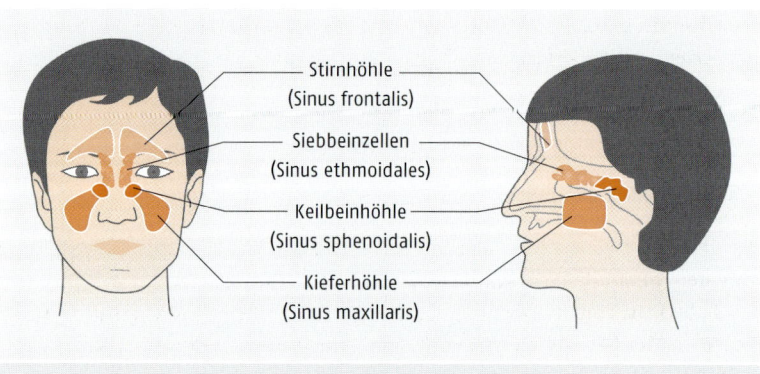

Abb. 2.5 Anatomie der Nasennebenhöhlen. Bionorica AG

Organe der Atemwege sind sie mit einer Schleimhaut ausgekleidet, die im Sinne einer »mukoziliaren Clearance« eine Reinigungsfunktion übernimmt. Die akute Entzündung der Nasennebenhöhlenschleimhaut entsteht in drei vierteln der Fälle aus einer Virusinfektion der Nase (Rhinitis). Da die Nasenhaupthöhle auch fast immer betroffen ist, spricht man auch von einer **Rhinosinusitis**. Der akute virale Schnupfen dauert im Allgemeinen weniger als zehn Tage. Erkältungsviren, die bei einem einfachen Schnupfen auf die Nasenhöhle begrenzt bleiben, breiten sich auf die Nebenhöhlen aus. Dort kommt es zur Entzündung mit Schwellung und vermehrter Produktion von Sekret. Durch das Anschwellen der Schleimhäute werden die Ostien verschlossen und der Schleim kann nicht mehr über die Nase abfließen. Der aufgestaute Schleim bildet einen idealen Nährboden für Bakterien.

> Eine Sinusitis ist meist die Folge einer viralen Infektion des Nasenraums. Seltener sind direkte Infektionen durch anatomische Engstellen oder Zahnkrankheiten.

Auf diese Weise kann es zu einer bakteriellen **Superinfektion** kommen. Sie liegt oft vor, wenn die Beschwerden nach fünf Tagen zunehmen oder nach zehn Tagen noch andauern. Seltenere Fälle sind direkte Infektionen durch anatomische Anomalien wie zu enge Ostien oder deformierte Nasenscheidewände. Auch benachbarte Entzündungsherde der Zähne oder penetrierendes Zahnfüllmaterial können sich ausbreiten und zu einer Sinusitis führen. Die Erkrankung kommt außer bei Säuglingen in allen Altersstufen vor. Die Nasennebenhöhlen wachsen nach der Geburt sehr langsam und entfalten sich erst in der Pubertät. Ihre volle Ausdehnung erreichen sie erst um das 20. Lebensjahr. Aufgrund dieser anatomischen Besonderheiten differiert das klinische Bild zwischen Kindern und Erwachsenen. So kann bei Kindern allergischer Schnupfen (z. B. durch Tierhaare oder Bettfedern) Ursache für eine bakterielle Infektion sein, da der Sekretabfluss noch nicht ganz gewährleistet ist. Da sich zuerst das Siebbein ausbildet, ist diese Nebenhöhle bei Kindern am häufigsten betroffen. Bei Erwachsenen sind es Kieferhöhle und Siebbein, seltener die Stirnhöhle und fast nie die Keilbeinhöhle. Oft ist eine Seite stärker betroffen als die andere. Die Hauptverursacher sind in über 60 Prozent der Fälle *Streptococcus pneumoniae*, *Haemophilus influenzae* oder Mischinfektionen. *Moraxella catharrhalis* wird bei Erwachsenen seltener, bei Kindern aber häufiger nachgewiesen. Bei Immunsupprimierten und Mukoviszidose-Patienten spielen auch Problemkeime wie *Pseudomonas aeruginosa* eine Rolle.

> Wenn eine Sinusitis nach fünf Tagen schlimmer wird oder länger als zehn Tage andauert sind meist Bakterien im Spiel.

> Von den vier Nebenhöhlen ist bei Kindern am häufigsten das Siebbein betroffen. Bei Erwachsenen sind es Kieferhöhle und Siebbein.

2.4.2 Beschwerden, Symptome, Diagnostik

Symptome

Die akute Sinusitis kann sich aus einem grippalen Infekt entwickeln. Die Patienten verspüren ein schweres Krankheitsgefühl mit starker Erschöpfung und haben oft Fieber. Die Diagnose ist gesichert, wenn mindestens zwei der folgenden vier Symptome vorliegen. Mindestens eines davon sollte ein Hauptsymptom sein.

> Häufig ist eine Gesichtshälfte stärker betroffen als die andere.

💬 Zur Absicherung der Diagnose wird zwischen Haupt- und Nebensymptomen differenziert.

Hauptsymptome:
- Gesichtsschmerz und Druckgefühl im Bereich der betroffenen Nebenhöhle.
- Nasensekret/Naselaufen oder Ablaufen von Nasensekret in den Rachen.

Nebensymptome:
- Nasenobstruktion/-verstopfung.
- Geruchseinschränkung/-verlust.

Die verminderte Geruchswahrnehmung entsteht durch die verstopfte Nase. Das behindert auch die Nasenatmung. Typisch ist der Wechsel von wässrigem auf eitriges Nasensekret und eine Schleim-Eiterstraße an der Rachenhinterwand. Dadurch entsteht ein übler Mundgeruch (Foetor). Die akute Sinusitis tritt oft **einseitig** auf. Bis zu 80 Prozent der Kinder mit Sinusitis husten! Eine zusätzliche Bronchitis mit obstruktiver Komponente kann ein Hinweis für ein sinubronchiales Syndrom sein. Je nachdem welche Nebenhöhle betroffen ist, äußern die Patienten Schmerzen im Bereich der Ohren oder Zähne, Nase, innere Augenwinkel oder Stirn. Ein Hinterkopfschmerz ist typisch für die seltene Keilbeinhöhlenentzündung. Die Schmerzen verstärken sich durch Druckerhöhung wie Niesen, Bücken, Husten oder beim Beklopfen. Optisch sind lokale Hautveränderungen wie z. B. Augenschwellungen, Lidödeme oder umränderte Augen richtungsweisend.

💬 Bei Kindern treten Husten und Sinusitis oft zusammen auf! Bitte lassen Sie Ihr Kind genau untersuchen.

💬 Wo genau haben Sie Schmerzen im Gesicht? Wir haben vier Nasennebenhöhlen. Sie befinden sich im Augen-Nasen-Kiefer-Bereich. Zahnschmerzen treten auf, wenn die Kieferhöhle entzündet ist.

💬 Wann Sind Ihre Beschwerden am schlimmsten? Wie ist die Situation mittags im Vergleich zu morgens? Verstärken sie sich beim Bücken, Niesen oder wenn Sie sich die Schuhe zubinden?

💬 Der Arzt sieht durchs Endoskop eitriges Sekret in der Nase und als Eiterstraße an der Rachenhinterwand.

💬 Ein Migräneanfall kann durch manchmal durch eine Sinusitis ausgelöst werden.

Praxistipp

Schmerzen zeigen einen typischen Verlauf und können daher im Beratungsgespräch gut abgefragt werden: Sie beginnen langsam am Morgen, steigern sich zum Mittag und gehen am Nachmittag wieder leicht zurück (»wie der Sonnenverlauf«).

Diagnostik

Die Diagnostik stützt sich auf klinische Zeichen, die durch Nasenendoskopie und gegebenenfalls Ultraschall untermauert werden. Eine Probenentnahme des Sekrets wird routinemäßig bei komplikationslosem Verlauf und bei immunkompetenten Patienten nicht durchgeführt. Wenn sie gemacht wird, sollte sie durch Punktion entnommen werden, da bei Nasenabstrichen eine Kontamination mit Nasenflora erfolgt.

Differenzialdiagnose

Die häufigsten Differenzialdiagnosen sind virale Infekte, allergischer Schnupfen sowie Kopfschmerzen anderer Ursachen. Bei einseitigen Gesichtsschmerzen kann es sich auch um eine Migräne handeln. Entzündungen der Zähne kommen als Auslöser einer Sinusitis ebenso in Betracht und müssen ausgeschlossen werden. Wenn eine Beteiligung der Bronchien besteht (sinubronchiales Syndrom), sollte bei Husten über acht Wochen auf eine mögliche Systemerkrankung des Respirationstraktes untersucht werden. Die kurzzeitige gelbliche Verfärbung des Nasensekrets spricht noch nicht für eine bakterielle Sinusitis, sie wird mit Zunahme der Krankheitsdauer aber wahrscheinlicher.

Komplikationen

Im Allgemeinen heilt eine akute Sinusitis komplikationslos ab. Bei schweren Verlaufsformen kann sich die Entzündung auf Nachbarregionen ausbreiten. Augenhöhle (Orbita) und Nasennebenhöhlen sind nur durch eine hauchdünne Knochenplatte getrennt. Eine Oberlidschwellung, Augenbewegungsschmerzen, Doppelbilder und Einschränkung der Blickrichtungen können Warnsignale für einen Durchbruch dieser Knochenplatte sein. Wenn die Haut um das Auge geschwollen, rot, erhitzt und schmerzhaft ist, kann sich ein **Orbitalphlegmon** (Weichteilinfektion der Augenhöhle) dahinter verbergen. Wegen der möglichen Weiterausbreitung ins Gehirn besteht akute Lebensgefahr. Weitere gefürchtete Komplikationen sind **Stirnbeinosteomyelitis** (Befall des Stirnbeinknochens) oder **Meningitis** (Hirnhautentzündung). Anzeichen sind starke Stirnkopfschmerzen, Fieber, Lethargie oder Schwellungen der Stirnhaut. Kieferhöhlentzündungen können zu Entzündungen der Zahnwurzel führen. Eine störende Komplikation ist auch das Schnarchen. Dies wird begünstigt durch die Umstellung auf Mundatmung bei gestörter Nasenatmung. Dabei trocknen zudem die Schleimhäute aus. Die Patienten wachen dann mit trockenem Mund oder Halsschmerzen auf und die Infektanfälligkeit steigt erneut. Außerdem kann eine unbehandelte akute Sinusitis chronisch werden. Eine adäquate Therapie der akuten Sinusitis ist daher die effektivste Methode, um Komplikationen zu verhindern.

> So wie Sie Ihre Beschwerden schildern, sollten sie sich zeitnah untersuchen lassen. Gehen sie gleich zu Ihrem Arzt.

> Durch eine Sinusitis kann sich Schnarchen verstärken.

2.4.3 Therapieoptionen

Symptomatische Therapie

Eine Sinusitis sollte immer symptomatisch behandelt werden, unabhängig davon, ob antibiotisch therapiert wird oder nicht. Empfohlen werden können:
- Lokale Sympathomimetika.
- Pflegende Rhinologika.
- Pflanzliche Sekretolytika.
- Bromelain.
- Analgetika, Antiphlogistika, Antipyretika.

> Damit es Ihnen schneller wieder besser geht, empfehle ich Ihnen zusätzlich zum Antibiotikum ein abschwellendes Nasenspray und ein pflanzliches Präparat zum Lösen des Schleims.

> Wenn ein Antibiotikum erforderlich ist, empfehlen Fachärzte eine Tripel-Therapie aus einem Antibiotikum, einem Schmerzmittel und abschwellenden Maßnahmen.

Kausale Therapie

> **Praxistipp**
>
> In etwa 70 Prozent der Fälle reichen symptomatische Maßnahmen aus. Die routinemäßige Verordnung von Antibiotika ist nicht gerechtfertigt. Sie ergibt sich aus der Schwere des Krankheitsbildes und ist angezeigt bei Fieber, starken Schmerzen und eitrigem Schnupfen über sieben Tage.

Eine **Antibiose** ist aufgrund der häufig viralen Genese nur in folgenden Ausnahmen indiziert:
- Fieber $> 38{,}5\,°C$.
- Starke Beschwerden, z. B. Gesichtsschmerzen.
- Verstärkung der Beschwerden im Laufe der Erkrankung.
- Dauer der Beschwerden $> 10–14$ Tage.
- Bei drohenden Komplikationen: Warnsignale: z. B. starke Kopfschmerzen, Lethargie.
- Patienten mit chronisch entzündlicher Lungenerkrankung.
- Immunsupprimierte Patienten.
- Patienten mit Risikofaktoren: Alter > 65 Jahre, kardiale oder pulmonale Vorbelastung.
- Diagnostik: Sekretnachweis im CT, Bakteriennachweis durch Probenentnahme.
- Laborbefunde: CRP $> 10\,mg/l$, BSG Männer $> 10\,mm/h$, BSG Frauen $> 20\,mm/h$.

Therapieoptionen Antibiotika: Die Auswahl des Antibiotikums erfolgt in Abhängigkeit des Risikos.
Immunkompetente Patienten, normale Verlaufsform:
  1. Wahl:
- Amoxicillin.

  Alternativen:
- Aminopenicillin + Betalactamaseinhibitor.
- Cefuroxim, Cefixim.
- Erythromycin.
- Clarithromycin ab zwölf Jahren.
- Roxithromycin, **Cave**! Zulassungsstatus.
- Telithromycin bei Erwachsenen, **Cave**! Anwendungsbeschränkung.
- Cotrimoxazol.
- Clindamycin, v. a. bei dentogener Ursache.
- Doxycyclin ab acht Jahren.
- Levofloxacin bei Erwachsenen.
- Moxifloxacin bei Erwachsenen, **Cave**! Anwendungsbeschränkung.

💬 Amoxicillin ist das Mittel der Wahl bei akuter Sinusitis.

Patienten mit **Risikofaktoren** (Alter > 65 Jahre, kardiale oder pulmonale Vorbelastung) oder besonders **schweren Verlaufsformen:**

1. Wahl:
- Amoxicillin + Betalactamaseinhibitor oder Flucloxacillin.
- Cefuroxim.
- Cefpodoxim, **Cave!** Kein Standardtherapeutikum.

Alternativen:
- Levofloxacin bei Erwachsenen.
- Moxifloxacin bei Erwachsenen, **Cave!** Anwendungsbeschränkung.
- Ciprofloxacin bei Erwachsenen, **Cave!** Zulassungsstatus: off label.
- Cotrimoxazol.
- Clarithromycin ab 12 Jahren.
- andere Makrolide, Telithromycin

Die Leitlinien empfehlen eine Therapiedauer von fünf bis zehn Tagen. Die Tabelle (Tab. 2.4) gibt einen Überblick über Wirkstoffe, Handelspräparate und Therapiedauer gemäß Fachinformationen. Nach Abklingen der Symptome soll jede Antibiose noch zwei bis drei Tage weitergeführt werden (siehe Kap. 3.3, 4.1.1, 4.2.5).

> Bei Patienten mit Risikofaktoren werden am häufigsten Augmentan®, Elobact® oder die Generika dazu verordnet.

Leitlinien

- Leitlinie der Dt. Gesellschaft für Allgemeinmedizin und Familienmedizin (DGAM). Leitlinie Nr. 10 Rhinosinusitis. Stand 2/2008, abrufbar unter www.degam.de
- Leitlinie der Dt. Gesellschaft für Hals-Nasen-Ohren-Heilkunde, Kopf- und Hals-Chirurgie. Antibiotikatherapie der Infektionen an Kopf und Hals. AWMF-Nr. 017/066, Stand 11/2008, abrufbar unter www.awmf.de
- Leitlinie der Dt. Gesellschaft für Hals-Nasen-Ohren-Heilkunde, Kopf- und Hals-Chirurgie. Rhinosinusitis. AWMF-Nr. 017/049, Stand 5/2007, abrufbar unter www.awmf.de
- Leitlinie der Arzneimittelkommission der dt. Ärzteschaft (AkdÄ). Atemwegsinfektionen. 2. Aufl., 7/2002, abrufbar unter www.akdae.de
- Leitlinie der Paul-Ehrlich-Gesellschaft. Rationaler Einsatz oraler Antibiotika. Stand 10/2006, abrufbar unter www. peg.de
- Europäisches Positionspapier der Europäischen Rhinologischen Gesellschaft zu Sinusitis und Nasenpolypen (EPOS). Stand 2007, abrufbar unter www.rhinologyjournal.com
- Infektliga. Akute und chronische Sinusitis. Stand 4/2009, abrufbar unter www.infektliga.de

> Die Leitlinien zum Thema Sinusitis sind sich einig in der Erstempfehlung des Antibiotikums und divergieren etwas in der Gewichtung der Alternativtherapeutika.

Bewertung der Studienlage

Antibiose: Sie sollte nach neuesten Daten risikogestuft erfolgen. **Amoxicillin** ist bei unkompliziertem Verlauf das Mittel der ersten Wahl in allen Leitlinien. Die Alternativtherapie enthält im Wesentlichen die gleichen Arzneistoffe, divergiert

💬 Amoxicillin und Ampicillin gehören zur Antibiotikagruppe der Penicilline, genauer zu den Aminopenicillinen.

Tab. 2.4 Antibiotika bei akuter Sinusitis

Wirkstoff	Handelspräparat	Therapiedauer
Amoxicillin	Amoxypen®	7–10 Tage
Amoxicillin/Clavulansäure	Augmentan®	7–10 Tage
Ampicillin/Sulbactam	Unacid PD® oral	5–14 Tage
Cefixim	Suprax®	5–10 Tage
Cefpodoxim*	Podomexef®	5–10 Tage
Cefuroxim	Elobact®	5–10 Tage
Ciprofloxacin*	Ciprobay®	7–14 Tage
Clarithromycin*	Klacid®	K: 5–10, E: 5–14 Tage
Clindamycin	Sobelin®	7–10 Tage
Cotrimoxazol	Cotrim forte-ratiopharm®	5–8 Tage
Doxycyclin	Doxy-Wolff®	5–21 Tage
Erythromycin	Paediathrocin®	7–8 Tage
Flucloxacillin*	Staphylex®	7–10 Tage
Levofloxacin*	Tavanic®	10–14 Tage
Moxifloxacin*	Avalox®	7 Tage
Roxithromycin*	Rulid®	5–14 Tage
Telithromycin*	Ketek®	5 Tage

*Besonderheiten siehe Text, K: Kinder, E: Erwachsene

💬 Clarithromycin ist bei Sinusitis erst ab zwölf Jahren zugelassen.

💬 Chinolone und Ketek® dürfen bei Sinusitis nur Erwachsenen verordnet werden.

aber in der Gewichtung. Ausschlaggebend sind Auswahlkriterien des Arztes (siehe Kap. 3.3.3). Für Risikopatienten empfiehlt die Infektliga u. a. die Kombination aus Amoxicillin und Flucloxacillin. Bei Cefalosporinen und Makroliden sind unterschiedliche Zulassungen einzelner Wirkstoffe oder auch Fertigarzneimittel zu berücksichtigen. Unter den **Cefalosporinen** sind Cefpodoxim und Ceftibuten nicht Mittel der ersten Wahl. Cefpodoxim sollte zur Vermeidung von Resistenzen nur bei rezidivierenden oder chronischen Verlaufsformen sowie bei Resistenzen oder Unverträglichkeiten gegenüber den Standardtherapeutika eingesetzt werden. Die Infektliga empfiehlt die Substanz bei Risikofaktoren. Ceftibuten ist bei Sinusitis nur für Erwachsene zugelassen. Eine ungezielte Therapie sollte wegen möglicher Wirkungslücken gegenüber Pneumokokken nicht erfolgen. Bei den **Makroliden** ist Clarithromycin bei Sinusitis meist erst für Jugendliche ab zwölf Jahren zugelassen. Bei Roxithromycin decken nicht alle Fertigarzneimittel diese Indikation ab. Azithromycin ist in dieser Indikation nicht erste Wahl. Altersbeschränkungen sind auch bei Doxycyclin, Telithromycin und Chinolonen zu berücksichtigen. Doxycyclin ist meist gegen die Haupterreger wirksam, kann aber je nach lokaler Resistenzsituation divergieren. **Telithromycin** findet sich noch in einigen Leitlinien, darf aber aufgrund der neuen Risikobewertung erst eingesetzt werden, wenn von einer Resistenz gegen Betalactam-Antibiotika oder Makroliden auszugehen ist. **Chinolone** sollten aufgrund zahlreicher Neben- und Wechselwirkungen zurückhaltend verordnet werden, Moxifloxacin darf gemäß einer Anwendungsbeschränkung nur dann verordnet werden wenn Standardtherapeutika versagt haben oder für ungeeignet gehalten werden (siehe Kap. 4.8) Ciprofloxacin wird für Risikopatienten von einigen Leitlinien empfohlen, ist aber dafür nicht zugelassen (**Cave**! off label). Eine Zulassung besteht für die akute Exazerbation einer chronischen Sinusitis. Clindamycin ist geeignet, wenn die Sinusitis durch eine Zahninfektion verursacht wurde. Der antientzündliche Effekt nasaler Glucocorticoide als Adjuvanz zur Antibiose gilt als gesichert. Chronifizierungen können dadurch verhindert werden. Die meisten Daten liegen für eine Kombinationstherapie vor, die alleinige Gabe sollte bei akuter bakterieller Sinusitis nur unter Vorsicht durchgeführt werden aufgrund des immunsupprimierenden Effektes der Glucocorticoide. Kap. 5.4.8 geht auf die Substanzen näher ein.

Symptomatische Therpiemaßnahmen: **Rhinologika** wirken durch den abschwellenden Effekt lindernd. Alle Leitlinien empfehlen eine Anwendungsbeschränkung auf maximal sieben Tage. Konservierungsmittelfreie Formulierungen sind zu bevorzugen, Benzalkoniumchlorid wirkt nachgewiesenermaßen schädigend auf die Flimmerhärchen. Auch hypertone Salz- und isotone Solelösungen (Bsp. Emser®) als Nasenspray oder Nasenspülung tragen durch ihren leicht abschwellenden Effekt zur Beschwerdelinderung bei. Zur Reinigung und Pflege können zusätzlich Sprays mit Salzen und pflegenden Substanzen wie Dexpanthenol empfohlen werden. **Pflanzliche Sekretolytika** wie Cineol, Myr-

> Wundern Sie sich nicht, dass Sie zwei Antibiotika bekommen. Nach neuesten Erkenntnissen ergänzen Sie sich sehr in der Therapie der Sinusitis.

> Doxycyclin ist erst bei Kindern ab acht Jahren einsetzbar.

> Ihr Arzt hat Ihnen dieses Spray aufgeschrieben. Man weiß, dass Nasensprays mit Cortison den Effekt des Antibiotikums verstärken und somit zu einer schnelleren Genesung führen.

> Einige Salzsprays wirken auch abschwellend und sind eine gute Alternative zu chemischen Nasensprays.

> Sehr hilfreich sind pflanzliche Sekretolytika, entzündungshemmende Schmerzmittel und abschwellende Nasensprays.

tol, Sinupret® und Bromelain zeigen im Gegensatz zu chemischen Sekretolytika (Acetylcystein, Ambroxol) additive Effekte sowohl zur Basistherapie mit abschwellenden Sympathomimetika als auch in Kombination mit Antibiotika. Sie sind daher eine gute Therapieoption. Inhalationen mit warmen Dämpfen oder ätherischen Ölen wirken ebenfalls lindernd. **Antiphlogistika** sind aufgrund der entzündlichen Genese der Sinusitis reinen Analgetika (Paracetamol, Metamizol) vorzuziehen. Bei Erwachsenen sind im Rahmen der Selbstmedikation Ibuprofen und Acetylsalicylsäure Erstempfehlungen. Bei Kindern wird Ibuprofen nach aktuellen Empfehlungen nicht nur bei Entzündungen, sondern auch bei Fieber der Vorzug vor Paracetamol gegeben (siehe Kap. 5.3.5).

Prophylaxe

> Wenn Sie immer wieder unter Nebenhöhlenentzündungen leiden, sprechen Sie Ihren Arzt auf Prophylaxemaßnahmen an!

Eine spezifische Prophylaxe in Form einer Impfung existiert nicht. Die STIKO-Empfehlungen zur Influenza- und Pneumokokken-Impfung bleiben davon unberührt. Bei rezidivierenden Sinusitiden können Bakterienlysate (Broncho-Vaxom®, Luivac®) Erfolg bringen. Sie werden vom Arzt verordnet und in Kap. 6.9 vorgestellt. Auch andere Therapieregime zur Stärkung des Immunsystems sind hilfreich und können im Rahmen der Selbstmedikation empfohlen werden, siehe Kap. 6.

2.5 Chronische Sinusitis

2.5.1 Ursachen

Definition

> Eine chronische Sinusitis besteht länger als zwölf Wochen. Die Symptome gehen nicht vollständig zurück wie bei der akuten Form.

Von chronischer Sinusitis spricht man bei einer Krankheitsdauer über zwölf Wochen oder mehr als vier Episoden pro Jahr, mit verbleibender Restsymptomatik im entzündungsfreien Intervall. Akute Verschlimmerungen (Exazerbationen) sind möglich.

Ätiologie und Epidemiologie

> Eine chronische Sinusitis entsteht meist auf dem Boden einer nicht auskurierten akuten Verlaufsform oder hat allergische Ursachen.

Unter einer chronischen Sinusitis leiden etwa fünf Prozent der Bevölkerung. Bei ungefähr jedem fünften liegen Nasenpolypen (Polyposis nasi) als Sonderform vor. Die chronische Sinusitis ist eine multifaktorielle Erkrankung. Neben infektiösen, allergischen und toxischen Schleimhautschwellungen müssen als prädisponierende Faktoren auch systemische Erkrankungen in Erwägung gezogen werden:

- Fehlende oder inadäquate Therapie der akuten Sinusitis.
- Allergische Schleimhautschwellung.
- Übertritt von Zahnentzündungen auf die Kieferhöhle.
- Anatomische Störungen (u. a. Polypen, Nasenscheidewandverlegung).
- Chronische Expositionen von Stäuben, Gasen, Dämpfen und daraus resultierende Nasenschleimhautschädigung.

- Hormonumstellungen: Schwangerschaft, Postmenopause.
- Autoimmunerkrankungen, Grunderkrankungen: Acetylsalicylsäure-Intoleranz-Syndrom, Asthma, Mukoviszidose, Tuberkulose.
- Medikamentenabusus (Rhinitis medicamentosa).
- Pilzbefall der Nebenhöhlen.

Die am häufigsten betroffenen Nebenhöhlen sind wie bei der akuten Form Kieferhöhlen und Siebbeinzellen. Das bakterielle Erregerspektrum weicht von der akuten Form ab. Der Leitkeim ist hier in etwa 50 Prozent *Staphylococcus aureus*. Eine untergeordnete Rolle spielen Anaerobier aus der Mundflora sowie verschiedene gramnegative Erreger wie Enterobakterien, *Moraxella catarrhalis*, *Haemophilus influenzae* und *Pseudomonas aeruginosa*. Eine ursächliche Pilzinfektion ist differenzialdiagnostisch auszuschließen (s. u.).

> Bei der akuten Sinusitis ist eine Gesichtshälfte oft stärker betroffen als die andere, bei der chronischen Verlaufsform meist beide.

2.5.2 Beschwerden, Symptome, Diagnostik

Symptome
Hinweise auf eine chronische Verlaufsform sind:
- Persistierende oder rezidivierende Beschwerden.
- Verminderte Geruchswahrnehmung.
- Räusperzwang durch kontinuierlich ablaufendes Sekret auf Stimmbänder und Rachen.
- Niesen und nasale Sekretion, oft **beidseitig** im Gegensatz zur akuten Sinusitis.

Eine chronische Sinusitis liegt definitionsgemäß dann vor, wenn die Beschwerden länger als zwölf Wochen bestehen oder es häufiger als viermal im Jahr zu Rezidiven kommt und mindestens zwei der folgenden vier Symptome erfüllt sind. Mindestens ein Symptom sollte ein Hauptsymptom sein.

> Im Gegensatz zur akuten Form, wo der Schmerz dominiert, steht hier die verstopfte Nase im Vordergrund. Meist sind beide Gesichts- und Nasenhälften betroffen.

Hauptsymptome:
- Nasenobstruktion/-verstopfung.
- Nasensekretion/Naselaufen/Ablaufen von Nasensekret in den Rachen.

Nebensymptome:
- Gesichts-/Druckschmerz.
- Geruchseinschränkung/verlust.

Es handelt sich also um die gleichen Symptome wie bei der akuten Verlaufsform, die Symptome sind nur anders gewichtet. Häufig sind hier die Beschwerden aber uncharakteristischer und geringer ausgeprägt. Kopf- und Gesichtsschmerz, Fieber, Müdigkeit, Zahnschmerzen können fehlen und sich nur in Phasen zeigen, in denen es nasale Symptome gibt (Exazerbationen). Die chronische Sinusitis tritt in zwei Formen auf:
- **Serös-polypöse Form** (häufiger): Behinderung der Nasenatmung durch Polypen und Ablauf von serös-eitrigem Sekret.
- **Schleimig-eitrige Form:** Schleimig-eitriger Sekretabfluss besonders am Morgen.

> Ein typisches Merkmal der chronischen Sinusitis ist der eitrige Nasenausfluss, der sich bei gesenktem Kopf verstärkt.

> Wie vertragen Sie Aspirin®? Eine Unverträglichkeit auf Aspirin® ist eine der häufigsten Ursachen für eine ständige Entzündung der Nasennebenhöhlen. Gehen Sie bitte zum HNO-Arzt oder zu einem Facharzt für Allergien zur weiteren Abklärung Ihrer Beschwerden.

Hinweis
Bei der serös-polypösen Form der chronischen Sinusitis zeigen rund die Hälfte der Betroffenen eine Assoziation zu asthmatischen Erkrankungen. Bei jedem vierten Patienten ist eine Acetylsalicylsäure-Intoleranz der Auslöser. Das Vorkommen aller drei Erkrankungen nennt man **Samter-Trias**. Eine adäquate Sinusitis-Therapie ist wichtig, um das Asthma in Schach zu halten. Der Bedarf an Asthmamedikamenten kann so reduziert werden.

Diagnostik
Die klinische Diagnose reicht oft nicht aus. Hier sind neben Endoskopie und bildgebenden Verfahren (Ultraschall, Röntgen, MRT, CT) auch Laboruntersuchungen und Allergietestungen notwendig.

Differenzialdiagnose

> Wenn Ihre Beschwerden schon 2–3 Monate anhalten empfehle ich Ihnen dringend, zu einem HNO-Arzt zu gehen. Er hat die geeigneten Geräte, um nachzusehen, warum Sie schon so lange unter diesen Beschwerden leiden.

Bei jeder chronischen Verlaufsform muss die Ursache gesucht werden. Mögliche Allergien einschließlich Analgetika-Asthma-Syndrom und Asthma bronchiale sind auszuschließen. Einseitige Symptome, Nasenbluten oder lang andauernde Riechstörungen können Hinweise auf Polypen oder Tumore sein. Auch bestimmte Schimmelpilze (z. B. Aspergillus-Arten) können eine chronische Sinusitis verursachen. Insbesondere Patienten mit Rheumatoider Arthritis, die mit TNF-α-Blockern behandelt werden, ist eine Abklärung erforderlich. Denn bei einer Sinus-Aspergillose sind durch einen Übertritt in die umliegenden Knochen oder ins Gehirn schwere Komplikationen möglich. Wenn die Beschwerden trotz Therapie nicht ausheilen oder rezidivieren, ist zu klären, ob eine Mukoviszidose oder andere Krankheiten vorliegen oder ob eventuell bisher unbemerkte Entzündungen der Zahnwurzeln in die Kieferhöhlen ausstrahlen. Diese sind durch Panoramaröntgen sichtbar.

Komplikationen

> Bei einer chronischen Sinusitis ist ein »Etagenwechsel« in den Bronchialtrakt möglich.

Gefürchtete Komplikationen sind der Durchbruch der Entzündung in die Augenhöhle oder ins Gehirn. Als Folge einer chronischen Sinusitis können sich auch chronisch-obstruktive Bronchialerkrankungen entwickeln (sinubronchiales Syndrom). Daher muss nicht nur die Sinusitis konsequent behandelt, sondern auch eine mögliche Progredienz zu einer generalisierten Atemwegserkrankung vermieden werden. Zur Vervollständigung sei auf Kapitel 2.4.2 verwiesen.

2.5.3 Therapieoptionen

Symptomatische Therapie
Die chronische Sinusitis spricht gut auf folgende Therapeutika an:
- Pflanzliche Sekretolytika: Explizit zugelassen sind z. B. Gelomyrtol®, Soledum® Kaps. und Sinupret®.
- Salzlösungen als Nasenspülungen.
- Pflegende Rhinologika als Spray.
- Analgetika, Antipholgistika, Antipyretika.
- Antihistaminika bei allergischer Genese.
- Antimykotika bei Nachweis von Pilzbefall.

> Bei der chronischen Sinusitis nehmen Sie bitte zweimal täglich eine Kapsel Gelomyrtol® forte ein.

Kausale Therapie
Wichtigste Maßnahme ist die Behebung der Ursache. Die Therapie erfolgt bedarfsgerecht. Anatomische Anomalien müssen evtl. operativ entfernt werden, bei allergischer Genese erfolgt die Behandlung der Allergie, bei Pilzbefall der Nasennebenhöhlen werden in seltenen Fällen Antimykotika (Terbinafin oral, Amphotericin-Nasenspray als Individualrezeptor) verordnet. Die Basissymptomatik spricht gut auf **Glucocorticoide** als Nasenspray an. Sie sind daher in der Therapie der Goldstandard. Bei schweren Formen wird mit oralen Glucocorticoiden oder Antibiotika kombiniert. Bei Therapieresistenz ist meist eine Operation indiziert. Gute Erfolge zeigen sich für die Kombinationstherapie mit Antibiotika, sowohl in der Behandlung der Nasenpolypen über drei Monate zur Verhinderung einer Operation als auch zur Rezidivprophylaxe nach einem chirurgischen Eingriff oder nach Misserfolgen der operativen Sanierung der Nebenhöhlen. Als Antibiotika kommen dabei Makrolide in geringer Dosierung zum Einsatz. Etabliert hat sich hier Roxithromycin in der Dosierung 1 x 150 mg/Tag. Hierbei werden antiinflammatorische Effekte der Substanzklasse ausgenutzt.

> Bei jeder chronischen Sinusitis muss zuerst die Ursache abgeklärt werden. Danach entscheidet sich die Therapie.

> Die wichtigsten Wirkstoffe in der Behandlung sind Cortison-Nasensprays. Sie werden manchmal auch mit Antibiotika kombiniert.

Therapieoptionen Antibiotika: Antibiotika in der Standarddosierung sind wenig erfolgreich. Aufgrund der geringen Datenlage sollte eine Antibiose gezielt erfolgen. Wenn eine kalkulierte Therapie eingeleitet werden soll, gibt es diese Empfehlungen:
   1. Wahl:
- Aminopenicillin + Betalactamaseinhibitor.
- Cefuroxim.
- Cefpodoxim.
   Alternativen:
- Doxycyclin ab acht Jahren.
- Ciprofloxacin bei Erwachsenen, **Cave.** Zulassungsstatus.
- Levofloxacin, Moxifloxacin bei Erwachsenen, **Cave**! off label.
- Cotrimoxazol.

> Da noch zu wenig über das Erregerspektrum bekannt ist, sollte die Auswahl des Antibiotikums im Idealfall gezielt, also nach Bestimmung des Erregers erfolgen. Bei der kalkulierten Therapie berufen sich die Ärzte auf die zur Verfügung stehende Literatur.

💬 Die Fachgesellschaften sprechen sich bei den Antibiotika für Amoxicillin/Clavulansäure, Ampicillin/Sulbactam sowie für die Cefalosporine Cefuroxim und Cefpodoxim aus.

💬 Clindamycin hat sich bei chronischer Sinusitis dann bewährt, wenn die Ursache im Zahnbereich zu suchen ist.

💬 Ihr Arzt hält in Ihrem Fall eine Antibiotikatherapie für angezeigt. Die meisten Antibiotika enthalten im Beipackzettel nur die Umschreibung „Sinusitis". Dies schließt auch die chronische Verlaufsform mit ein.

💬 Nehmen Sie die Tabletten so lange ein bis es Ihnen wieder besser geht und dann noch weitere acht Tage. Man weiß heute, dass die chronische Sinusitis mindestens drei Wochen antibiotisch behandelt werden sollte. Deshalb hat der Arzt soviel verordnet.

Tab. 2.5 Antibiotika bei chronischer Sinusitis

Wirkstoff	Handelspräparat
Amoxicillin/Clavulansäure	Augmentan®
Ampicillin/Sulbactam	Unacid PD® oral
Azithromycin*	Zithromax®
Cefpodoxim	Podomexef®
Cefuroxim	Elobact®
Ciprofloxacin*	Ciprobay®
Clarithromycin*	Klacid®
Clindamycin	Sobelin®
Cotrimoxazol	Cotrim forte-ratiopharm®
Doxycyclin	Doxy-Wolff®
Erythromycin	Paediathrocin®
Levofloxacin*	Tavanic®
Moxifloxacin*	Avalox®
Roxithromycin*	Rulid®
Telithromycin*	Ketek®

*Besonderheiten siehe Text.

– Clindamycin v. a. bei dentogener Ursache.
– Makrolide, **Cave**! Zulassungsstatus.
– Telithromycin bei Erwachsenen, **Cave**! off label.

Unabhängig vom Zulassungsstatus der Präparate empfehlen die Fachgesellschaften eine Therapiedauer von mindestens drei Wochen. Sie soll **acht** Tage über das Abklingen der Beschwerden hinaus erfolgen. Die Tabelle (Tab. 2.5) gibt einen Überblick über Wirkstoffe und Handelspräparate.

Langzeittherapie: Ein anderer Therapieansatz ist die langfristige Gabe von Antibiotika. Sie werden dann über mehrere Wochen oder Monate verordnet. Insbesondere Makrolide in geringer Dosierung (z. B. Roxithromycin 1 x 150 mg/Tag) oder Doxycyclin sind hier etabliert, da diese Substanzen neben ihren antibakteriellen Eigenschaften auch antiinflammatorisch und normalisierend auf das Immunsystem wirken. Gute Erfolge zeigen sich in der Mono- oder Kombinationstherapie mit nasalen Steroiden. Ein Hauptziel ist dabei die Verhinderung einer Operation. Aber auch in der Nachbehandlung eines chirurgischen Eingriffes haben sie ihren Stellenwert. Sie dienen zur Rezidivprophylaxe oder sind ein Therapieversuch nach einer misslungenen operativen Sanierung. Bei der **akuten Exazerbation** einer chronischen Sinusitis mit schleimig-eitriger Sekretion wird ein ähnliches Keimspektrum wie bei der akuten Sinusitis vermutet. Es gelten daher die in Kap. 2.4.3 genannten Antibiotika.

> Durch die Therapie mit Roxithromycin über drei Monate wird versucht, die Symptome nachhaltig zu bessern. Es gibt gute Erfolge bei diesem Vorgehen.

Leitlinien
Siehe Kapitel 2.4.3.

Bewertung der Studienlage
Antibiose: Die Auswahl des Antibiotikums der chronischen Sinusitis sollte nach Möglichkeit nach Ermittlung der Erreger erfolgen, da die Datenlage im Vergleich zur akuten Form hier wesentlich dünner und das Krankheitsbild individuell sehr unterschiedlich ist. Wenn eine kalkulierte Therapie erforderlich ist, präferieren alle Leitlinien **Aminopenicilline mit Betalactamase-Inhibitoren** oder **Cefalosporine** mit einer Wirkung auf gramnegative Bakterien und Staphylokokken. Dazu zählen **Cefuroxim** und **Cefpodoxim**. Telithromycin, Levofloxacin und Moxifloxacin werden zwar in den Leitlinien genannt, zugelassen sind sie aber explizit nur für die akute Sinusitis. Bei Ciprofloxacin besteht eine Zulassung für eine akute Exazerbation einer chronischen Sinusitis (Kap. 2.4.3). Zu beachten sind bei allen vier Stoffen zahlreiche Neben- und Wechselwirkungen, dazu kommen Anwendungsbeschränkungen für Telithromycin und Moxifloxacin (siehe Kap. 4.6 und 4.8). Die Angaben zu Clindamycin, Doxycyclin, Makroliden und Chinolonen, einschließlich divergierender Zulassungen und Altersbeschränkungen, sind dem Kapitel akute Sinusitis (Kap. 3.4.3) zu entnehmen. Wenn eine Antibiose indiziert ist, sollte sie ausreichend lange durchgeführt werden. Ein neuer Therapieansatz besteht aus der Langzeittherapie mit Makroliden in geringer Dosierung. Nach derzeitigem Stand ist eine optimale medikamentöse Behandlung ebenso effektiv wie eine Operation. Deshalb ist diese nur dann erforderlich, wenn der Patient durch die medikamentöse Therapie keine ausreichende Linderung erfährt.

> Der Wirkstoff Cefpodoxim wird zwar in den Leitlinien nicht explizit erwähnt. Aufgrund seines Wirkprofils ist er aber neben Cefuroxim ein Cefalosporin der Wahl.

> Sowohl bei der akuten als auch bei der chronischen Sinusitis werden aufgrund der langjährigen Erfahrung Substanzen eingesetzt, die ursprünglich gar nicht dafür vorgesehen waren. Deshalb finden Sie diese Anwendungsgebiete manchmal nicht in der Packungsbeilage.

Symptomatische Therapiemaßnahmen: Glucocorticoid-Nasensprays: sind bei der Therapie der chronischen Sinusitis der Goldstandard, insbesondere bei allergischer Genese. Sie greifen aufgrund ihrer antiinflammatorischen Wirkung

> Die eingesetzten Cortison-Nasensprays wirken nur gezielt in der Nase und gehen nicht ins Blut.

> Zurzeit wird der langfristige Einsatz von Nasenspülungen unter den Fachleuten kontrovers diskutiert. Am besten, Sie sprechen diesbezüglich noch einmal mit Ihrem behandelnden Arzt.

frühzeitig in den Chronifizierungsprozess ein. **Salzlösungen:** wie Nasenspülungen mit hypertonen Salz- oder physiologischen Solelösungen (Bsp. Emser®) bewirken durch ihren leicht abschwellenden Effekt eine Beschwerdelinderung. Nach aktueller Datenlage ist eine Anwendung über einige Wochen möglich, von einer Daueranwendung sollte aber abgesehen werden, da sonst Immunstoffe der Nasenschleimhaut wie IgA, IgG, Lysozym oder Lactoferrin durch die ständige Auswaschung in ihrer Zusammensetzung verändert werden können. Bei Nasensprays mit diesen Wirkstoffen ist dieser Effekt nicht beschrieben. Isotone Sprays von Salzen und pflegenden Substanzen sind in der Langzeitanwendung zur Regeneration des Flimmerepithels hilfreich. **Lokale Sympathomimetika:** sind im chronischen Stadium nicht indiziert und dürfen nur kurzfristig bei akuten Exazerbationen eingesetzt werden (siehe akute Sinusitis). **Pflanzliche Sekretolytika:** haben sich bewährt, vor allem Myrtol-, Cineol und Sinupret®. Sie sind zur Therapie der chronischen Sinusitis zugelassen.

> Durch Sekretolytika können sich Ihre Beschwerden deutlich abmildern. Sie können sie bedenkenlos auch längere Zeit anwenden.

Prophylaxe
Siehe Kap. 2.4.3.

2.6 Akute Otitis media

Synonyme: Mittelohrentzündung

2.6.1 Ursachen

Definition
Als akute Otitis media (AOM) wird die Entzündung des Mittelohrs bezeichnet (griech. otós: Ohr, itis: Entzündung).

Ätiologie und Epidemiologie

> Mittelohrentzündung ist die häufigste Infektionskrankheit und der häufigste Grund für eine Antibiotikatherapie bei Kleinkindern.

> **Hinweis**
>
> Die akute Otitis media ist der häufigste Anlass für Arztbesuche im Kindesalter und eine der häufigsten Gründe für die Verschreibung von Antibiotika. Im Alter von drei Jahren waren neun von zehn Kindern bereits erkrankt, etwa die Hälfte hat bereits drei bis vier Episoden durchgemacht.

Die akute Otitis media ist die häufigste bakterielle Infektion im Kindesalter, Erwachsene erkranken nur selten. Meist sind Kinder zwischen dem sechsten Lebensmonat und dem vierten Lebensjahr betroffen. Sie tritt verstärkt im

2.6 Akute Otitis media

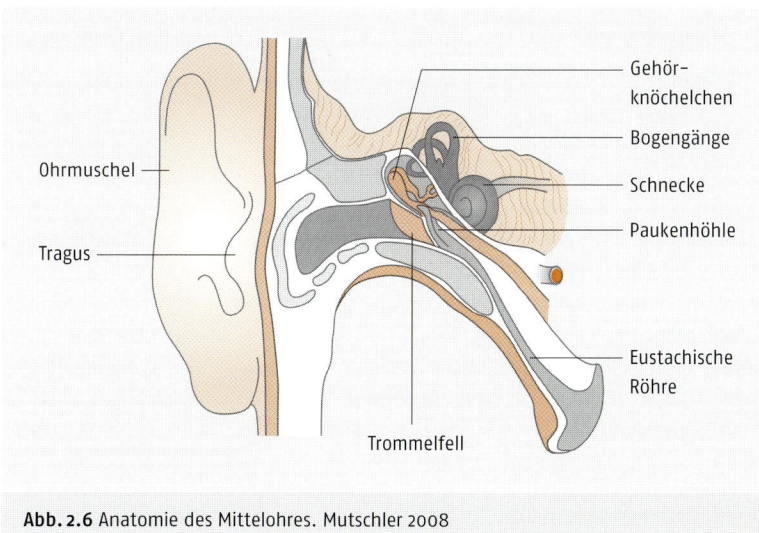

Abb. 2.6 Anatomie des Mittelohres. Mutschler 2008

> Das Ohr besteht aus drei Bereichen: äußeres Ohr, Mittel- und Innenohr. Äußeres Ohr und Mittelohr sind durch das Trommelfell voneinander getrennt. Der Mittelohrraum um die Paukenhöhle ist mit Luft gefüllt. Zur Verbesserung der Belüftung gibt es eine Verbindung zwischen Mittelohr und hinterem Rachenraum, die Eustachische Röhre. Durch diesen schmalen Gang können Flüssigkeit und Schleim aus dem Mittelohr in den Rachen ablaufen.

Winterhalbjahr auf. Die Otitis media ist oft Folge von aufsteigenden Virus-Infektionen des Nasen-Rachen-Raumes. Viren schädigen die Schleimhautbarriere und erleichtern den Bakterien so das Anheften (**Superinfektion**). Die Erreger greifen dann über die »Ohrtrompete«, die Eustachische Röhre, auf das Mittelohr über. Da die Eustachische Röhre Mittelohr und Nasen-Rachenraum verbindet gelangt der Schleim aus der Nase in den Mittelohrraum, sammelt sich dort, infiziert sich und drückt auf das Trommelfell (Abb. 2.6). Infektionen über den Blutweg oder von außen bei bestehendem Trommelfelldefekt kommen wesentlich seltener vor. Die Ohrtrompete sorgt auch für den Druckausgleich zwischen Paukenhöhle und Außenluft. Deshalb wird die Mittelohrentzündung zu den Infektionen der oberen Atemwege gezählt.

Eine Reihe von **Risikofaktoren** begünstigen das Auftreten einer AOM:
- Viraler Infekt des Nasen-Rachen-Raumes: Jeder fünfte Atemwegs-Infekt im Kindesalter geht mit einer AOM einher.
- Anatomische Ursachen bei Säuglingen und Kleinkindern: Die Ohrtrompete ist größer, kürzer und verläuft horizontal, also flacher.
- Männliches Geschlecht.
- Genetische Disposition. Diese Patienten haben oft bis ins Erwachsenenalter Rezidive.
- Grunderkrankungen: Angeborene Ohrschäden, Gaumenspalte, Morbus Down, Immundefekte.
- Kontakt zu potentiellen Überträgern: Geschwister/große Familien, Besuch einer Kindereinrichtung.

> Das gesunde Mittelohr ist keimfrei. Kommt es zur Besiedelung von Viren und Bakterien, machen sich die Symptome bemerkbar.

> Bei Säuglingen und Kleinkindern begünstigen anatomische Ursachen die Aufnahme von Bakterien ins Mittelohr.

> Für das Auftreten von Mittelohrentzündungen bei Kindern sind einige Risikofaktoren bekannt. Dazu zählen z. B. der Gebrauch von Schnullern, die Gabe von Flaschennahrung, der Kontakt mit anderen Kindern oder Zigarettenrauch.

> Schätzungen gehen davon aus, dass etwa jede zweite Mittelohrentzündung viral bedingt ist. Es kann dabei aber auch zu einer bakteriellen Superinfektion kommen.

— Formula-Ernährung (»Flaschenkinder«): Stillen für mindestens vier Monate minimiert das Risiko.
— Gebrauch von Schnullern: Kinder ab zwei Jahren sollten keinen Schnuller mehr verwenden.
— Passivrauchen: Zigarettenrauch lähmt bei den Kleinen den Zilienschlag für ca. zwei Stunden.
— Niedriger sozioökonomischer Status.

Als Auslöser kommen Bakterien und Viren infrage. Die Angaben zur Häufigkeit bakterieller Infektionen schwanken in der Literatur zwischen 20 und 60 Prozent. Bei Kindern unter zwei Jahren ist die Infektion noch häufiger bakteriell als viral bedingt. Unter den Bakterien dominieren mit unterschiedlicher Häufigkeit nach Patientenalter die typischen Atemwegserreger *Streptococcus pneumoniae*, *Haemophilus influenzae*, *Moraxella catarrhalis*, *Staphylococcus aureus* und *Streptococcus pyogenes*.

Praxistipp
Zur Prävention und Rezidivprophylaxe von Mittelohrentzündungen sollten Eltern ermutigt werden, das Kind von Zigarettenrauch fernzuhalten, den Gebrauch von Schnullern zu minimieren sowie Säuglinge zu stillen.

2.6.2 Beschwerden, Symptome, Diagnostik

Symptome

Das klinische Bild ist gekennzeichnet durch raschen Beginn und kurzen Krankheitsverlauf. Meist heilt die AOM innerhalb einer Woche aus, Verlaufsformen über drei Wochen werden selten beobachtet.

Typische Symptome sind:
— Anzeichen eines Atemwegs-Infekts.
— Ohrenschmerzen: Nachts oft stärker als am Tage; Greifen nach dem Ohr, Ohrreiben, hin- und herwälzen des Kopfes.
— Allgemeinsymptome: Bei jüngeren Kindern unspezifischer. Unruhe, Weinen, nächtliches Aufwachen, Nahrungsverweigerung, Erbrechen, Bauchschmerzen.
— Fieber: Bei jüngeren Kindern häufiger als bei älteren.
— Hörminderung durch Flüssigkeitsansammlung im Mittelohr.
— Gleichgewichtsprobleme, Schwindel.

> Kinder mit einer Mittelohrentzündung werden plötzlich quengelig, wollen weder essen noch trinken und klagen häufig zunächst über Kopf- oder sogar Bauchschmerzen. Die Ohrenschmerzen selber beginnen oft abends oder nachts. Ein Anzeichen ist z. B., wenn sich Kinder dann häufig ans Ohr fassen oder schlecht hören. Im weiteren Verlauf kann auch Fieber auftreten.

2.6 Akute Otitis media

Spontanheilung durch platzendes Trommelfell

Plötzlich nachlassender Schmerz und pulsierendes Ohrenlaufen von eitrigem Sekret deuten auf eine Spontanperforation des Trommelfells hin. Sie kommt bei circa 30 Prozent der Erkrankten vor wird meist am zweiten oder dritten Tag beobachtet. Manche Kinder hören abrupt auf zu weinen und Eltern entdecken gelbe Eiterflecken auf dem Kopfkissen. Die Hörleistung bessert sich dann schnell, anschließend heilt die AOM bei den meisten Patienten vollständig aus. Die Perforation verschließt sich mit einer feinen, zarten Narbe.

> Wenn Sekret aus dem Ohr des Kindes fließt, ist dies ein Anzeichen dafür, dass sich die Flüssigkeit wie Schleim oder Eiter aus dem Trommelfell in den äußeren Gehörgang entleert hat. Es führt zu einer spürbaren Entlastung und der Schmerz lässt dann sofort nach.

Diagnostik

Die Diagnostik stützt sich auf die Anamnese und den optischen Befund durch Ohrspiegelung (Otoskopie). Das Trommelfell ist durch die Entzündung hochrot. Zudem ist ein Paukenerguss, d. h. eine eitrige Flüssigkeitsansammlung bei vorgewölbtem Trommelfell sichtbar. Zieht sich das Trommelfell dagegen zurück, deutet dies eher auf einen viralen Infekt hin. Eine Hörprüfung ist insbesondere zur Verlaufskontrolle empfehlenswert. Die Diagnose einer Mittelohrentzündung ist schwieriger, als es auf den ersten Blick erscheint. Übung, Erfahrung und gute Untersuchungsgeräte bilden daher die Basis. Trotzdem gehen Schätzungen davon aus, dass die Diagnose zu häufig gestellt wird und in 30 Prozent keine AOM vorliegt (»Overdiagnosis«).

> Ein Paukenerguss ist eine Ansammlung von Flüssigkeit im Mittelohr.

> Zur Diagnose der Mittelohrentzündung gehören: die Befragung der Eltern, die Untersuchung von Kopf, Hals und Ohren sowie eine Ohrenspiegelung mit dem Otoskop. Zudem misst der Arzt die Körpertemperatur.

Diagnosekriterien einer akuten Otitis media
— Akute Krankheit mit Fieber und Ohrenschmerzen.
— Gerötetes Trommelfell.
— Vorgewölbtes Trommelfell als Hinweis für Paukenerguss

Differenzialdiagnose

Ohrenschmerzen können auch bei anderen Krankheitsbildern auftreten:
— Fremdkörper als Verursacher wie Spielzeug.
— Durchbruch der Zähne, Zahnerkrankungen, Gebissfehlstellungen.
— Otitis externa (Entzündung der Gehörgangshaut, siehe Kasten).
— Parotitis (Entzündung der Ohrspeicheldrüse).
— Mastoiditis (Entzündung des Warzenfortsatzes des Ohres, siehe Komplikationen).
— Zoster oticus (Gürtelrose im Bereich der Ohren).
— Trigeminusneuralgie oder Halswirbelsäulenveränderungen.

> Da Ohrenschmerzen viele Ursachen haben können, ist es wichtig, dass Sie Ihr Kind in jedem Fall von einem Arzt untersuchen lassen.

💬 Verstärken sich Ihre Schmerzen beim Ziehen am Ohrläppchen oder durch Druck auf die Ohrmuschel?

💬 Im Allgemeinen verläuft die Erkrankung harmlos und ist nach etwa einer Woche überstanden. Die vom Arzt verordneten Medikamente mildern deutlich die Beschwerden Ihres Kindes ab. Nur selten kommt es zum Übergriff der Entzündung auf angrenzende Knochen oder die Hirnhaut.

Otitis media und Otitis externa

Die Unterscheidung kann schwierig sein, insbesondere wenn Ohrexsudat die Diagnostik erschwert. Schmerzen bei Ziehen am Ohrläppchen, von hinten auf die Ohrmuschel oder bei Druck auf den Tragus deuten auf eine Otitis externa hin. Als **Tragus** wird die Knorpelmasse an der Ohrmuschel bezeichnet, die kurz vor dem Gehörgang aufliegt (Abb. 2.6, 2.7). Bei einer Otitis media wirken sich mechanische Einflüsse von außen kaum aus. Richtungsweisend sind hier Begleiterscheinungen wie Fieber, verlegte Nasenatmung oder andere Erkältungssymptome sowie ein Gefühl wie »Watte im Ohr«. Bei Erwachsenen ist die Otitis externa die häufigste Ursache von Ohrenschmerzen, bei Kindern die Otitis media.

Komplikationen

Schwere Komplikationen sind insgesamt selten. Gefürchtet ist die Ausbreitung der Infektion auf das umliegende Gewebe. Es kann dann zu Eitereinbrüchen und schlimmstenfalls zur Sepsis kommen. Fazialisparesen, Sinusthrombosen, Hirnabszesse oder Meningitiden sind beschrieben, aber selten. Eine asymptomatische Begleit-Mastoiditis (siehe Kasten) ist häufig, eitrige Verläufe kommen in weniger als 1:1000 Fälle vor. Als Faustregel gilt: eine AOM sollte nach drei Wochen abgeheilt sein, sonst besteht der Verdacht auf eine **Mastoiditis**. Indizien hierfür sind durch die starke Schwellung bedingte abstehende Ohrmschel, lokale Rötung, Schmerzen hinter dem Ohr, Fieber und Hörverlust (Abb. 2.7).

Definition

Direkt hinter dem Ohr befindet sich der knöcherne Warzenfortsatz. Unter dem außen harten Knochen befinden sich luftgefüllte kleine Hohlräume, die mit der Paukenhöhle verbunden sind. Die Paukenhöhle und die Hohlräume sind mit einer Schleimhaut ausgekleidet. Bei einer akuten Mittelohrentzündung können sich die Bakterien in den Warzenfortsatz ausbreiten und dort eine Entzündung der Schleimhaut verursachen (Begleit-Mastoiditis). Durch die entzündlich geschwollene Schleimhaut kann das eitrige Sekret nicht mehr vom Warzenfortsatz in die Paukenhöhle abfließen. Daher weicht die Entzündung den Knochen nach außen hin auf, um eine Eiterentleerung zu erzielen (Mastoiditis). Durch Einschmelzung des Knochens an der Warzenfortsatzspitze kann sich die eitrige Entzündung auch in die Halsweichteile ausbreiten (Bezold'scher Senkungsabszess).

2.6 Akute Otitis media

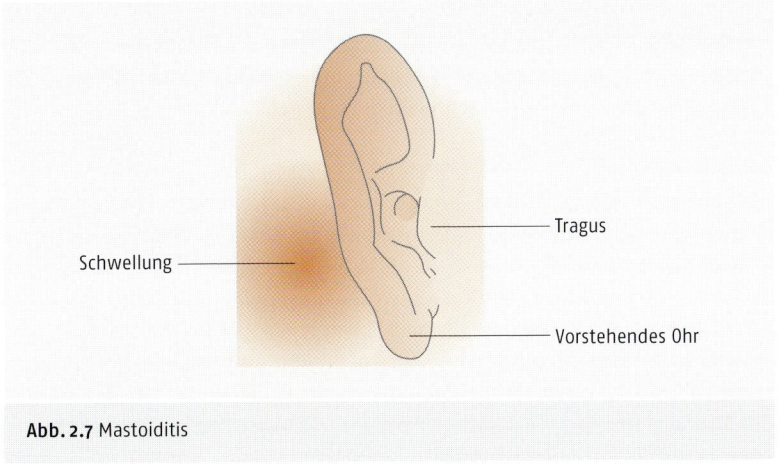

Abb. 2.7 Mastoiditis

💬 Eine Mastoiditis erkennen Sie am abstehenden Ohr, da es hinter dem Ohr zu einer starken Schwellung gekommen ist. Dieser Bereich ist dann rot und heiß.

Auch eine Chronifizierung ist möglich. Von einer **chronischen Otitis media** spricht man, wenn Kinder mindestens dreimal innerhalb von sechs Monaten erkranken. Auslöser sind meist eine enge Eustachische Röhre, Nasenpolypen, vergrößerte Rachenmandeln, aber auch andere Grunderkrankungen. Es kann zu andauernden Ventilationsstörungen der Ohrtrompete kommen. Länger anhaltende Hörminderung durch Paukenergüsse kann bei Kindern zu Verzögerungen der Sprachentwicklung führen. Dauerhafte Hörstörungen sind möglich. Häufige Mittelohrentzündungen sollten daher nicht auf die leichte Schulter genommen, sondern adäquat behandelt werden.

💬 Man weiß, dass weltweit Millionen von Menschen durch Mittelohrentzündungen dauerhafte Hörstörungen davontragen. Es ist daher immer wichtig, dass sie rechtzeitig erkannt und behandelt wird.

> **Praxistipp**
>
> Wenn ein Kind mehr als sechs- bis achtmal im Jahr eine Mittelohrentzündung bekommt, sollte eine genaue HNO-Untersuchung erfolgen sowie ein möglicher Immundefekt abgeklärt werden.

2.6.3 Therapieoptionen

Symptomatische Therapie

Die symptomatische Behandlung hat durch die veränderten Behandlungsstrategien mit Antibiotika einen hohen Stellenwert. Dazu zählen:
- Analgetika, Antiphlogistika, Antipyretika.
- Abschwellende Rhinologika.
- Sekretolytika.
- Medikamentöse Alternativen (Bsp. Otovowen®, Otimed®, Homöopathie).

💬 Ihr Kind bekommt jetzt schon wieder ein Antibiotikum vom Kinderarzt verordnet. Ich empfehle Ihnen, die genaue Ursache von einem HNO-Arzt abklären zu lassen.

💬 Wichtig ist, dass Sie Ihrem Kind etwas gegen die Schmerzen geben, da das Antibiotikum seine volle Wirkung erst nach etwa einem Tag entfaltet.

> **Praxistipp**
> Die wichtigste Maßnahme ist eine umfassende Schmerztherapie! In Kapitel 5.3.5 werden die Therapeutika vorgestellt.

Kausale Therapie

Eine sofortige Antibiose wird heute zurückhaltend beurteilt. Studien zeigen, dass es trotz Antibiotikaeinnahme innerhalb der ersten 24 Stunden zu keiner Schmerzreduktion kommt. Dagegen bessern sich in diesem Zeitraum bei circa 80 Prozent der Kinder die Beschwerden spontan. Fachgesellschaften sprechen sich daher heute für eine abwartende Therapie aus: »**watchful waiting**«. Bei Patienten ab sechs Monaten ohne Risikofaktoren und mildem Verlauf wird zunächst eine symptomatische Behandlung mit systemischer Analgetikagabe durchgeführt und auf die sofortige Antibiose verzichtet. Selbst bei Fieber und/oder Erbrechen wird dieses Vorgehen empfohlen.

Je nach Alter des Kindes erfolgt eine Wiedervorstellung und Neubewertung der Situation nach **24–48 Stunden**. Bei akuter Verschlechterung soll umgehend Rücksprache mit dem Arzt gehalten werden.

- Kinder von sechs Monaten bis zwei Jahren: Wiedervorstellung nach 24 Stunden.
- Kinder über zwei Jahre und Erwachsene: Wiedervorstellung nach 48 Stunden.

Ist eine Wiedervorstellung nicht möglich, z. B. am Wochenende oder im Urlaub, wird vorsorglich ein Rezept ausgestellt. Die Eltern sind dann über die Vorgehensweise und den Zeitpunkt der möglichen Rezepteinlösung und Anwendung genau aufzuklären. Bei Persistenz oder Verschlechterung der Symptomatik nach dem vereinbarten Zeitraum wird die Antibiose eingeleitet.

In einigen Fällen sind Antibiotika dennoch **sofort indiziert**:
- Alter unter sechs Monate.
- Schwere Krankheitsverläufe:
    - Deutlich reduzierter Allgemeinzustand.
    - Beidseitige AOM in den ersten zwei Lebensjahren.
    - Fieber, Erbrechen, Durchfall über 24 Stunden.
    - Hörverlust.
    - Eitrige Otorrhö (Ohrfluss).
- Vorhandene Paukenröhrchen.
- Über vier Rezidive/Jahr.
- Anatomische Fehlbildungen.
- Immunschwäche, Grunderkrankungen.
- Frühere AOM mit schweren Komplikationen.

💬 Bei einer Mittelohrentzündung brauchen Kinder viel Zuwendung, körperliche Schonung und ausreichend Flüssigkeit.

💬 Suchen Sie sofort Ihren Arzt oder das Kinderkrankenhaus auf wenn Fieber oder Schmerzen anhalten oder schlimmer werden.

💬 Bei kleinen Kindern, schweren Verlaufsformen oder wenn beide Ohren betroffen sind, sollte sofort ein Antibiotikum gegeben werden.

Wer profitiert am meisten?

Studien zufolge profitieren Kinder unter zwei Jahren mit beidseitiger Otitis sowie Kinder mit Otitis und eitrigem Ohrfluss am meisten von einer Antibiose.

Therapieoptionen Antibiotika: Eingesetzt werden die folgenden Antibiotika:
1. Wahl:
- Amoxicillin.

  Bei **Allergie, Therapieversagen** oder **schweren Verlaufsformen:**
- Amoxicillin + Betalactamaseinhibitor.
- Cefuroxim, Cefixim.
- Cefpodoxim nur als Saft, **Cave**! kein Standardtherapeutikum.
- Erythromycin, Roxithromycin.
- Clarithromycin nur bei Kindern als Saft.
- Cotrimoxazol bei Erwachsenen.
- Azithromycin, **Cave**! Kein Standardtherapeutikum.
- Levofloxacin, Moxifloxacin bei Erwachsenen, **Cave**! off label

Bei Kindern < 24 Monaten empfehlen die Fachgesellschaften eine Therapiedauer von fünf bis zehn Tagen. Ansonsten reichen Untersuchungen zufolge bei unkompliziertem Verlauf meist fünf Tage. Nur bei schweren Formen oder Komplikationen sind sieben bis zehn Tage nötig. Die allgemeine Empfehlung, die Antibiose nach Abklingen der Beschwerden noch zwei bis drei Tage weiterzuführen ist zu berücksichtigen (siehe Kap. 3.3, 4.1.1, 4.2.5). Eine Ausnahme bildet nur Azithromycin. Die Therapiedauer beträgt hier immer nur drei bis fünf Tage. In der Tabelle (Tab. 2.6) sind Wirkstoffe mit Beispielen für Handelspräparate und die empfohlene Therapiedauer der Fachinformationen angegeben.

Nachuntersuchungen

Der Effekt der Antibiose sollte nach 48 Stunden noch einmal überprüft werden. Bei Nichtansprechen oder Symptomverschlechterung des Patienten muss eine weiterführende Diagnostik und ggf. eine Umstellung der Therapie erfolgen. Bevor Kinder wieder in den Kindergarten oder Schule gehen oder am Schwimmunterricht teilnehmen, sollte die Erkrankung ganz ausgeheilt sein.

Nachuntersuchungen

Jedes Kind, bei dem eine AOM diagnostiziert wurde, sollte nachuntersucht werden. Der beste Zeitpunkt ist drei bis vier Wochen nach Therapiebeginn. Das Trommelfell und seine Beweglichkeit sowie das Hörvermögen sollten beurteilt werden. Der Paukenerguss sollte dann abgeklungen sein. Bei jedem fünften Kind ist er aber auch nach zwei Monaten noch nachweisbar.

💬 Amoxicillin ist Mittel der Wahl bei einer Mittelohrentzündung.

💬 Wann Ihr Kind wieder in den Kindergarten oder schwimmen darf sollte der Arzt nach einer erneuten Untersuchung entscheiden. Als Faustregel gilt: Ihr Kind sollte von Schmerz und Fieber befreit sein und dann in der Regel noch zwei Tage zu Hause bleiben. Oft fühlen sich Kinder schon wieder gesund und toben, etwas Schonung tut aber gut, um wieder ganz gesund zu werden.

💬 Um sicherzugehen dass alles gut verheilt ist und Ihr Kind wieder tadellos hören kann, vereinbaren Sie in drei bis vier Wochen noch mal einen Kontrolltermin beim Arzt.

💬 Amoxicillin ist das Standardantibiotikum aller Fachgesellschaften. Lediglich bei Allergien, Rückfällen oder besonders schweren Verlaufsformen werden andere Wirkstoffe bevorzugt.

Tab. 2.6 Antibiotika bei akuter Otitis media

Wirkstoff	Handelspräparat	Therapiedauer
Amoxicillin	Amoxypen®	7–10 Tage
Amoxicillin/Clavulansäure	Augmentan®	7–10 Tage
Ampicillin/Sulbactam	Unacid® PD oral	5–14 Tage
Azithromycin*	Zithromax®	3–5 Tage
Cefixim	Suprax®	5–10 Tage
Cefpodoxim*	Podomexef®	5–10 Tage
Cefuroxim	Elobact®	5–10 Tage
Clarithromycin*	Klacid®	K: 5–10, E: 5–14 Tage
Cotrimoxazol	Kepinol®	5–8 Tage
Erythromycin	Paediathrocin®	7–8 Tage
Levofloxacin*	Tavanic®	Off label, i. A 5–14 Tage
Moxifloxacin*	Avalox®	Off label, i. A 5–14 Tage
Roxithromycin	Rulid®	5–14 Tage

*Besonderheiten siehe Text. K: Kinder, E: Erwachsene

💬 Cotrimoxazol wird oft dann eingesetzt, wenn andere Therapeutika nicht geholfen haben oder die Patienten häufig unter einer Mittelohrentzündungen leiden.

Leitlinien

— Leitlinie der Arzneimittelkommission der dt. Ärzteschaft (AkdÄ). Atemwegsinfektionen. 2. Aufl., 7/2002, abrufbar unter www.akdae.de
— Leitlinie der Dt. Gesellschaft für Allgemeinmedizin und Familienmedizin (DGAM). Leitlinie Nr. 7 Ohrenschmerzen. Stand 10/2009, abrufbar unter www.degam.de oder www.awmf.de
— Leitlinie der Dt. Gesellschaft für Hals-Nasen-Ohren-Heilkunde, Kopf- und Hals-Chirurgie. Antibiotikatherapie der Infektionen an Kopf und Hals. AWMF-Nr. 017/066, Stand 11/2008, abrufbar unter www.awmf.de
— Leitlinie der Paul-Ehrlich-Gesellschaft. Rationaler Einsatz oraler Antibiotika. Stand 10/2006, abrufbar unter www. peg.de
— Infektliga. Otitis. Stand 4/2009, abrufbar unter www.infektliga.de

💬 Zum Thema Mittelohrentzündung gibt es eine Patientenleitlinie der Universität Witten/Herdecke. Dort können Sie sehr nützliche Tipps finden. Ich schreibe Ihnen gerne die Internetadresse auf!

- Medizinisches Wissensnetzwerk »evidence.de« der Universität Witten/Herdecke. Evidenzbasierte Leitlinie zu Diagnose und Therapie, Akute Otitis media. Stand 07/2005, abrufbar unter www.evidence.de
- Patientenleitlinie der Universität Witten/Herdecke. Mittelohrentzündung bei Kindern. Stand 1/2006, abrufbar unter www.patientenleitlinien.de

Bewertung der Studienlage

Die akute Otitis media hat eine Spontanheilungsrate von 80 Prozent. Oberstes Therapieziel ist eine schnelle adäquate Schmerzlinderung. Antibiotika bewirken Studien zufolge erst nach den ersten 24 Stunden eine signifikante Schmerzreduktion, also zu einem Zeitpunkt, wo es den meisten Kindern bereits wieder besser geht. Bei geringfügig eingeschränktem Allgemeinzustand kann daher ein **abwartendes Offenhalten** der Antibiose durchgeführt werden. Dies ist inzwischen Bestandteil aller Leitlinien. Dadurch kann der Einsatz von Antibiotika reduziert werden. Das Procedere ist dabei unterschiedlich. So empfiehlt die Arzneimittelkommission der deutschen Ärzteschaft die sofortige Antibiose bei Kindern unter vier Jahren, die Paul-Ehrlich-Gesellschaft bei Kindern unter zwei Jahren. Die neuesten Leitlinien der Deutschen Gesellschaft für Hals-Nasen-Ohren-Heilkunde, Kopf- und Hals-Chirurgie sowie die Deutschen Gesellschaft für Allgemein- und Familienmedizin (DEGAM) enthalten die im Text dargestellte Vorgehensweise und sehen eine sofortige Antibiose nur bei Kindern in den ersten sechs Lebensmonaten vor. Patientenindividuelle Risikofaktoren sind aber unabhängig vom Alter zu berücksichtigen.

Antibiose: Auch die Therapieregime sind trotz der Häufigkeit der Erkrankung nicht ganz einheitlich. **Amoxicillin** gilt stets als Mittel der Wahl. Bei Rezidiven, schweren Verlaufsformen oder Verdacht auf erhöhte Betalactamasebildung kann ein Aminopenicillin mit einem Betalactamaseinhibitor, ein neueres Cefalosporin oder Cotrimoxazol zur Anwendung kommen. Cotrimoxazol wird nur in der Leitlinie der Deutschen Gesellschaft für Hals-Nasen-Ohren-Heilkunde, Kopf- und Hals-Chirurgie genannt und wird dort nur für Erwachsene empfohlen. Umstritten ist die Substanz aufgrund von Nebenwirkungen im Kindesalter und der Wirkungslücken bei den Haupterregern vor allem *Streptococcus pneumoniae, Streptococcus pyogenes* und *Haemophilus influenzae*. Bei den **Cefalosporinen** werden Cefuroxim, Cefixim und Cefpodoxim in den Leitlinien präferiert. Cefpodoxim ist für diese Indikation aber nur bei Kindern in Form eines Saftes zugelassen und sollte gemäß Fachinformation erst bei häufigen Rezidiven, Resistenzen oder Unverträglichkeit gegenüber den Standardtherapeutika zur Anwendung kommen. Aufgrund der schlechten Wirkung gegen Pneumokokken ist Ceftibuten keine Substanz der ersten Wahl. Die empfohlenen Cefalosporine können im Sinne einer Einzelfallentscheidung auch bei nichtanaphylactoider Penicillinallergie in der Vergangenheit gegeben werden (siehe Kap. 4.3.4). Bei Penicillinallergie sind auch die **Makrolide** Erythromycin, Ro-

> »Watch and wait« heißt das moderne Therapiekonzept bei Mittelohrentzündung: zuerst wird geschaut, ob man ohne Antibiotika auskommt. Wenn die Beschwerden nach ein bis zwei Tagen noch anhalten, wird mit der Einnahme begonnen.

> Verschiedene Fachgesellschaften geben unterschiedliche Altersgrenzen an, bei denen eine Antibiotikatherapie immer eingeleitet werden sollte. Ausschlaggebend ist aber der Eindruck, den Ihr Arzt gewonnen hat.

xithromycin und Clarithromycin eine Alternative. Clarithromycin ist nur bei Kindern in Form eines Saftes zugelassen. Azithromycin ist bei dieser Indikation nicht erste Wahl. Kommt diese Substanz dennoch zum Einsatz, kann bei Zithromax®-Saft die Therapie statt der üblichen drei bis fünf Tage als Einmalgabe erfolgen. Unter den Alternativen finden sich mit Levofloxacin und Moxifloxacin zwei **Chinolone**. Sie dürfen nur bei Erwachsenen gegeben werden, sind aber für die AOM nicht zugelassen (**Cave**! off label). Aufgrund zahlreicher Neben- und Wechselwirkungen sollte ihr Einsatz insgesamt zurückhaltend erfolgen, Moxifloxacin darf gemäß einer Anwendungsbeschränkung nur dann verordnet werden, wenn Standardtherapeutia versagt haben oder für ungeeignet gehalten werden (siehe Kap. 4.8). Ob eine Antibiose Rezidive oder Komplikationen verhindern kann, ist noch nicht abschließend geklärt.

> Zithromax® Saft ist zur Einmalanwendung bei Otitis media zugelassen.

Symptomatische Therapiemaßnahmen: Zur **Schmerzlinderung** im Kindesalter wird neuesten Erkenntnissen zufolge Ibuprofen der Vorzug vor Paracetamol gegeben (siehe Kap. 5.3.5). Die lokale Analgesie mit Ohrentropfen wird nicht empfohlen, da sie nicht in die Paukenhöhle vordringen, durch Ohrsexsudat ausgeschwemmt werden und evtl. die Trommelfelluntersuchung erschweren können. Der Einsatz von **nasalen Sympathomimetika** ist durch die Tubenbelüftung pathophysiologisch plausibel, Studien zeigen aber keinen Einfluss auf den Verlauf der Erkrankung. Da oftmals eine Begleitrhinitis vorliegt und viele Patienten Erleichterung verspüren, ist die kurzfristige Anwendung ok. Auch **Salzlösungen** als Nasenspray zeigen einen im Vergleich schwächeren aber vorhandenen abschwellenden Effekt und können empfohlen werden. **Sekretolytika** verbessern das Abfließen des Schleimes. Therapieoptionen der Selbstmedikation werden in Kap. 5.4.6, 5.6.9 vorgestellt.

> Eine effektive Schmerzlinderung zu Beginn der Therapie ist genauso wichtig wie das Antibiotikum. Deswegen hat Ihr Arzt für Ihr Kind beides verordnet.

> Es gibt verschiedene Salzlösungen als Nasenspray: isotone Salzlösungen pflegen und befeuchten in erster Linie, während hypertone Salz- und isotone Solelösungen auch etwas abschwellend wirken.

Prophylaxe

Es ist sinnvoll, Risikofaktoren wie Rauchen, Benutzung von Schnullern und Flaschennahrung zu vermeiden. Mit einer Impfung gegen Pneumokokken können die häufigsten Erreger einer bakteriellen Mittelohrentzündung ausgeschaltet werden. Die STIKO empfiehlt zur Prävention von Otitis media und invasiven Pneumokokken-Infektionen eine Pneumokokken-Impfung mit einem Konjungat-Impfstoff als Standardimpfung ab der sechsten Lebenswoche. Auch andere STIKO-Empfehlungen zur Prävention invasiver Pneumokokken-Infektionen mit einem Polysaccharid-Impfstoff sowie die Influenza-Impfung sind zu berücksichtigen. Darüber hinaus können eine Immunprophylaxe mit Bakterienlysaten sowie eine allgemeine Immunprophylaxe erfolgen (Kap. 6). **Rezidivierende** Otitiden sollten in jedem Alter vom HNO-Arzt behandelt werden. Therapieoptionen sind die operative Entfernung von Polypen oder Mandeln, minimalinvasive Eingriffe wie eine Parazentese (siehe Definitionskasten) oder das Einlegen von Paukenröhrchen sowie das Training mit einem Nasenballon (Bsp. Otovent®, Otobar®). Diese Maßnahmen dienen der Belüftung des Mittelohres und ermöglichen den Abfluss von Exsudat nach außen.

> Impfungen mit Prevenar 13® und Synflorix® können Mittelohrentzündungen und mögliche Komplikationen verhindern.

> **Definition**
> Die **Parazentese** ist ein Trommelfellschnitt. Im unteren Bereich des Trommelfells wird ein kleiner Schnitt gemacht, damit sich die dahinter liegende Flüssigkeit aus dem Mittelohrraum entleeren kann. Die Schmerzen werden dadurch gelindert, das Hörvermögen bessert sich. Zur Ursachenfindung kann die abfließende Flüssigkeit auf Erreger untersucht werden. Ein Trommelfellschnitt wächst von selbst wieder zu.

💬 Ein Trommelfellschnitt schafft kurzfristig Schmerzlinderung und soll langfristig die Ursache für die Ansammlung von Flüssigkeit im Ohr klären. Die gewonnene Flüssigkeit wird im Labor untersucht, um dann eine gezielte Therapie einzuleiten.

In den USA wird häufig zu einer langfristigen antibiotischen Prophylaxe mit Amoxicillin über drei bis 24 Monate geraten, hierzulande hat sich dieses Behandlungskonzept aufgrund der unklaren Datenlage nicht durchgesetzt.

2.7 Akute Bronchitis

2.7.1 Ursachen

Definition
Als akute Bronchitis wird die Entzündung der Bronchialschleimhaut bezeichnet (griech. brónche: Kehle, itis: Entzündung).

Ätiologie und Epidemiologie
Die akute Bronchitis gehört zu den häufigsten Erkrankungen der Atemwege. Sie tritt oft gemeinsam mit anderen Atemwegsinfekten wie Rhinitis, Sinusitis, Laryngitis oder Pharyngitis auf. Sie wird zu 90–95 Prozent durch Viren verursacht. Diese beeinträchtigen die Fließeigenschaften der Flimmerhärchen und somit die mukoziliäre Clearance. In der Folge können Bakterien in die Bronchialstruktur vordringen und so bakterielle **Superinfektionen** auslösen. Als Risikofaktoren für eine akute Bronchitis kommen in Betracht:
- Luftschadstoffe wie Reizgase, Staub, Rauch, Dämpfe.
- Tabakrauch: aktives und passives Rauchen.
- Nass-kalte Witterung.
- Vorgeschädigte Lunge.

Ein erhöhtes Risiko für bakterielle Infektionen haben Kinder, ältere Personen, Patienten mit vorgeschädigter Lunge wie Asthmatiker, kardialen Grunderkrankungen oder Immundefizienz. Bei Patienten ohne Vorerkrankungen sind dann oft mit *Streptococcus pneumoniae* und *Haemophilus influenzae* zwei häufige Atemwegserreger nachweisbar. Bei Erwachsenen mit o. a. Risikofaktoren oder nosokomialen Infektionen erweitert sich das Spektrum auf seltenere Erreger wie *Moraxella catharrhalis*, Mykoplasmen, Chlamydien, *Staphylococcus aureus*, Enterokokken und *Pseudomonas aeruginosa*. Bei Kindern, Jugendlichen und

💬 Unter einer Laryngitis verstehen Mediziner eine Kehlkopfentzündung. Ist die Rachenschleimhaut entzündet, spricht man von einer Pharyngitis.

💬 Nass-kaltes Wetter schwächt die Immunabwehr, sodass sich Erreger leichter in Bronchien und Lunge ausbreiten können.

💬 Asthmatiker leiden häufiger an akuter Bronchitis als der Durchschnitt der Bevölkerung.

jungen Erwachsenen spielen Mykoplasmen oder Chlamydien eine größere Rolle als bei älteren Patienten, insbesondere bei Husten über 14 Tage hinaus.

> 💬 Ein Hustenstoß ist etwa so schnell wie ein Flugzeug!

Schnell wie Schall
Ein Hustenstoß entleert sich explosionsartig: kurzfristig werden Strömungsgeschwindigkeiten bis 250 m/s erreicht; dies entspricht einer Geschwindigkeit von 900 km/h, also fast Schallgeschwindigkeit.

2.7.2 Beschwerden, Symptome, Diagnostik

Symptome

> 💬 Hauptsymptom einer akuten Bronchitis ist heftiger Husten. Oft schmerzt dabei der Brustkorb. Die Bronchialschleimhaut bildet vermehrt Sekret, das als »Auswurf« abgehustet wird.

> 💬 Patienten klagen über starkes Brennen hinter dem Brustbein »als ob es wund wäre«.

Anzeichen einer akuten Bronchitis sind:
- Grippaler Infekt mit allgemeinem Krankheitsgefühl.
- Nach wenigen Tagen **trockener** Reizhusten.
- Zwei bis drei Tage später **produktiver** Husten.
- Sputum: erst schleimig, zäh, glasig, dann eitrig gelb-grün.
- Schmerzen beim Husten.
- Entzündung der Luftröhre, erkennbar an Schmerzen hinter dem Brustbein (Retrosternalschmerz, lat. sternum: Brustbein).
- Rasselgeräusche beim Atmen.
- Fieber.

> 💬 Fast jeder Zweite mit akuter Bronchitis leidet bis zu 3 Wochen unter Husten, bei jedem Vierten hält er sogar über einen Monat an. Haben Sie etwas Geduld.

Produktiver Husten persistiert bei Nichtrauchern circa sieben bis vierzehn, bei Rauchern etwa 30 Tage. In der Abheilungsphase zeigt sich erneut ein **trockener postinfektiöser Husten**. Er kann den auslösenden akuten bronchialen Infekt zeitlich überdauern und acht bis zwölf Wochen anhalten, wenn ein schwerer Epithelschaden entstanden ist. Beobachtet wird dies besonders nach Infektionen mit Adenoviren, Mykoplasmen, Chlamydien oder bei Keuchhusten.

Praxistipp
Wenn Husten länger als zwei Wochen persistiert, der Allgemeinzustand des Patienten sich verschlechtert, er plötzlich Fieber bekommt, unter Atemnot klagt und der Auswurf gelblich ist, liegt wahrscheinlich eine bakterielle Superinfektion vor. Sie muss nicht zwangsläufig antibiotisch behandelt werden, sollte aber in jedem Fall vom Arzt untersucht werden.

> 💬 Bei den von Ihnen geschilderten Beschwerden rate ich Ihnen dringend zum Arztbesuch. Nur er kann feststellen, wo die Ursache zu suchen ist.

Diagnostik

Bei vorher gesunden Patienten mit unkompliziertem Krankheitsverlauf stützt sich die Diagnose auf die Anamnese und körperliche Untersuchung einschließlich Abhören der Bronchien (Auskultation). Eine Thorax-Röntgenaufnahme sowie Laboruntersuchungen (Blutbild, Sputumuntersuchung zur Erregerbestimmung) ist nur bei Risikopatienten und kompliziertem Verlauf indiziert. Im Blutbild ist eine Leukozytose, ein erhöhtes CRP und ein hoher Procalcitonin-Wert (PCT) zu sehen. PCT ist in den Leitlinien zur Therapie von Infektionen der unteren Atemwege als zuverlässiger Marker zur Sicherung einer bakteriellen Genese aufgenommen.

Definition

Procalcitonin (PCT) fungiert im normalen Stoffwechsel als ein Vorläufer des hormonell aktiven Calcitonins, das zusammen mit dem Parathormon den Calcium- und Phosphatstoffwechsel reguliert. Es wird in der Schilddrüse gebildet und sofort zum Hormon umgewandelt, sodass bei gesunden Personen nur sehr geringe PCT-Konzentrationen nachweisbar sind. Dies ist auch bei Virus-, Autoimmunerkrankungen oder allergischen Reaktionen der Fall. Bei bakteriellen Infektionen bilden jedoch nahezu alle Zellsysteme Procalcitonin. PCT ist insbesondere bei tiefen Atemwegsinfekten und Sepsis ein empfindlicher Marker. Bei PCT-Werten < 0,1 ng/ml ist eine bakterielle Infektion unwahrscheinlich und Antibiotika können ohne Nachteil für den Patienten vermieden werden. Sie sollten erst ab 0,25 ng/ml eingesetzt werden. Der Wert kann auch zur Beurteilung einer Antibiose herangezogen werden: fällt er ab, war die Antibiose effektiv und die Therapie kann zügig beendet werden.

> Der PCT-Wert korreliert gut mit dem Schweregrad bakterieller Infektionen und ist bei viralen Infekten kaum oder nicht erhöht. Auch die Wirkung des Antibiotikums lässt sich gut nachvollziehen. Ein Absinken zeigt, dass die Substanz gewirkt hat.

Differenzialdiagnose

Die klinisch relevanteste Differenzialdiagnose ist die Abgrenzung zwischen viraler und bakterieller Bronchitis. Anhand des klinischen Bildes und gängiger Laborwerte lassen sie sich nur schwer unterscheiden. Richtungsweisend für einen bakteriellen Infekt ist gelb bis gelb-grün gefärbtes Sputum, Fieber und starker Husten über zwei Wochen. Eindeutige Ergebnisse liefert die Sputumdiagnostik oder die Bestimmung des PCT im Blut. Abzugrenzen sind Krankheitsbilder wie Pneumonie, Asthma, COPD, Stauungsbronchitis bei Herzinsuffizienz, Sinusitis, sinubronchiales Syndrom (»postnasal drip«), Gastroösophagaler Reflux und Tuberkulose. Hinweise auf diese Erkrankungen gibt auch der **Zeitpunkt** des Auftretens im Tagesverlauf. Bei akuter Bronchitis ist produktiver Husten am Morgen und Reizhusten abends vor dem Schlafengehen typisch. Husten am Morgen zeigt sich auch bei COPD, Rauchern oder bei der Refluxkrankheit, während Husten in der Nacht bei Herzschwäche, Keuchhusten oder Asthma bronchiale auftritt. Eine chronische Linkherzinsuffizienz zeigt sich meist nach dem Hinlegen.

Bei Kindern sind auch Pseudokrupp, Pertussis, Mukoviszidose oder das Verschlucken von Fremdkörpern wie kleine Spielzeugteile (Fremdkörperaspiration) in die Differenzialdiagnose mit einzubeziehen. Bei länger als drei Wochen

> Obere und untere Atemwege kommunizieren miteinander: eine entzündete Nasenschleimhaut produziert viel Schleim, der den Rachen hinunterläuft und einen Hustenreiz auslöst (»postnasal drip«). Die Bronchien sind in diesem Fall gar nicht entzündet!

> Zu welcher Tageszeit ist Ihr Husten besonders schlimm?

> Plötzlicher, hartnäckiger Husten bei Kindern kann ein Hinweis darauf sein, dass ein Fremdkörper verschluckt wurde.

> Anhaltender trockener Husten oder nächtliche Hustenattacken können auch bei Erwachsenen ein Hinweis für Keuchhusten sein.

anhaltendem, wiederkehrendem oder trotz Antibiose persistierendem Husten muss eine eingehende Diagnostik inklusive Röntgenaufnahme des Thorax erfolgen. Keuchhusten sowie ein Bronchialkarzinom müssen dann ausgeschlossen werden.

Praxistipp
Bei akut auftretendem Husten ist an kürzlich neu verordnete **Arzneimittel** zu denken. ACE-Hemmer, inhalative Arzneisprays, Amiodaron, Sulfonamide, Methotrexat, die Interferone α-2a und α-2b, Betablocker und NSAR bei obstruktiven Vorerkrankungen können Husten als Nebenwirkung haben. Auch die in der Glaukomtherapie eingesetzten Betablocker als Augentropfen gehören dazu.

> Haben Sie vor kurzem ein neues Arzneimittel verordnet bekommen? Auch Augentropfen können in seltenen Fällen Husten auslösen.

Komplikationen
Als mögliche Komplikation können eine Pneumonie (Lungenentzündung) und eine Pleuritis (Brustfellentzündung) vorkommen. Lang anhaltender Husten oder häufig rezidivierende Bronchitiden sollten gut überwacht werden, um möglichst früh eine Basistherapie einzuleiten, da der Übergang in chronische Verlaufsformen mit oder ohne Obstruktion möglich ist.

> Der Husten hält jetzt schon acht Wochen bei Ihnen an. Gehen Sie zu einem Lungenfacharzt und lassen sich gründlich durchchecken. Am besten ist es, wenn der neue Arzt über alle Medikamente, die sie in der letzten Zeit dafür schon eingenommen haben, Bescheid weiß. Ich mache Ihnen dazu einen Ausdruck aus unserer Kundenkartei.

Asthma, COPD und akute Bronchitis
Eine akute Bronchitis ist keine Bagatell-Erkrankung. Bei etwa einem Drittel der Patienten zeigen sich bei intensiver Diagnostik Vorläufer für ernste Erkrankungen mit bronchialer Hyperreagibilität wie Asthma oder chronische Bronchitis. Diese Krankheitsbilder können sich dann später manifestieren. Patienten mit akuter Bronchitis werden als »HA«-Patienten bezeichnet, da sie über Husten und Auswurf klagen. Besonders wichtig ist Medizinern also, dass aus ihnen keine »AHA«-Patienten mit dem zusätzlichen Symptom Atemnot werden.

2.1.3 Therapieoptionen

Symptomatische Therapie
Die akute Bronchitis kann in den meisten Fällen symptomatisch behandelt werden. Geeignet sind:
– Orale Expektoranzien.
– Topische Expektoranzien (Inhalation, Einreibung, Bad).
– Demulzenzia bei Reizhusten.
– Zentral oder peripher wirkende Antitussiva nur bei unproduktivem Reizhusten.

> Eine akute Bronchitis sollte immer frühzeitig behandelt werden, da sie Wegbereiter für chronische Verlaufsformen sein kann. Meistens reichen dazu aber Medikamente zur Beschwerdenlinderung aus.

- Symptomatische Therapie anderer grippaler Symptome.
- Analgetika, Antiphlogistika, Antipyretika bei Bedarf.

Kommt es im Rahmen der Selbstmedikation innerhalb von einer Woche zu keiner sichtlichen Verbesserung, tritt eine akute Verschlechterung des Allgemeinzustandes oder hohes Fieber auf, ist ein Arztbesuch indiziert. Wichtig ist, dass Patienten mit einer Pneumonie nicht übersehen werden, da hier eine antibiotische Therapie erforderlich ist. Auch der postinfektiöse Husten (s. o.) gehört in die Hand des Arztes. Bei Bedarf werden inhalative Glucocorticoide und/oder Beta-2-Sympathomimetika verordnet.

> Ich empfehle Ihnen diesen Hustenlöser. Sollten Sie nach einer Woche überhaupt keine Besserung verspüren, gehen Sie zum Arzt; wenn sich Ihr Zustand deutlich verschlechtert sofort.

Kausale Therapie

Bei der unkomplizierten bakteriellen Bronchitis ist **keine Antibiose** erforderlich.

> Bei Patienten unter 60 Jahren ohne Vor- oder Grunderkrankungen kann meist auf eine Antibiose verzichtet werden.

Wer braucht Antibiotika?

Nicht alle bakteriellen Infekte brauchen eine Antibiotikatherapie. Studien zufolge haben sie nur einen mäßigen Einfluss auf die Genesung der Patienten. Der Zeitgewinn liegt bei einem halben bis einem Tag. Eine Antibiose ist nur in den beschriebenen Ausnahmefällen gerechtfertigt.

> Eine Bronchitis braucht etwa drei Wochen zur Abheilung. Ein Antibiotikum beschleunigt dies meist nicht. Haben Sie etwas Geduld und nehmen Sie die empfohlenen Medikamente weiter ein.

Ausnahmefälle sind bestimmte Risikofaktoren:
- Säuglinge bis zum Ende des ersten Lebensjahres.
- Kinder mit Lungenvorerkrankungen, Herzfehlern, Abwehrschwächen.
- Patienten über 60 Jahre.
- Patienten mit schweren kardialen, respiratorischen oder nephrologischen Grunderkrankungen sowie Leberzirrhose.
- Patienten mit zusätzlichen bakteriellen Infekten des HNO-Bereichs (Otitis media, Sinusitis, Tonsillopharyngitis).
- Patienten mit Immunschwäche oder unter immunsuppressiver Therapie.
- Patienten mit persistierender Symptomatik über sieben Tage, im Einzelfall nach klinischer Einschätzung.

Dieser rationalen Herangehensweise steht im Alltag die Erwartungshaltung der Patienten entgegen. Eine sorgfältige Patientenaufklärung ist daher nötig. Zur Verringerung unnötiger Antibiotikaverordnungen wird das »vorbehaltliche Verschreiben« empfohlen. Zunächst wird dem Patienten kein Rezept ausgehändigt. Kommt es nach zwei bis drei Tagen zu keiner Besserung, kann der Patient das Rezept ohne Wartezeit und ohne erneute Rücksprache beim Arzt abholen.

> In einigen Fällen ist die Verordnung von Antibiotika bei akuter Bronchitis hilfreich. Dazu zählt Ihre Herzerkrankung.

Therapieoptionen Antibiotika: Es gibt wenig konkrete Therapieempfehlungen für die Wirkstoffauswahl, da eine Antibiose selten indiziert ist. Anhand des erwarteten Erregerspektrums gibt es diese Empfehlungen:

Kinder, Jugendliche und junge Erwachsene:
- Clarithromycin, Azithromycin.
- Roxithromycin, **Cave!** Zulassungsstatus.
- Doxycyclin ab 8 Jahren, **Cave!** off label.
- Doxycyclin/Ambroxol, Oxytetracyclin ab 8 Jahren.

Erwachsene und ältere Patienten:
- Aminopenicillin, ggf. mit Betalactamaseinhibitor.
- Cefaclor, Cefpodoxim, Cefixim.
- Cefuroxim, **Cave!** off label.
- Doxycyclin ab 8 Jahren, **Cave!** off label.
- Doxycyclin + Ambroxol, Oxytetracyclin ab 8 Jahren.

Zur Therapiedauer gibt es keine konkreten Empfehlungen der Fachgesellschaften. Daher gelten die Angaben der Fachinformationen. Dabei ist zu berücksichtigen, dass die Antibiose immer zwei bis drei Tage über die Symptomfreiheit hinaus weitergeführt werden sollte (Kap. 3.3, 4.1.1, 4.2.5). Tab. 2.7 führt Wirkstoffe, Handelspräparate und die empfohlene Therapiedauer der Fachinformationen auf.

Leitlinien
Siehe Kap. 2.9.3.

Bewertung der Studienlage

> Es gibt keinen Beweis, dass Antibiotika die Dauer des Hustens verkürzen.

Leitlinien empfehlen bis auf o. a. Ausnahmen keine routinemäßige Antibiose. Studien zufolge profitieren die meisten Patienten nicht von dieser Therapie. Strategien, die zur Reduktion unnötiger Antibiotikaverordnungen führen, wie ein **abwartendes Offenhalten**, ähnlich wie bei der Otitis media, werden empfohlen. Bei Verläufen über sieben Tage ist die Rolle einer Antibiotikatherapie nicht geklärt und kann im Einzelfall nach klinischer Einschätzung erwogen werden.

> Unter dem Begriff Betalactame werden Penicilline und Cefalosporine zusammengefasst. Es sind sehr gut verträgliche Antibiotika, die bei Atemwegsinfektionen sehr häufig verordnet werden.

Antibiose: Wenn doch **antibiotisch** behandelt wird, hängt die Auswahl des Arzneistoffs vom zu erwartenden Erregerspektrum ab. Konkrete Wirkstoffempfehlungen geben nur die Infektliga und die Deutsche Gesellschaft für Allgemein- und Familienmedizin heraus. Bei Kindern und jungen Erwachsenen sind atypische Erreger wie Mykoplasmen und Chlamydien häufig die Auslöser. Bei älteren Erwachsenen dominieren *Streptococcus pneumoniae* und *Haemophilus influenzae*. Die angegebenen Betalactame werden in dieser Altersgruppe bevorzugt eingesetzt. Von den älteren Cefalosporinen zeigt nur Cefaclor eine ausreichende Wirksamkeit auf *Haemophilus influenzae*. Cefuroxim wird von der Infektliga empfohlen, ist aber für diese Indikation nicht zugelassen. **Makrolide**

Tab. 2.7 Antibiotika bei akuter Bronchitis

Wirkstoff	Handelspräparat	Therapiedauer
Amoxicillin	Amoxypen®	7–10 Tage
Amoxicillin/Clavulansäure	Augmentan®	7–10 Tage
Ampicillin/Sulbactam	Unacid® PD oral	5–14 Tage
Azithromycin	Zithromax®	3–5 Tage
Cefaclor	Panoral®	7–10 Tage
Cefixim	Suprax®	5–10 Tage
Cefpodoxim	Podomexef®	5–10 Tage
Cefuroxim*	Elobact®	Off label, i. A. 5–10 Tage
Clarithromycin	Klacid®	K: 5–10, E: 6–14 Tage
Doxycylin*	Doxy-Wolff®	off label, i. A. 5–10 Tage
Doxycylin/Ambroxol	Doxy plus Stada®	5 Tage
Oxytetracyclin	Tetra-Gelomyrtol®	10 Tage
Roxithromycin	Rulid®	5–14 Tage

*Besonderheiten siehe Text, K: Kinder, E: Erwachsene

> Sie werden bei einigen Wirkstoffen im Beipackzettel das Anwendungsgebiet „akute Bronchitis" nicht finden. Dies ist z. B. bei Cefuroxim und Doxycyclin der Fall, bei Roxithromycin decken nicht alle Präparate die Indikation ab. Trotzdem werden die Substanzen von den Fachgesellschaften empfohlen. Das weiß auch Ihr Arzt. Sie können die Tabletten daher bedenkenlos einnehmen.

zeigen gegenüber diesen Erregern meist noch eine ausreichende Wirkung, in einigen deutschen Regionen sind aber bereits hohe Resistenzraten bekannt. Daher sind sie hier nicht als erste Wahl. Ihre Wirkung gegenüber atypischen Erregern ist aber gut. Daher werden sie bei jüngeren Patienten bevorzugt verordnet. Bei Roxithromycin ist zu beachten, dass nicht alle Fertigarzneimittel für diese Indikation zugelassen sind. Die Resistenzsituation der **Tetracycline** hat sich in den letzten 20 Jahren wieder verbessert, schwankt aber sehr. Unter Berücksichtigung von regionalen Resistenzraten und Erregerspektren hat der Arzt mit Doxycyclin oder Oxytetracylin bei Kindern ab acht Jahren für die dominierenden Leitkeime aller Altersstufen eine weitere Therapieoption. Doxycyclin ist als Monosubstanz für die akute Bronchitis nicht zugelassen (**Cave!** off label), sondern nur in Kombination mit Ambroxol.

> Bei jungen Patienten haben sich Makrolide und Tetracycline in der Therapie bewährt. Tetracycline dürfen ab einem Alter von acht Jahren eingesetzt werden.

Symptomatische Therapiemaßnahmen: Sie reichen daher in den meisten Fällen aus. Die symptomatische Anwendung von **Expektoranzien** zur Erleichterung des Hustens wird in den Leitlinien sowohl für akute als auch für chronische Infekte empfohlen, obwohl es hinsichtlich der Wirksamkeit widersprüchliche Daten in der Literatur gibt. Einige Fertigarzneimittel sind explizit für die Indikation chronische Bronchitis zugelassen (siehe Kap. 5.6.9). **Demulzenzia** führen zur Reduktion der gereizten Hustenrezeptoren und können besonders zu Beginn eines Infekts hilfreich sein, da der Husten hier durch Reizung der Chemorezeptoren durch Entzündungsvorgänge im Rachenraum entsteht. Auch zu zentral oder peripher wirkenden **Antitussiva** gibt es insgesamt wenige Daten. Sie sind nur kurzfristig bei unproduktivem, quälendem Reizhusten angezeigt.

Prophylaxe
Siehe Kap. 2.9.3.

2.8 Akute Exazerbation der COPD

Dieses Kapitel befasst sich mit der akuten Exazerbation der COPD (AECOPD) im Hinblick auf die Notwendigkeit einer Antibiotikabehandlung. Die Therapie der Grunderkrankung ist Gegenstand des Buches »Atemwegserkrankungen« Asthma/COPD aus der Reihe »Beratungspraxis«.

2.8.1 Definition, Ursachen, Risikofaktoren

> Hauptmerkmale einer COPD sind die sogenannten „AHA"-Symptome: Atemnot, chronischer Husten und Auswurf, die anfangs nur unter Belastung auftreten, später auch in Ruhe.

Die **COPD** ist nach den Nationalen Versorgungsleitlinien definiert als eine chronische Lungenkrankheit mit progredienter Atemwegsobstruktion auf dem Boden einer chronischen Bronchitis und/oder eines Lungenemphysems (siehe Definitionskasten). Die Obstruktion ist dabei auch nach Gabe von Bronchodilatatoren und/oder Cortikosteroiden nicht vollständig reversibel. Bei der **akuten Exazerbation** handelt es sich um eine Verschlechterung des Krankheitsbildes, die eine Änderung der Behandlung erforderlich macht. Die weiteren Ausführungen beziehen sich auf die akuten Exazerbationen von COPD-Patienten (**AECOPD**) im Erwachsenenalter.

2.8 Akute Exazerbation der COPD

Definition
- Eine **Obstruktion** ist die Verengung der Bronchien.
- Bei einem **Lungenemphysem** werden die Trennwände der Lungenbläschen (Alveolen) irreversibel zerstört. Es kommt dann zur Überblähung der Lunge. Durch das erhöhte Gasvolumen fällt den Patienten das Ausatmen schwer. Es sind nicht alle Lungenabschnitte gleichermaßen betroffen.
- **COPD:** Chronic Obstructive Pulmonary Disease: chronisch obstruktive Lungenerkrankung.

> Die Lunge verändert sich von einer Rebe mit Trauben zu einem großen Ballon. Eine normale Atmung ist dann nicht mehr möglich, und die Patienten leiden unter Atemnot.

Tabakrauchen ist die wichtigste, nicht aber einzige Ursache. Der Erkrankung liegen endogene und exogene Faktoren zugrunde. Zu den **endogenen** Faktoren zählen eine genetische Disposition, Grunderkrankungen der Lunge wie Asthma oder unzureichendes Lungenwachstum infolge einer Frühgeburt. Bei den **exogenen** Faktoren sind neben dem Rauchen Expositionen mit Schadstoffen oder Stäuben (Schwefeldioxid, Säuren, Lösungsmittel, Mehl, Asbest, Steinkohle) und rezidivierende Bronchitiden bekannt. Die Grunderkrankung verläuft in verschiedenen Schweregraden (**GOLD**-Kriterien). Jeder Schweregrad hat typische Leitkeime. Dies hat Konsequenzen für die Auswahl des Antibiotikums. Im Schweregrad I sind *Streptococcus pneumoniae* und *Haemophilus influenzae* die Hauptverursacher, wesentlich seltener auch Chlamydien. Mit Fortschreiten der Erkrankung wird ein zunehmend gramnegatives Erregerspektrum nachgewiesen. Beispiele sind Enterobakterien, *Moraxella catharrhalis* und *Pseudomonas aeruginosa*. Es handelt sich dabei meist um eine Selektion als Folge einer Vielzahl an Antibiotikatherapien.

> Zigarettenrauchen ist für etwa 85 % aller COPD-Erkrankungen verantwortlich.

> Die Patienten werden anhand der GOLD-Kriterien differenziert. Es gibt vier Schweregrade. Als Parameter werden dafür die Symptome und mindestens zwei Lungenfunktionsmessungen in der stabilen Phase der Erkrankung herangezogen.

Akute Exazerbation der COPD
Als Risikofaktoren für Exazerbationen sind bekannt:
- Exogene Faktoren:
  - Virale Infekte.
  - Bakterielle Infekte.
  - Luftverunreinigung (Smog).
- Endogene Faktoren:
  - Erhöhtes Alter.
  - Untergewicht.
  - Hyperkapnie (erhöhter Kohlendioxidgehalt im Blut).
  - Vorbestehende Ruhe- oder Belastungsdyspnoe.
  - Vorliegen einer COPD-bedingten pulmonalen Hypertonie.
  - Vorliegen schwerer Begleiterkrankungen wie Herzinsuffizienz oder Diabetes.
  - Atemdepressive Medikamente (z. B. Opioide)

> Jede Exazerbation geht mit einer erheblichen Verschlechterung der Lebensqualität und der Lungenfunktion einher.

> Bakterielle und virale Infekte sind der größte Risikofaktor für das Auftreten einer Exazerbation der COPD, also einer akuten Verschlechterung der Grunderkrankung.

- Vorbestehende Dauertherapie mit oralen Steroiden.
- Unfälle mit Thoraxbeteiligung.

Bronchialinfekte stellen hiervon den Hauptrisikofaktor dar. Patienten mit Hyperkapnie, Komorbiditäten, einer Steroiddauertherapie sowie einem erhöhtem Lebensalter leiden häufig an schweren Verlaufsformen.

> **Praxistipp**
>
> Im Beratungsgespräch kann gut der **Zeitpunkt** des Hustens erfragt werden. Husten am **Morgen** ist die Folge von Schleimbildung in der Nacht und typisch bei akuten Infekten der Atemwege, COPD, Rauchern oder Keuchhusten. Husten in der **Nacht** kann auf eine Herzschwäche, Asthma bronchiale, aber auch auf eine Refluxerkrankung hindeuten. Asthmahusten tritt oft zwischen zwei und vier Uhr auf. Typisch für Reizhusten ist das Auftreten der Hustenattacken **abends** nach dem Hinlegen. Auch eine chronische Linkherzinsuffizienz zeigt sich nach dem Hinlegen.

Zu welcher Tageszeit ist Ihr Husten am schlimmsten?

2.8.2 Therapieoptionen

Symptomatische Therapie

Bei jeder Exazerbation muss die Basistherapie überdacht und ggf. intensiviert werden:
- Antiobstruktive Therapie (Beta 2-Sympathomimetika, Parasympatholytika, Theophyllin).
- Corticoidtherapie.
- Kontrollierte Sauerstoffgabe.
- Nichtinvasive Beatmung.

Zusätzlich können zur Unterstützung empfohlen werden:
- Orale Expektoranzien:
  - Myrtol (Bsp. Gelomyrtol®), Cineol (Bsp. Soledum®), Bisolvon, Ambroxol, Efeublätter, Bronchipret® TP sind explizit zugelassen bei **chronischer Bronchitis**.
  - ACC, Ambroxol, Cineol oder Myrtol haben sich bei **Rauchern** zur Stabilisierung der Bronchialstruktur bewährt.
- Lokale Expektoranzien (Inhalation, Einreibung, Bad) in Abhängigkeit der Hyperreagibilität der Bronchien.
- Demulzenzia bei Reizhusten.
- Zentral oder peripher wirkende Antitussiva nur bei unproduktivem Reizhusten:
  - Ap: Dropropizin, Pentoxyverin.
  - Rp: Dihydrocodein, Levodropropizin, Noscapin, Codein.

Besprechen Sie mit Ihrem Arzt noch einmal die Basistherapie. Dadurch können Rückfälle vermindert werden.

Bei der chronischen Bronchitis können Sie auch ein pflanzliches Mittel einnehmen.

Kausale Therapie

Im Gegensatz zu einer Lungenentzündung (siehe Kap. 2.9) liegt hier immer eine lokal begrenzte Infektion vor. Die Patienten sind eher durch ein akutes respiratorisches Versagen gefährdet, weniger durch eine generalisierte systemische Infektion wie eine Sepsis oder ein septischer Schock. Die Verhinderung des respiratorischen Versagens durch eine adäquate Basistherapie steht daher im Vordergrund. Ein klarer Vorteil für eine frühe Antibiose in allen Stadien der Grunderkrankung ist nach derzeitigem Stand nicht belegt. Wird eine PCT-Bestimmung durchgeführt, kann bei Werten < 0,1 ng/ml auf eine Antibiose verzichtet werden (siehe Kap. 2.7.2). Dies gilt aber nicht für Patienten auf der Intensivstation. Ungefähr die Hälfte der Patienten, die wegen einer Exazerbation stationär behandelt werden, erleiden in den folgenden sechs Monaten einen Rezidiv.

> Antibiotika sind meist nur bei schweren Verlaufsformen nötig.

Therapieoptionen Antibiotika: Die Auswahl des Antibiotikums wird dem Schweregrad und somit dem zu erwartenden Erregerspektrum angepasst. Es handelt sich hierbei nur um Therapieempfehlungen für die ambulante orale Therapie Erwachsener.

Schweregrad I:
- Amoxicillin.
- Aminopenicillin + Betalactamaseinhibitor.
- Cefuroxim, Cefpodoxim, Cefixim.
- Clarithromycin, Azithromycin.
- Roxithromycin, **Cave**! Zulassungsstatus.

Schweregrad II:
- Therapeutika aus Schweregrad I.
- Levofloxacin.
- Moxifloxacin, **Cave**! Anwendungsbeschränkung.
- Telithromycin, **Cave**! Anwendungsbeschränkung.
- Doxycyclin.

Schweregrad III/IV:
- Amoxicillin.
- Aminopenicillin + Betalactamaseinhibitor.
- Clarithromycin, Azithromycin.
- Roxithromycin, **Cave**! Zulassungsstatus.
- Doxycylin.
- Levofloxacin.
- Moxifloxacin, **Cave**! Anwendungsbeschränkung.
- Ciprofloxacin, **Cave**! Kein Standardtherapeutikum.

> Im Stadium I und II ist eine Antibiose nur in Ausnahmefällen indiziert. Dazu zählen z. B. zunehmende Atemnot, vermehrter Husten, die Produktion eitrigen Sputums sowie bestimmte Risikofaktoren des Patienten. Ab GOLD-Stadium III wird immer antibiotisch behandelt. Der Schweregrad III und IV ist nur bei leichten Formen ambulant therapierbar.

Als Therapiedauer empfehlen die Leitlinien zwischen fünf und zehn Tagen (Azithromycin: drei Tage). Die allgemeine Empfehlung, die Antibiose zwei bis drei Tage über die Beschwerdefreiheit hinaus fortzuführen, ist zu berücksichtigen (siehe Kap. 3.3, 4.1.1, 4.2.5 Ausnahme: Azithromycin). In Tab. 2.8

> Für einen nachhaltigen Behandlungserfolg ist es wichtig, dass Sie Antibiotika immer zwei bis drei Tage über die Beschwerdefreiheit hinaus einnehmen.

Tab. 2.8 Antibiotika bei akuter Exazerbation der COPD

Wirkstoff	Handelspräparat	Therapiedauer
Amoxicillin	Amoxypen®	7–10 Tage
Amoxicillin/Clavulansäure	Augmentan®	7–10 Tage
Ampicillin/Sulbactam	Unacid® PD oral	5–14 Tage
Azithromycin	Zithromax®	3–5 Tage
Cefixim*	Suprax®	5–10 Tage
Cefpodoxim*	Podomexef®	5–10 Tage
Cefuroxim	Elobact®	5–10 Tage
Ciprofloxacin*	Ciprobay®	7–14 Tage
Clarithromycin	Klacid®	5–14 Tage
Doxycyclin	Doxy-Wolff®	7–21 Tage
Levofloxacin	Tavanic®	7–10 Tage
Moxifloxacin*	Avalox®	5–10 Tage
Roxithromycin	Rulid®	5–14 Tage
Telithromycin	Ketek®	5 Tage

*Besonderheiten siehe Text.

💬 Bei dieser Indikation ist es üblich, dass man bei Patienten über 70 kg Körpergewicht statt der üblichen zwei, drei Dosen mit je 875/125 mg pro Tag gibt.

💬 Chinolone werden erst ab Schweregrad III empfohlen und sollten deshalb schweren Verlaufsformen vorbehalten sein.

💬 Dieses Antibiotikum wird Ihnen gut helfen. Sie haben recht, im Beipackzettel ist der Begriff Bronchitis nicht weiter differenziert. Er schließt aber auch eine Verschlechterung einer chronischen Bronchitis mit ein.

werden Wirkstoffe, gängige Handelspräparate und die empfohlene Therapiedauer der Fachinformationen zusammengestellt.

> **Praxistipp**
>
> Das Anwendungsgebiet der Wirkstoffe enthält nicht immer die Bezeichnung »akute Exazerbation einer chronischen Bronchitis«. Oft ist nur von »Bronchitis« oder »Erkrankungen der unteren Atemwege« zu lesen. Diese Begriffe schließen aber die akute Verschlechterung mit ein. Verunsicherte Patienten können beruhigt werden.

Leitlinien
Siehe Kap. 2.9.3.

Bewertung der Studienlage

Antibiose: Die Indikation zur Antibiose wird von den patientenindividuellen Risikofaktoren, dem aktuellen Beschwerdebild und dem Schweregrad der Grundkrankheit abhängig gemacht. Die Indikation zur Antibiose wird in den Leitlinien unterschiedlich gestellt: während die Infektliga ab GOLD-Stadium II eine Therapie einleitet, wird nach den Empfehlungen der Deutschen Gesellschaft für Pneumologie erst ab Stadium III routinemäßig antibiotisch behandelt. Ausnahmen sind nach Risikoabschätzungen des Arztes möglich. Hinsichtlich der eingesetzten Antibiotika wird sich an dem Schweregrad und somit an dem zu erwartenden Erregerspektrum orientiert. Im **Schweregrad I** sind *Streptococcus pneumoniae* und *Haemophilus influenzae* die Leitkeime. Mittel der Wahl sind daher Amoxicillin oder alternativ neuere Cefalosporine und Makrolide. Ceftibuten wird zwar von der Infektliga empfohlen, die Wirkung auf Streptokokken einschließlich Pneumokokken ist aber nicht ausreichend. Obwohl nicht in den Leitlinien erwähnt, ist Cefixim eine Alternative zu Cefuroxim und Cefpodoxim. Nicht jedes Fetigarzneimittel mit dem Makrolid Roxithromycin ist für die Indikation Bronchitis zugelassen. Mit **steigendem Schweregrad** kommen *Moraxella catharrhalis*, Staphylokokken, Enterobakterien, Chlamydien und ggf. *Pseudomonas aeruginosa* dazu. Daher werden Aminopenicilline + Betalactamase-Inhibitoren (80 % der Moraxella-Stämme bilden Betalactamasen), die Cefalosporine Cefuroxim und Cefpodoxim oder Levofloxacin und Moxifloxacin am häufigsten verordnet. Auch Doxycyclin deckt das Spektrum einschließlich Chlamydien gut ab. Bei Verdacht auf Staphylokokken dürfen Cefpodoxim, Cefixim und Ceftibuten nicht zum Einsatz kommen. Ciprofloxacin sollte nur bei Verdacht auf *Pseudomonas aeruginosa* eingesetzt werden. Dieser Stoff und in schwächerer Ausprägung Levofloxacin sind die einzigen oralen Therapieoptionen gegen diesen Problemkeim. Die Autoren warnen davor, diese potenten Wirkstoffe auch bei leichten Formen einzusetzen. Bei Moxifloxacin ist die in den vorherigen Kapiteln bereits angesprochene Risikobewertung und Anwendungsbeschränkung zu beachten (siehe Kap. 4.8). Dies gilt auch für Telithromycin (siehe Kap. 4.6). Diese Substanz kommt auch nur noch in der PEG-Leitlinie vor.

Basistherapie: Neben der Antibiose steht die Intensivierung der Basistherapie an erster Stelle. Die unten beschriebenen Prophylaxemaßnahmen haben in der Therapie der COPD einen hohen Stellenwert und sind durch Studien belegt.

Symptomatische Therapiemaßnahmen: Zur Beurteilung siehe auch Kap. 2.7.3. Für einige chemische und pflanzliche Expektoranzien liegt eine Zulassung für die Indikation chronische Bronchitis vor. Prinzipiell ist die Anwendungsdauer

> Bei bestimmten Risikofaktoren wie z. B. eine zusätzliche Herzerkrankung oder ein Immundefekt, entscheidet sich der Arzt auch bei einem Patienten mit dem Schweregrad I für eine Antibiose.

> Für jeden Schweregrad der Erkrankung haben sich bestimmte Antibiotika in der Therapie bewährt.

> Es ist sehr verwirrend, aber die Anwendungsgebiete von Roxithromycin sind leider nicht immer deckungsgleich. Dennoch empfehlen Experten die Substanz; und das ist entscheidend.

> Es ist sehr wichtig, dass die COPD bei Ihnen gut eingestellt ist. Wenn Sie das Gefühl haben, dass Ihre Sprays nicht ausreichend helfen, sprechen Sie bitte mit Ihrem Arzt.

> Dieses Präparat kann ich Ihnen sehr empfehlen. Es ist auch bei chronischer Bronchitis untersucht und getestet.

der meisen pflanzlichen Expektoranzien nicht begrenzt. Nach Rücksprache mit dem Arzt könnten daher auch Präparate mit Eucalyptusöl (Bsp. Aspecton® Eukaps, Exeu®) zur langfristigen Unterstützung eingenommen werden. Bei den Antitussiva sind ist zu berücksichtigen, dass Dextromethorphan bei chronisch obstruktiven Atemwegserkrankungen kontraindiziert ist und Codein nur nach strenger Abwägung des Nutzen-Risiko-Verhältnisses verordnet werden darf.

Prophylaxe

> Damit Sie mehr über Ihre Erkrankung erfahren rate ich Ihnen sehr, zu dem angekündigten Informationsabend zu gehen. Da bekommen Sie hilfreiche Tipps und sehen wie andere Patienten damit umgehen.

Die wesentliche Prophylaxe besteht aus einer optimierten Basistherapie. Sie erfolgt leitlinienkonform nach einem Stufenplan anhand des Schweregrades der Erkrankung. Aufgrund ihrer Progredienz sollte der Patient über die Arzneimitteltherapie hinaus in ein multimodales Therapiekonzept eingebunden werden. Eine intensive Patientenschulung über das Krankheitsbild, den Verlauf und die Notwendigkeit einer Behandlung ist für die Prognose essentiell und bindet auch die Offizinmitarbeiter im Rahmen der Pharmazeutischen Betreuung mit ein. Ein wichtiger Faktor ist dabei die Motivation des Patienten zur Raucherentwöhnung. Weitere Elemente sind:

- Physiotherapie/Ergotherapie.
- Bewegung, z. B. Lungensport.
- Ernährungstherapie.
- Meiden von inhalativen Noxen und Kälte.
- Hilfsmittelversorgung, z. B. Sauerstoffgeräte.
- Sozialmedizin.

> Wenn sie sich jährlich im Herbst gegen Grippe und alle sechs Jahre gegen Pneumokokken impfen lassen, sind Sie gut vor Bronchialinfekten gewappnet.

Die STIKO empfiehlt zur Prävention vor Bronchitiden, Pneumonien und invasiven Pneumokokken-Infektionen die Schutzimpfungen gegen Influenza und Pneumokokken. Bei jüngeren Erwachsenen handelt es sich dabei um Indikationsimpfungen, bei Patienten ab dem 60. Lebensjahr werden sie als Standardimpfung empfohlen.

Siehe hierzu und zu anderen Maßnahmen zur Immunprohylaxe Kap. 6.

COPD-Patienten der Schweregrade III und IV, die Kontakt zu einer an Influenza erkrankten Person hatten, sollten sofort eine Infektprophylaxe mit einem Neuraminidasehemmer wie Oseltamivir (Bsp. Tamiflu®) oder Zanamivir (Bsp. Relenza®) beginnen. Auf diese Präparate wird in diesem Buch nicht weiter eingegangen.

2.9 Ambulant erworbene Pneumonie

2.9.1 Ursachen

Definition

Die ambulant erworbene Pneumonie (CAP) ist eine akute Infektion des Lungenparenchyms und angrenzender Organe bei Erwachsenen. Sie wird im privaten oder beruflichen Umfeld erworben oder innerhalb der ersten zwei Tage eines Krankenhausaufenthaltes erstmals festgestellt. Pneumonien bei Patienten aus Alten- und Pflegeeinrichtungen gelten in Deutschland ebenfalls als ambulant erworbene Infektionen. Die Definition schließt Erkrankungen aus, die im Krankenhaus erworben sind oder innerhalb der ersten vier Wochen nach der Entlassung auftreten. Ebenfalls ausgenommen sind Patienten mit Immunschwäche oder unter immunsupprimierender Therapie, terminal kranke Patienten, bei denen die Pneumonie eine erwartete tödliche Erkrankung darstellt, sowie Patienten mit behandlungsbedürftiger Tuberkulose.

💬 Der Begriff ambulant erworbene Lungenentzündung erfasst definitionsgemäß nur solche Erkrankungen, die im privaten oder beruflichen Umfeld erworben wurden. Er gilt nur für Erwachsene. Patienten, die im Krankenhaus erkranken oder Schwerkranke sind ausgeschlossen.

> **Definition CAP**
>
> Die aktuelle Klassifikation der Erkrankung als Basis für Diagnose und Therapie orientiert sich an der Situation, in der sie erworben wurde. Die ambulant erworbenen Pneumonie ist eine Lungenentzündung, die im täglichen Leben, also im privaten oder beruflichen Umfeld erworben wurde (englisch: **C**ommunity **A**cquired **P**neumonia, CAP). Sie ist die häufigste Form der Lungenentzündung.

Ätiologie und Epidemiologie

Die CAP ist weltweit eine der häufigsten Infektionskrankheiten. In Deutschland kommt es jährlich zu etwa 400 000–600 000 Erkrankungsfällen. Im Winterhalbjahr kommt sie häufiger vor. 40–50 Prozent der Betroffenen müssen im Verlauf stationär behandelt werden, zehn Prozent davon sogar intensivstationär. Damit führt die Erkrankung häufiger zu Krankenhaus-Aufenthalten als Herzinfarkt und Schlaganfall. Unter den Infektionskrankheiten ist die CAP in den industrialisierten Ländern die häufigste Todesursache. Nach neueren Untersuchungen kann von einer Gesamtletalität von elf Prozent ausgegangen werden. Bei stationär behandelten liegt sie insgesamt bei 14 Prozent, kann aber bei Hinzutreten von Risikofaktoren bis zu 50 Prozent betragen. Während einer ambulanten Therapie ist sie mit unter einem Prozent gering. Die Infektion betrifft vor allem ältere Personen: zwei Drittel der Patienten sind über 70 Jahre alt. Die Inzidenz steigt mit zunehmendem Alter an. Für die Entstehung einer CAP sind folgende **Risikofaktoren** bekannt:

💬 Die Lungenentzündung ist weltweit eine der häufigsten Erkrankungen.

💬 Die Mehrzahl der Erkrankten ist über 70 Jahre alt.

> Für das Auftreten einer Lungenentzündung sind bestimmte Risikofaktoren bekannt. Dazu zählen Grunderkrankungen und ein hohes Alter.

- Krankenhausaufenthalt im letzten Monat.
- Antibiotikagabe in den letzten drei Monaten.
- Alter > 65 Jahre.
- Grunderkrankungen, z. B.: Asthma, COPD, Diabetes mellitus, Leber-, Nieren-, Herzerkrankungen.
- Tabakrauchen.
- Chronischer Alkoholabusus.
- Immunschwäche oder Therapie mit Immunsuppressiva.
- Auslandsaufenthalte in der Anamnese (anderes Erregerspektrum!).
- Kindergartenkinder in der Familie.

> **Hinweis**
>
> Es besteht ein signifikanter Zusammenhang zwischen der ambulant erworbenen Pneumonie und dem Auftreten eines akuten Koronarsyndroms (Angina pectoris, Herzinfarkt). Die CAP ist somit bei Patienten mit kardialen Vorerkrankungen ein Risikofaktor für akute koronare Ereignisse.

Bei einer Lungenentzündung können verschiedene Bereiche des Organs betroffen sein. Es werden Erkrankungen des Alveolarraums oder des Interstitiums unterschieden.

> Am häufigsten ist die Lobärpneumonie. Hierbei ist ein ganzer Lungenlappen entzündet.

- Bei der **alveolären Pneumonie** spielt sich die Entzündung innerhalb der Lungenbläschen (Alveolen) ab. Zwei Unterformen werden abgegrenzt:
  - Bronchopneumonie: von verschiedenen Infektionsherden der Bronchien greift die Entzündung auf das Lungengewebe über.
  - Lobärpneumonie: ein ganzer Lungenlappen ist von der Entzündung betroffen.
- Die **interstitielle Pneumonie** betrifft das Interstitium, d. h. die Bindegewebsschicht zwischen Alveolen und Blutgefäßen.

> Bei der Lungenentzündung werden zwei Formen unterschieden, die jeweils ein charakteristisches Keimspektrum aufweisen.

Das Erregerspektrum der CAP weist in Abhängigkeit regionaler, saisonaler und patientenindividueller Faktoren große Variationen auf. Die meisten Studien stimmen darin überein, dass bei der **alveolären** Form *Streptococcus pneumoniae* der häufigste Erreger ist, gefolgt von *Haemophilus influenzae*. Mit zunehmendem Alter, vorliegenden Risikofaktoren und schweren Krankheitsverläufen kommen darüber hinaus *Staphylococcus aureus* und gramnegative Erreger wie Enterobakterien und *Pseudomonas aeruginosa* (s. u.) vor. Infektionen durch *Pseudomanas aeruginosa* sind in Deutschland selten und nur in schweren Verlaufsformen nachweisbar. Bei der **interstitiellen** Form dominieren atypische Erreger wie *Mycoplasma pneumoniae*, *Chlamydophila pneumoniae* und Viren. Pneumonien in der Altersgruppe zwischen fünf und 35 Jahren werden sehr oft durch *Mycoplasma pneumoniae* verursacht. Die Übertragung findet hauptsächlich durch **Tröpfcheninfektion** oder durch direkten Kontakt mit respiratorischen Sekreten **kontaminierten Gegenständen** statt. Die Inkubationszeit schwankt zwischen den Erregern und wird für *Streptococcus pneumoniae* mit ein bis drei Tagen und bei den Atypikern zwischen sechs und 23 Tagen angegeben. Bei einem Teil der Patienten liegt eine polymikrobielle Variante aus Viren und Bakterien vor. Während im frühen Kindesalter Viren als Erreger dominieren, stehen bei der CAP Bakterien im Vordergrund. Der Anteil der durch Viren ausgelösten Pneumonien wird insgesamt nur auf fünf bis zehn Prozent geschätzt. Infektionen mit Influenzaviren, die gehäuft im Winter auftreten, schädigen aber das Atemwegsepithel und können so fakultativ pathogenen Bakterien den Weg ebnen (Superinfektion). Andere seltene Erreger wie Legionellen spielen nach Aufenthalten im Ausland oder Endemiegebieten, Kontakt mit Tieren oder beruflich bedingter Exposition eine Rolle. Eine eingehende Befragung des Patienten ist für den Arzt somit essenziell.

> Die Übertragung der Erreger findet durch Tröpfcheninfektion oder über kontaminierte Gegenstände statt.

> Da Sie berufsbedingt im Ausland waren, ist es möglich, dass Sie sich dort einen Erreger eingefangen haben, der hier selten vorkommt.

2.9.2 Beschwerden, Symptome, Diagnostik

Symptome

Eine bakterielle Pneumonie beginnt meist mit **Allgemeinsymptomen** wie allgemeinem Krankheitsgefühl, Schüttelfrost, Kopf- und Gliederschmerzen. Auch Appetitlosigkeit, neurologische Ausfallerscheinungen in Form von Halluzinationen, Verwirrtheit oder Durchfall können auftreten. Im weiteren Verlauf kommen **respiratorische** Symptome wie Husten mit Auswurf hinzu. Das Sputum ist erst rostbraun, später gelb-grün. Die Atmung ist oberflächlich und schnell, beim Einatmen hat der Patient Schmerzen an der Brustwand. Dies deutet darauf hin, dass das Lungenfell auch betroffen ist. Oft kommt es zu einem abruptem Fieberanstieg bis 40 °C. Viele Betroffene haben einen auffallend **hohen Puls**. Bei einer Pneumonie findet man selten alle Symptome gleichzeitig. Sie kann gerade bei älteren Patienten sehr symptomarm verlaufen. Eine Pneumonie gilt als gesichert, wenn neben dem Hauptkriterium mindestens **ein** Parameter und **zwei** Nebenkriterien nachweisbar sind.

> Hohes Fieber mit Nachtschweiß, atemabhängige Schmerzen ohne Anzeichen von Schnupfen oder Rachenentzündung machen eine Lungenentzündung wahrscheinlich. Einige Patienten haben auch einen hohen Puls von über 100 Schlägen pro Minute.

Hauptkriterium:
- Neues oder fortschreitendes Infiltrat im Röntgen-Thorax.

Parameter:
- Rektal Fieber $> 38\,°C$ oder Hypothermie $< 36\,°C$
- Leukozytose ($> 10/\mu l$)
- Linksverschiebung ($> 5\%$)
- CRP $> 5\,mg/dl$

Nebenkriterien:
- Produktiver Husten
- Purulentes Sputum
- Dyspnoe, Tachypnoe
- Schüttelfrost

> Festgelegte Kriterien ergeben die Diagnose.

> Als Dyspnoe bezeichnet der Mediziner Atem- oder Luftnot, als Tachypnoe eine gesteigerte Atemfrequenz.

- Physikalische Zeichen einer Pneumonie (Rasselgeräusche)
- Atemabhängige Thoraxschmerzen

Definition

Unter einer **Linksverschiebung** versteht man das vermehrte Auftreten von unreifen neutrophilen Granulozyten im Differenzialblutbild. Sie stellen eine Untergruppe der weißen Blutkörperchen (Leukozyten) dar. Infolge eines hohen Verbrauchs, z. B. im Rahmen einer Infektionskrankheit, kommt es zu einer beschleunigten Freisetzung dieser noch unreifen Zellen aus dem Knochenmark. Eine relevante Linksverschiebung besteht, wenn ihr Anteil fünf Prozent überschreitet. Eine Linksverschiebung kann mit einer normalen, einer erhöhten (**Leukozytose**) oder erniedrigten Zellzahl (Leukozytopenie oder kurz Leukopenie) einhergehen.

💬 Die weißen Blutkörperchen werden in drei Hauptgruppen unterteilt: Granulozyten, Monozyten und Lymphozyten. Granulozyten werden in weitere Untergruppen aufgeteilt: neutrophile, eosinophile sowie basophile Granulozyten.

Diagnostik

Wenn das klinische Bild und der Auskultationsbefund (»Abhören«) auf eine CAP hindeuten, sollte eine Röntgenthorax-Aufnahme angefertigt werden. Sie wird zur Sicherstellung der Diagnose gefordert, da der klinische Befund oft nicht spezifisch genug ist, um die Diagnose mit der daraus resultierenden Indikation zur Antibiose zu sichern. Unnötige Antibiotikatherapien werden so vermieden. Blutwerte einschließlich PCT, Kreatinin, Harnstoff, Transaminasen können insbesondere bei Grunderkrankungen oder Begleitmedikation hilfreich sein und untermauern die Diagnose. Eine Sputumuntersuchung wird nur für Patienten nach Vorbehandlung mit Antibiotika, bei vorbestehenden Lungenerkrankungen, Rezidiven o. a. Risikofaktoren (siehe Kap. 2.7.3) empfohlen.

💬 Die Diagnose Lungenentzündung wird mithilfe einer Röntgenaufnahme bestätigt.

Differenzialdiagnose

Eine Pneumonie ist abzugrenzen von der akuten Bronchitis, akuten Exazerbationen chronischer Bronchitiden einschließlich COPD sowie viralen Infektionen der Bronchien. Einige Erkrankungen zeigen sich klinisch ähnlich wie eine CAP und sind auszuschließen. Dazu gehören z. B. Herzinsuffizienz, Herzinfarkt, Lungenembolie, Lungentuberkulose oder Lungenkarzinome. Besteht der Verdacht auf eine CAP, werden zwei Formen von einander abgegrenzt. Da mit unterschiedlichen Erregern gerechnet wird, hat die Differenzierung Auswirkungen auf die Therapie und somit auf die Wahl des Antibiotikums. Tab. 2.9 zeigt die Unterscheidungsmerkmale auf.

💬 Ob bei Ihnen eine akute Bronchitis oder eine Lungenentzündung vorliegt, kann man nur durch eine Röntgenaufnahme sehen. Im Falle einer Bronchitis ist meist kein Antibiotikum nötig.

Komplikationen

Die häufigste Komplikation ist die Einweisung ins Krankenhaus. Jeder zweite bis dritte Patient muss im Krankenhaus behandelt werden. Weitere Komplikationen der Lunge sind der Pleuraerguss (Flüssigkeitsansammlung zwischen Lunge

💬 Jeder zweite bis dritte Patient muss ins Krankenhaus eingewiesen werden.

Tab. 2.9 Pneumonieformen

Merkmal	Klassisch	Atypisch
Patient	Multimorbid, älter	Gesund, jünger
Beginn	Akut	Subakut, Myalgien
Klinik	Schweres Krankheitsgefühl, Tachypnoe, Tachykardie	Weniger schweres Krankheitsbild
Temperatur	>38,5 °C	≤38,5 °C
Husten	Produktiv	Trocken
Auswurf	Eitrig	Wenig, aber schleimig-eitrig
Pleuritis	Häufig	Selten
Blutbild	Leukozytose, CRP, BSG, PCT ↑↑	Lymphozytose, CRP, BSG, PCT ±
Auskultation	Rasselgeräusche	Keine oder sehr diskrete Rasselgeräusche
Röntgen-Thorax-Infiltrat	Alveolär, basaler oder segmentaler Befall	Interstitiell, kernbetonter Befall
Auslöser	Bakterien	Atypische Erreger, Viren

± unauffällig ↑↑ deutlich erhöht

💬 Bei einer atypischen Lungenentzündung hört der Arzt beim Abhören keine typischen Rasselgeräusche. Er erkennt das Ausmaß des Lungenbefalles erst auf dem Röntgenbild.

💬 Unter einer Lymphozytose versteht man eine Erhöhung der Lymphozyten im Blut. Lymphozyten gehören zu den weißen Blutkörperchen, den Leukozyten.

und Brustwand), ein Lungenabszess (Eiteransammlung in der Lunge) und die respiratorische Insuffizienz. Hierbei kommt es zu einem schweren Sauerstoffmangel, sodass die Patienten nicht mehr eigenständig atmen können. Schwere Pneumonien können unabhängig vom Alter zu einer Sepsis oder zum septischen Schock führen. Hier verläuft das Krankheitsgeschehen sehr fulminant und führt meist innerhalb von 24 Stunden zur Einweisung auf die Intensivstation. Eine chronische Pneumonie kann infolge einer akuten Entzündung entstehen, wenn Lungengewebe vernarbt und dadurch in ihrer Funktion eingeschränkt ist.

💬 Neben einer Sepsis, also einer Blutvergiftung, ist die respiratorische Insuffizienz eine der schwersten Komplikationen. Hierbei ist der Patient nicht mehr in der Lage eigenständig zu atmen, es kommt zu einem schweren Sauerstoffmangel.

2.9.3 Therapieoptionen

Ein modernes Therapiemanagement der CAP wird anhand des zu erwartenden Risikoprofils durchgeführt. Die Erkrankung ist mit einer hohen Morbidität und Letalität verbunden. Ein Schweregrad-bezogenes Behandlungskonzept kann somit zur Senkung der Todesfälle beitragen. Zur Risikoklassifizierung wird der **CRB-65-Score** verwendet. Anhand dieses Scores wird über die Notwendigkeit einer Einweisung ins Krankenhaus und über die Wirkstoffauswahl entschieden. Eine Antibiose ist in jedem Fall indiziert.

> Morbidität bezeichnet die Häufigkeit einer Erkrankung in der Bevölkerung, Letalität bezeichnet die Häufigkeit von Sterbefällen bezogen auf die Erkrankten.

Symptomatische Therapie

Neben der notwendigen Antibiose werden als adjuvante Maßnahmen eingesetzt:
- Antipyretika bei Fieber.
- Sauerstoffgabe bei Hypoxie.
- Behandlung einer bronchialen Obstruktion.
- Systemische Gabe von Glucocorticoiden im Einzelfall.
- Orale Expektoranzien.
- Lokale Expektoranzien (Inhalation, Einreibung, Bad) in Abhängigkeit der Hyperreagibilität der Bronchien.
- Demulzenzia bei Reizhusten.
- Zentral oder peripher wirkende Antitussiva nur bei unproduktivem Reizhusten:
  - Ap: Dropropizin, Pentoxyverin.
  - Rp: Dihydrocodein, Levodropropizin, Noscapin, Codein je nach Zulassungsstaus.

> Mit diesem Hustenlöser können Sie die Wirkung des Antibiotikums prima unterstützen.

Kausale Therapie

Bei der CRB-65-Risikoklassifizierung werden vier Kriterien geprüft:
- **C**: Confusion: Verwirrung.
- **R**: Respiratory: Atemfrequenz ≥ 30/Min.
- **B**: Blood pressure: Blutdruck: < 90 mmHg systolisch oder ≤ 60 mmHg diastolisch.
- **65**: Alter ≥ 65 Jahre.

Jedes nachgewiesene Untersuchungskriterium wird mit einem Punkt bewertet. Die Summe aller Punkte ist der **CRB-65-Score**. Er erlaubt die Beurteilung des Letalitätsrisikos und gibt somit Hinweise für die Behandlungsform (Tab. 2.10).

Der Score dient dazu, die klinische Einschätzung des Arztes zu objektivieren. Komorbiditäten und andere Risikofaktoren müssen bei der Entscheidung zur Hospitalisierung mitbedacht werden. Für eine gute Prognose ist es wichtig, die Therapie sofort einzuleiten. Eine Studie an Patienten mit septischem Schock ermittelte für jede Stunde Verzögerung eine Zunahme der Letalität um mehr als sieben Prozent.

> Diese vier Kriterien sind als unabhängige Risikofaktoren für einen tödlichen Ausgang einer Lungenentzündung bekannt. Der CRB-65-Score dient zur Abschätzung des Schweregrades und entscheidet über die einzuleitenden Therapiemaßnahmen.

> Damit Sie sich schnell wieder von Ihrer Lungenentzündung erholen ist es wichtig, dass Sie gleich mit der Einnahme des Antibiotikums beginnen.

Tab. 2.10 Abschätzung des Schweregrades anhand des CRB-65-Scores

CRB-65-Score	Behandlungsform	Letalitätsrisiko
0 Punkte: Sehr niedriges Risiko	Ambulante Therapie möglich	0,9%
1 Punkt: Erhöhtes Risiko	Stationären Aufenthalt erwägen	5,2%
2 Punkte: Hohes Risiko	Stationärer Aufenthalt meist erforderlich	12%
3–4 Punkte: Sehr hohes Risiko	Stationärer Aufenthalt erforderlich	31,2%

> Es ist wichtig, gefährdete Patienten möglichst schnell zu identifizieren. Hier ist ein Index hilfreich, der vier Parameter berücksichtigt. So kann über Therapie und stationäre Einweisung schnell entschieden werden.

Therapieoptionen Antibiotika: Patienten, bei denen eine ambulante Behandlung durchgeführt wird, werden in zwei Gruppen eingeteilt. Die Auswahl des Antibiotikums erfolgt dann in Abhängigkeit dieser Risikofaktoren.

Patienten ohne Risikofaktoren
- Ohne Antibiotika- oder Krankenhaustherapien in den letzten 3 Monaten.
- Stabiler klinischer Zustand.
- Ohne schwere Begleiterkrankungen.
- Herkunft aus keinem Pflegeheim.
- Alter < 65 Jahre.

Patienten mit Risikofaktoren
- Antibiotika- oder Krankenhaustherapien in den letzen drei Monaten.
- Beeinträchtigter Allgemeinzustand.
- Internistische und neurologische Erkrankungen.
- Herkunft aus einem Pflegeheim.
- Alter > 65 Jahre.

Verdacht auf alveoläre Pneumonie, Patienten ohne Risikofaktoren:
1. Wahl:
- Amoxicillin.

Alternativen:
- Amoxicillin + Betalactamaseinhibitor.
- Cefuroxim, Cefpodoxim.
- Clarithromycin, Roxithromycin, Azithromycin.
- Telithromycin, **Cave**! kein Standardtherapeutikum.
- Doxycyclin.

> Die Auswahl des Antibiotikums wird von der Form der Lungenentzündung und dem Vorhandensein von Risikofaktoren abhängig gemacht.

> Ihr Arzt hat Ihnen Amoxicillin verordnet. Es ist das Mittel der Wahl bei einer Lungenentzündung.

> Bei dieser Indikation ist es üblich, dass man bei Patienten über 70 kg Körpergewicht statt der üblichen zwei, drei Dosen mit je 875/125 mg pro Tag gibt.

> Makrolide helfen sehr gut, wenn bestimmte Erreger vermutet werden. Ihr Arzt hat dies anhand des Röntgenbildes abgeschätzt.

> Ciprofloxacin wirkt sehr gut gegen einen seltenen, aber gefährlichen Erreger. Diese Substanz gibt es auch als Tablette. Viele Antibiotika gegen diesen Keim muss man als Infusion geben.

Verdacht auf alveoläre Pneumonie, Patienten mit Risikofaktoren:
1. Wahl:
- Amoxicillin + Betalactamaseinhibitor.

Alternativen:
- Cefuroxim, Cefpodoxim.
- Levofloxacin.
- Moxifloxacin, **Cave**! Anwendungsbeschränkung.
- Ciprofloxacin, **Cave**! kein Standardtherapeutikum.
- Telithromycin, **Cave**! kein Standardtherapeutikum.

Verdacht auf interstitielle Pneumonie:
- Clarithromycin, Roxithromycin, Azithromycin.
- Doxycyclin.
- Levofloxacin.
- Moxifloxacin, **Cave**! Anwendungsbeschränkung.
- Telithromycin, **Cave**! kein Standardtherapeutikum.

Die Fachgesellschaften empfehlen eine Therapiedauer von fünf bis zehn Tagen (Kap. 3.3, 4.1.1, 4.2.5, Azithromycin: drei Tage). Die allgemeinen Empfehlungen, die Antibiose zwei bis drei Tage über die Beschwerdefreiheit weiterzuführen sind zu berücksichtigen (Ausnahme: Azithromycin). In der Tab. 2.11 werden Wirkstoffe, beispiele für Handelspräparate und die empfohlene Therapiedauer der Fachinformationen dargestellt.

Verdacht auf Pseudomonas

Risikofaktoren für eine gefürchtete Infektion mit *Pseudomonas aeruginosa* sind:
- Therapie mit Glucocorticoiden ≥ 10 mg Prednisolonäquivalent pro Tag über mindestens vier Wochen.
- Schwere chronische Lungenerkrankungen wie COPD GOLD III oder IV mit Antibiotikatherapie oder Hospitalisierung in den letzten drei Monaten.
- Bekannte Kolonisation mit *Pseudomonas aeruginosa*.
- Bronchiektasen (irrevesible Ausweitung eines Bronchus).
- Mukoviszidose.

Die Therapie besteht aus der parenteralen Gabe eines pseudomonasaktiven Betalactams in Kombination mit einem Makrolid oder den Chinolonen Ciprofloxacin oder Levofloxacin. Die Chinolone können im Einzelfall auch als orale Monotherapie gegeben werden.

2.9 Ambulant erworbene Pneumonie

Tab. 2.11 Antibiotika für die Therapie der ambulant erworbenen Pneumonie (CAP)

Substanz	Handelspräparat	Therapiedauer
Amoxicillin	Amoxypen®	7–10 Tage
Amoxicillin/Clavulansäure	Augmentan®	7–10 Tage
Ampicillin/Sulbactam	Unacid® PD oral	5–14 Tage
Azithromycin	Zithromax®	3–5 Tage
Cefpodoxim	Podomexef®	5–10 Tage
Cefuroxim	Elobact®	5–10 Tage
Ciprofloxacin*	Ciprobay®	7–14 Tage
Clarithromycin	Klacid®	5–14 Tage
Doxycylin	Doxy-Wolff®	5–21 Tage
Levofloxacin	Tavanic®	7–14 Tage
Moxifloxacin*	Avalox®	10 Tage
Roxithromycin	Rulid®	5–14 Tage
Telithromycin*	Ketek®	7–10 Tage

*Besonderheiten siehe Text.

▶ Für die Auswahl des Wirkstoffs ist es entscheidend, ob Sie innerhalb der letzten drei Monate ein Antibiotikum eingenommen haben. Da dies bei Ihnen der Fall ist, hat Ihnen Ihr Arzt ein Stoff aus einer anderen Substanzklasse verordnet.

▶ Doxycyclin ist bei beiden Pneumonieformen gut wirksam und sehr einfach in der Einnahme.

Leitlinien
- Leitlinie der Arzneimittelkommission der dt. Ärzteschaft (AkdÄ). Atemwegsinfektionen. 2. Aufl., 7/2002, abrufbar unter www.akdae.de
- Leitlinie der Dt. Gesellschaft für Allgemeinmedizin und Familienmedizin (DGAM). Leitlinie Nr. 11 Husten. Stand 2008, abrufbar unter www.degam.de
- Leitlinie der Dt. Gesellschaft für Pneumologie. Diagnostik und Therapie von Patienten mit akutem und chronischem Husten. AWMF-Nr. 020/003, Stand 4/2004, abrufbar unter www.awmf.de
- Leitlinie der Dt. Gesellschaft für Pneumologie und Beatmungsmedizin, Dt. Atemwegsliga. Diagnostik und Therapie von Patienten mit chronisch obstruktiver Bronchitis und Lungenemphysem (COPD). AWMF-Nr. 020/006, Stand 10/2005, abrufbar unter www.awmf.de

▶ Es gibt in Deutschland zahlreiche Fachgesellschaften, die Therapieempfehlungen zum Thema Bronchitis, COPD und Lungenentzündungen herausgeben.

> In dem Kompetenznetzwerk CAPNETZ werden alle Informationen zum Thema Lungenentzündung gebündelt. Ziel ist, dass weniger Menschen an Lungenentzündung erkranken und seltener daran sterben. Dazu müssen Diagnostik, Therapie und Patientenversorgung verbessert werden.

- Leitlinie der Paul-Ehrlich-Gesellschaft für Chemotherapie, Dt. Gesellschaft für Pneumologie und Beatmungsmedizin, Dt. Gesellschaft für Infektiologie und des Kompetenznetzwerkes CAPNETZ. Ambulant erworbene tiefe Atemwegsinfektionen/Pneumonie. AWMF-Nr. 082/001, Stand 7/2009, abrufbar unter www.awmf.de
- Leitlinie der Paul-Ehrlich-Gesellschaft. Rationaler Einsatz oraler Antibiotika. Stand 10/2006, abrufbar unter www.peg.de
- Nationale Versorgungsleitlinie COPD. Träger: Bundesärztekammer, Kassenärztliche Bundesvereinigung, Arbeitsgemeinschaft der Wissenschaftlichen Medizinischen Fachgesellschaften. Stand 4/2008, abrufbar unter www.copd.versorgungsleitlinien.de oder als nvl/003 unter www.awmf.de
- Empfehlungen der Dt. Atemwegsliga. Prophylaxe und Therapie von bronchialen Infektionen. Abrufdatum 10.01.2010, abrufbar unter www.atemwegsliga.de
- Infektliga. Bronchitis akut exazerbierte, Pneumonien. Stand 4/2009, abrufbar unter www.infektliga.de

Bewertung der Studienlage

> Neuere Makrolide, Doxycyclin, Levofloxacin und Moxifloxacin wirken gut gegen beide Formen der Lungenentzündung.

> Jede Lungenentzündung sollte antibiotisch behandelt werden. Das haben Studien klar gezeigt. Dadurch geht es Ihnen wesentlich schneller wieder besser.

Antibiose: Die Auswahl des Antibiotikums erfolgt primär anhand des Risikoprofils der Patienten. Auch diagnostische Ergebnisse müssen berücksichtigt werden. Am häufigsten ist die **alveoläre** Pneumonie. Hochdosiertes Amoxicillin ist hier bei **Patienten ohne Risikofaktoren** Mittel der Wahl. Alternativ empfiehlt die Infektliga für diese Form auch die Cefalosporine Cefuroxim und Cefpodoxim oder Aminopenicilline in Kombination mit einem Betalactamaseinhibitor. Clarithromycin, Roxithromycin und Azithromycin sowie Doxycyclin stellen weitere Optionen dar. Mit **zunehmendem Risikoprofil** des Patienten kommen andere Erreger in Betracht. Neben Pneumokokken und *Haemophilus influenzae* spielen gramnegative Erreger und *Staphylococcus aureus* eine entscheidende Rolle. Geeignet sind daher Aminopenicilline in Kombination mit einem Betalactamaseinhibitor, Cefuroxim und Cefpodoxim oder die Chinolone Levofloxacin und Moxifloxacin. Aufgrund ihres Risikoprofils sollten Chinolone aktueller Empfehlungen zufolge grundsätzlich sehr zurückhaltend eingesetzt werden. Bei Moxifloxacin ist eine Anwendungsbeschränkung zu beachten (siehe Kap. 4.8). Ciprofloxacin wird wegen unzureichender Wirkung gegen Pneumokokken nur bei Verdacht auf *Pseudomonas aeruginosa* (und dann meist parenteral) empfohlen.

Die **interstitielle** Form ist sehr viel seltener und tritt v. a. bei jungen Menschen auf. Als Erreger kommen Atypiker wie Mykoplasmen und Chlamydien vor. Hier werden die Makrolide Clarithromycin, Roxithromycin und Azithromycin sowie Doxycyclin empfohlen. Fluorchinolone sind auch wirksam, werden hier aber nicht empfohlen, da sie ein unnötig breites Spektrum abdecken und so Resistenzen fördern könnten. Experten warnen schon jetzt vor zunehmender Resistenzen. Telithromycin deckt auch die gängigen Erreger beider Pneumonie-Formen ab. Aufgrund der neuen Risikobewertung sollte ihr Einsatz zurückhaltend erfolgen (siehe Kap. 4.6). Hinsichtlich der **Therapiedauer** schwanken die Angaben zwischen fünf und zehn Tagen (Ausnahme Azithromycin). Die neueste Leitlinie hat die Therapiedauer gegenüber der vorherigen Fassung von sieben bis zehn auf fünf bis sieben Tage verkürzt. Ob sich der Trend durchsetzt bleibt abzuwarten. Bis dahin sollte sich am Beschwerdebild des Patienten orientiert werden und gemäß der allgemein gültigen Angabe der Fachinformationen »zwei bis drei Tage über die Besserung hinaus« beraten werden. Somit sind fünf Tage oft zu kurz.

Symptomatische Therapiemaßnahmen: Zur Bewertung siehe Kap. 2.7.3. Bei den Antitussiva ist der Zulassungsstaus der einzelnen Präparate zu berücksichtigen. Während Dextromethorphan bei Pneumonie immer kontraindiziert ist, divergieren die Gegenanzeigen bei den codeinhaltigen Substanzen. In Kapitel 5.6 wird auf diese und andere symptomatische Therapieoptionen eingegangen.

Prophylaxe

Zur Prävention von Bronchitiden, Pneumonien und invasiven Pneumokokken-Infektionen empfiehlt die STIKO:
- Pneumokokken-Impfung mit einem Konjungat-Impfstoff als Standardimpfung für Kinder ab der sechsten Lebenswoche.
- Pneumokokken-Impfung mit einem Polysaccharid-Impfstoff als Indikationsimpfung für Kinder ab zwei Jahren.
- Pneumokokken-Impfung mit einem Polysaccharid-Impfstoff als Standardimpfung ab 60 Jahre.
- Influenza-Impfung als Indikationsimpfung für Risikogruppen ab dem sechsten Lebensmonat.
- Influenza-Impfung als Standardimpfung bei Patienten über 60 Jahre.

Darüber hinaus können eine Immunprophylaxe mit Bakterienlysaten sowie eine allgemeine Immunprophylaxe erfolgen. Näheres in Kapitel 6. Rauchen ist als Risikofaktor für Bronchialinfekte bekannt. Die Aufgabe des Tabakkonsums sollte daher angestrebt werden.

💬 Wie lange Sie ein Antibiotikum einnehmen müssen hängt nicht von der Packungsgröße ab, sondern davon, wie Sie sich fühlen.

💬 Den Wirkstoff Dextromethorphan dürfen Sie bei einer Lungenentzündung nicht einnehmen.

💬 Impfungen gegen Influenza und Pneumokokken sind nachgewiesene Präventionsmaßnahmen bei Bronchitiden und Pneumonien.

💬 Es lohnt sich immer, mit dem Rauchen aufzuhören. Es ist bewiesen, dass Rauchen Bronchialerkrankungen fördert.

3 Grundlagen der Antibiotikatherapie

Bakterielle Infektionskrankheiten können kausal mit Antibiotika behandelt werden. Die Entdeckung und die Anwendung der Antibiotika gehören zu den bedeutendsten Entwicklungen der Medizingeschichte. Das 1910 von Paul Ehrlich eingeführte Arsenderivat Salvarsan® kann als erstes Antibiotikum der Geschichte angesehen werden. Es ermöglichte erstmals eine Therapie der damals weit verbreiteten Syphilis. Es folgten Sulfonamide und Penicilline. Inzwischen gibt es zahlreiche Wirkstoffklassen, die sich erheblich in ihrer Wirksamkeit gegen die verschiedenen Krankheitserreger unterscheiden.

> Heute werden Antibiotika im chemischen Labor hergestellt. Früher hat man als Antibiotika Stoffwechselprodukte von Pilzen oder Bakterien verwendet.

Definition
Antibiotika (griech. anti: gegen, biotikos: zum Leben gehörig) sind Stoffe, die in geringer Konzentration das Wachstum von Bakterien hemmen oder abtöten.

Antibiotika sind **selektiv toxisch**, d. h. sie sind für eingedrungene Erreger giftiger als für den Menschen. Der therapeutische Nutzen ist daher meist größer als mögliche Schäden durch Nebenwirkungen.

> Penicilline hemmen den Aufbau der Bakterienzellwand. Die menschliche Zelle hat keine Zellwand. Penicilline setzen also an einer Struktur an, die wir Menschen gar nicht besitzen. Daher werden sie auch so gut vertragen.

Selektive Toxizität als Wirkmechanismus von Antibiotika
- Penicilline und Cefalosporine wirken über eine Hemmung der Bakterienzellwand. Eine vergleichbare Struktur existiert im menschlichen Körper nicht!
- Die Affinität zu bakteriellen Ribosomen ist bei Doxycyclin wesentlich höher im Vergleich zu den Ribosomen beim Menschen.
- Zur bakteriellen Folsäurereduktase hat Trimethoprim eine etwa 50000-fach höhere Affinität als zur menschlichen.

3.1 Wirkungsweise der Antibiotika

> **Hinweis**
> - Antibiotika wirken nur gegen **Bakterien**, nicht gegen Viren, Pilze oder andere Mikroorganismen!
> - Der Begriff **Antiinfektiva** umfasst alle Substanzen, die Infektionskrankheiten bekämpfen, unabhängig davon, ob sie durch Bakterien, Viren, Pilze oder Protozoen ausgelöst werden.

💬 Mit Antibiotika können ausschließlich bakterielle Infektionen behandelt werden.

3.1.1 Wirkmechanismus

Antibiotika entfalten ihre Wirkung an der Bakterienzelle über verschiedene Angriffspunkte. Die bekanntesten sind:

💬 Antibiotika greifen an verschiedenen Strukturen der Bakterien an und treten dort mit ihnen in Wechselwirkungen.

Hemmung der Zellwandsynthese: Die Neusynthese kann auf verschiedenen Stufen gestört werden. Dadurch wird den vermehrenden Bakterien ihr »Stützkorsett« genommen: die Zelle platzt aufgrund ihres hohen osmotischen Drucks und stirbt ab. Beispiele: Betalactam-Antibiotika, Vancomycin.

Hemmung der Proteinbiosynthese: Die Proteinbiosynthese erfolgt am Ribosom. Die Störung kann in verschieden Stadien der Pepitidkettenverlängerung und je nach Substanz an der großen (50S) oder der kleinen (30S) Untereinheit (UE) stattfinden (siehe Kap. 1.1.1). Um wirken zu können, müssen die Substanzen das intrazelluläre Ribosom erreichen, also die Zellmembran durchdringen. Beispiele: Tetracycline, Aminoglykoside (30S UE), Makrolide, Clindamycin (50S-UE), Telithromycin (30S und 50S-UE).

Hemmung der Nukleinsäuresynthese: Die Nukleinsäuresynthese kann auf verschiedene Weise gestört werden: Inhibierung der DNA-Replikation durch Chinolone, Herbeiführung von DNA-Strangbrüchen durch Metronidazol oder Inhibierung von Purinnukleotiden bei der Folsäuresynthese durch Sulfonamide und Trimethoprim. Abb. 3.1 macht die Wirkmechanismen der wichtigsten Antibiotika deutlich.

💬 Replikation heißt Verdoppelung der DNA. Sie ist Grundlage für die Weitergabe der genetischen Information und somit für das Wachstum der Bakterien. Chinolone hemmen diesen Vorgang.

💬 Makrolide wie Erythromycin und Tetracycline wie Doxycyclin hemmen die Proteinbiosynthese, Penicilline wie Amoxicillin und Cefalosporine wie Cefuroxim hemmen die Zellwandsynthese der Bakterien.

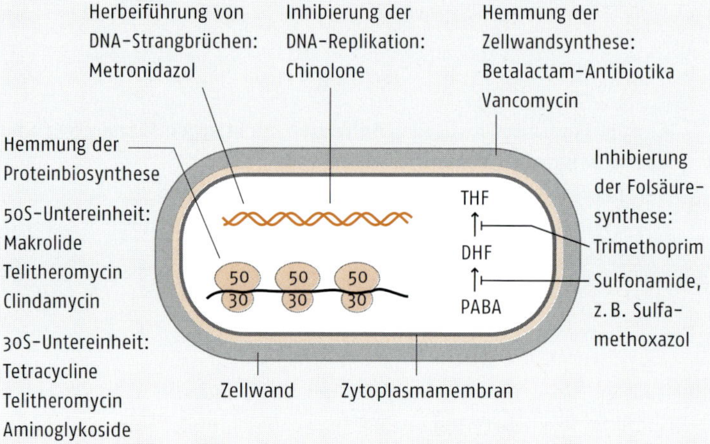

Herbeiführung von DNA-Strangbrüchen: Metronidazol

Inhibierung der DNA-Replikation: Chinolone

Hemmung der Zellwandsynthese: Betalactam-Antibiotika Vancomycin

Hemmung der Proteinbiosynthese

50S-Untereinheit:
Makrolide
Telitheromycin
Clindamycin

30S-Untereinheit:
Tetracycline
Telitheromycin
Aminoglykoside

Inhibierung der Folsäuresynthese:
Trimethoprim
Sulfonamide, z. B. Sulfamethoxazol

THF ↑ DHF ↑ PABA

Zellwand   Zytoplasmamembran

Abb. 3.1 Wirkmechanismen der wichtigsten Antibiotika. PABA: p-Aminobenzoesäure, DMF: Dihydrofolsäure, THF: Tetrahydrofolsäure

💬 Der Arzt verschreibt ein Schmalspektrumantibiotikum, wenn er genau weiß, welches Bakterium die Infektion verursacht hat. Sie sind bei der Behandlung zu bevorzugen, da sie kaum nützliche Bakterien zerstören. Resistenzen wird so vorgebeugt.

Hinweis

Einige Antibiotika wirken nur gegen einzelne oder wenige Bakterienarten. Man bezeichnet sie als **Schmalspektrumantibiotika**. Das bekannteste ist Penicillin V. **Breitspektrumantibiotika** erfassen mit ihrer antibakteriellen Wirkung ein breiteres Spektrum. Zu dieser Gruppe zählen z. B. Cefalosporine, Makrolide, Chinolone, Tetracycline und Sulfonamide. Breitspektrumantibiotika werden häufig bei unbekanntem Erregerspektrum als **kalkulierte Initialtherapie** (siehe Kap. 3.2) verordnet. Sie sind auch bei schweren, lebensbedrohlichen Infektionen Mittel der Wahl.

3.1.2 Wirktypen

💬 Antibiotika unterstützen den Körper beim Kampf gegen die Bakterien. Penicilline und Cefalosporine töten nur Bakterien ab, die sich im Zustand der Vermehrung befinden. Sie wirken sekundär bakterizid. Daneben gibt es aber Antibiotika, die auch ruhende Keime abtöten. Dazu gehören die Chinolone wie z. B. Ciprofloxacin.

Antibiotika werden hinsichtlich ihrer Wirkung in **bakterizid** und **bakteriostatisch** unterteilt. Die Abb. 3.2 illustriert den Unterschied.

Werden die Erreger irreversibel abgetötet, ist die Wirkung **bakterizid**. Es kann kein weiteres Wachstum mehr erfolgen. Definitionsgemäß liegt eine Bakterizidie vor, wenn innerhalb von sechs Stunden nach Einwirkungsbeginn mindestens 99,9 % der Bakterien in der Kultur abgetötet sind.

Kommt es dabei zur Hemmung von ruhenden und sich im Wachstum befindlichen (proliferierenden) Keimpopulationen, spricht man von **primär bakteriziden** Antibiotika. Werden hingegen nur proliferierende Erreger abgetötet, sind die Substanzen **sekundär bakterizid**.

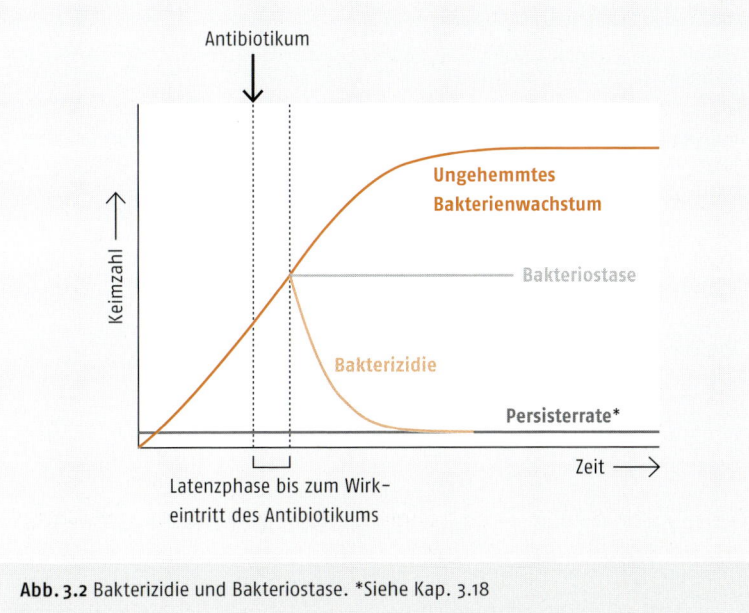

Abb. 3.2 Bakterizidie und Bakteriostase. *Siehe Kap. 3.18

> Es werden zwei Wirktypen von Antibiotika unterschieden: bakterizide führen zum Absterben der Keimpopulation, bakteriostatische hemmen das weitere Wachstum der Erreger.

> Persister sind Keime, die trotz Antibiose überleben. Sie werden von unserem Immunsystem besiegt.

Definition

Bakterizid wirkende Antibiotika töten Bakterien ab. Bakteriostatisch wirkende hemmen reversibel das Wachstum von Bakterien.

Wird das Wachstum der Bakterien reversibel gehemmt, wirken Antibiotika **bakteriostatisch**. Ruheformen werden hierbei nicht geschädigt. Nach ihrem Absetzen können sich die Bakterien wieder vermehren. Die Eliminierung der Erreger muss dann das Immunsystem übernehmen. Da bei einer Behandlung die volle Funktionsfähigkeit des Immunsystems gewährleistet sein muss, bekommen immunsupprimierte Patienten daher meist ein bakterizides Antibiotikum verordnet. Auch bei Infektionen, die für das Abwehrsystem schwer zugänglich sind, wie z. B. einer Endokarditis (Herzklappenentzündung) oder Osteomyelitis (Knochenmarkentzündung) und bei schweren Infektionen wie einer Sepsis (Blutvergiftung), werden bakterizide Substanzen vorgezogen. Tab. 3.1 gibt einen Überblick über den Wirktyp gängiger Antibiotika.

> Wenn Antibiotika die Bakterien in Ihrem Wachstum nur hemmen, muss unser körpereigenes Abwehrsystem die restliche Arbeit leisten und die Erreger abtöten.

3 Grundlagen der Antibiotikatherapie

Tab. 3.1 Wirktypen gängiger Antibiotika

Wirktyp	Wirkstoff
Primär bakterizid	Chinolone, Makrolide (Clarithromycin, Azithromycin)*, Ketolide (Telithromycin), Lincosamide (Clindamycin)*, Nitroimidazole (Metronidazol)
Sekundär bakterizid	Betalactam-Antibiotika (Penicilline, Cefalosporine), Glykopeptide (Vancomycin)
Bakteriostatisch	Makrolide*, Tetracycline, Lincosamide (Clindamycin)*, Sulfonamide (Sulfamethoxazol) Benzylpyrimidine (Trimethoprim)

*Effekt in Abhängigkeit von Dosis und Erreger

> 💬 Einige Makrolide können auch bakterizid wirken.

> 💬 Durch die Kombination von zwei bakteriostatischen Stoffen wirkt Cotrimoxazol bakterizid.

3.1.3 Wirkstärke

Die Wirkstärke eines Antibiotikums bestimmt, welche Konzentration für einen therapeutischen Effekt erforderlich ist. Sie wird durch die minimale Hemmkonzentration (MHK) und die minimale bakterizide Konzentration (MBK) angegeben. Es sind die geringsten Konzentrationen, um **in vitro** das Wachstum eines bestimmten Bakteriums zu unterbinden oder abzutöten. Diese Kenngrößen sind für jeden Keim spezifisch. Die MBK-Werte liegen meist höher als MHK-Werte. Als Faustregel gilt: Je niedriger die MBK bzw. MHK, desto wirksamer ist ein Antibiotikum!

> 💬 Die MHK ist die niedrigste Antibiotika-Konzentration, die für eine Wachstumshemmung der Bakterien benötigt wird, die MBK ist die niedrigste Antibiotika-Konzentration für eine keimtötende Wirkung.

Definition

- **MHK**: minimale Hemmkonzentration, also die niedrigste Antibiotika-Konzentration, die die Vermehrung eines Bakterienstammes verhindert.
- **MBK**: minimale bakterizide Konzentration, also die niedrigste Konzentration eines Antibiotikums, die einen Bakterienstamm zu mindestens 99,9 % abtötet. Je nach Methode sind dafür sechs oder 24 Stunden erlaubt.

> 💬 MHK und MBK sind ein Maß für die Wirkstärke eines Antibiotikums.

In der Praxis wird meist nur die Bestimmung der MHK durchgeführt. Der MBK-Wert ist sehr aufwendig zu bestimmen und gibt kaum eine bessere Aussage hinsichtlich des Therapieerfolges. Das zu testende Bakterium wird dabei unter standardisierten Bedingungen mit verschiedenen Antibiotikakonzentrationen bebrütet. Am bekanntesten ist das Bouillondilutionsverfahren.

> 💬 Diese Kenngrößen werden mithilfe von Reihenverdünnungstests bestimmt.

3.1.4 Bakterielle Empfindlichkeit

Die Empfindlichkeit von Bakterien wird für jedes Antibiotikum auf Grundlage der MHK-Werte festgelegt. Dazu werden Grenzkonzentrationen definiert, die Rückschlüsse auf die klinische Wirksamkeit ermöglichen. Die Klassifizierung erfolgt in den Kategorien sensibel, intermediär und resistent. Bakterien sind **sensibel** gegenüber einem Antibiotikum, wenn bei ausreichender Dosierung die Konzentration am Infektionsort mindestens die MHK erreicht. Ein Therapieerfolg ist dann i. A. zu erwarten. Dazu ein Beispiel aus dem Referenzlabor der PEG: Bei einer Dosierung von 250 mg Oxytetracyclin liegt die Serumkonzentration bei etwa 1 mg/l. Die MHK des Erregers *S. pneumoniae* gegenüber dem Wirkstoff liegt bei 0,125 mg/l. Neben quantitativen Empfindlichkeitsprüfungen wie dem o. a. Bouillondilutionsverfahren lassen auch qualitative Methoden wie der Agrardiffusionstest Rückschlüsse auf die MHK zu.

> Die Empfindlichkeitsprüfung von Bakterien gegenüber einem Antibiotikum wird im Labor durchgeführt. In der Praxis kommen aber noch weitere Parameter dazu.

Antibiogramm

Antibiogramme werden auf der Grundlage von Empfindlichkeitsprüfungen erstellt. Dabei fordert der Arzt nach einer Probenentnahme eine Diagnostik im mikrobiologischen Labor an. Als Ergebnis erhält er nach etwa ein bis zwei Tagen eine **Keimidentifizierung** sowie eine Auflistung der getesteten Antibiotika. Die Wirksamkeit auf die Erreger wird nach den Kriterien sensibel (S), intermediär (I) und resistent (R) bewertet. Der Labortest ist somit ein Hilfsmittel für die Wahl des Antibiotikums.

> Bei einem Antibiogramm werden Antibiotika auf ihre Wirksamkeit getestet. Die Ergebnisse lassen Rückschlüsse zu, welche Substanzen in die engere Wahl kommen und welche nicht genommen werden dürfen.

Die Ergebnisse der Empfindlichkeitsprüfungen einschließlich möglicher Antibiogramme geben einen Anhaltspunkt auf die Wirkstärke eines Antibiotikums und lassen einen gewissen Rückschluss auf die klinische Wirksamkeit der Substanz zu. Bei der Interpretation der Ergebnisse ist aber zu berücksichtigen, dass die gewonnenen Informationen auf **In-vitro-Daten** basieren. Eine definitive Aussage über den Therapieerfolg in der Praxis (in vivo) ist also nicht möglich. Hierfür müssen weitere Parameter hinzugezogen werden (siehe Kap. 3.1.5).

> Der Labortest hat ergeben, dass Amoxicillin in ihrem Fall ein geeignetes Mittel ist. Das erkennen Sie an dem »S« im Antibiogramm.

3.1.5 Klinische Wirksamkeit

Für die Beurteilung der klinischen Wirksamkeit von Antibiotika spielen neben der MHK weitere Parameter eine Rolle.

Die Wechselwirkungen zwischen Antibiotika und Bakterien lassen sich anhand pharmakokinetischer und pharmakodynamischer Kenngrößen beschreiben.

> Für die Wirkung des Antibiotikums im Körper müssen viele Einflüsse berücksichtigt werden.

Pharmakokinetik (PK): Sie beschreibt die zeitliche Änderung der Antibiotikakonzentration im Körper. Einflussfaktoren sind Resorption, Verteilung, Meta-

> Unter Pharmakokinetik versteht man die Aufnahme, Verteilung und Ausscheidung von Wirkstoffen.

bolisierung und Elimination. Sie wird durch Messung der Serum- und Gewebskonzentrationen bestimmt. Daraus resultieren Konzentrations-Zeit-Kurven.

Wichtige **Kenngrößen** sind:
- Bioverfügbarkeit.
- Proteinbindung.
- Halbwertszeit (HWZ).
- Area under the Curve (AUC) und C_{max}.

Nach Gabe eines Antibiotikums wird zu einem bestimmten Zeitpunkt die maximale Konzentration in der zu bestimmenden Körperregion (Kompartiment) erreicht (C_{max}). Danach fällt die Konzentration kontinuierlich bis auf eine minimale Konzentration (C_{min}) ab. Die Fläche unter der Konzentrations-Zeit-Kurve wird als AUC bezeichnet. Am häufigsten wird für diese Bestimmungen die Konzentration im Blut herangezogen. Die Messung in anderen Kompartimenten wie Gewebe- oder Liquor ist möglich, aber viel aufwendiger.

> Ein Antibiotikum kann sich gleichmäßig in alle Körperregionen verteilen oder sich im Blut, Gewebe und Gehirnflüssigkeit anreichern.

Pharmakodynamik (PD): Sie untersucht die Wirkung von Antibiotika im Körper.

Einflussfaktoren sind:
- MHK.
- MBK.
- Postantibiotischer Effekt (s. u).
- Serumkonzentration des Antibiotikums.
- Anreicherung des Antibiotikums in anderen Kompartimenten wie z. B. Gewebe oder Liquor.
- Penetrationsfähigkeit des Antibiotikums in die Bakterienzelle.

Die **klinische Wirksamkeit** von Antibiotika ist außerdem abhängig von:
- Immunstatus des Patienten.
- Infektionsort: Erreger intra- oder extrazellulär?
- pH-Wert des infizierten Gewebes.
- Stoffwechsellage der Bakterien: schnell oder langsam wachsende Bakterien und Autolyseneigung der Bakterien.

> Die Pharmakodynamik ist ein Teilgebiet der Pharmakologie, die sich speziell mit der Wirkung von Arzneimitteln im Körper befasst.

3.1.6 PK/PD-Modelle

Für die Erstellung von Einnahme- und Dosierschemata werden in klinischen Studien pharmakokinetische und pharmakodynamische Faktoren in Beziehung gesetzt (PK/PD). Dadurch erhält man Informationen über die Wirkung des Antibiotikums in Abhängigkeit von der Konzentrationsänderung am Infektionsort (siehe Abb. 3.3).

Von therapeutischem Interesse sind:
- Die **Zeitspanne**, bei der ausreichende Wirkstoffkonzentrationen über dem MHK-Wert am Infektionsort aufrechterhalten werden muss.
- Die **Wirkstoffmenge**, die über die bestimmte Zeitspanne am Infektionsort nötig ist, um eine effiziente Eradikation der Bakterien zu gewährleisten.

> Eine erfolgreiche Therapie ist nur möglich, wenn am Ort der Infektion für eine ausreichend lange Zeit wirksame Antibiotika-Konzentrationen erreicht werden.

3.1 Wirkungsweise der Antibiotika

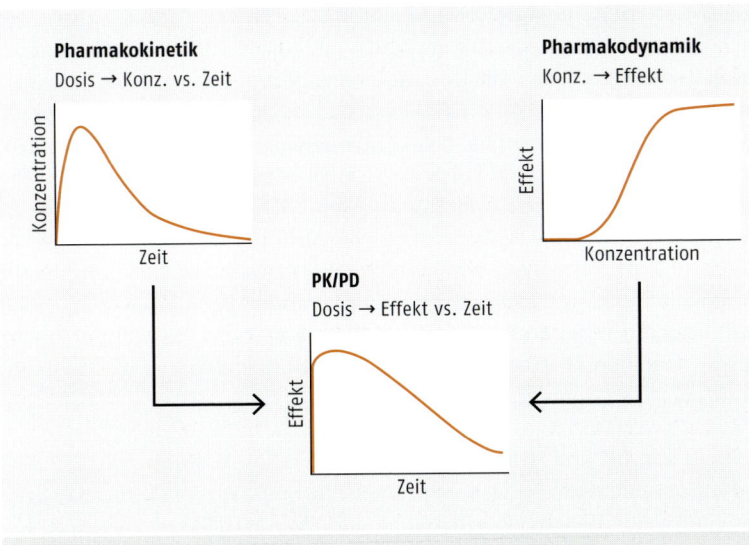

Abb. 3.3 Pharmakokinetik, Pharmakodynamik, PK/PD-Beziehung. Mutschler 2001

> Aus dem Wissen über die Wirkung eines Arzneistoffs im Körper wird das Therapieregime mit der benötigten Dosierung, der Einnahmefrequenz und der Dauer der Einnahme festgelegt.

Hinweis

Die Abtötungskinetik ist für die Auswahl eines Antibiotikums, vor allem aber für die Wahl der Tagesdosis und der Dosierungsintervalle von Bedeutung.

> Antibiotika können anhand ihrer Abtötungskinetik differenziert werden. Daraus ergeben sich Hinweise zur Einnahme.

Drei PK/PD-Kenngrößen können unterschieden werden (Abb. 3.4):
— Zeitabhängige Abtötungskinetik: T > MHK.
— Konzentrationsabhängige Abtötungskinetik: Cmax/MHK.
— Quotient aus AUC und MHK: AUC/MHK.

Zeitabhängige Abtötungskinetik T > MHK: Hier ist der wichtigste Faktor die **Zeitspanne**, in der die erreichten Antibiotikakonzentrationen über der MHK liegen (T > MHK). Sie sollte mindestens 40 Prozent des Dosierungsintervalls betragen, die Maximalwirkung wird bei 60–70 Prozent erreicht. Je kürzer diese Zeitspanne, umso eher kommt es zum Wiederanwachsen der Bakterien. Die maximale Absterbegeschwindigkeit wird bereits bei Konzentrationen beobachtet, die nur knapp über dem MHK-Wert liegen. Sie ist auch durch eine höhere Dosis nicht mehr steigerbar. Durch eine Verkürzung der Dosierungsintervalle bis hin zur Dauerinfusion, kann eine Verbesserung der antimikrobiellen Wirksamkeit erzielt werden. Beispiele: Betalactam-Antibiotika, Erythromycin, Roxithromycin, Cotrimoxazol, Clindamycin.

> Es ist wichtig, dass Sie regelmäßig alle acht Stunden Ihr Penicillin einnehmen.

> Bei diesen Präparaten gilt: je höher die Dosis, desto stärker der Effekt! Deshalb erhalten Sie ein hochdosiertes Präparat.

Konzentrationsabhängige Abtötungskinetik (C_{max}/MHK): Bei einigen Substanzen korreliert der Therapieerfolg am besten mit der erreichten **Spitzenkonzentration** des Antibiotikums. Die Dosissteigerung ist proportional zu einer schnelleren Keimelimination. Dosierungsintervalle können so verlängert werden. Es sollte ein möglichst hoher Quotient C_{max}/MHK des Erregers erreicht werden. Dadurch resultiert auch ein hohes AUC/MHK-Verhältnis. Idealerweise sollte das Verhältnis von Spitzenkonzentration zur MHK des Erregers über zehn (C_{max}/MHK > 10) und das Verhältnis von AUC zur MHK über 125 (AUC/MHK > 125) liegen. Dann können gute klinische Ansprechraten mit einer verminderten Resistenzentwicklung erreicht werden. Bei einigen Wirkstoffen wird dieser Effekt zu Beginn der Behandlung ausgenutzt, da sich durch eine höhere **Initialdosis** eine bessere Wirksamkeit erzielen lässt. Beispiele: Chinolone, Clarithromycin, Telithromycin.

> Klacid® pro wird zu Beginn höher dosiert als im weiteren Verlauf der Behandlung.

Quotient aus AUC und MHK: AUC/MHK: Diese Antibiotika liegen zwischen zeit- und konzentrationsabhängigen Präparaten. Einerseits ist wie bei zeitabhängigen Antibiotika eine Wirkstoffkonzentration über dem MHK-Wert über einen bestimmten Zeitraum aufrechtzuerhalten, andererseits kann man durch Dosissteigerung eine raschere Keimeradikation erzielen. Bei vorwiegend bakteriostatischen Wirkstoffen ist dadurch, in Abhängigkeit vom Erreger, eine bakterizide Wirkung möglich. Beispiele: Azithromycin, Tetracycline.

> Azithromycin wirkt bei hohen Konzentrationen am Wirkort zum Teil bakterizid.

> **Praxistipp**
> **Zeitabhängige** Antibiotika müssen in regelmäßigen Zeitabständen mehrmals täglich eingenommen werden, um kontinuierliche Wirkspiegel zu erreichen. Bei den **konzentrationsabhängigen** Antibiotika sind möglichst hohe Einzeldosen, aber wenige Gaben pro Tag vorteilhaft.

Postantibiotischer Effekt

Ein Nachwirken des Antibiotikums trotz Absinken der Wirkstoffspiegel unterhalb der MHK wird als postantibiotischer Effekt beschrieben. Die Dauer ist je nach Keimart und Antibiotikum verschieden. Obwohl er für viele Antibiotika beschrieben ist, hat er in der Praxis vor allem bei Chinolonen und Clarithromycin Relevanz. Hier untermauert der ausgeprägte postantibiotische Effekt die konzentrationsabhängige Bakterizidie. Dadurch muss seltener, je nach Substanz ein bis zweimal täglich, appliziert werden.

> Einige Antibiotika hemmen das Wachstum von Bakterien auch dann noch, wenn ihre Konzentration am Infektionsort unter der Wirkkonzentration abgesunken ist

3.1.7 Resistenz

Resistenz beschreibt die Widerstandskraft der Bakterien gegenüber Antibiotika. Am Wirkort findet trotz Antibiotikagabe eine Erregervermehrung statt. Bakterien können sowohl natürliche (primäre) als auch erworbene (sekundäre) Resistenzen aufweisen oder entwickeln.

> Eine Zunahme der Resistenz erkennt man daran, dass die MHK-Werte der Bakterien im Gegensatz zu früher ansteigen.

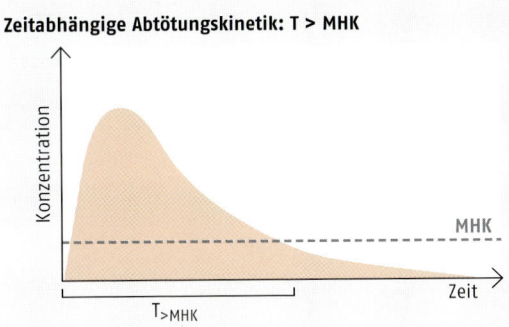

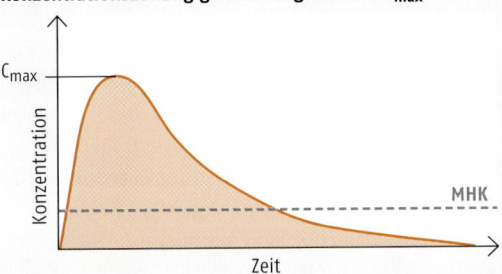

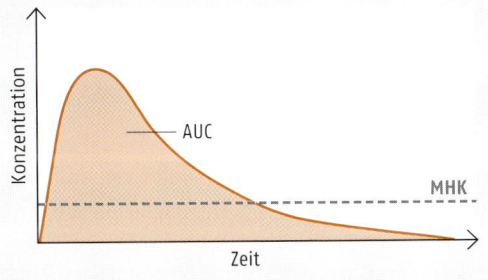

Abb. 3.4 PK/PD-Modelle. CJ 2/2003

💬 Bei Antibiotika mit einer zeitabhängigen Abtötungskinetik ist es wichtig, dass Sie Ihre Tabletten regelmäßig über den Tag verteilt einnehmen, während bei konzentrationsabhängig wirkenden Antibiotika die Höhe der Einzeldosis entscheidend ist. Bei einigen Antibiotika ist es auch möglich, durch eine Dosissteigerung das Wachstum der Bakterien nicht nur zu hemmen, sondern sie auch abzutöten.

💬 Eine primäre Resistenz liegt vor, wenn das Antibiotikum aufgrund seiner Eigenschaften keine Wirkung gegen diesen Keim zeigt.

Primäre Resistenzen

Bei den **primären Resistenzen** liegen die Erreger nicht im Wirkspektrum des Antibiotikums.

Primäre Resistenzen

Antibiotika, die gegen Chlamydien wirken sollen, müssen durch die Lipiddoppelmembran in das Innere der Wirtszelle gelangen, um die intrazellulären Erreger zu erreichen. Den polaren, schwachen Säuren der Betalactam-Antibiotika gelingt dies nicht. Großmolekulare Substanzen wie Makrolide und Tetracycline sind hier wirksam. Betalactam-Antibiotika sind auch gegen die zellwandlosen Mykoplasmen wirkungslos, da ihnen der Angriffspunkt fehlt.

> 💬 Penicilline und Cefalosporine wirken nicht bei Chlamydieninfektionen.

Sekundäre Resistenzen

Ein großes Problem sind die zunehmenden **sekundären Resistenzen**. Sie können auf unterschiedliche Weise entstehen, z. B. durch Mutation innerhalb einer Bakterienpopulation oder durch Übertragung von Resistenzfaktoren auf andere Bakterien, innerhalb einer Spezies oder speziesübergreifend. Mechanismen hierfür sind Konjugation (Plasmidtransfer über Pili), Transformation (Aufnahme von freier DNA) oder Transduktion (Übertragung durch Bakteriophagen, d. h. spezielle Viren aus der Umgebung). Größte klinische Bedeutung hat die Übertragung von Plasmiden. Dies zeigt sich häufig bei gramnegativen Bakterien, Transduktion wird eher bei grampositiven Bakterien beobachtet.

> 💬 Eine sekundäre Resistenz beschreibt den Wirkungsverlust eines Antibiotikums.

Kreuzresistenz: Von einer Kreuzresistenz spricht man, wenn eine Unempfindlichkeit gegenüber zwei oder mehreren Antibiotika vorliegt. Sie besteht oft innerhalb einer Antibiotikaklasse. Außerdem muss sie häufig bei chemischer Verwandtschaft oder gleichem Wirkmechanismus berücksichtigt werden. Beispiele hierfür sind Kreuzresistenzen von Penicillinen und Cefalosporinen oder Makroliden mit Clindamycin.

> 💬 Wenn ein Antibiotikum bereits unwirksam gegen einen Erreger ist, muss der Arzt bei der Therapieauswahl mögliche Kreuzresistenzen berücksichtigen.

Multiresistenz: Die gleichzeitige Unempfindlichkeit von Bakterien gegenüber chemisch und pharmakologisch völlig unterschiedlichen Antibiotika wird als Multiresistenz bezeichnet. Sie wird v. a. extrachromosomal über Plasmide übertragen und kommt bevorzugt bei Mykobakterien, Enterokokken und Pseudomonas-Arten vor. Relevant ist z. B. die Übertragung von Multiresistenzen zwischen Enterobakterien und anderen gramnegativen Erregern. Sie spielt bei nosokomialen Infektionen eine Rolle.

> 💬 Wenn Antibiotika unkritisch eingesetzt werden, besteht die Gefahr, dass sie bei lebensbedrohlichen Erkrankungen, wo sie unbedingt benötigt werden, nicht mehr helfen. Diese Wirkungslosigkeit, hervorgerufen durch Gewöhnung der Bakterien an das Antibiotikum, nennt man Resistenz.

Sekundäre Resistenzen werden **begünstigt** durch:
- Natürliche Selektion (»Survival of the fittest«).
- Unkritischen, zu häufigen Einsatz von Antibiotika.
- Antibiose ohne Erregerkenntnis.
- Unvollständige Medikamenteneinnahme.
- Subinhibitorische Antibiotikakonzentrationen unterhalb der MHK.

- Einnahme von Restbeständen aus früheren Verordnungen als »Selbstbehandlung«.
- Antibiotikaeinnahme über die Nahrung (Abusus in der Veterinärmedizin).

> **Selektion unter Antibiotika**
> Sind Bakterien gegenüber einem Antibiotikum resistent geworden, werden bei einer Behandlung mit diesem Wirkstoff nur andere, noch empfindliche Keime abgetötet. Die resistenten Erreger vermehren sich selektiv weiter. Aufgrund dieser **Selektion** ist der unüberlegte Einsatz von Antibiotika zu vermeiden.

Maßnahmen zur **Resistenzreduktion** (siehe Kap. 3.2.1, 3.3) sind:
- Strenge Indikationsstellung zur Antibiose.
- Gezielte Antibiose vorziehen.
- Berücksichtigung der lokalen Resistenzsituation:
  - Regelmäßige Informationen des lokalen mikrobiologischen Institutes.
  - Aktuelle Resistenzbestimmungen der PEG.
  - Mikrobiologische Untersuchungen bei häufig rezidivierenden oder komplizierten schweren Infektionen.
- Rotation der einzelnen Antibiotikagruppen in der Verordnung.
- Antibiose so lange wie nötig, aber so kurz wie möglich!

3.1.8 Persistenz

Die Begriffe Persistenz und Resistenz werden häufig verwechselt! Von Persistenz spricht man, wenn per se empfindliche Erreger trotz Antibiotikatherapie überlebt haben (siehe Abb. 3.2). Durch die unzureichende Eliminierung der Erreger können dann Rezidive entstehen. Gründe für Persistenzen können z. B. Ruheformen der Bakterien, pH-Wert-Änderungen am Infektionsort oder unzureichende Penetration des Antibiotikums infolge von Abszessbildung sein. Auch ein schlechter Immunstatus des Patienten kann dazu führen, dass nicht alle Erreger eliminiert werden. Dies kann insbesondere bei bakteriostatischen Antibiotika der Fall sein (siehe Kap. 3.1.2). Rezidive entstehen häufig durch zu frühes Absetzen von Antibiotika.

> **Praxistipp**
> Um Rezidive zu vermeiden sollten Antibiotika ausreichend lange, d. h. während der Krankheitssymptome und noch zwei bis drei Tage über die Beschwerdefreiheit hinaus eingenommen werden.

Marginalien:

- Nehmen Sie Antibiotika nur dann ein, wenn sie Ihr Arzt Sie Ihnen verordnet hat.
- Jede langfristige oder wiederholte Antibiotikaeinnahme kann zu einer Vermehrung von widerstandsfähigen Keimen führen und ist daher zu meiden.
- Persistenz darf nicht mit Resistenz verwechselt werden.
- Unser Immunsystem arbeitet Hand in Hand mit dem Antibiotikum. Bei sehr geschwächten Personen werden dann nicht alle Erreger beseitigt.
- Auch wenn es Ihnen schon wieder gut geht ist es wichtig, dass Sie das Antibiotikum noch zwei bis drei Tage weiter einnehmen.

3.2 Therapieformen

Kalkulierte Therapie

> Wenn der Arzt ein Antibiotikum verordnet ohne den Erreger im Labor nachweisen zu lassen, spricht man von einer kalkulierten Therapie. Aufgrund langjähriger Erfahrung wird sich an den wahrscheinlichsten Erregern orientiert.

In Abhängigkeit von der Symptomatik wird ein Antibiotikum gewählt, welches das vermutete Erregerspektrum erfasst. Die Entscheidung erfolgt unter Berücksichtigung von **Leitlinien**, die im Sinne einer evidenzbasierten Medizin Erregerspektrum und Resistenzlage berücksichtigen. Ärzte und Apothekenpersonal können auf Empfehlungen von diversen Fachgesellschaften zurückgreifen. Die bekannteste Leitlinie zur Antibiotikatherapie in Deutschland erstellt die Paul-Ehrlich-Gesellschaft (**PEG**). Sie gibt in regelmäßigen Abständen aktualisierte Therapieempfehlungen zu den wichtigsten Krankheitsbildern heraus. Weitere Empfehlungen geben z. B. die Arbeitsgemeinschaft der Wissenschaftlich Medizinischen Fachgesellschaften (AWMF), die Deutsche Gesellschaft für Allgemein- und Familienmedizin (DGAM), die Arzneimittelkommission der deutschen Ärzteschaft (AkdÄ), das Ärztliche Zentrum für Qualität in der Medizin (äzq) und die Infekt-Liga heraus.

> **Kalkuliert**
>
> In der Praxis wird die kalkulierte Antibiose am häufigsten eingesetzt. Sie erfolgt unter Berücksichtigung patientenindividueller Faktoren und der Resistenzlage.

Gezielte Therapie

> Ein Antibiogramm liefert wichtige Hinweise für die Wirksamkeit eines Antibiotikums.

Das Antibiotikum wird mit Hilfe der Ergebnisse eines **Antibiogramms** ausgewählt. Grundlage hierfür sind Proben aus Urin, Sputum, Rachenabstrichen, Punktionen oder Biopsien. Da die Auswertung oft erst nach ein bis zwei Tagen vorliegt, muss bei schweren Erkrankungen schon initial mit einer Therapie begonnen werden (siehe Deeskalationstherapie). Die gezielte Antibiose ist die Idealform der Therapie, in der Praxis jedoch nicht immer durchführbar.

Eine mikrobiologische Diagnostik ist indiziert bei:

> Ein Erregernachweis sollte immer dann durchgeführt werden, wenn es Anhaltspunkte für untypische Bakterien als Verursacher gibt.

- Nichtansprechen der Therapie nach drei bis vier Tagen.
- Vermuteter Resistenz eines Erregers.
- Vorliegen schwerer Grunderkrankungen.
- Schweren Verlaufsformen.
- Unklaren Diagnosen.
- Chronischen Verlaufsformen.
- Komplikationen.
- Nosokomialen Infektionen.

Wie unter Kap. 3.1.4 beschrieben, müssen die Ergebnisse des Antibiogramms auf die In-vivo-Situation übertragen und weitere Parameter berücksichtigt werden. Blutproben haben für die Auswahl des Antibiotikums keine Relevanz, da hierdurch die Keime nicht differenziert werden können. Bei schweren Infektionen dienen sie aber der Kontrolle des Krankheitsverlaufes und werden dann in Abständen durchgeführt.

Gezielt
Bei der gezielten Antibiose werden nach Möglichkeit Schmalspektrumantibiotika eingesetzt.

💬 Von einer gezielten Antibiose spricht man, wenn vor Therapiebeginn der Erreger und das Resistenzverhalten bestimmt werden.

Deeskalationstherpie
Die Therapie wird mit einem Breitspektrumantibiotikum begonnen. Nach Eintreffen des Antibiogramms erfolgt dann die Umstellung auf die gezielte Therapieform. Sie kommt bei schweren Infektionen, Mischinfektion sowie bei beeinträchtigter Immunabwehr zur Anwendung.

Sequenzialtherapie
Die Antibiose wird parenteral begonnen und nach einigen Tagen auf die orale Therapie umgestellt. Durch die parenterale Gabe werden hohe Wirkspiegel und ein schnelles Anfluten der Substanz erreicht. Mit dieser Therapieform kommt die Apotheke z. B. in Berührung, wenn Patienten aus dem Krankenhaus entlassen werden. Ein Praxisbeispiel ist die orale Weiterbehandlung einer Pneumonie mit Amoxicillin oder Unacid® PD oral.

💬 Sie haben im Krankenhaus fünf Tage lang Unacid® parenteral bekommen, jetzt nehmen Sie den gleichen Wirkstoff weitere fünf Tage als Tablette ein.

Kombinationstherapie
In einigen Fällen ist die Kombination mehrerer Antibiotika indiziert. Vorteile sind vor allem die Erweiterung des Wirkspektrums durch die Erfassung verschiedener Keime bei Mischinfektionen. Solche Synergismen erschweren auch Resistenzen. Im Apothekenalltag gibt es zahlreiche Beispiele für sinnvolle Kombinationen. Hierbei werden häufig zwei bakterizide oder zwei bakteriostatische Antibiotika zusammen eingesetzt. Darüber hinaus gibt es aber auch theoretische Antagonismen (in vitro). Bei der Kombination einer bakteriziden mit einer bakteriostatischen Substanz kann die bakterizide Wirkung abgeschwächt werden. Ob sich das auch klinisch (in vivo) zeigt, ist nicht immer klar zu sagen. In jedem Fall sollte eine solche Kombination kritisch hinterfragt werden.

💬 Bei einigen Krankheitsbildern hat sich die Gabe zweier Antibiotika bewährt. Sie ergänzen sich gegenseitig.

💬 Arzneimittelkombinationen gelten als synergistisch, wenn ihre Wirkung größer ist als die Summe der Einzelwirkungen. Wenn ein Wirkstoff die Wirkung des anderen verringert, spricht man von einem Antagonismus.

> **Hinweis**
>
> Die Kombination eines bakteriostatischen mit einem bakteriziden Antibiotikum sollte vermieden werden. Dies ist besonders bei **sekundär bakteriziden** Wirkstoffen von Bedeutung. Bakteriostatische Arzneistoffe verhindern die Keimvermehrung. Dadurch geht der Angriffspunkt des sekundär bakteriziden Antibiotikums verloren, da diese nur proliferierende Keime abtöten. Es besteht eine erhöhte Gefahr der Resistenzbildung. Sind z. B. Kombinationen von Tetracyclinen mit Betalactamen oder Chinolonen auf einem Rezept, sollte Rücksprache mit dem Verordner gehalten werden (siehe Tab. 3.3)

💬 Tetracycline hemmen die Bakterien an ihrem weiterem Wachstum, Penicilline greifen aber nur solche Bakterien an, die sich vermehren, sich also im Wachstum befinden. Deshalb ist eine Kombination aus beiden nicht sinnvoll.

Die Tabellen 3.2 und 3.3 zeigen Beispiele für sinnvolle und umstrittene Antibiotikakombinationen.

💬 Sultamicillin in Unacid® setzt sich aus Ampicillin und Sulbactam zusammen.

💬 Cotrimoxazol ist eine Kombination zweier Antibiotika. Beide Arzneistoffe verstärken sich gegenseitig in ihrer Wirkung.

💬 Das Betalactam erleichtert dem Aminoglykosid das Eindringen in die Bakterienzelle und somit den Zugang zum Ribosom. Dadurch können auch Ruheformen der Bakterien erfasst werden.

Tab. 3.2 Sinvolle Kombinationstherapie von Antibiotika

Kombination	Hintergrund
Amoxicillin + Clavulansäure, Ampicillin + Sulbactam	Erweiterung des Wirkspektrums der Aminopenicilline durch Betalactamase-Inhibitoren
Sulfamethoxazol + Trimethoprim = Cotrimoxazol	Synergismus durch Blockade der Folsäuresynthese an zwei unterschiedlichen Stellen
Amoxicillin + Clarithromycin + Metronidazol bei *Helicobacter pylori*	Synergismus durch unterschiedliche Wirkmechanismen
Betalactam + Aminoglykosid bei Endokarditis	
Rifampicin + Isoniazid + Pyrazinamid + Ethambutol bei Tuberkulose	Verzögerung der Resistenzbildung
Penicillin V + Metronidazol bei Zahninfektionen	Synergismus durch Erweiterung des Wirkspektrums (Aerobier + Anaerobier)
Ciprofloxacin + Ceftazidim bei Mukoviszidose	Synergismus durch bessere Wirkung auf *Pseudomonas aeruginosa*

Tab. 3.3 Umstrittene Kombinationstherapie von Antibiotika

Kombination	Hintergrund
Doxycyclin + Amoxicillin Doxycyclin + Cefuroxim	Bakteriostase von Doxycyclin verhindert die auf Proliferation angewiesene bakterizide Wirkung (sekundär bakterizid) der Betalactam-Antibiotika
Erythromycin + Clindamycin	Parallelresistenz durch gleichen Angriffspunkt
Ciprofloxacin + Doxycyclin	Prinzipieller Antagonismus, Gefahr der Resistenz

💬 Erythromycin und Clindamycin greifen beide an der 50S-Untereinheit des Ribosoms an.

💬 Ciprofloxacin wirkt bakterizid, Doxycyclin bakteriostatisch.

3.2.1 Prophylaxe

In einigen Fällen ist eine Antibiotikaprophylaxe indiziert: Sie sollte aber Sonderindikationen vorbehalten bleiben. Gefahren einer längeren Prophylaxe sind Resistenzen und höhere Nebenwirkungsraten.

Rezidivprophylaxe: Ziel ist es, einen Krankheitsrückfall (Rezidiv) zu vermeiden. Sie spielt im Apothekenalltag eine Rolle bei rezidivierenden Harnwegsinfekten sowie in der Therapie des akuten rheumatischen Fiebers.

Perioperative Prophylaxe: Insbesondere Immunsupprimierte oder Patienten mit kardialer Vorbelastung (»Endokarditis-Prophylaxe«) können so vor einer Infektion geschützt werden. Sie wird heute fast nur noch bei zahnärztlichen Eingriffen eingeleitet, wo es zu Verletzungen der Schleimhaut oder des Zahnfleisches kommen kann. Nach den neuesten Leitlinien zur Endokarditis-Prophylaxe ist sie nicht mehr nötig bei Eingriffen im Magen-Darm- und Urogenitaltrakt, speziell nicht bei Gastroskopie, Koloskopie und Biopsien. Das Therapieprinzip lautet »früh-hoch-kurz«: Kurz vor Eingriff oder mit Narkoseeinleitung wird eine hohe Dosierung für ausreichend hohe Wirkstoffspiegel appliziert. Meist reicht eine Gabe (»single shot«) aus. Obligat ist die Gabe von zwei bis drei Gramm Amoxicillin als Einzeldosis für Erwachsene vor einem zahnchirurgischen Eingriff. Bei Penicillinallergie wird meist Clindamycin in einer Einzeldosis von 600 mg eingesetzt.

💬 Nehmen Sie eine Stunde vor Ihrer Zahn-OP drei Tabletten Amoxicillin ein. Nach der OP wird Ihnen Ihr Arzt sagen, ob Sie noch weitere Tabletten einnehmen sollen.

Infektprophylaxe: Am bekanntesten ist sicher die Malariaprophylaxe bei Reisen in Infektionsgebiete. Auch bei bakteriellen Infektionen gibt es Beispiele. Hierzu gehört die Umgebungsprophylaxe bei Pertussis oder Meningitis. Erkrankt z. B. ein Kind im Kindergarten an einer Meningokokken-Meningitis, dann erhalten alle engen Kontaktpersonen, also Familienmitglieder und andere Kindergartenkinder inklusive der Geschwister eine prophylaktische Gabe von Rifampicin für zwei bis vier Tage.

💬 Vorsichtshalber erhalten alle Ihre Kinder ein Antibiotikum, um sie vor der lebensbedrohlichen Hirnhautentzündung zu schützen.

3.3 Grundregeln der Antibiotikatherapie

Ziel einer erfolgreichen Antibiotikatherapie ist die Wahl des richtigen, wirksamen Antibiotikums bei gleichzeitigem Bewusstsein, Nebenwirkungen zu minimieren und Resistenzen zu vermeiden. Die Auswahl eines Antibiotikums erfolgt nach folgenden Kriterien:

- Kritische Indikation zum Antibiotika-Einsatz:
  - Entscheidung des Arztes, ob eine bakterielle oder virale Infektion vorliegt.
- Gezielte Therapie vorziehen:
  - Antibiogramm erstellen.
  - Schmalspektrumantibiotika vorziehen.
  - Bei schweren, unklaren Erkrankungen mit Breitspektrumantibiotikum beginnen und nach Erhalt des Antibiogramms auf Schmalspektrum-Antibiotikum umstellen (Deeskalationstherapie).
- Bei kalkulierter Therapie Empfehlungen der Fachgesellschaften berücksichtigen.
- Auswahl des Wirkstoffs nach individuellen Risikofaktoren des Patienten:
  - Immunstatus.
  - Grunderkrankungen.
  - Komedikation.
  - Nebenwirkungsprofil.
- Adäquate Dosierung:
  - Ausreichend hoch zur Vermeidung von Resistenzen.
  - Bei Grunderkrankungen (Leber-, Niereninsuffizienz) ggf. Dosisanpassung.
- Adäquate Therapiedauer:
  - So lange wie nötig, aber so kurz wie möglich!
  - Zur Vermeidung von Rezidiven sollte eine Antibiose immer zwei bis drei Tage über die Symptomfreiheit hinaus erfolgen (Kap. 4.1.1, 4.2.5).
- Auch andere Maßnahmen zur Vermeidung von Resistenzen sind zu berücksichtigen (siehe 3.1.7).
- Verlaufskontrolle nach drei bis vier Tagen:
  - Bei Nichtansprechen des Antibiotikums muss die Therapie überdacht werden.
  - Eine unnötige Therapie ist sofort zu beenden. Eine Mindestdauer einer einmal begonnenen Therapie gibt es nicht!

> **Praxistipp**
>
> Wenn eine Antibiotikatherapie nach drei bis vier Tagen keinen Erfolg zeigt, muss der Patient noch einmal zum Arzt geschickt werden.

💬 Ihr Arzt hat recht, wenn er Ihnen erst einmal kein Antibiotikum verschreibt. Solange Sie klares Sekret und kein Fieber haben, bringt Ihnen ein Antibiotikum keine schnellere Genesung. Nehmen Sie daher zuerst den Schleimlöser ein. Bestimmt geht es Ihnen bei Ihrem nächsten Arzttermin übermorgen schon besser. Wenn nicht, wird Ihr Arzt noch einmal über die Notwendigkeit einer Antibiose entscheiden.

💬 Nehmen Sie das Antibiotikum noch zwei bis drei Tage über die Beschwerdefreiheit weiter ein. Das ist wichtig, damit kein Keim überlebt.

💬 Wenn Sie in den letzten drei Monaten Antibiotika bekommen haben, empfehlen Experten bei einer erneuten Therapie die Substanzklasse zu wechseln.

💬 Normalerweise wirkt das Antibiotikum spätestens nach zwei Tagen. Wenn Sie nach vier Tagen keine Besserung verspüren, gehen Sie noch einmal zum Arzt!

Bei der Auswahl eines Antibiotikums sind zahlreiche Faktoren wichtig. Sie berücksichtigen sowohl den Erreger, als auch Besonderheiten des Patienten wie Grunderkrankungen oder Allergien.

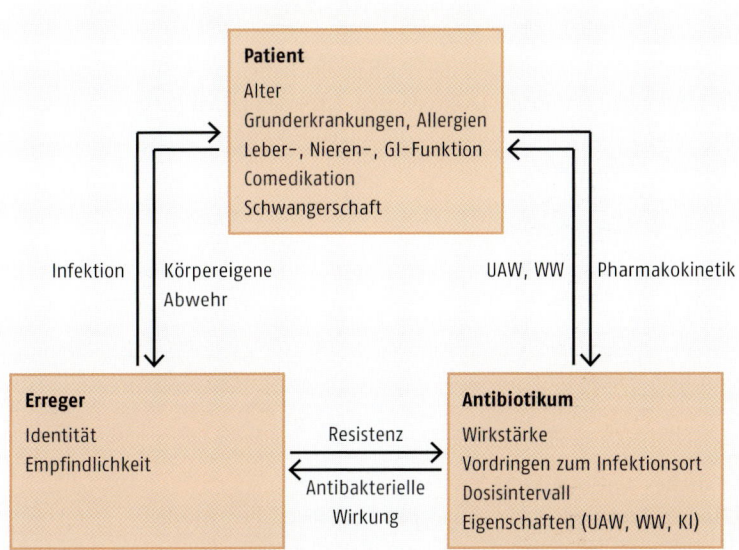

Abb. 3.5 Auswahlkriterien und Wechselbeziehungen einer Antibiotikatherapie. GI: Gastrointestinaltrakt, UAW: unerwünschte Arzneimittelwirkung, WW: Wechselwirkung, KI: Kontraindikation

Der verantwortungsvolle Einsatz von Antibiotika berücksichtigt somit Auswahlkriterien und Wechselbeziehungen von Erreger, Patient und Wirkstoff (Abb. 3.5).

Antibiotika und Immunsystem

Das körpereigene Immunsystem arbeitet Hand in Hand mit den Antibiotika:
- Durch Bakteriostase gehemmte Erreger müssen abgetötet werden. **Cave**! Bei Immunsupprimierten werden bakterizide Antibiotika bevorzugt!
- Abgetötete Keime müssen phagozytiert werden.
- Persister müssen abgetötet werden. **Cave**! Persistenz ist nicht gleich Resistenz (siehe Kap. 3.1.8).

Antibiotika unterstützen den Körper beim Kampf gegen die Bakterien.

3.4 Fehler in der Antibiotikatherapie

Zwischen den Empfehlungen der Fachgesellschaften und dem Verordnungsverhalten zeigen sich große Diskrepanzen. Experten gehen davon aus, dass viele Verordnungen fehlerhaft sind, wie die folgenden Punkte zeigen:

Falsche Indikation:
- Virale Infekte.
- Fieber unklarer Genese.

> **Hinweis**
>
> Fieber allein ist keine Indikation zur Antibiotikagabe: »Ein Antibiotikum ist kein Antipyretikum«!

> 💬 Antibiotika werden nach wie vor zu häufig verordnet. Meist liegt bei Erkrankungen der Atemwege nur ein viraler Infekt vor.

> 💬 In der Praxis werden oft Antibiotika verordnet, die von den Fachgesellschaften für diese Indikation nicht empfohlen werden.

Falsches Antibiotikum:
- Breitspektrum obwohl Schmalspektrum ausreichen würde.
- Kombinationstherapie, wenn Monotherapie ausreichen würde oder umgekehrte Übervorsicht bei Notwendigkeit einer Kombinationstherapie.
- Einsatz von Reserveantibiotika.
- Zu früher Wirkstoffwechsel. Wirkungen zeigen sich erst nach zwei bis drei Tagen.
- Nichtbeachtung der Antibiogramme.
- Nichtbeachtung der Resistenzsituation.
- Nichtbeachtung der pharmakokinetischen Eigenschaften wie z. B. Bioverfügbarkeit oder Gewebegängigkeit.
- Nichtbeachtung von Interaktionen mit anderen verabreichten Arzneistoffen.

Falsche Dosierung:
- Über- oder Unterdosierung, wobei Unterdosierung häufiger vorkommen.
- Parenterale Therapie, obwohl die orale ausreichen würde.
- Keine Dosisanpassung bei Leber-, Nierenkranken, Kindern oder Senioren.
- Therapiedauer zu lang oder zu kurz.

> 💬 Wenn ein Antibiotikum zu niedrig dosiert wird, können einige Erreger überleben und gegenüber diesem Stoff widerstandsfähig werden.

> **Hinweis**
>
> Antibiotika werden bei akuten Atemwegsinfektionen immer noch zu häufig verschrieben. Ein kritischer Einsatz ist daher wünschenswert.

3.5 Verordnungshäufigkeit der Antibiotika

Orale Antibiotika zählen in Deutschland zu den am meisten verordneten Arzneimitteln. Nach Angiotensinhemmstoffen standen Sie im Jahr 2008 an zweiter Stelle des Verordnungsvolumens.

Für die Beratung in der Apotheke ist es deshalb besonders wichtig, sich mit den gängigen Antibiotika vertraut zu machen. Diese Beratungskompetenz wird von Patienten und Ärzten geschätzt.

Die 20 verordnungsstärksten Antibiotika in Deutschland 2009

Die Daten basieren auf einer Auswertung des DAPI, Verein Deutsches Arzneiprüfungsinstitut e. V., Eschborn

1. Amoxicillin
2. Ciprofloxacin
3. Doxycyclin
4. Phenoxymethylpenicillin
5. Cefuroxim
6. Sulfamethoxazol und Trimethoprim
7. Azithromycin
8. Clindamycin
9. Clarithromycin
10. Roxithromycin
11. Cefaclor
12. Levofloxacin
13. Tetracycline
14. Amoxicillin und Enzyminhibitoren
15. Cefixim
16. Erythromycin
17. Cefpodoxim
18. Moxifloxacin
19. Ofloxacin
20. Norfloxacin

> Amoxicillin wird ist in Deutschland von allen Antibiotika am häufigsten verordnet.

Die Liste der 20 verordnungsstärksten Wirkstoffe auf der 5. Stufe des ATC-Codes umfasst ca. 93 % aller in öffentlichen Apotheken abgegebenen systemischen Antibiotika.

4 Beratung bei der Abgabe von Antibiotika

Es werden die Antibiotikagruppen vorgestellt, die bei der oralen Behandlung von Atemwegsinfekten eingesetzt werden. Die angegebenen Fertigarzneimittel sind willkürlich gewählt und als Beispiele zu verstehen.

4.1 Beratungsgrundsätze

Die nachfolgenden Hinweise sind für alle Antibiotika und somit für jede Rezeptbelieferung gültig!

> 💬 Damit Ihnen dieses Präparat gut hilft, gebe ich Ihnen noch ein paar Einnahme-Tipps.

> **Praxistipp**
> Die richtige Anwendung eines Antibiotikums trägt viel zum Therapieerfolg bei und kann Rezidive verhindern. Nehmen Sie sich daher die Zeit für kurze Abgabehinweise in Patientensprache.

4.1.1 Einnahmeregeln

Einnahmeart

Arzneimittel sollten mit einem großen Glas Wasser getrunken werden. Die Flüssigkeitsmenge beeinflusst die Resorption der Wirkstoffe erheblich. Bioäquivalenz- und Zulassungsstudien werden mit 240 ml Wasser pro Einnahme durchgeführt. Gerade bei älteren Patienten stellt die Flüssigkeitszufuhr ein Problem dar. Experten empfehlen, die Menge von 100 ml nicht zu unterschreiten. Bei der Gabe von Antibiotika-Säften an Kinder sollte nach der Einzeldosis zusätzlich noch etwas zu trinken gegeben werden. Es kann auch das Lieblingsgetränk sein (**Cave**! Milch bei Chinolonen und Tetracyclinen). Bei Erwachsenen ist Leitungswasser das ideale Einnahmemedium. Antibiotika sollten nie unmittelbar vor dem Schlafengehen oder im Liegen eingenommen werden. Richtig ist die Einnahme im Sitzen oder Stehen. Bei sauren, speiseröhrenschädigenden Arzneistoffen wie Doxycyclin und Clindamycin sind diese Hinweise besonders wichtig.

> 💬 Nehmen Sie Doxycyclin immer im Sitzen oder Stehen mit einem großen Glas Leitungswasser ein. Danach trinken Sie ruhig noch ein zweites Glas hinterher. Das beschleunigt die Wirkung.

Einnahmezeitpunkt

Auch der Einnahmezeitpunkt trägt entscheidend zum Therapieerfolg bei. Substanzspezifische Wechselwirkungen mit Nahrungsmitteln sind zu berücksichtigen. **Nüchtern** bedeutet: 30–60 Minuten vor dem Essen oder 90–120 Minuten nach dem Essen. Unter »nüchtern« wird umgangssprachlich die Einnahme ohne Alkohol assoziiert. Konkretere Angaben sind daher besser. **Alkohol** sollte während der Anwendung von Antibiotika aus grundsätzlichen Erwägungen gemieden werden. Bei einigen Arzneistoffen ist dies besonders zu berücksichtigen und wird in den entsprechenden Kapiteln erwähnt. **Die Einnahme zum Essen** erfolgt während oder unmittelbar nach einer Mahlzeit. Die Angabe **unabhängig von den Mahlzeiten** bedeutet, dass die Einnahme durch Nahrungsmittel nicht gestört wird. Bei Kindern kann zur Erhöhung der Compliance die Einnahme zum Essen erfolgen. Resorptionsverluste sind hier in der Regel vernachlässigbar.

> Nehmen Sie das Medikament morgens, mittags und abends, jeweils eine Stunde vor dem Essen ein.

> Bei Kindern ist die Einnahme zum Essen noch am besten zu handhaben. Es ist wichtiger, dass Ihr Kind das Antibiotikum überhaupt nimmt, als auf die Uhr zu schauen.

Einnahmemodus

In der Praxis kommt es häufig vor, dass scheinbar klare Hinweise zum Einnahmemodus vom Patienten falsch interpretiert werden. So ist nicht jedem Anwender klar, was »3 x 1« oder 1-1-1 bedeutet. Klare Formulierungen und eventuelles Nachfragen beim Patienten sind deshalb empfehlenswert.

> 2x täglich 1 Tablette bedeutet: Sie nehmen morgens, und abends jeweils eine Tablette ein. Die regelmäßige Einnahme ist wichtig, damit immer ausreichend hohe Wirkspiegel vorliegen.

Einnahmedauer

Angaben zur Therapiedauer sind bei Behandlungsbeginn schwer abschätzbar. Die Fachinformationen geben hierfür Richtwerte vor. Grundsätzlich ist das klinische Bild entscheidend. Die Antibiose sollte zwei bis drei Tage über die Symptomfreiheit hinaus weitergeführt werden. So können Rezidive verhindert und Resistenzen minimiert werden.

> ### Praxistipp
> Die ausreichend lange Therapie ist wichtig für den nachhaltigen Therapieerfolg. Die Angabe, die Antibiotika bis zum Schluss einzunehmen, reicht daher nicht immer aus.

> Antibiotika werden zwei bis drei Tage über die Beschwerdefreiheit hinaus eingenommen. Nur so ist gewährleistet, dass keine Erreger übrig bleiben, die einen Rückfall verursachen könnten. Lassen Sie sich evtl. noch einmal etwas verordnen.

4.1.2 Allgemeingültige Nebenwirkungen

Häufigkeitsangaben von Nebenwirkungen
- Sehr häufig: mehr als 1 Behandelter von 10 (≥10%).
- Häufig: 1 bis 10 Behandelte von 100 (≥1%-<10%).
- Gelegentlich: 1 bis 10 Behandelte von 1000 (≥0,1%-<1%).
- Selten: 1 bis 10 Behandelte von 10000 (≥0,01%-<0,1%).
- Sehr selten: weniger als 1 Behandelter von 10000 (<0,01%).
- Nicht bekannt: Häufigkeit auf Grundlage der verfügbaren Daten nicht abschätzbar.

💬 Im Beipackzettel finden sie immer sehr viele Nebenwirkungen aufgeführt. Einige davon kommen selten vor. Sie machen weniger als 0,1% aus. Für die Praxis relevant sind sehr häufige, häufige und gelegentliche Ereignisse.

Antibiotikaassoziierte Diarrhö und pseudomembranöse Kolitis

Eine sonst nicht erklärbare Diarrhö in Verbindung mit der Einnahme von Antibiotika wird als antibiotikaassoziierte Diarrhö (AAD) bezeichnet. Zu 60–70 Prozent treten die Durchfälle **während** der Behandlung auf. Auch eine verzögerte Reaktion bis zu zehn Wochen **nach** Absetzen des Antibiotikums ist möglich! Prinzipiell können alle Antibiotika nach oraler oder parenteralen Gabe Durchfall hervorrufen. Bei den meisten Wirkstoffen ist es laut Angaben der Fachinformation eine **häufige** Nebenwirkung. Aus der Praxis ist bekannt, dass einige Wirkstoffe mit einem höheren Risiko behaftet sind als andere (Tab. 4.1).

Antibiotika können über verschiedene Mechanismen Durchfall verursachen:
- Schädigung der normalen bakteriellen Standortflora mit Überwucherung durch pathogene Erreger
- Direkte toxische oder allergische Wirkung auf die Darmflora.
- Direkter motilitätsfördernder Effekt auf den Gastrointestinaltrakt (z. B. Erythromycin, Clavulansäure).

💬 Durchfall ist eine Nebenwirkung, die häufig bei Anwendung von Antibiotika auftritt. Meist tritt er während der Therapie auf, seltener noch nach Absetzen des Antibiotikums.

💬 Einige Antibiotika regen die Darmbewegungen an und können auf diese Weise zu Durchfall führen.

Tab. 4.1 Risiko für das Auftreten einer antibiotikaassoziierten Diarrhö

Hohes Risiko	Geringes Risiko
Clindamycin	Tetracycline
Aminopenicilline	Makrolide
Cefalosporine, v. a. Gruppe 3	Cotrimoxazol
Clarithromycin in hoher Dosierung	Schmalspektrumpenicilline
Chinolone, v. a. neuere Substanzen	Metronidazol
	Vancomycin

4.1 Beratungsgrundsätze

Insgesamt verlaufen die meisten antibiotikabedingten Durchfälle milde und unkompliziert. Das klinische Spektrum hängt dabei von der Ursache ab. Während die angeregte Peristaltik meist harmlos ist und nach Beendigung der Antibiose sistiert, kann eine Allergie oder eine Überwucherung des Darms mit pathogenen Erregern lebensbedrohliche Folgen haben. In etwa 20 Prozent werden Toxine von *Clostridium difficile* (*C. difficile*) nachgewiesen. Toxine sind als Pathogenitätsfaktoren (siehe Kap. 1.1.6) bekannt und können unterschiedlich schwere Krankheitsbilder hervorrufen.

> 💬 Eine pseudomembranöse Kolitis ist eine sehr seltene Nebenwirkung von Antibiotika, d. h. sie kommt bei weniger als einem von 10 000 Patienten vor. Wenn Sie ansonsten gesund sind und nicht so oft Antibiotika bekommen, werden Sie das Arzneimittel bestimmt gut vertragen.

> **Hinweis**
> Nach Schätzungen des Robert Koch-Instituts muss bei etwa einem von 100 antibiotisch behandelten Patienten mit einer *Clostridium-difficile*-Infektion gerechnet werden.

Die schwerste Ausprägung ist die **pseudomembranöse Kolitis** (PMC).
Hinweise auf eine PMC sind:
— Bauchkrämpfe.
— Heftige Bauschmerzen.
— Durchfälle: blutig oder schleimig-grün.
— Kreislaufschwäche.
— Schweres Krankheitsgefühl.
— Fieber.

Lebensbedrohliche Komplikationen in Form eines hypovolämischen Schocks, Dehydratation, Dickdarmperforation, toxisches Megacolon (starke Blähung des Kolons) oder Sepsis sind möglich. Die Mortalität liegt bei etwa zwei Prozent und erhöht sich bei Patienten mit Megacolon auf 35 Prozent.

> 💬 Bei kampfartigen Bauchschmerzen mit schleimig-grünlichen oder wässrig-blutigen Durchfällen brechen Sie die Therapie ab und informieren Sie sofort Ihren Arzt.

> **Clostridium difficile**
> Es handelt sich um ein anaerobes, grampositives, sporen- und toxinbildendes Bakterium. Die Sporen werden mit dem Stuhl ausgeschieden und fäkal-oral übertragen. Es ist der häufigste Keim in Krankenhäusern und Altenheimen. Etwa 1–4 % der gesunden Erwachsenen und 66 % der Kleinkinder tragen *C. difficile* im Darm. Nach Aufnahme in ein Krankenhaus kommt es bei Erwachsenen schnell zu einem Anstieg auf 20–40 %. Bei Gesunden ist *C. difficile* ein harmloses Darmbakterium. Wird aber durch Gabe von Antibiotika die natürliche Darmflora zurückgedrängt, können sich Clostridien in diesen Lücken vermehren. Ein **erhöhtes Risiko** besteht z. B. bei Patienten über 60 oder unter sechs Jahre, Immunsupprimierten, Patienten mit chronisch-entzündlichen Darmerkrankungen sowie bei Antibiotikabehandlungen über 15 Tagen, der

> 💬 Nach Schätzungen des Robert Koch-Instituts werden antibiotikabedingte Durchfälle in 15–20 % durch einen bestimmten Keim ausgelöst. Bei einer schweren Entzündung des Dickdarms, der pseudomembranösen Kolitis wird er in mehr als 95 % nachgewiesen.

> Kombination mehrerer Antibiotika oder wiederholter Antibiotikagaben. *C. difficile* verursacht mehr als 95 Prozent aller Fälle einer pseudomembranösen Kolitis.

Therapieoptionen bei AAD
Bei leichtem Durchfall:
- Weitereinnahme der Antibiotika.
- Empfehlung von Elektrolyten (Bsp. Elotrans®) und Probiotika wie *Saccharomyces boulardii* oder Lactobiogen® parallel zum Antibiotikum.

Bei Verdacht auf Clostridien:
- **Therapieabbruch**!
- Sofortige Kontaktaufnahme mit dem Arzt.
- Stuhlprobe für den Toxinnachweis.
- Symptomatische Therapie mit Elektrolyten und *Saccharomyces boulardii*, **kein** Loperamid!

💬 Ich empfehle Ihnen Elektrolyte zum Ausgleich von Flüssigkeit und Salzen, die machen Sie schnell wieder fit!

💬 Haben Sie in den letzten zehn Wochen Antibiotika eingenommen?

> **Praxistipp**
>
> Durchfälle, die durch Antibiotika hervorgerufen werden, dürfen nie mit Loperamid behandelt werden. Es ist daher wichtig, bei der Abgabe dieses Arzneistoffs nach dem Auslöser des Durchfalls zu fragen. Eine PMC kann sich bis zu zehn (!) Wochen nach Therapieende manifestieren! Oft wird daher kein kausaler Zusammenhang mehr gesehen.

- Bei positivem Toxinnachweis ist eine Antibiose indiziert (Dosisangaben Erwachsene):
  - Metronidazol 3–4 x 400 mg p. o. oder i. v. für zehn Tage.
  - Vancomycin 4 x 125–250 mg p. o. für zehn Tage.
  - Für die Erstbehandlung wird Metronidazol empfohlen.
  - Vancomycin ist das Mittel der Wahl bei Wirkungslosigkeit, Unverträglichkeit oder Resistenz von Metronidazol sowie bei Schwangeren, Kindern unter zehn Jahren und kritisch Kranken. Da es nicht resorbiert wird, aber seine Wirkung im Darmlumen entfalten soll, kann es für diese Indikation nur **oral** gegeben werden. Bei häufigen Rezidiven hat sich eine ausschleichende Therapie mit Vancomycin über vier bis sechs Wochen unter gleichzeitiger Gabe von *Saccharomyces boulardii* bewährt.
- Bei allergischen Reaktionen:
  - **Therapieabbruch**!
  - Behandlung gemäß dem Schweregrad, ggf. sind Notfallmaßnahmen erforderlich (siehe auch Abschnitt Allergien und anaphylaktische Reaktionen).

💬 Vancomycin ist bei pseudomembranöser Kolitis nur in Tablettenform wirksam, nicht als Infusion.

💬 Auch eine allergische Arzneimittelreaktion kann sich als Durchfall äußern. Bei Verdacht auf eine Allergie müssen Sie das Antibiotikum sofort absetzen.

Rezidive: In 30% bleibt der Toxinnachweis trotz adäquater Therapie positiv. Diese Patienten erleiden häufig Rezidive, wenn das Immunsystem geschwächt ist.

Ansteckung: Die Ansteckungsfähigkeit ist bis 48 Stunden nach Sistieren der Durchfälle gegeben. Bei direktem Patientenkontakt insbesondere im Gesäßbereich und bei Kontakt mit Stuhl sind Einmalhandschuhe, Schutzkleidung und Mundschutz obligat. Danach müssen die Hände desinfiziert werden. Da die üblichen alkoholischen Händedesinfektionsmittel gegen bakterielle Sporen unwirksam sind, müssen nach der hygienischen Händedesinfektion die Hände zusätzlich gründlich gewaschen werden.

> Damit Sie sich nicht anstecken, sollten Sie Ihre Hände nach Ausziehen der Schutzhandschuhe z. B. mit Sterillium® desinfizieren. Wenn die Lösung getrocknet ist, waschen Sie Ihre Hände gründlich mit Seife.

Prophylaxe: Der restriktive Einsatz von Breitband-Antibiotika kann das Risiko reduzieren.
  Probiotika sind sinnvoll:
– Bei Patienten, die schon einmal unter AAD litten.
– Zur Rezidivprophylaxe.
– Bei Antibiotika mit einem hohen Risiko für AAD (Tab. 4.1).
– Bei Risikopatienten: Chroniker, ältere Patienten, Kinder.
  Positive Daten liegen z. B. vor für:
– *Saccharomyces boulardii* und *Lactobacillus casei* GG.
– Die Firma Symbiopharm empfiehlt zur Verhinderung von AAD Symbiolact® Comp. oder Symbiolact® pur.
– Bewährt haben sich außerdem Bion® 3 Tabletten.

Eine ausführliche Besprechung der Probiotika zur Verhinderung einer antibiotikaasoziierter Diarrhö sowie zum Darmaufbau während und im Anschluss an eine Antibiose findet in Kap 6.5 und 6.6 statt. Das Thema antibiotikaassoziierte Diarrhö nach bereits beendeter Antibiose wird in einem Fallbeispiel vorgestellt (Kap. 8.1.1).

> Durch die parallele Einnahme von Probiotika können Sie das Risiko von antibiotikabedingten Durchfällen deutlich reduzieren.

Allergien und anaphylaktische Reaktionen

Alle Antibiotika können zu allergischen Reaktionen führen. Hierbei kommt es zu einer arzneimittelbedingten Aktivierung des Immunsystems. Patienten mit allergischer Disposition wie Heuschnupfen oder Asthma sind häufiger betroffen. Klassische **allergische Reaktionen** beruhen auf einer Antigen-Antikörper-Reaktion. In Abhängigkeit vom Beginn der Symptomatik unterscheidet man Sofort- (0–1 Std. nach Gabe), verzögerte (1–72 Std. nach Gabe) und Spätreaktionen (> 72 Std. nach Gabe). Die **Sofortreaktion** basiert meist auf einer allergischen Reaktion vom Typ-I und ist IgE-vermittelt. Sie kann in allen Schweregraden von lokaler Schwellung, Urtikaria, Durchfall (s. o.), Anaphylaxie bis zum anaphylaktischen Schock auftreten. Dieser ist lebensbedrohlich und erfordert sofortige Notfallmaßnahmen. Die Bildung der IgE-Antikörper kann unbemerkt verlaufen und bei einer Reexposition klinisch manifest werden. Darüber hinaus

> Eine Allergie auf Arzneimittel betrifft besonders oft Haut, Darm, Bronchien und das Kreislaufsystem.

> Eine allergische Sofortreaktion tritt meist innerhalb der ersten 30 Minuten nach Einnahme auf.

gibt es Patienten, die schon beim ersten Kontakt mit dem Antibiotikum eine Reaktion entwickeln, weil sie zufällig Antikörper besitzen.

> **Hinweis**
> Allergische Reaktionen vom Soforttyp können bereits bei der Erstanwendung auftreten.

💬 Sollten Sie während der Einnahme von Antibiotika bei sich einen Hautausschlag bemerken oder bekommen Sie Luftnot, könnte dies auf eine Allergie hindeuten. Besprechen Sie dann mit Ihrem Arzt, ob sie das Antibiotikum vorzeitig absetzen sollen.

Die **Spätreaktionen** umfassen Immunreaktionen von Typ-II- bis IV. Hierzu zählt auch das allergische Exanthem der Aminopenicilline (siehe Kap. 4.3.4). Die schwersten arzneimittelbedingten Spätreaktionen der Haut gehen mit starker Ausdehnung, Blasenbildung und Schleimhautbeteiligung einher. Am bekanntesten sind das Stevens-Johnson-Syndrom (10–30 % der Körperoberfläche betroffen) und die Toxische Epidermale Nekrolyse (mehr als 30 % der Körperoberfläche betroffen). Die Letalität liegt bei 10–30 % und führt zu Komplikationen wie z. B. Sehschäden. Sie kommen nach Antibiotikaeinnahme selten bis sehr selten vor. Neben den eigentlichen allergischen Reaktionen gibt es auch **pseudoallergische Reaktionen**. Hierbei lösen Arzneistoffe keine Antikörperbildung aus, sondern wirken direkt toxisch durch Aktivierung von Immunmediatoren. Sie können damit allergische Reaktionen vortäuschen und sind in der Praxis oft schwer zu differenzieren. Die bekannteste Pseudoallergie von Arzneistoffen ist das »Analgetika-Asthma«. Solche Reaktionen sind auch bei der Einnahme von Antibiotika möglich. In wieweit sich hier allergische und nichtallergische Effekte mischen, ist nicht klar zu trennen. Unter den Antibiotika kommen allergische Reaktionen häufig bei Penicillinen, Chinolonen und Cotrimoxazol vor. Bei nachgewiesener Allergie sind **Kreuzallergien** zu berücksichtigen. Sie bestehen innerhalb einer Arzneimittelgruppe und zum Teil auch darüber hinaus. Bei einer Penicillinallergie müssen Kreuzallergien auf Cefalosporine berücksichtigt werden (siehe Kap. 4.3.4), bei Makroliden Reaktionen auf Telithromycin und Clindamycin. Allergien gegenüber **Hilfsstoffen** sind individuell zu berücksichtigen. Kap. 5.1.2 geht darauf näher ein.

Störung der physiologischen Standortflora

💬 Wie vertragen Sie Antibiotika im Magen-Darm-Trakt oder im Vaginalbereich? Ich habe einen guten Tipp, der Ihnen helfen kann, das Antibiotikum besser zu vertragen.

Während einer Antibiotikaeinnahme kann es zu Verschiebungen der physiologischen Flora kommen. Besonders betroffen sind der Darm, der Vaginalbereich und die Mundschleimhaut. Normalerweise halten sich physiologische Bakterien und Pilze die Waage. Kommt es durch die Einnahme von Antibiotika zu einer Zurückdrängung der Bakterien, ist auch die schützende Standortflora betroffen. Eine Selektion von Candida-Arten ist möglich. Klinisch äußert sich dies am häufigsten in Vaginalmykosen, Mund- und Rachenschleimhautentzündungen (Glossitis, Stomatitis) sowie Juckreiz in der Analgegend. Außerdem können im Vaginalbereich bestimmte pathogene Bakterien die Oberhand gewinnen, wenn sie nicht vom Antibiotikum angegriffen werden, und hier zu lokalen Infektionen führen. Prophylaktische Maßnahmen sind ausführlich in Kapitel 6.7 beschrieben.

4.1.3 Allgemeingültige Wechselwirkungen

Einige Wechselwirkungen ziehen sich wie ein roter Faden durch viele Antibiotikaklassen. Daher werden sie an dieser Stelle besprochen.

ACC

Aus In-vitro-Versuchen ist bekannt, dass Antibiotika durch ACC inaktiviert werden können. Die praktische Relevanz ist nicht klar. Aus Sicherheitsgründen sollten aber **alle** Antibiotika außer Cefixim mit einem mindestens zweistündigen Abstand eingenommen werden. Dieser Hinweis findet sich in den Fachinformationen und Beipackzetteln von ACC-haltigen Präparaten und wird so auch von den Patienten gelesen.

> Aus experimentellen Untersuchungen gibt es Hinweise, dass Antibiotika durch ACC in ihrer Wirkung vermindert werden können. Nehmen Sie daher beide Arzneimittel mit einem Abstand von mindestens zwei Stunden ein.

Antikoagulanzien wie Marcumar® und Coumadin®

Viele Antibiotika können die Wirkung von oralen Antikoagulanzien vom Cumarin-Typ verstärken. Es besteht dann eine erhöhte Blutungsgefahr. Der Effekt zeigt sich erfahrungsgemäß nach gemeinsamer Anwendung über fünf Tage, kann aber im Einzelfall auch früher relevant werden. Patienten sollten daher regelmäßig die Gerinnungsparameter kontrollieren und das Vorgehen mit dem Arzt besprechen. Besonders häufig betroffen sind Aminopenicilline, Cefalosporine der Gruppe 1 (Cefaclor, Cefazolin) und 3 (Cefixim, Cefpodoxim, Ceftibuten), Makrolide, Ketolide, Tetracycline, Chinolone und Cotrimoxazol.

> Wechselwirkungen mit Antibiotika sind besonders häufig bei blutverdünnenden und bestimmten herzwirksamen Medikamenten zu beobachten. Es ist daher wichtig, dass Ihr HNO-Arzt weiß, welche anderen Arzneimittel Sie noch einnehmen.

Digoxin (Bsp. Lanicor®), Acetyldigoxin (Bsp. Novodigal®)

Bei Patienten, die mit diesen Herzglykosiden behandelt werden, kann es nach einigen Tagen der gleichzeitigen Einnahme zu Anzeichen einer Intoxikation kommen. Warnhinweise sind Übelkeit, Erbrechen, Farbensehen, Schwindel, Gesichtsfeldausfälle oder Herzrhythmusstörungen. Acetyldigoxin und Metildigoxin (Lanitop®) werden zu Digoxin umgewandelt. Digoxin wird bei 10–15 % der Patienten durch den Darmkeim *Eubacterium lentum* zu inaktiven Produkten abgebaut. Etwa 30–40 % der Dosis gehen somit verloren. Antibiotika können diese Darmbakterien reduzieren, sodass weniger Digoxin abgebaut wird. Die Digoxin-Plasmaspiegel können auf mehr als das Doppelte ansteigen. Da die Darmflora sich langsam regeneriert, betrifft diese Interaktion auch die Zeit nach Absetzen des Antibiotikums und muss daher u. U. auch vor Beginn einer Behandlung mit Digoxin und Acetyldigoxin berücksichtigt werden. Auf Überdosissymptome sollte daher geachtet werden. Gegebenenfalls muss der Arzt eine Dosisanpassung des Herzglykosids vornehmen. Digitoxin (Bsp. Digimerck®) ist davon nicht betroffen. Beschrieben ist der Effekt bei Betalactam-Antibiotika, Makroliden, Telithromycin, Tetracyclinen, Ciprofloxacin und Cotrimoxazol.

Komplexbildner, Antazida
Komplexbildner können zur Wirkminderung des Antibiotikums führen. Dazu zählen z. B.:
- Adsorbenzien wie Aktivkohle (Bsp. Kohle-Compretten®) oder Pektin (Bsp. Diarrhoesan®).
- Anionenaustauscherharze wie Colestyramin (Bsp. Quantalan®).
- Organische Phosphatbinder wie Sevelamer (Bsp. Renagel®).
- Antazida.
- Sucralfat (Bsp. Ulcogant®).

Die Einnahme von Aktivkohle und Diarrhoesan® ist während der Antibiose verzichtbar. Auch bei antibiotikaassoziierter Diarrhö sind sie nicht erste Wahl (siehe Kap. 4.1.2). Patienten, die eine der oben angeführten Substanzen einnehmen, sollten **grundsätzlich** einen Zeitabstand zum Antibiotikum einhalten. Obwohl Interaktionen nicht für alle Wirkstoffe im Detail bekannt und in den Fachinformationen erwähnt sind, können sie nicht ausgeschlossen werden. Eine Wirkminderung durch **Colestyramin** ist explizit erwähnt in den Fachinformationen der Tetracycline und bei Cefadroxil (Bsp. Grüncef®). Die Einnahme von Antibiotika sollte eine Stunde vor oder drei Stunden nach **Sevelamer** erfolgen. Besonders gut dokumentiert ist die Interaktion mit Ciprofloxacin. Im Hinblick auf eine mögliche Resorptionsbeeinträchtigung durch die gleichzeitige Einnahme von **Antazida** sollte grundsätzlich ein Abstand von 1 bis 2 Stunden eingehalten werden. Klinisch relevante Resorptionsverminderungen sind für Tetracycline und Chinolone beschrieben. Diese Einschränkung gelten grundsätzlich nicht für Antazida vom Typ der H_2-Blocker wie Ranitidin und Famotidin (Ausnahme: Cefpodoxim) oder der Protonenpumpenhemmer wie Omeprazol und Pantoprazol. Bei gleichzeitiger Gabe von Omeprazol mit Makroliden wird die Bioverfügbarkeit beider Stoffe erhöht. Negative Wirkungen sind aufgrund der großen therapeutischen Breite beider Stoffklassen aber nicht zu erwarten. Bei einigen Chinolonen und **Sucralfat** sind längere Abstände nötig (siehe Kap. 4.8). Für viele Wirkstoffe ist eine verminderte Resorption nachgewiesen, dazu gehören Chinolone und Teracycline.

Laboruntersuchungen
Alle Antibiotika können bei Blut- oder Urinuntersuchungen das Ergebnis verfälschen. Veränderungen im Blutbild, einschließlich Anstieg von Leberenzymen, werden häufig beobachtet. Nach Absetzen sind sie meist reversibel. Bei längerer Behandlung mit Antibiotika sollten regelmäßig Blutbildkontrollen, einschließlich der Nieren- und Leberwerte, erfolgen. Je nach Wirkstoff wird dies zu unterschiedlichen Zeitpunkten empfohlen siehe auch bei den entsprechenden Wirkstoffen, so z. B. bei der Einnahme von Cefalosporinen nach zehn, bei Doxycyclin nach 21 Tagen. Die Notwendigkeit einer Überprüfung hängt im Wesentlichen von den individuellen Risikofaktoren des Patienten ab.

💬 Nehmen Sie Doxycyclin mindestens eine Stunde vor oder vier Stunden nach Quantalan® ein.

💬 Antibiotika können durch Säurehemmer in ihrer Wirkung vermindert werden. Warten Sie daher mit der Einnahme von Talcid® etwa zwei Stunden.

💬 Wenn Sie auf die Einnahme von Ulcogant® während der Antibiotikaeinnahme nicht verzichten können, warten sie mindestens zwei Stunden ab, nachdem Sie das Antibiotikum genommen haben.

💬 Wenn bei Ihnen in den nächsten Tagen Blut- oder Urinkontrolle ansieht, sagen Sie bitte, dass Sie zurzeit ein Arzneimittel einnehmen. Die Werte können verändert sein.

Wirkminderung hormonaler Kontrazeptiva

Eine beratungsrelevante Wechselwirkung betrifft Frauen, die hormonale Kontrazeptiva anwenden. Die Frage, ob Antibiotika zu einer Einschränkung der kontrazeptiven Sicherheit führen können, taucht immer wieder auf, da Einzelfallberichte vorliegen, die eine derartige Beeinträchtigung wahrscheinlich machen. Diskutiert werden hierbei verschiedene Mechanismen wie z. B. Enzyminduktion von Estrogen- und Gestagenkomponente, eine reduzierte enterohepatische Zirkulation des Estrogens sowie Resorptionsbeeinträchtigungen aufgrund von antibiotikaassoziierter Diarrhö. In der Literatur findet man zu den pharmakokinetischen Wechselwirkungen sehr unterschiedliche Angaben. Sie reichen von Hinweisen, dass Antibiotika die Wirkung gar nicht herabsetzen, über die Möglichkeit von Zwischenblutungen ohne eine Abnahme der kontrazeptiven Sicherheit bis hin zur Empfehlung, noch Wochen über die Antibiotikatherapie zusätzlich zu verhüten. Bei einem Blick in die Fachinformationen oder Packungsbeilagen der Hormonpräparate und Antibiotika spiegelt sich dies wider. Es finden sich bei **allen oralen Kontrazeptiva** und auch bei hormonalen Verhütungsmethoden in Form eines Verhütungsringes (Bsp. Nuvaring®) oder Verhütungspflaster (Bsp. Evra®) sowie mit Einschränkungen auch bei den Depotformulierungen (Bsp. Depo-Clinovir®, Sayana®, Implanon®) Hinweise zu einer möglichen Wirkminderung. Bei den **Antibiotika** finden sich solche Hinweise bei vielen, aber längst nicht bei allen Stoffen. Dies führt in der Praxis zur Verwirrung. Für die Beratung in der Offizin sollten deshalb praktikable Lösungen angeboten und eher auf Nummer sicher gegangen werden. Mögliche Resorptionsbeeinträchtigungen durch leichte Formen antibiotikabedingter Durchfälle sind im Einzelfall nicht vorhersehbar. Bei einer kurzfristigen Antibiotikaeinnahme sollten daher bei **jedem Antibiotikum** für o. a. hormonale Verhütungsmethoden zusätzliche Maßnahmen empfohlen werden. Keine Wechselwirkungen sind mit der gestagenhaltigen Spirale Mirena® zu erwarten.

Bei allen »**Pillen**« gilt: die Einnahme erfolgt wie gewohnt weiter. Zusätzlich soll während und bis **sieben Tage** im Anschluss an die Antibiose mit einem Kondom verhütet werden. Temperaturmethoden sind als zusätzliche Verhütungsmethode ungeeignet, da Gestagene die Basaltemperatur anheben. Sieben Tage sind bei kombinierten Estrogen/Gestagen-Präparaten im Allgemeinen ausreichend, um die Hypophysen-Hypothalamus-Ovar-Achse zuverlässig zu unterdrücken. Verminderte Wirkspiegel aufgrund möglicher antibiotikabedingter Durchfälle oder anderer Wechselwirkungen sind dann wieder korrigiert. Auch bei den reinen Gestagen-Präparaten (»**Minipille**«) baut sich die Zervixschleim-Barriere in dieser Zeit wieder auf. Ist von starken Resorptionsbeeinträchtigungen aufgrund von antibiotikaassoziiertem Durchfall auszugehen, empfehlen Experten, die Zeitspanne bei den »Minipillen« auf 14 Tage zu erhöhen.

> 💬 Antibiotika können die Wirkung der Pille herabsetzen. Verhüten Sie während und bis sieben Tage nach der Antibiotikaeinnahme zusätzlich mit einem Kondom.

> 💬 Es handelt sich um eine Vorsichtsmaßnahme, die Sie nicht bei jedem Antibiotikum im Beipackzettel finden werden.

> 💬 Nach sieben Tagen fehlerfreier Einnahme hat sich erfahrungsgemäß ein verminderter Empfängnisschutz wieder neu aufgebaut.

> 💬 Sie nehmen Cerazette®, 28 mini®, Microlut® einfach wie gewohnt kontinuierlich weiter. Sie sollten bis zu einer Woche nach der letzten Antibiotikaeinnahme zusätzlich verhüten. Wenn Sie vom Antibiotikum Durchfall bekommen sollten, sogar zwei Wochen.

> **Sieben-Tage-Regel**
>
> Die kontrazeptive Sicherheit der Pille ist wieder hergestellt, wenn nach Absetzen des Antibiotikums eine fehlerfreie Einnahme über sieben Tage erfolgt ist.

💬 Die sogenannte „Sieben-Tage-Regel" gilt für alle Pillen, Minipillen, den Verhütungsring und das Verhütungspflaster. Bei den Langzeitverhütungsmethoden wie der Dreimonatsspritze oder dem Verhütungsstäbchen gibt es weniger Erfahrungswerte. Aber bei den meisten Antibiotika reicht auch hier dieses Sicherheitsfenster von einer Woche aus.

Fallen die Einnahme des Antibiotikums oder die sieben Tage Sicherheitspuffer in die »**Pillenpause**« kombinierter Präparate, wird empfohlen, diese nicht einzulegen, sondern die Einnahme ohne Unterbrechung mit einem neuen Blister fortsetzen. Dadurch wird schneller ein sicherer Empfängnisschutz aufgebaut. Dies gilt für Einphasen- und Stufenpräparate. Bei **anderen** hormonalen **Verhütungsmethoden** wie Nuvaring® und Evra® sollte ebenso verfahren werden. Es gilt die »Sieben-Tage-Regel«. Gegebenenfalls soll in Analogie zu den oralen Präparaten bei Nuvaring® kein freies Intervall folgen, sondern gleich ein neuer Ring eingelegt werden. Auch bei Evra® wird ein neuer Behandlungszyklus ohne das pflasterfreie Intervall empfohlen. Bei den **Depot-Präparaten** wurden keine spezifischen Studien zu Wechselwirkungen durchgeführt. Die Hersteller von Depo-Clinovir®, Sayana®, und Implanon® empfehlen grundsätzlich die gleiche Vorgehensweise wie bei den oralen Verhütungsmitteln. Ist von einem Antibiotikum ein enzyminduzierender Effekt bekannt (z. B. bei Ampicillin oder Rifampicin), so sollte der zusätzliche Verhütungszeitraum statt sieben 28 Tage betragen. Die Aufklärung der Patientinnen zum Schutz vor ungewollten Schwangerschaften bietet sich an, da diese Informationen im Beipackzettel der Verhütungsmittel stehen. **Zum Vergleich:** die ABDA-Datenbank sieht zusätzliche Maßnahmen bis zum Ende des Zyklus und eine Woche darüber hinaus vor. Kommt es in den ersten vier Stunden nach der Pilleneinnahme zu (ggf. antibiotikabedingtem) Erbrechen oder Durchfall ist von einer verminderten Wirkstoffaufnahme auszugehen. Es gelten dann die gleichen Hinweise wie bei einer vergessenen Tabletten-Einnahme. Sie sind den Fachinformationen und Packungsbeilagen zu entnehmen. In Kap. 8.1.4 findet sich zum Thema Antibiotikum und Pille ein Fallbeispiel zur Verdeutlichung.

Kombinationen von Antibiotika

💬 Die Kombination zweier Antibiotika sollte grundsätzlich die Ausnahme sein. Oftmals ist die Monotherapie ausreichend. Es gibt aber manchmal Gründe, dass sich der Arzt so entscheidet.

Die Kombination mehrer Antibiotika ist grundsätzlich kritisch zu sehen. Dies betrifft insbesondere die Kombination von bakteriziden und bakteriostatischen Wirkstoffen. Nicht empfohlen wird aufgrund eines möglichen **Antagonismus** die Kombination eines sekundär bakteriziden Betalactams mit bakteriostatischen Substanzen wie einigen Makroliden oder Tetracyclinen. Auch bei einem Angriff an der gleichen Bakterienstruktur ist sie zu hinterfragen. Dies ist z. B. der Fall, wenn Antibiotika kombiniert werden, die beide die Proteinbiosynthese am Ribosom hemmen (Makrolide, Ketolide, Tetracyclie, Clindamycin). Eine sichere synergistische Wirkung ist nur bei wenigen Kombinationen und bei bestimmten Erkrankungen gegeben. Näheres siehe Kap. 3.2. Zur Verdeutlichung werden bei den einzelnen Antibiotikagruppen mögliche Antagonismen genannt.

4.1.4 Schwangerschaft und Stillzeit

Auch während der Schwangerschaft und Stillzeit ist die Gabe von Antibiotika manchmal erforderlich. Infektionen können sowohl die Mutter als auch das Ungeborene gefährden. Inzwischen gibt es zahlreiche Daten, die Aussagen zu Therapieempfehlungen erlauben. Prinzipiell sollten Wirkstoffe bevorzugt werden, die schon etwa 20 Jahre im Handel sind. Das Risiko ist dann besser abzuschätzen. Wichtig für die Beratung: Beipackzettel und Rote Liste sind **keine** geeignete Literatur! Gute praxisrelevante Antworten findet man beim Pharmakovigilanz- und Beratungszentrum für Embryonaltoxikologie unter www.embryotox.de oder in Form einer telefonischen Beratung unter 030–30 30 8111. In Kap. 9.3 ist weitere Literatur aufgeführt. Die Schwangere sollte über die Notwendigkeit einer Antibiose aufgeklärt und zur Therapie ermutigt werden. Meistens stehen gut erprobte Wirkstoffe zur Verfügung. In den einzelnen Kapiteln sind die Empfehlungen dargestellt. Sie spiegeln im Wesentlichen die Empfehlungen von embryotox wider.

> Für die optimale Entwicklung Ihres Babys ist es wichtig, dass Sie das Antibiotikum einnehmen. Es ist gut untersucht und sicher.

> Ein Institut in Berlin beschäftigt sich intensiv mit dem Thema Arzneimittel und Schwangerschaft. Auf diese Empfehlungen können Sie sich verlassen.

4.2 BAK-Leitlinie

Für die Tätigkeiten in der Apotheke hat die Bundesapothekerkammer Handlungshilfen in Form von Leitlinien erstellt. Sie erleichtern durch ihren gut strukturierten Aufbau die tägliche Arbeit. Die Abgabe von Arzneimitteln auf Rezept ist Gegenstand der Leitlinie »Information und Beratung des Patienten bei der Abgabe von Rezepten- Erst- und Wiederholungsverordnung«. Dazu zählt auch die Belieferung mit Antibiotika. In den meisten Fällen handelt es sich um eine Erstverordnung. Der Patient bekommt im Rahmen eines Atemwegsinfekts einmalig ein Antibiotikum verordnet. Seltener kommt es vor, dass es sich um eine Folgeverordnung handelt und der Patient das Antibiotikum schon kennt. Eine strukturierte Rezeptbelieferung läuft in folgenden Schritten ab:

> Um den Apothekenmitarbeitern die Beratung zu erleichtern gibt es für viele Themengebiete Beratungsleitfäden.

4.2.1 Formale Prüfung der Verordnung

Alle Angaben auf der Verordnung müssen überprüft werden.

4.2.2 Prüfung der Verordnungsart

Erstverordnung: Hier ist eine ausführliche Beratung notwendig.
Wiederholungsverordnung: In diesem Fall verläuft das Gespräch mit dem Patienten meist kürzer. Es sollte aber immer nachgefragt werden, ob noch Klärungsbedarf besteht. Die Patienten sollten in jedem Fall die Möglichkeit haben, Fragen zu stellen. Für Probleme, die während der Anwendung aufgetreten sind, sollten Lösungsvorschläge gemacht werden.

> Kennen Sie das Präparat schon?

> Wie kommen Sie mit dem Antibiotikum zurecht? Haben Sie dazu noch Fragen?

4.2.3 Einsicht in die Patientendatei

Die meisten Apotheken arbeiten mit Kundenkarten. Hierauf sind beratungsrelevante Informationen gespeichert wie z. B. vorliegende Grunderkrankungen, Allergien und mögliche andere Arzneimittel. Nach dem Einscannen von Kundenkarte und Antibiotikum erfolgt ein automatischer Interaktions-Check. Dennoch ist zu klären, ob darüber hinaus noch weitere Arzneimittel eingenommen werden. Wenn der Kunde keine Kundenkarte hat, ist die Beratung umso wichtiger.

💬 Nehmen Sie noch andere Arzneimittel ein, die ich auf der Kundenkarte nicht sehe?

💬 Gibt es noch etwas, was ich für Ihre Beratung wissen muss? Welche Arzneimittel nehmen Sie regelmäßig ein?

4.2.4 Inhaltliche Prüfung der Verordnung

Dieser Punkt ist sehr wichtig, da zu diesem Zeitpunkt Fragen zur Verordnung noch geklärt werden können. Dazu gehören insbesondere:

Interaktions-Check: Die Apothekensoftwareanbieter sind i. A. mit der ABDA-Datenbank vernetzt. Seit Ende 2008 wurde die bisherige Einteilung der Interaktionen nach dem klinischen Schweregrad durch eine maßnahmenbezogene Klassifikation abgelöst.
   Es gibt die folgenden Einstufungen:
— Schwerwiegende Folgen, wahrscheinlich kontraindiziert.
— Vorsichtshalber kontraindiziert.
— Überwachung bzw. Anpassung nötig.
— In bestimmten Fällen Überwachung bzw. Anpassung nötig.
— Vorsichtshalber überwachen.
— In der Regel keine Maßnahmen erforderlich.

💬 Nicht alle bekannten Arzneimittelwechselwirkungen haben eine praktische Relevanz. Wir erkennen in unserer Software verschiedene Abstufungen.

Die Unterstützung durch die Software erleichtert die praktische Umsetzung in der Beratung. Unrelevante Schweregrade können bei allen Softwareanbietern ausgeblendet werden. Wenn die Parameter geändert werden ist es wichtig, dass dies dem ganzen Apothekenteam bewusst ist. Insbesondere wenn der Patient unerwünschte Arzneimittelwirkungen beschreibt, sollten alle Schweregrade hinzugezogen werden. Wichtig: die Texte der Datenbank sind nicht immer mit den Fachinformationen deckungsgleich! Die Datenbanken erfassen und bewerten klinisch relevante Interaktionen unabhängig von den Angaben der Hersteller. **Schwerwiegenden** Interaktionsmeldungen muss immer nachgegangen werden, bei leichteren Ausmaßen sollte ein Blick in den Text geworfen und mit pharmazeutischem Sachverstand gehandelt werden. Dabei muss zuerst geklärt werden, ob das betroffene Arzneimittel noch eingenommen wird. Für eine schnelle Beurteilung des Risikos ist ein Blick in das Feld »Maßnahmen« sehr hilfreich, da hier konkrete Therapieempfehlungen gegeben werden. Oft ist dann eine Rücksprache mit dem Verordner erforderlich. Auch für das Gespräch mit dem Arzt können die Texte der ABDA-Datenbank gut verwendet werden. Das Ergebnis der Rücksprache sollte dokumentiert werden. Bei einigen Softwarehäusern ist dies direkt in der EDV möglich. Dadurch wird verhindert, dass der Patient mehrfach darauf angesprochen wird.

💬 Nehmen Sie Simvastatin immer noch ein?

💬 Ich sehe auf Ihrer Kundenkartei, dass sich das verordnete Antibiotikum nicht mit Ihrem Simvastatin verträgt. Ich rufe eben bei Ihrem Arzt an. Gemeinsam werden wir eine Lösung finden.

4.2 BAK-Leitlinie

Doppelverordnungen: Verordnungen mit dem gleichen Wirkstoff von verschieden Ärzten können vorkommen und sind dem Patienten aufgrund unterschiedlicher Fertigarzneimittelnamen oft nicht klar. Dies muss abgeklärt werden.

> 💬 Die Präparate Elobact® und Cefuhexal® enthalten beide den gleichen Wirkstoff.

Prüfung auf Substitution/Rabattverträge: Bestehen trotz Aufklärung des Patienten pharmazeutische Bedenken, die den Therapieerfolg oder die Arzneimittelsicherheit gefährden, sollte eine Substitution im Rahmen der Rabattverträge nicht vorgenommen werden. Auch im **Notdienst** und im Rahmen der **Akutversorgung** kann sich über diese Verträge durch Verwendung eines Sonderkennzeichens hinweggesetzt werden. Insbesondere die letzten Punkte haben bei der Abgabe von Antibiotika eine hohe praktische Relevanz, da die Einnahme unverzüglich begonnen werden sollte.

> 💬 Es ist wichtig, dass Sie sofort mit der Einnahme beginnen. Wenn es Ihnen recht ist, gebe ich Ihnen die Tabletten von dieser Firma mit.

4.2.5 Information

Zu Befragung des Patienten eignen sich die offenen »W-Fragen«, auch bekannt unter der Bezeichnung »Sesamstraßenfragen«.

> 💬 Was hat der Arzt mit Ihnen besprochen? Wie oft sollen Sie die Tabletten einnehmen?

Dosierung: Die vom Arzt empfohlene Dosierung sollte erfragt und auf Plausibilität überprüft werden. Sowohl Über- als Unterdosierungen sind zu vermeiden (siehe Kap. 3.3, Kap. 3.4). Bei Ungereimtheiten ist auch in diesem Fall eine Abklärung mit dem Arzt nötig. Manchmal sind abweichende Dosierungen gewollt (Off-Label-Use).

> 💬 Im Beipackzettel steht eine andere Dosierung. Ihr Arzt hat bewusst eine höhere Dosierung verordnet, da neueste Erkenntnisse zeigen, dass dies die Heilung beschleunigt.

Verordnungsmenge und Dauer der Therapie: Die Empfehlung, die verordnete Menge bis zum Schluss aufzubrauchen, ist nicht immer richtig. Es können zum Einen kurze Therapieregime vorgesehen sein, z. B. zur perioperativen Prophylaxe, zum Anderen sollte eine Therapie nach dem Abklingen der Symptome noch zwei bis drei Tage fortgesetzt werden (siehe Kap. 3.3). Die verordnete Menge ist daher nicht immer ausreichend und eine Folgeverordnung kann notwendig werden.

> 💬 Wie lange sollen Sie das Antibiotikum einnehmen?

> 💬 Diese Tabletten reichen für eine knappe Woche. Experten empfehlen, Antibiotika noch 2–3 Tage über die Beschwerdefreiheit hinaus einzunehmen, damit auch alle Erreger im Keim erstickt werden. Schauen Sie daher, ob diese Tabletten für Sie ausreichen oder lassen Sie sich weitere verschreiben.

> **Praxistipp**
>
> Bei jeder Abgabe eines Antibiotikums muss die Dosierung auf Plausibilität geprüft und dem Patienten verständlich gemacht werden (siehe Kap. 4.1.1). Auch über die Dauer der Einnahme sollte gesprochen werden. Wenn nach drei bis vier Tagen keine Besserung eingetreten ist, sollte der Patient Rücksprache mit dem Arzt halten.

> 💬 3 × 1 bedeutet morgens, mittags, abends eine Tablette.

Wirkeintritt: Ein Antibiotikum zeigt i. A. innerhalb der ersten 48 Stufen seine Wirkung. Ist es nach drei bis vier Tagen zu keiner merklichen Besserung gekommen, sollte erneut der Arzt aufgesucht werden (siehe Kap. 3.3).

> 💬 Morgen, spätestens übermorgen, geht es Ihnen schon deutlich besser.

> Sie haben sicher schon gehört, dass Antibiotika Durchfall verursachen können. Dies muss bei Ihnen nicht der Fall sein. Sollten sie aber heftigen, krampfartigen Durchfall mit Fieber bekommen, brechen Sie sofort die Therapie ab und informieren Sie Ihren Arzt.

Unerwünschte Arzneimittelwirkungen: Häufige und relevante Nebenwirkungen, die ansonsten zu einer Verunsicherung des Patienten führen würden, sind hier zu platzieren. Auch Alarmsignale, die eine Rücksprache mit dem Arzt oder den sofortigen Therapieabbruch erfordern, sind zu nennen. Beispiele sind gastrointestinale Nebenwirkungen, Verdacht auf pseudomembranöse Kolitis, Arzneimittelallergien und QT-Zeit-Verlängerungen.

Wichtige Hinweise: Konkrete Hinweise finden sich bei den entsprechenden Wirkstoffen und im Kapitel 4.1. Beratungsrelevant sind:
– Lagerung von Antibiotikasäften.
– Einfluss von Alkohol und bestimmten Nahrungsmitteln.
– Beeinflussung des Reaktionsvermögens.
– Phototoxizität.
– Wirkminderung hormonaler Kontrazeptiva.

> Keiner nimmt gerne Antibiotika. Aber in einigen Fällen ist es wichtig, dem Immunsystem auf die Sprünge zu helfen. Ihnen geht es damit sehr viel schneller wieder besser.

Compliance: Einige Patienten haben per se Angst Arzneimittel einzunehmen oder sind speziell bei Antibiotika skeptisch, da sie der Auffassung sind, der Körper soll die Erreger »selbst bekämpfen«. Motivation zum sinnvollen Einsatz von Antibiotika ist daher wichtig. Dabei sollte der positive Nutzen herausgestellt werden.

4.2.6 Indikation

Durch den Austausch von Präparaten im Rahmen von Rabattverträgen (Wirkstoffverordnung) oder Akutversorgung kann es sein, dass die Indikationsbereiche nicht deckungsgleich sind. Dies ist besonders bei den Makroliden zu berücksichtigen (siehe Kap. 4.5). Um zu verhindern, dass der Patient das Arzneimittel nicht einnimmt, weil er seine Erkrankung nicht unter den Anwendungsgebieten des Beipackzettels findet, sollte er vorher aufgeklärt werden.

> Keine Sorge, der Wirkstoff ist bei Tonsillitis sehr effektiv und lindert schnell Ihre Beschwerden. Dass dies bei Clarithromycin-ratiopharm® nicht als Anwendungsgebiet im Beipackzettel enthalten ist, hat rein formale Gründe.

4.2.7 Unterstützende Maßnahmen

Hierzu gehören z. B. Anwendungshilfen wie Einmalspritzen bei Antibiotika-Säften, Therapieergänzung im Rahmen der Selbstmedikation sowie nichtmedikamentöse Maßnahmen. All diese Empfehlungen sind wichtige Instrumente zur Kundenbindung. Sie fühlen sich rundum gut versorgt und werden auch in Zukunft die Beratung zu schätzen wissen.

> Wenn Sie möchten, zeige ich Ihnen gerne noch Etwas, was die Wirkung des Antibiotikums optimal verbessert. So werden Sie schneller wieder fit.

> **Praxistipp**
>
> Die Therapieergänzung im Rahmen der Selbstmedikation dient der schnelleren Genesung des Patienten. Fragen Sie bei der Abgabe des Antibiotikums das Beschwerdebild ab und holen Sie sich die Zustimmung des Kunden für die Therapieergänzung ein. Konkrete Empfehlungen sind in Kap. 5 zu finden.

4.2.8 Abgabe

Am Ende des Beratungsgesprächs erkundigt sich das pharmazeutische Personal, ob der Patient noch Fragen hat und bietet zusätzlich die Möglichkeit einer späteren Kontaktaufnahme, z. B. telefonisch, an. Dies ist auch eine gute Serviceleistung der Apotheke, wenn Arzneimittel für Dritte abgeholt werden. Wenn Kinder ein Rezept einlösen, gelten die Empfehlungen der Bundesapothekerkammer zur Abgabe von Arzneimittel an Kinder (Formblatt: Abgabe von Arzneimittel an Kinder-Merkblatt für Apotheken, abrufbar unter www.abda.de, Arbeitshilfen).

💬 Haben Sie noch Fragen?

💬 Arzneimittel gehören nicht in Kinderhände. Kann ich Deine Mama telefonisch erreichen?

> **Hinweis**
>
> Allen Patienten ohne Kundenkarte, sollte eine angeboten werden.

💬 Möchten Sie die Vorteile unserer Kundenkarte nutzen?

4.3 Beratung bei der Abgabe von Penicillinen und Betalactamase-Inhibitoren

4.3.1 Wirkungsweise

Penicilline und Cefalosporine gehören zur Gruppe der **Betalactam-Antibiotika**. Alle Betalactame haben prinzipiell den gleichen **Wirkmechanismus**. Sie verhindern die Bakterienzellwandsynthese, indem sie Penicillin-bindende Proteine (PBPs) wie z. B. Transpeptidasen blockieren. So kommt es während der Zellteilung zur Auflösung der Zellwand und zum Absterben der Bakterien. Diese Antibiotika wirken somit **sekundär bakterizid**, das heißt, sie töten nur Bakterien ab, die sich im Zustand der Vermehrung befinden und eine neue Zellwand ausbilden (proliferierende Bakterien). Auf ruhende Keime haben Betalactame keinen relevanten Einfluss. Ihr Wirktyp erklärt auch, warum sie nicht mit Antibiotika kombiniert werden dürfen, die Bakterien nur an ihrer Vermehrung hindern, also bakteriostatisch wirken. Ihr Angriffspunkt ginge verloren. Die Kombination mit einem anderen bakterizid wirkenden Antibiotikum ist aber möglich. Ebenso unwirksam sind sie gegenüber zellwandlosen Bakterien. Da sie in menschliche Zellen nur schlecht penetrieren, zeigen sie auch auf intrazelluläre Erreger keine Wirkung. Betalactam-Antibiotika wirken **zeitabhängig bakterizid**, d. h. für ihre Wirksamkeit ist die Zeitspanne, über welchen der MHK-Wert eines Keimes am Infektionsort überschritten wird, entscheidend. Um möglichst gleichmäßig hohe Plasmaspiegel zu erzielen, ist das Dosisintervall konstant zu halten.

Partielle oder vollständige Kreuzresistenzen zu anderen Penicillinen und Cefalosporinen sind zu berücksichtigen. Einige Bakterien können bestimmte Enzyme, **Betalactamasen**, bilden. Die Betalactamasen spalten den Betalactamring und führen zur Unwirksamkeit. Aufgrund dieser Resistenzentwicklung wurden Stoffe entwickelt, die gegen die Betalactamasen der Bakterien unemp-

💬 Alle Betalactame haben das gleiche Grundgerüst. Die Substituenten bestimmen das Wirkspektrum und die Eigenschaften der Substanzen.

💬 Penicilline und Cefalosporine hemmen ein bakterielles Enzym, die Transpeptidase, welches für die Synthese der Zellwand wichtig ist. Fehlt die Zellwand, platzen die Erreger aufgrund des hohen osmotischen Druckes.

💬 Betalactame wirken nur auf wachsende Bakterienpopulationen, da nur hier die am Aufbau der Zellwand beteiligten Enzyme aktiv sind.

> Betalactamasen sind Enzyme, die einen wichtigen Strukturbestandteil der Penicilline zerstören können und so zur Unwirksamkeit der Substanzen führen.

findlich sind. Ein anderes Prinzip stellen Betalactamase-Inhibitoren wie Clavulansäure und Sulbactam dar. Sie hemmen die Betalactamasen der Bakterien. Wir kennen sie aus der Apotheke in Form von Kombinationspräparaten (z. B. Amoxiclav®, Unacid® PD oral).

> **Hinweis**
> Die einzelnen Betalactam-Antibiotika unterscheiden sich in ihrer Affinität zu den Bindeproteinen der Bakterien, der Penetrationsfähigkeit durch die Bakterienzellmembran und in ihrer Betalactamase-Stabilität.

> Aufgrund ihrer Widerstandsfähigkeit gegenüber Betalactamasen ergeben sich Unterschiede im Wirkspektrums der Penicilline.

Penicilline können anhand ihres Wirkstoffprofiles unterteilt werden in:
- Penicilline **ohne** erhöhte Betalactamase-Stabilität:
    - Schmalspektrumpenicilline: Penicillin V, Propicillin.
    - Breitspektrumpenicilline: Amoxicillin, Ampicillin.
- Penicilline **mit** erhöhter Betalactamase-Stabilität: Flucloxacillin.
- Zu den Betalactamase-Inhibitoren zählen: Clavulansäure und Sulbactam.

> **Erste Wahl**
> Penicilline und Cefalosporine haben die größte therapeutische Breite aller Antibiotika und zeichnen sich durch eine gute Verträglichkeit aus. Aufgrund dieser Eigenschaften sind sie leitlinienkonform bei passender Indikation bevorzugt einzusetzen.

4.3.2 Handelspräparate und Indikationen

Bei Atemwegsinfektionen sind im Apothekenalltag folgende Penicilline relevant:

> Penicillin V ist das geeignete Antibiotikum zur Behandlung einer bakteriellen Mandelentzündung.

- Penicillin V.
- Flucloxacillin.
- Amoxicillin.
- Aminopenicillin + Betalactamaseinhıbitor (BLI).

Das Schmalspektrumpenicillin Phenoxymethylpenicillin (**Penicillin V**) erfasst grampositive Streptokokken (GAS) und Penicillin-sensible Pneumokokken. Staphylokokken werden kaum erfasst, da etwa 80 Prozent der Stämme Penicillasen bilden, die zur Inaktivierung führen (s. o.). Gegen gramnegative Erreger besteht keine ausreichende Wirksamkeit. Daher ist die Substanz Mittel der Wahl bei Streptokokkeninfektionen wie Angina oder Scharlach und wird auch eingesetzt zur Rezidivprophylaxe nach akutem rheumatischem Fieber. **Penicillin V-Benzathin** ist ein Depot-Penicillin mit einer dreifach längeren Halbwertszeit. Dadurch reicht eine zweimal tägliche Gabe aus. **Propicillin** ist

> Penicillin-V-Benzathin ist das klassische Penicillin, das so aufbereitet ist, dass Sie es Ihrem Kind nur zweimal statt viermal am Tag geben müssen.

vom Wirkspektrum identisch, in der Wirkintensität aber geringer. Obwohl für den Atemwegsbereich zugelassen, wird die Substanz von den Fachgesellschaften nicht empfohlen. Traditionell wird sie vom Zahnarzt bei Infektionen im Mund- und Kiefernbereich verordnet. **Flucloxacillin** ist ein Schmalspektrum-Penicillin mit einzig relevanter Wirkung auf betalactamaseproduzierende Staphylokokken (nicht! MRSA), einem pharmakokinetisch ungünstigem Profil (geringe Bioverfügbarkeit, hohe Plasmaeiweißbindung) und hepatotoxischer Wirkung. Es sollte daher grundsätzlich nur sehr zurückhaltend eingesetzt werden. Hauptsächlich wird diese Substanz bei leichten Haut- und Wundinfektionen wie Mastitis und Furunkeln verordnet. Vom Wirkspektrum ist sie mit den Cefalosporinen Cephalexin und Cefadroxil vergleichbar (siehe Kap. 4.4.2). Im Bereich der Atemwege ist Flucloxacillin in Kombination mit Amoxicillin bei akuter Sinusitis älterer Patienten und/oder kardialer oder pulmonaler Risikofaktoren eine Therapieoption der Leitlinien.

> Obwohl Propicillin das gleiche Wirkspektrum wie Penicillin V hat, wird die Substanz von Experten als schwächer beurteilt. Sie darf im Gegensatz zum klassischen Penicillin erst ab 14 Jahren gegeben werden.

Durch die Einführung der Aminopenicilline Ampicillin und **Amoxicillin** hat sich das Indikationsgebiet deutlich erweitert. Beide Substanzen haben das gleiche Wirkspektrum, Ampicillin ist aber wesentlich schlechter bioverfügbar (30–40%) als Amoxicillin (Bioverfügbarkeit 70–90%) und sollte daher oral nicht mehr verordnet werden. Es werden grampositive sowie einige gramnegative Erreger erfasst. Die Wirkung auf Streptokoken einschließlich *Streptococcus pneumoniae* ist gut, gegen *Haemophilus influenzae* ist sie derzeit noch ausreichend. Amoxicillin kann daher bei oberen und unteren Atemwegsinfekten im Falle einer Ersterkrankung oder bei ansonsten gesunden Patienten gut eingesetzt werden. Wegen der Empfindlichkeit der Aminopenicilline gegenüber Betalactamasen sind sie z. B. gegen Staphylokokken und *Moraxella catharrhalis* unwirksam. Bis zu 80 Prozent der Stämme sind resistent. Bei Rezidiven oder vorliegenden Risikofaktoren sind auch diese Keime zu berücksichtigen. In solchen Fällen sowie bei bekannten lokalen Resistenzen ist die Gabe eines betalactamasestabilen Breitspektrum-Antibiotikums nötig.

> Amoxicillin ist für zahlreiche Infektionen unterschiedlichster Lokalisation anwendbar. Im Bereich der Atemwege ist die Substanz gut wirksam.

Bei den Penicillinen ist dies die Kombination eines Aminopenicillins mit einem **Betalactamaseinhibitor**. Sie erweitern das Wirkspektrum auf betalactamasebildende Erreger wie *Staphylococcus aureus*, *Moraxella catarrhalis*, *Haemophilus influenzae* und *E. coli*. Somit wird die Mehrzahl der bei Atemwegsinfekten relevanten Keime erfasst. Lediglich der im ambulanten Bereich seltene Problemkeim *Pseudomonas aeruginosa* sowie die Erreger einer atypischen Pneumonie gehören nicht dazu. Es sind **zwei Präparate** am Markt: Amoxicillin in Kombination mit Clavulansäure und Sultamicillin, ein Methylester aus Ampicillin und Sulbactam. Beide Kombinationen haben das gleiche Wirkspektrum. **Amoxicillin/Clavulansäure** gibt es im Verhältnis 4:1 oder 7:1 (siehe Tab. 4.3). Letztere wird bevorzugt, da Clavulansäure gastrointestinal schlecht verträglich und in hohen Dosen lebertoxisch ist. Außerdem muss die 7:1-Formulierung nur zweimal täglich verabreicht werden. Wichtige Indikationen für die 7:1-Formulierung sind akute Otitis media und akute Sinusitis.

> Betalactamase-Inhibitoren zeigen selbst keine antibiotische Wirkung, verhindern aber den Angriff durch Betalactamasen. Somit erweitert sich das Wirkspektrum der Substanzen.

💬 Die beiden Bestandteile liegen je nach Saftzubereitung in einem unterschiedlichen Verhältnis zueinander vor. Ihr Arzt hat sich bewusst für diesen Saft entschieden, da er bei einer Mittelohrentzündung besonders gut wirkt.

> **Praxistipp Amoxicillin-Clavulansäure-Trockensäfte**
>
> Es gibt Formulierungen im Verhältnis 4:1(25/6,25, 50/12,5) und 7:1 (400/57). Sie unterscheiden sich in ihrer Dosierung und dürfen nicht verwechselt werden. Dazu ein Beispiel:
> — 4:1: 2–12 Jahre: 30–60 mg/kg KG Amoxicillin in 3 ED 24 zu je max. 20 mg.
> — 7:1: 2–12 Jahre: 70 mg/kg KG Amoxicillin in 2 ED 24 zu je max. 35 mg. Die höhere Dosis der 7:1-Formulierung ergibt sich aus Dosisfindungsstudien bei Kindern mit Otitis media und ist unabhängig von der Erwachsenendosis zu sehen.

Sultamicillin wird während des Resorptionsvorganges zu Ampicillin und Sulbactam im Verhältnis 1:1 gespalten. Durch die Veresterung erhöht sich die Bioverfügbarkeit von Ampicillin auf etwa 85 Prozent und erreicht damit fast die des Amoxicillins. Clavulansäure und Sulbactam erweitern zwar das Wirkspektrum. Sie schützen die Aminopenicilline aber nicht vor **allen** Betalactamasen. Auch andere Formen der Resistenz lassen sich dadurch nicht umgehen. Ihr Effekt ist daher im Bereich der Atemwege klinisch mit denen der betalactamasestabilen Cefalosporine Cefuroxim, Cefpodoxim und Cefixim vergleichbar. Tab. 4.2 listet die Wirkstoffe mit ihren Indikationen nach den Angaben der Fachinformationen auf.

💬 Die Wirkung der Penicilline Amoxicillin/Clavulansäure und Sultamicillin ist im Bereich der Atemwege etwa vergleichbar mit den Cefalosporinen Cefuroxim, Cefpodoxim und Cefixim.

💬 Die Substanzklasse der Penicilline gibt es schon sehr lange. Sie zählen mit zu den ersten Antibiotika. Ihr Risikoprofil ist daher sehr gut untersucht und wird als unbedenklich eingestuft.

Tab. 4.2 Fertigarzneimittel und Indikationen der Penicilline

Handelspräparat	Wirkstoff	Indikation
Isocillin®, Penhexal®	Penicillin V	Tonsillitis, Scharlach u. a. Indikationen
InfectoBicillin	Penicillin V-Benzathin	
Baycillin® Mega	Propicillin	
Staphylex®	Flucloxacillin	Akute Sinusitis u. a. Indikationen
Amoxypen®	Amoxicillin	Atemwegs-, HNO-Infektionen u. a. Indikationen
Ampicillin-ratiopharm®	Ampicillin	
Augmentan®, Amoclav®	Amoxicillin/Clavulansäure	
Unacid® PD oral	Ampicillin/Sulbactam	

4.3.3 Dosierung und Einnahmehinweise

Dosierung

> **Praxistipp**
> Bei Penicillinen ist eine regelmäßige Einnahme für die Wirkung entscheidend. In Abhängigkeit von anderen pharmakokinetischen Parametern wird die Dosis z. B. drei- bis viermal, d. h. alle sechs bis acht Stunden pro Tag eingenommen.

Die Substanzen unterscheiden sich hinsichtlich der Altersangabe im Zulassungsstatus. In der Tabelle (Tab. 4.3) sind die üblichen Dosierungen angegeben. Oralpenicilline sollten aufgrund ihrer Abtötungskinetik regelmäßig alle sechs bis acht Stunden eingenommen werden (s. o.). Bei **Penicillin V** kann bei HNO-Infektionen zur Verbesserung der Compliance die Tagesdosis auch in zwei Einzeldosen gegeben werden. Dieses Verfahren wird auch für die Indikation Tonsillitis bei Kindern von der Deutschen Gesellschaft für Pädiatrische Infektiologie (DGPI) empfohlen. Bei **Amoxicillin** kann die Tagesdosis bei Erwachsenen ebenfalls auf zwei Einzeldosen mit einem Dosisintervall von zwölf Stunden verteilt werden. Insbesondere bei schweren Infektionen sollte die Dosis dann im oberen Zulassungsbereich liegen. Mit zunehmender Dosierung steigt die Resorptionsquote. Für Kinder wird die Aufteilung der Tagesdosis in drei Einzeldosen empfohlen. Bei unteren Atemwegsinfektionen empfehlen die neuen Leitlinien zur Erzielung ausreichender Wirkspiegel ein Dosisintervall von acht Stunden in Abhängigkeit vom Körpergewicht: Patienten > 70 kg KG sollten dreimal ein Gramm, Patienten < 70 kg KG dreimal 0,75 Gramm erhalten. Dies gilt auch in Kombination mit Clavulansäure: > 70 kg KG wird dreimal täglich 875/125 mg gegeben, bei < 70 kg KG zweimal täglich. Niedrigere Dosen können zur Selektion von *Streptococcus pneumoniae* führen und sollten für diese Indikationen nicht mehr verwendet werden.

Wenn **Flucloxacillin** verordnet wird, ist auf eine ausreichend hohe Dosis zu achten. Klinisch wirksame Spiegel sind erst bei Tagesdosen von drei bis vier Gramm zu erwarten. Dies deckt sich oft nicht mit dem Verordnungsverhalten.

Die übliche **Einnahmedauer** der Penicilline beträgt sieben bis zehn Tage. Bei Unacid® PD oral sind es fünf bis 14 Tage, bei Amoxicillin/Clavulansäure sollten ohne ärztliche Zustimmung 14 Tage nicht überschritten werden. Dies sind nur Richtwerte. Die allgemeingültigen Empfehlungen, die Substanzen etwa drei Tage über die Beschwerdefreiheit hinaus einzunehmen, bleiben davon unberührt (siehe Kap. 3.3, 4.1.1, 4.2.5). Bei GAS-Infektionen sollte sie zur Verhinderung von Spätkomplikationen zehn Tage nicht unterschreiten (siehe Kap. 2.2.3). Da alle Penicilline vorwiegend über die Niere ausgeschieden werden, muss bei Nierenschäden eine Dosisanpassung erfolgen. Bei Flucloxacillin und Clavulansäure sind zudem Leberfunktionsstörungen zu berücksichtigen (Tab. 4.4).

💬 Bei dieser Substanzklasse ist es wichtig, dass im Blut immer ausreichend viel Antibiotikum zirkuliert. Nehmen Sie Ihre Tabletten daher regelmäßig ein, d. h. immer mit dem gleichen Zeitabstand.

💬 Sie können bei Ihrer Nebenhöhlenentzündung auch alle zwölf Stunden 3 Mio. I. E. statt alle sechs Stunden 1,5 Mio. I. E. Penicillin V einnehmen.

💬 Bei COPD und Lungenentzündung wird Amoxicillin in Abhängigkeit des Körpergewichts dosiert.

💬 Von Penicillinen weiß man, dass die Einnahme im Allgemeinen eine Woche nicht unterschreiten sollte.

Tab. 4.3 Tagesdosierung der Penicilline

Handelspräparat	Dosis Erwachsene	Dosis Kinder
Isocillin® 1,2 Mega, Penhexal® 1 Mega; 1,5 Mega Tabl.; Saft	Ab 12 J.: 1,5–6 Mio. I. E. in 2–4 ED	50 000–100 000 IE/kg KG, max. 1,8 Mio. I. E., in 2–3 ED; Tonsillitis: 100 000 I. E./kg KG, max. 2 Mio I. E., in 2 ED
InfectoBicillin Saft	Ab 12 J.: 50 000 I. E./kg KG in 2 ED	Neugeborene: 15 000–20 000 I. E./kg KG in 2 ED, Säuglinge–12 J.: 50 000 I. E./kg KG
Baycillin® Mega Tabl.	Ab 14 J.: 3–6 Mio. I. E. in 3 ED	–
Staphylex® 250, 500 mg Kaps.	Ab 14 J.: 3–4 g in 3–4 ED, max. 12 g	0–6 J.: 40–100 mg kg/kg KG in 3–4 ED, 6–10 J.: 0,75–1,5 g in 3–4 ED, 10–14 J.: 1,5–2 g in 3–4 ED
Amoxypen®, Penhexal® 500, 750, 1000 mg Brausetabl., Tabl.; Saft	Ab 12 J.: 1,5–4 g in 2–3(–4) ED, max. 4–6 g	0–12 J.: 40–100 mg kg/kg KG in 3(–4) ED
Ampicillin-ratiopharm® Tabl.	Ab 6 J.: 2–6 g in 3–4 ED	–
7:1-Formulierung: Augmentan®, Amoclav® 875/125 Tabl.; 400/57 Saft	7:1-Formulierung: ab 40 kg KG: 2 g in 2 ED als Tabl. = 2 x 1 g (875/125)	7:1-Formulierung: 6–40 kg KG: 80 (70/10) mg/kg KG in 2 ED
4:1-Formulierung: Augmentan®, Amoxi-Clavulan Stada® 500/125 Tabl.; 25/6,25, 50/12,5 Saft, Tropfen	4:1-Formulierung: ab 40 kg KG: 1,875 g in 3 ED als Tabl. = 3 x 0,625 g (500/125)	4:1-Formulierung: 6–40 kg KG: 37,5 (30/7,5)–75 (60/15) mg/kg KG in 3 ED
Unacid® PD oral Tabl.; Saft	Ab 30 kg KG: 750–1500 mg in 2 ED = 2 x 375–750 mg als Tabl. oder Saft	Ab 1 J.: 50 mg/kg KG in 2 ED

💬 Die Dosis von Penicillin V wird meist in Internationalen Einheiten (I. E.) angegeben.

💬 Damit Staphylex® gut wirkt, sind Tagesdosen von 3–4 Gramm nötig. Die Dosierung 3 x 1 Tablette erscheint mir zu gering. Ich rufe deshalb beim Arzt an.

💬 Bitte nehmen Sie von Amoclav® 875/125 2 x täglich eine Tablette zum Essen ein.

Einnahmehinweise

Während der Einnahme von Flucloxacillin darf kein **Alkohol** getrunken werden. Da auch Clavulansäure Leberschäden verursachen kann, sollte dieser Hinweis auch bei der Kombination mit Amoxicillin gegeben werden. Penicillin V, Flucloxacillin und Ampicillin interagieren mit Nahrungsmitteln und sollten daher zur Erzielung ausreichend hoher Plasmaspiegel **nüchtern** eingenommen werden. Bei Propicillin und Amoxicillin/Clavulansäure wird durch die Einnahme zum Essen die Verträglichkeit verbessert. Da die Penicilline vorwiegend über die Niere ausgeschieden werden, muss bei Nierenschäden eine Dosisanpassung erfolgen (Tab. 4.4).

💬 Bitte verzichten Sie grundsätzlich während der Dauer der Antibiose auf Alkohol. Bei den Penicillinen gilt dies besonders für Staphylex® und Amoclav®.

Tab. 4.4 Einnahmemodalitäten der Penicilline

Handelspräparat	Einnahmezeitpunkt	Besonderheiten
Isocillin®, Penhexal®	1 Std. vor oder 2 Std. nach dem Essen	Dosisanpassung bei Anurie, Kaliumgehalt beachten
InfectoBicillin	Unabhängig vom Essen	Dosisanpassung bei Anurie
Baycillin® Mega	Unabhängig vom Essen	Kaliumgehalt beachten
Staphylex®	1 Std. vor oder 2–4 Std. nach dem Essen	Dosisreduktion bei Nierenfunktionsstörungen, **Cave!** Leber
Amoxypen®	Unabhängig vom Essen	Dosisreduktion bei Nierenfunktionsstörungen
Ampicillin-ratiopharm®	1 Std. vor oder 2 Std. nach dem Essen	
Unacid® PD oral	Unabhängig vom Essen	
Augmentan® 875/125	Zum Essen	Dosisreduktion bei Nierenfunktionsstörungen, bei schwerer Leberinsuffizienz: KI! Clavulansäure: **Cave!** Leber, Kaliumgehalt beachten

💬 Am besten wirkt das Penicillin, wenn Sie es eine Stunde vor dem Essen einnehmen. Durch Nahrungsmittel geht ein Teil der Wirkung verloren.

💬 Unacid® können sie vor, während oder nach einer Mahlzeit einnehmen. Die Wirkung verändert sich dadurch nicht.

4.3.4 Neben-, Wechselwirkungen und Kontraindikationen

Nebenwirkungen
Penicilline allgemein

> Penicilline werden von allen Antibiotika am besten vertragen.

Zu allgemeingültigen Nebenwirkungen siehe Kap. 4.1.2. Penicilline werden insgesamt sehr gut vertragen. Die häufigsten Nebenwirkungen sind gastrointestinale und allergische Reaktionen (s. u.). Außerdem sind Mundtrockenheit, Geschmacksstörungen und Zahnverfärbungen möglich. Diese Begleiterscheinungen sind i. A. nach dem Absetzen reversibel. Bei Aminopenicillinen kommen gastrointestinale Störungen häufiger vor.

Sonderfälle

Aminopenicilline können ein charakteristisches Exanthem hervorrufen (**morbilliformes Exanthem**, s. u.). Für Amoxicillin sind psychotische Reaktionen (optische Halluzinationen, Verfolgungswahn, Sprachstörungen) und Krampfanfälle beschrieben. Diese Reaktionen sind selten, aber sehr imponierend.

> Wenn Sie Amoclav® länger als zwei Wochen einnehmen sollen, lassen Sie bitte Ihre Leberwerte kontrollieren.

Flucloxacillin, Amoxicillin, Ampicillin und Clavulansäure können zum Anstieg der Leberwerte führen. Flucloxacillin und Clavulansäure können sogar schwere **Leberschäden** hervorrufen. Funktionsstörungen treten vorwiegend bei älteren Patienten oder bei einer Therapiedauer über 14 Tage auf und zeigen sich manchmal erst drei bis vier Wochen nach Beendigung der Einnahme. Bei Clavulansäure sind Männer deutlich häufiger betroffen. Die AkdÄ empfiehlt daher, bei älteren Patienten (Flucloxacillin > 50 Jahre, Clavulansäure > 60 Jahre) und vorbestehenden Leberfunktionsstörungen, die Indikation sehr eng zu stellen. Das Blutbild mit dem Fokus auf Leber- und Nierenwerte soll bei diesen beiden Substanzen während und bis zwei Monate nach Absetzen kontrolliert werden, insbesondere bei Anwendung über zwei Wochen hinaus. Bei Augmentan® findet sich der Hinweis, dass Zahnverfärbungen (s. o.) bei der Hälfte der Patienten, meist Kinder unter zehn Jahren, bestehen blieben.

Allergische Reaktionen unter Penicillinen

Allergische Reaktionen treten bei bis zu zehn Prozent der Behandelten auf. Anaphylaktische Reaktionen zeigen sich meist innerhalb weniger Minuten oder Stunden, leichtere Formen wie Hautausschläge kommen oft als verzögerte Reaktion vor (siehe Kap. 4.1.2). In seltenen Fällen sind Spätreaktionen bis zu vier Wochen nach Therapieende möglich. Abzugrenzen davon ist das **morbilliforme Exanthem** der Aminopenicilline. Es ist auch bekannt als das »Exanthem des zehnten Tages«. Etwa fünf bis elf Tage nach Beginn der Anwendung kommt es zu einem charakteristischen Ausschlag, bei bereits sensibilisierten Patienten meist schon nach zwei bis fünf Tagen. Dieser Unverträglichkeit liegt keine IgE-Reaktion zugrunde, sondern sie ist vermutlich T-zellvermittelt und wird zu den Typ-IV-Reaktionen gezählt. Sie tritt bei etwa fünf bis zehn Prozent der Anwender auf. Das Exanthem heilt meist nach drei bis sieben Tagen ab.

> Das »Exanthem des zehnten Tages« ist typisch für Aminopenicilline. Es sieht aus wie die Masern.

Prinzipiell kann die Therapie weitergeführt werden. Eine individuelle Nutzen-Risiko-Bewertung muss erfolgen. Aus Vorsichtsmaßnahmen raten Ärzte oft zum Absetzen. Denn in seltenen Fällen verbergen sich dahinter andere Allergien vom Spättyp wie das Stevens-Johnson-Syndrom und die Toxische Epidermale Nekrolyse (siehe Kap. 4.1.2). Da diese Allergie sich oft gegen Ende oder nach abgeschlossener Einnahme zeigt, ist der Therapieerfolg meistens trotzdem gewährleistet.

Bei Patienten mit Mononukleose (Pfeiffer'sches Drüsenfieber), Zytomegalievirus, lymphatischer Leukämie und unter Therapie mit Allopurinol tritt fast immer ein morbilliformes Exanthem auf. Deshalb sollten bei diesen Patienten Aminopenicilline nicht verordnet werden.

> 💬 Der Aminopenicillin-Ausschlag tritt oft erst nach beendeter Antibiotikatherapie auf.

Absetzen!

Eine urtikarielle Sofortreaktion mit Rotfärbung der Haut, Quaddelbildung, Juckreiz und Atemnot deutet auf eine echte Penicillin-Allergie hin und zwingt zum sofortigen Therapieabbruch! Auch wenn Schilderungen des Patienten auf ein »Aminopenicillin-Exanthem« deuten, sollte – bei Nichtverfügbarkeit eines Arztes – zum Therapieabbruch geraten werden. Optisch sind die allergischen Reaktionen schwer zu differenzieren und milde Formen können jederzeit in schwere Formen übergehen.

> 💬 Wenn bei Ihnen allergische Reaktionen auftreten, informieren Sie sofort Ihren Arzt und besprechen mit ihm das weitere Vorgehen.

Kommt ein Patient mit einem penicillinbedingten Hautausschlag in die Apotheke, ist er also in jedem Fall an den Arzt zu verweisen! Die Symptomatik und der Zeitpunkt des Auftretens sind die wichtigsten Merkmale zur Abgrenzung beider Exantheme. Sie werden in der Tabelle (Tab. 4.5) gegenübergestellt.

Jede allergische Reaktion sollte von einem erfahrenen Allergologen diagnostisch abgeklärt werden. Eine allergologische Stufendiagnostik beinhaltet die schrittweise Durchführung einer Blutuntersuchung auf spezifisches IgE, Hauttests (Prick-, Epikutan-Test) und Expositionsversuchen. **Cave!** Alle diagnostischen Maßnahmen zum Ausschluss einer Allergie sind nicht absolut sicher, Neusensibilisierungen sind jederzeit möglich und können auch durch negative Provokationen ausgelöst werden.

> 💬 Eine Penicillinallergie lässt sich durch Hauttests in Kombination mit einer Blutuntersuchung feststellen.

Viele Patienten geben an, eine Penicillinallergie zu haben. Nach eingehender Diagnostik stellte sich in Untersuchungen heraus, dass diese inzwischen nicht mehr besteht und/oder es sich in der Vergangenheit um andersartige Nebenwirkungen gehandelt hat. Echte allergische Reaktionen sollten daher herausgefiltert werden. Die dadurch gewonnenen Erkenntnisse sind für spätere Antibiotikaverordnungen wichtig. Ansonsten wird eine effektive Substanzgruppe u. U. lebenslang gemieden. Alternative Antibiotika wie Makrolide oder Chinolone sind oft weniger gut wirksam, haben mehr Nebenwirkungen, steigern die Behandlungskosten und fördern Resistenzen. Je nach dem gegen welche Struk-

> 💬 Eine lebenslange Penicillinallergie ist viel seltener als vermutet. Bei über 75 % aller Patienten, die eine Allergie vermuten zeigt sich nach Testung, dass sie die Substanzgruppe vertragen.

Tab. 4.5 Penicillinallergie und Aminopenicillin-Exanthem

Merkmal	Penicillinallergie	Aminopenicillin-Exanthem
Aussehen	Girlandenartig, kreisförmig sich ausbreitende Schwellung (Abb. 4.1)	Großflächig masernartig (Abb. 4.1)
Pathogenese	IgE	Nicht IgE
Auftreten	Sofort-Spätreaktion* Oral < i. m. < i. v.	5–11 Tage nach Therapiebeginn. 2–5 Tage bei Reexposition.
Klinik	Exantheme und anaphylaktische Reaktionen: Girlandenartig, sich ausbreitende Schwellungen auf rotem Grund mit Juckreiz. Fieber, Atemnot, Schock, Anaphylaxie.	Exanthem: stammbetont, masernartig, makulopapulös, meist kein Juckreiz.
Therapie	Symptomatisch, ggf. Intensivmedizin	Symptomatisch, i. A. selbstlimitierend
Maßnahmen	Therapieabbruch, Diagnostik* Kreuzallergien beachten*	Abbruch nach Nutzen-Risiko-Abwägung*, Diagnostik*, Verträglichkeit nach Karenz möglich*

*Erklärung siehe Text

💬 Das masernartige Exanthem verläuft oft beschwerdefrei.

💬 Hautausschlag mit Juckreiz, Schwellungen an Augen, Lippen und Rachen können Vorboten einer schweren allergischen Reaktion sein.

💬 Von einer Kreuzallergie spricht man, wenn nicht nur auf eine Substanz überempfindlich reagiert wird, sondern auf mehrere. Oft ähneln sich diese Substanzen in ihrer Zusammensetzung.

tur eine Sensibilisierung vorliegt (Betalactamring, Seitenketten) sind dann individuell verschiedene **Kreuzreaktionen** zu erwarten.

Als grobe Faustregel finden sich in der Literatur folgende Zahlen:
- Zwischen den einzelnen Penicillinen besteht eine Kreuzallergie.
- Zwischen Penicillinen und Cefalosporinen der 1. und 2. Generation kommt es in 8–15 % zu Kreuzreaktionen.
- Zwischen Penicillinen und Cefalosporinen der 3. Generation kommt es in 1–3 % zu Kreuzreaktionen.

Für die Therapie ergeben sich daraus für **ungetestete** Personen diese Empfehlungen:

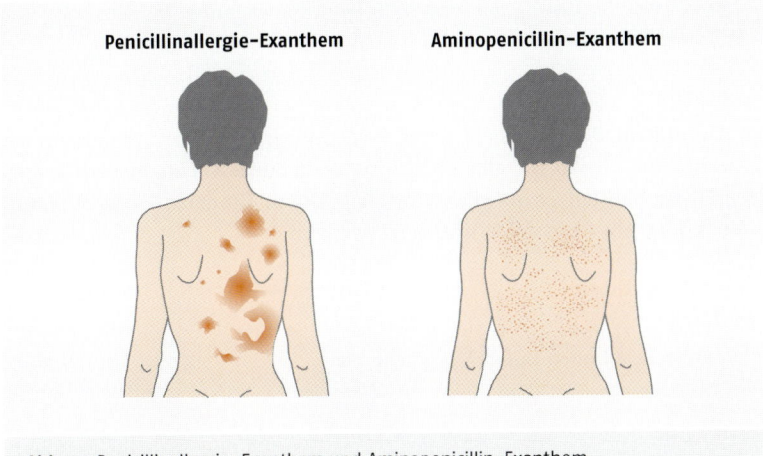

Abb. 4.1 Penicillinallergie-Exanthem und Aminopenicillin-Exanthem

- Bei Überempfindlichkeitsreaktionen aller Art auf ein Penicillin in der Vorgeschichte sind alle Penicilline kontraindiziert. Es besteht die Gefahr eines anaphylaktischen Schocks.
- Bei **nichtanaphylaktischen** Reaktionen auf ein Penicillin in der Vorgeschichte sind Penicilline kontraindiziert. Es können mit Vorsicht Cefalosporine der 3. Generation eingesetzt werden. Eine gängige Praxis ist dann, die erste Dosis in der Arztpraxis einzunehmen und die erste halbe Stunde abzuwarten.
- Bei **anaphylaktischen Reaktionen** auf ein Penicillin in der Vorgeschichte sollte auf alle Betalactame verzichtet werden, es sei denn, der Patient ist aktuell negativ allergologisch getestet. Bei Atemwegsinfekten werden dann häufig Makrolide oder Clindamycin verordnet.
- Bei **Aminopenicillin-Exanthemen** in der Vorgeschichte können andere Penicilline und Cefalosporine eingesetzt werden. Auch eine erneute Therapie mit Aminopenicillinen ist bei zwingender Indikation möglich. Das Exanthem kann wieder auftreten, dann meist zeitlich eher (s. o.). Nach längerem Intervall werden die Substanzen meist wieder komplikationslos vertragen.

💬 Ihr Arzt hat Ihnen ein modernes Cefalosporin empfohlen. Sie können beruhigt sein: es wird meist problemlos vertragen.

💬 Es ist wichtig, dass Sie Ihre Penicillin-Allergie in Ihren Allergie-Pass dokumentieren lassen. Tragen Sie ihn immer bei sich.

Wechselwirkungen
Zu allgemeingültigen Wechselwirkungen siehe Kap. 4.1.3.

Penicilline allgemein
- Bakteriostatische Antibiotika: Antagonismus möglich.
- Penicillin-HWZ ↑: Probenecid, Indometacin, Phenylbutazon, Salicylate: Aufgrund der großen therapeutischen Breite kein Problem.

💬 Penicilline sollten nicht mit Tetracyclinen oder Makroliden kombiniert werden.

> Die Methotrexat-Elimination kann unter der Einnahme der Penicilline vermindert sein, sodass die Konzentration ansteigen kann. Wenn Sie unter Übelkeit leiden, oder Fieber bekommen, kontaktieren Sie bitte gleich Ihren Arzt.

– Methotrexat↑: **Cave!** Toxizität erhöht, Überwachung erforderlich, v. a. > 15 mg/Woche.

Sonderfälle

Bei **Aminopenicillinen** besteht unter gleichzeitiger Gabe von Allopurinol ein stark erhöhtes Risiko für allergische Hautreaktionen. Gichtpatienten sollten daher diese Substanzen möglichst meiden. Durch Einnahme von Diuretika kann es zum Absinken der Wirkspiegel kommen.

Kontraindikationen
Penicilline allgemein

Allergische Reaktionen in der Vorgeschichte.

> Über die Verordnung eines Penicillins trotz früherer Reaktionen auf ein Cefalosporin entscheidet Ihr Arzt nach individueller Abwägung.

> **Hinweis**
>
> Bei jeder Penicillin-Verordnung muss der Arzt eine sorgfältige Anamnese hinsichtlich **allergischer Reaktionen** nach früheren Gaben der Substanzklasse sowie ausgeprägten Allergien und Asthma in der Vorgeschichte durchführen. Bei Patienten mit allergischer Reaktionsbereitschaft ist das Risiko für schwerwiegende Überempfindlichkeitsreaktionen erhöht.

Sonderfälle

Amoxicillin darf bei Patienten mit bestehenden viralen Erkrankungen wie Mononukleose, Zytomegalievirus sowie bei lymphatischer Leukämie wegen starker Exanthemneigung nicht zum Einsatz kommen. Flucloxacillin und Amoxicillin/Clavulansäure dürfen nicht bei Leberfunktionsstörungen unter einer früheren Behandlung angewendet werden. Bei bestehender Beeinträchtigung der Leber sind diese Substanzen mit Vorsicht anzuwenden. Amoxicillin/Clavulansäure ist bei schweren Leberfunktionsstörungen sowie bei gleichzeitigem Alkoholentzug mit Antabus® ist kontraindiziert (siehe Tab. 4.4).

> Penicilline und ältere Cefalosporine sind die bevorzugten Antibiotika in Schwangerschaft und Stillzeit.

Schwangerschaft und Stillzeit

Penicilline, auch in Kombination mit einem Betalactamaseinhibitor, und Cefalosporine der ersten Generation sind am besten untersucht und daher Mittel der Wahl in Schwangerschaft und Stillzeit. Unter den Penicillinen werden Penicillin V und Amoxicillin am häufigsten eingesetzt. Als Alternative, z. B. bei Allergie stehen Makrolide zur Verfügung.

Praxistipp

- Die Wirkung von **Amoxicillin** kann indikationsgerecht durch OTC-Wirkstoffe optimiert werden.
- Bromhexin und **Ambroxol** reichern sich im Lungengewebe an und besitzen eine Schlepperfunktion. Dadurch erhöhen sich die Wirkspiegel am Infektionsort.
- Auch **Bromelain** führt zu einer deutlichen Erhöhung der Amoxicillin-Konzentration. Diese Substanz kann daher als Adjuvans bei antibiotikapflichtiger akuter Sinusitis und Exazerbation der chronischen Sinusitis empfohlen werden.

💬 Mit diesem Hustenlöser erhöhen Sie die Konzentration des Antibiotikums in der Lunge und unterstützen den Heilungsprozess optimal.

💬 Mit Bromelain können Sie die Wirkung des Antibiotikums deutlich verbessern.

4.4 Beratung bei der Abgabe von Cefalosporinen

4.4.1 Wirkungsweise

Cefalosporine sind eine weitere wichtige Gruppe innerhalb der Betalactam-Antibiotika. Wirkmechanismus, Wirktyp und Abtötungskinetik entsprechen denen der Penicilline. Vom Wirkspektrum sind alle Cefalosporine **Breitspektrumantibiotika**.

💬 Mit Cefalosporinen lassen sich alle Infekte der Atemwege behandeln.

Breiter Einsatz

Cefalosporine sind gut verträglich und je nach Substanz bei allen relevanten Erkrankungen der Atemwege einsetzbar.

4.4.2 Handelspräparate und Indikationen

Nach Empfehlungen der PEG werden Cefalosporine nach ihrem **Wirkspektrum** in drei Gruppen eingeteilt. Unter Berücksichtigung ihrer Betalactamasestabilität ergibt sich daraus:

- **Gruppe 1,** Cefalosporine ohne erhöhte Betalactamase-Stabilität: Cephalexin, Cefadroxil, Cefaclor.
- **Gruppe 2,** Cefalosporine mit erhöhter Betalactamase-Stabilität: Cefuroxim.
- **Gruppe 3,** Cefalosporine mit erhöhter Betalactamase-Stabilität: Cefpodoxim, Cefixim, Ceftibuten.

Auch innerhalb einer Gruppe bestehen zum Teil erhebliche Unterschiede im antibakteriellen und pharmakokinetischem Verhalten. Die Substanzen der **Gruppe 1** haben eine gute Aktivität gegen grampositive Erreger wie Streptokokken und Staphylokokken. Eine ausreichende Wirkung auf gramnegative Erreger hat nur **Cefaclor** bei *Haemophilus influenzae*. Einsatzgebiete dieser Substanz sind demzufolge HNO-Infektionen und leichte Infektionen der unteren Atemwege. **Cephalexin** und **Cefadroxil** können als Alternative bei Tonsillitis eingesetzt werden. Beide Substanzen zeichnen sich durch eine

💬 Zu den Cefalosporinen gehören sieben verschiedene Wirkstoffe, die alle sehr ähnlich klingen.

💬 Cefaclor wird bei Infektionen der Atemwege häufig für Kinder verordnet.

💬 Cephalexin und Cefadroxil werden bei einer Mandelentzündung eingesetzt, insbesondere wenn sie häufig innerhalb kurzer Zeit auftritt.

> Staphylokokken-Infektionen manifestieren sich z. B. an der Haut.

günstige Pharmakokinetik und eine hohe Bioverfügbarkeit aus und sind daher auch gut geeignet zur oralen Therapie von leichten Staphylokokken-Infektionen. Sie sind Flucloxacillin vorzuziehen.

Cefuroxim ist der einzige Vertreter der **Gruppe 2**. Der Stoff ist weitgehend betalactamasestabil und zeigt im Vergleich zu Cefaclor eine Wirkung gegen seltene gramnegative Erreger *wie E. coli, Klebsiella pneumoniae* und *Proteus mirabilis* bei guter Aktivität gegen grampositive Erreger. Damit weist die Substanz ein breites Wirkspektrum auf. Insgesamt ist die Wirksamkeit zwischen Cefaclor und Cefpodoxim anzusiedeln. Im Bereich der oberen und unteren Atemwege ist sie somit für die kalkulierte Antibiose geeignet. Bei akuter Bronchitis ist die Substanz aber nicht zugelassen. Die Vertreter der **Gruppe 3** haben eine verbesserte Aktivität im gramnegativen Bereich. Die Wirkung auf grampositive Erreger wie Streptokokken und Staphylokokken ist unterschiedlich.

> Cefuroxim ist das Cefalosporin, was am häufigsten verschrieben wird.

Cefpodoxim liegt im Übergangsbereich von 2 zu 3, da die Aktivität gegen Streptokokken einschließlich Pneumokokken und Staphylokokken gut ist und etwa der des Cefuroxims entspricht. Einsatzbereiche sind HNO- und untere Atemwegsinfekte. In den Indikationen Tonsillitis, Sinusitis und Otitis media sollte Cefpodoxim nur bei rezidivierenden oder chronischen Infektionen sowie bei nachgewiesener Resistenz oder Kontraindikation gegenüber den üblicherweise eingesetzten Antibiotika (Penicillin V, Amoxicillin) eingesetzt werden. Für Otitis media ist nur der Saft zugelassen. Bei Staphylokokken-Infektionen ist Cefpodoxim nicht erste Wahl. **Cefixim** hat gegen Staphylokokken keine ausreichende Wirkung und darf daher bei Verdacht auf diesen Erreger nicht zum Einsatz kommen. Ansonsten ist die Substanz im Bereich der Atemwege mit Cefpodoxim und Cefuroxim vergleichbar, wird aber im Gegensatz zu ihnen bei Pneumonie nicht von den Leitlinien empfohlen. Eine Zulassung besteht bei allen Infektionen der oberen und unteren Atemwege. **Ceftibuten** wirkt vorwiegend im gramnegativen Bereich und nur eingeschränkt gegen Pneumokokken und Staphylokokken. Haupteinsatzgebiete sind daher Infektionen der Niere und ableitenden Harnwege. Die Substanz ist im Bereich der Atemwege bei Erwachsenen nur bei akuter und Exazerbation einer chronischen Bronchitis sowie Sinusitis zugelassen; für Kinder bei Tonsillitis, Pharyngitis und Otitis media. Eine ungezielte Therapie bei Atemwegsinfektionen sollte wegen der unzureichenden Wirkung auf Pneumokokken nicht erfolgen.

> Cefuroxim, Cefpodoxim und Cefixim wirken gut gegen die häufigsten Atemwegserreger.

> Ceftibuten wird vor allem bei Erkrankungen der Harnwege eingesetzt.

Praxistipp
Bei Atemwegsinfekten sind Cefixim, Cefpodoxim und Cefuroxim vergleichbar und entsprechen in ihrer Wirksamkeit etwa den Aminopenicillinen in Kombination mit einem Betalactamase-Inhibitor. Betalactame wirken nicht gegen die Erreger einer atypischen Pneumonie.

Tab. 4.6 Fertigarzneimittel und Indikationen der Cefalosporine

Handelspräparat	Wirkstoff*	Indikation
Cephalexin-ratiopharm®	Cephalexin	HNO-, Atemwegsinfekte u. a. Indikationen
Grüncef®	Cefadroxil	
Panoral®, Cefaclor-Wolff®	Cefaclor	
Elobact®, Cefuhexal®	Cefuroximaxetil	
Cefpodoxim-dura®	Cefpodoximproxetil	
Suprax®	Cefixim	
Keimax®	Ceftibuten	

*Besonderheiten siehe Text.

> Allergien kommen bei Cefalosporinen seltener vor als bei Penicillinen. Als Faustregel gilt: je neuer die Substanz, desto geringer ist ihr allergenes Potenzial.

Tab. 4.6 führt den Zulassungsstatus und die Fertigarzneimittelnamen der Substanzen auf.

4.4.3 Dosierung und Einnahmehinweise

Dosierung

Die Dosierungen sind in der Tabelle (Tab. 4.7) angegeben. Alle Cefalosporine sind in der Pädiatrie anwendbar (Altersangabe beachten!). Die Substanzen unterscheiden sich erheblich in ihrer **Einnahmefrequenz**. Wird Cefaclor bei Otitis media eingesetzt, sollte die Dosierung im oberen Zulassungsbereich liegen. Die Tagesdosis kann bei dieser Indikation in zwei Einzeldosen gegeben werden. Cefuroxim-Tabletten sind nicht teilbar. Zur Erzielung von 2 x 250 mg muss daher auch diese Wirkstärke verordnet werden. Bemerkenswert ist der gute Geschmack von Cefaclor und Cefixim, der die Compliance bei Kindern erheblich erleichtert. Die übliche **Einnahmedauer** der Cefalosporine wird bei den meisten Stoffen mit fünf bis zehn Tagen angegeben. Bei Cefaclor und Cephalexin sind es sieben bis zehn Tage. Bei Ceftibuten wird dieser Zeitraum zur Behandlung einer Sinusitis empfohlen, bei allen anderen Indikationen beträgt er fünf bis zehn Tage. Bei Cefuroxim schwanken die Angaben der Fachinformation zwischen beiden Zeiträumen. Für die Beendigung der Therapie ist in praxi der Gesundheitszustand des Patienten ausschlaggebend. Die allgemeingültigen Empfehlungen, die Substanzen etwa drei Tage über die Beschwerdefreiheit hinaus einzunehmen, sind daher zu berücksichtigen (siehe Kap. 3.3,

> Cefaclor- und Cefixim-Säfte kommen bei Kindern wegen ihres leckeren Geschmacks gut an.

💬 Sie können Ihrem achtjährigen Kind bei Mittelohrentzündung 4 x 250 mg oder 2 x 500 mg Cefaclor geben. Die übliche Dosis für andere Erkrankungen (3 x 250 mg) reicht hier nicht aus.

💬 Bei Cefuroxim können Kindern ab fünf Jahren Tabletten gegeben werden.

💬 Suprax® Saft ist nach Herstellung zwei Wochen bei Zimmertemperatur haltbar.

Tab. 4.7 Tagesdosierungen der Cefalosporine

Handelspräparat	Dosis Erwachsene	Dosis Kinder
Cephalexin-ratiopharm® Tabl.; Saft	Ab 12 J.: 1,5–3(–4) g in 3(–4) ED, max. 100 mg/kg KG	0–12 J.: 25–50 mg/kg KG in 2–4 ED, max. 100 mg/kg KG
Grüncef® Tabl.; Saft	Ab 40 kg KG bzw. 12 J.: 2 g in 2 ED, max. 4 g in 4 ED, Tonsillitis: 1 x 1 g	Ab 5–40 kg KG: 50 mg/kg KG in 2 ED, max. 100 mg/kg KG in 2–3 (–4) ED, Tonsillitis: 25–30 mg/kg KG in 1 ED
Panoral®, Cefaclor-Wolff® Kaps.; Saft	Ab 10 J.: 1,5–3 g in 3 ED, max. 4 g	0–6 J.: 30–50 mg kg KG, max. 1 g, 6–10 J.: 750–100 mg in 2–3–(4) ED
Elobact®, Cefuhexal® Gran.; Tabl.; Saft	Ab 12 J.: 0,5–1 g in 2 ED, Pneumonie: 1 g in 2 ED	3 Mon.–5 J.: 20–30 mg/kg Kg in 2 ED, bis 2 J.: max. 250 mg, Otitis: 30 mg/kg KG in 2 ED, i. A. 500 mg in 2 ED, 5–12 J.: 250–500 mg in 2 ED, Otitis: 500 mg in 2 ED
Cefpodoxim-dura® Tabl.; Saft	Ab 12 J.: 400 mg in 2 ED, Tonsillitis: 200 mg in 2 ED	15 Tage–12 J.: 8 mg/kg KG in 2 ED
Suprax® Tabl.; Saft	Ab 12 J. bzw. 50 kg: 400 mg in 1–2 ED	0–12 J.: 8 mg/kg KG in 1–2 ED, max. 12 mg/kg KG in 2 ED
Keimax® Kaps.; Saft	Ab 13 J. bzw. 45 kg: 400 mg in 1 ED	3 Mon. (5 kg KG)–12 J.: 9 mg/kg KG in 1 ED

4.1.1, 4.2.5). Bei GAS-Infektionen sollte sie zur Verhinderung von Spätkomplikationen zehn Tage nicht unterschreiten (siehe Kap. 2.2.3). Da Cefalosporine vorwiegend renal eliminiert werden, muss hier meist eine Dosisanpassung bei eingeschränkter Nierenfunktion erfolgen (siehe Tab. 4.8).

Tab. 4.8 Einnahmemodalitäten der Cefalosporine

Handelspräparat	Einnahmezeitpunkt	Besonderheiten
Panoral®, Cefaclor-Wolff®	Unabhängig vom Essen	–
Cephalexin-ratiopharm®		Dosisreduktion bei Nierenfunktionsstörungen
Grüncef®		
Suprax®		
Elobact®, Cefuhexal®	Zum Essen	
Cefpodoxim-dura®		

💬 Es macht nichts, wenn Sie schon gefrühstückt haben. Dieser Wirkstoff kann unabhängig von den Mahlzeiten eingenommen werden.

Einnahmehinweise
Bei den meisten Cefalosporinen hat eine gleichzeitige Nahrungsaufnahme keinen Einfluss auf die Resorption. Magenempfindliche sollten die Präparate nach dem Essen einnehmen. Die Ester Cefuroximaxetil und Cefpodoximproxetil werden in der Darmwand hydrolisiert. Durch die Einnahme zum Essen verbessert sich die Bioverfügbarkeit (siehe Tab. 4.8). Cefaclor und die Substanzen der Gruppe 2 und 3 können zu ZNS-Störungen und Schwindel führen. Das **Reaktionsvermögen** kann daher beeinträchtigt sein.

💬 Bitte beobachten Sie, wie Sie das Antibiotikum vertragen, bevor Sie wieder Auto fahren oder Maschinen bedienen.

> **Praxistipp**
>
> Alle Ester sollten zur Verbesserung der Bioverfügbarkeit **zum** Essen eingenommen werden. Bei den anderen Stoffen kann die Einnahme unabhängig von der Nahrungsaufnahme erfolgen. Regelmäßige Einnahmen sind für gleichmäßige Plasmaspiegel wichtig!

💬 Nehmen Sie Elobact® alle zwölf Stunden immer kurz nach dem Essen ein. Es wird dann wesentlich besser vom Körper aufgenommen.

4.4.4 Neben-, Wechselwirkungen und Kontraindikationen

Nebenwirkungen
Zu allgemeingültigen Nebenwirkungen siehe Kap. 4.1.2.

Cefalosporine allgemein
Cefalosporine werden im Allgemeinen sehr gut vertragen. Allergische Reaktionen sind seltener als bei Penicillinen und werden nur bei bis zu drei Prozent der Behandelten beobachtet. Die neueren Substanzen sind davon am wenigsten

💬 Wenn bei Ihnen allergische Reaktionen wie Ausschlag, Juckreiz, Rötung, Schwellungen der Haut oder Schockreaktionen auftreten, suchen Sie sofort einen Arzt auf.

betroffen. Klinisch kommt es vor allem zu Hautreaktionen und zum Arzneimittelfieber. Anaphylaktische Reaktionen sind sehr selten, aber wie bei allen Antibiotika schon bei Erstanwendung möglich. Mit **Kreuzallergien** zu Penicillinen muss insbesondere bei Patienten mit allergischer Disposition gerechnet werden. Wie bei den Penicillinen beschrieben, deuten Untersuchungen darauf hin, dass Kreuzreaktionen vor allem zwischen Penicillinen und Cefalosporinen der Gruppen 1 und 2 bestehen. Bei einer nichtanaphylaktischen Penicillinallergie in der Vergangenheit kann ein vorsichtiger Therapieversuch mit einem Cefalosporin der Gruppe 3 unternommen werden. **Gastrointestinale Störungen** (weiche Stühle, Durchfall, Bauchschmerzen, Übelkeit) sind bei der Gruppe 1 selten, bei den neueren häufiger. Erwachsene vertragen Cefixim und Ceftibuten besonders gut. Reversible Blutbildveränderungen, einschließlich Anstieg von Leberenzymen, können vorkommen. Daher sollten bei einer länger als zehn Tage dauernden Therapie Blutbildkontrollen durchgeführt werden.

> Störungen im Magen-Darm-Bereich kommen bei den neueren Stoffen häufiger vor.

Sonderfälle

Cefaclor hat als chloriertes Cefalosporin unerwünschte immunmodultorische Effekte: bei circa drei Prozent treten Hypersensitivitätsreaktionen wie bei einer Serumkrankheit auf. Dazu gehören schwere Hauterscheinungen, Ödeme, Kopf- und Gelenkschmerzen sowie Fieber. Kinder sind häufiger betroffen als Erwachsene. Außerdem sind bei diesem Wirkstoff gelegentlich vorübergehende Hyperreaktivität, Unruhe und andere ZNS-Störungen möglich. Cefalosporine der Gruppe 2 und 3 können zu Kopfschmerzen und Schwindel führen.

> Bei der Serumkrankheit reagiert der Körper auf ein nichtmenschliches Eiweiß allergisch, wie z. B. auf einen Bienenstich oder auf Impfseren und Medikamente. Medikamente verbinden sich mit körpereigenem Eiweiß und erlangen so die Eigenschaften von artfremden Eiweißen, auf die dann das Immunsystem reagiert.

Wechselwirkungen

Zu allgemeingültigen Wechselwirkungen siehe Kap. 4.1.3.

Cefalosporine allgemein

– Bakteriostatische Antibiotika: Antagonismus möglich.
– Cefalosporin-HWZ ↑: Probenecid. Aufgrund der großen therapeutischen Breite kein Problem.
– Alle Cefalosporine sind in sehr hohen Dosen nephrotoxisch. Dieser Effekt kann durch Schleifendiuretika wie Furosemid und Torasemid oder potentiell nephrotoxische Substanzen (z. B. Aminoglykoside) verstärkt werden. In therapeutischen Konzentrationen ist der Effekt bei Nierengesunden vernachlässigbar. Unter Überwachung der Nierenfunktion kann somit eine gleichzeitige Einnahme erfolgen. Bei Nierenschäden ist eine Dosisanpassung erforderlich.

> Da Sie auch Entwässerungstabletten einnehmen, empfehle ich Ihnen, regelmäßig Ihre Nierenfunktion mit einem Teststäbchen zu kontrollieren.

Sonderfälle

Antazida sollten bei allen Antibiotika grundsätzlich zeitversetzt eingenommen werden (siehe 4.1.3). Bei Cefadroxil und Cefpodoxim wird im Beipackzettel

> Nehmen Sie Grüncef® eine Stunde vor oder vier Stunden nach Quantalan® ein.

explizit darauf hingewiesen. Die Aufnahme von **Cefpodoxim** kann zudem auch durch H$_2$-Rezeptorenblocker vermindert werden.

Die Bioverfügbarkeit von **Cefixim** kann sich bei gleichzeitiger Einnahme von Nifedipin um 70 % erhöhen. Dies hat aber keine Auswirkungen auf die Dosierung der beiden Arzneimittel.

🗨 Nehmen Sie Pepcid® dual 2–3 Stunden vor oder nach Cefpodoxim ein.

Kontraindikationen

Bei allergischen Reaktionen auf ein Cefalosporin oder bei anaphylaktischen Reaktionen auf ein Penicillin in der Vergangenheit darf keine Anwendung erfolgen. Die Verordnung nach nichtanaphylaktischen Reaktionen erfolgt nach individueller Nutzen-Risiko-Abschätzung des Arztes (s. o.).

Schwangerschaft und Stillzeit

Cefalosporine der ersten Generation und Penicilline sind auf Grund der größten Erfahrungen die Antibiotika der Wahl. Sofern es das Keimspektrum erfordert, können auch neuere Substanzen eingesetzt werden.

🗨 Ich kann Sie beruhigen: dieses Arzneimittel wird schon sehr lange auch während der Schwangerschaft verordnet. Es wird als unbedenklich angesehen.

4.5 Beratung bei der Abgabe von Makroliden

4.5.1 Wirkungsweise

Zu den Makroliden zählen die ältere Substanz Erythromycin, die neueren Stoffe Clarithromycin und Roxithromycin sowie das verwandte Azalid Azithromycin. Es handelt sich um kompliziert aufgebaute Makromoleküle mit einem 14-oder 15-gliedrigen Lactonring und glykosidischen Bindungen an Zucker oder Aminozucker. Die Substanzen sind **Breitspektrumantibiotika**. Makrolide werden in der Literatur überwiegend als **bakteriostatisch** beschrieben. Die Substanzen weisen aber Unterschiede auf. Erythromycin und Roxithromycin wirken **zeitabhängig** bakteriostatisch. Aktuelle Daten zeigen einen **konzentrationsabhängigen bakteriziden** Effekt für Clarithromycin. Günstig sind deshalb Präparate mit einer hohen Initialdosis. Das haben Neueinführungen wie Klacid® Pro (s. u.) berücksichtigt. Bei Azithromycin hängt die Wirksamkeit im Wesentlichen von dem **Quotienten** aus AUC und der MHK des Erregers ab. Bei hohen Konzentrationen am Infektionsort wirkt Azithromycin auch **bakterizid**. Aufgrund typischer pharmakokinetischer Eigenschaften reicht eine kurze Einnahmedauer von ein bis fünf Tagen. Ihr **Wirkmechanismus** beruht auf der Hemmung der Proteinbiosynthese nach Bindung an die 50S-Untereinheit des bakteriellen Ribosoms. Um wirken zu können, müssen sie somit die Zellwand durchdringen. Problematisch ist die schnelle **Resistenzentwicklung** der Makrolide.

🗨 Erythromycin, Clarithromycin, Roxithromycin und Azithromycin gehören zu den Makroliden.

> Schon während einer einzigen Therapie mit Makroliden kann es zu Resistenzbildung kommen.

> Makrolide werden oft bei bestehender Penicillinallergie verordnet.

> Erythromycin ist das älteste Makrolid. Es wird häufiger bei Kindern als bei Erwachsenen eingesetzt.

> Bakterien, die sich vorwiegend intrazellulär anreichern werden als Atypiker bezeichnet.

> Mykoplasmen sind zellwandlos und daher nicht nach Gram färbbar, Chlamydien sind gramnegativ.

> Erythromycin ist als Ester oder Salz verpackt, damit die Substanz nicht vom Magen zerstört wird.

Entstehung resistenter Streptokokken

Direkt nach Therapiebeginn mit Clarithromycin und Azithromycin wurden in Untersuchungen resistente Streptokokkenpopulationen im Rachenabstrich gefunden. Die höchsten Werte wurden bei Azithromycin nach vier, bei Clarithromycin nach acht Tagen festgestellt. Sie lagen auch 180 Tage nach Beendigung der Therapie noch über dem Ausgangswert. Die Erreger persistieren in der Rachenschleimhaut und können theoretisch auf andere Personen übertragen werden.

Durch sehr breiten Einsatz der Substanzen in der Vergangenheit sind sie heute bei Atemwegsinfekten nicht mehr erste Wahl. Es besteht Kreuzresistenz innerhalb der Gruppe und eine Parallelresistenz zu Clindamycin. Die gleichzeitige Anwendung beider Substanzen ist daher nicht empfehlenswert. Makrolide kommen vielfach bei Penicillinallergie zum Einsatz.

4.5.2 Handelspräparate und Indikationen

Erythromycin wirkt gut gegen grampositive Streptokokken einschließlich *Streptococcus pneumoniae* und *Streptococcus pyogenes* (A-Streptokokken, GAS). Im gramnegativen Bereich werden *Moraxella catarrhalis* und die intrazellulären Legionellen erfasst. Auch andere intrazelluläre Erreger wie Mykoplasmen und Chlamydien sind im Wirkspektrum enthalten. Gegenüber *Haemophilus influenzae* und Staphylokokken besteht keine ausreichende Wirkung, bei Stahylokokken sind zudem rasche Resistenzentwicklungen während der Therapie möglich. Die Resistenzen gegenüber Streptokokken sind regional sehr unterschiedlich und varrieren zwischen fünf und 30 Prozent. Antibakteriell wirksam ist nur die säurelabile Base. Um eine Zerstörung durch die Magensäure zu verhindern, wurden Formulierungen als **Ester** (z. B. Ethylsuccinat, Propionat) oder **Salze** (z. B. Stearat) hergestellt. **Erythromycinestolat** ist die Bezeichnung für das Salz von Erythromycinpropionat mit Laurylsulfonsäure. Trockensäfte und Granulate liegen meist als Ethylsuccinat vor, Tabletten überwiegend als Stearat. Erythromycinestolat gibt es nur als Saft. Die Resorption der verschiedenen oralen Formen wird kontrovers diskutiert und unterliegt erheblichen individuellen Schwankungen. Die Serumkonzentration ist nach Gabe als Estolat i. A. am höchsten. Dennoch ist die Pharmakokinetik (Resorption, Metabolisierung) im Vergleich zu den neueren Substanzen ungünstig. Erythromycin ist bei allen Infektionen der oberen und unteren Atemwege zugelassen. Ein häufiges Einsatzgebiet ist Tonsillitis und Scharlach bei Penicillinallergie.

4.5 Beratung bei der Abgabe von Makroliden

Praxistipp
Erythromycinestolat wird häufig im Notdienst verordnet, da Ärzte die im Vergleich zu anderen Erythromycin-Formulierungen höheren Wirkspiegel schätzen. Das Präparat muss deshalb nur zweimal täglich verabreicht werden. Bei Kindern ist es wegen des guten Geschmacks nach Kirsche beliebt. Gerade die neuen Makrolide schmecken sehr bitter. Ist im Notdienst kein Estolat verfügbar, muss bei einem Austausch auf eine andere Formulierung auch die Dosierung angepasst werden. Die meisten Erythromycin-Säfte müssen drei bis viermal pro Tag gegeben werden.

> 💬 Den Saft, den Ihr Arzt verschrieben hat, haben wir leider nicht mehr. Ich gebe Ihnen jetzt nach Rücksprache mit Ihrem Arzt einen anderen Saft mit. Diesen müssen Sie Ihrem Kind aber viermal pro Tag geben, also alle sechs Stunden.

Das **Wirkspektrum** von Roxithromycin unterscheidet sich nicht wesentlich von dem des Erythromycins. Clarithromycin und Azithromycin zeigen eine höhere Aktivität gegen *Haemophilus influenzae*. Azithromycin wirkt etwas schwächer auf A-Streptokokken, dafür erweitert sich das Spektrum um *E. coli*. Die Aktivität der modernen Präparate gegenüber Atypikern ist etwas stärker als bei Erythromycin. *Pseudomonas aeruginosa* wird von keinem Makrolid erfasst.

Die **Pharmakokinetik** der neueren Makrolide ist deutlich verbessert, sie weisen eine höhere Bioverfügbarkeit und eine längere Halbwertszeit auf. Dadurch müssen sie nur ein bis zweimal täglich eingenommen werden. Auch die Verträglichkeit ist aufgrund der höheren Magensäurestabilität und der insgesamt geringeren Dosierung besser. Bei Azithromycin ist aufgrund der sehr langen Halbwertszeit eine 3- bzw 5-Tage-Therapie ausreichend.

> 💬 Die neueren Makrolide müssen nur 1–2x täglich eingenommen werden und sind besser verträglich als Erythromycin.

Clarithromycin gibt es als Saft, Tablette oder Retardtablette. Die unterschiedlichen Darreichungsformen sind für verschiedene Indikationen der Atemwege zugelassen. Für Otitis media existiert eine Zulassung nur für Kinder und auch nur als Saft; bei Sinusitis und akuter Exazerbation einer Bronchitis für Kinder ab zwölf Jahren und Erwachsene, als Saft oder Tabletten. Für Tonsillitis sind alle Säfte, aber nicht alle Tabletten zugelassen. Die akute Bronchitis ist als Anwendungsgebiet auch nicht bei allen Tablettenpräparaten angegeben.

> 💬 Clarithromycin wird häufig bei Erkrankungen der Atemwege verordnet.

Roxithromycin gibt es nur als Tabletten und ist ab einem Körpergewicht von sieben Kilogramm zugelassen. Auch bei dieser Substanz sind die Indikationen der Fertigarzneimittel nicht einheitlich. Sinusitis und Bronchitis werden nicht immer abgedeckt. Die Leitlinien schlagen die Substanz bei akuter Exazerbation einer chronischen Bronchitis und COPD vor. Eine explizite Zulassung besteht nicht, lediglich die allgemeine Formulierung »Bronchitis«.

> 💬 Roxithromycin gibt es nicht als Saft.

Azithromycin gibt es als Saft und Tablette. Eine Zulassung besteht für alle Indikationen der oberen und unteren Atemwege. Einige Präparate sind nur bei akuter Bronchitis zugelassen, andere bei »Bronchitis«. Diese Formulierung schließt auch die akute Exazerbation der chronischen Bronchitis mit ein. Wie Roxithromycin wird diese Substanz von den Leitlinien empfohlen. Bei HNO-Infektionen wie Tonsillitis, Scharlach, Sinusitis und Otitis media ist die Substanz nicht erste Wahl.

> 💬 Azithromycin ist ein Depot-Makrolid. Nach einer Einnahmedauer von 3–5 Tagen haben Sie für etwa 14 Tage nachweisbare Konzentrationen im Körper.

> **Verwirrend**
>
> Die einzelnen Makrolide unterscheiden sich sehr in den jeweiligen Fachinformationen! So wird der Einnahmezeitpunkt trotz des gleichen Salzes bei Erythromycin unterschiedlich angegeben. Die Anwendungsgebiete sind bei Clarithromycin, Roxithromycin und Azithromycin nicht immer deckungsgleich. Wenn ein Patient sein Krankheitsbild nicht im Beipackzettel findet und fragend wieder kommt, kann er aufgeklärt werden.

💬 Ja, Sie haben Recht, Sinusitis steht nicht als Anwendungsgebiet im Beipackzettel. Bei anderen Herstellern fehlt dafür eine andere Indikation. Fachgesellschaften empfehlen den Stoff aber, Sie können beruhigt sein.

💬 Bei Verschlechterung einer COPD und einer Lungenentzündung wird Erythromycin von den Fachgesellschaften nicht empfohlen.

Die Fachgesellschaften empfehlen Makrolide aufgrund der regional sehr unterschiedlichen Resistenzsituation als Alternative bei HNO-Infektionen, wenn die Standardtherapie mit Betalactamen nicht möglich ist. Bei tiefen Atemwegsinfekten wie akute Exazerbation der COPD und Pneumonie werden in den Leitlinien nur die neueren Makrolide eingesetzt. Hervorzuheben ist die gute Wirkung gegen Atypiker, sodass die Substanzen bei atypischer Lungenentzündung oder bei bestimmten Formen einer akuten Bronchitis Mittel der Wahl sind. Die Tabelle (Tab. 4.9) zeigt Beispiele für Handelspräparate und zugelassene Indikationsgebiete.

💬 Bei Sinusitis oder schweren Verlaufsformen von Atemwegsinfekten wird Clarithromycin oft höher dosiert.

Tab. 4.9 Fertigarzneimittel und Indikationen der Makrolide

Handelspräparat	Wirkstoff	Indikation*
Eryhexal®, Paediathrocin®, Infectomycin®	Erythromycin	Atemwegs-, HNO-Infektionen u. a. Indikationen
Klacid®, Clarithromycin-ratiopharm®	Clarithromycin	Pneumonie; ab 12 J.: Sinusitis, AECB; Säfte: Tonsillitis, AOM nur bei Kindern; Tabl.: divergiert: akute Bronchitis, Tonsillitis; u. a. Indikationen
Rulid®, Roxihexal®	Roxithromycin	CAP, Tonsillitis, AOM; divergiert: Bronchitis, Sinusitis; u. a. Indikationen
Zithromax®, Azithromycin Hexal®	Azithromycin	HNO-, Atemwegs- Infektionen, divergiert: Bronchitis; u. a. Indikationen

*Besonderheiten siehe Text.

Alternative

Makrolide sind im Bereich der oberen Atemwege eine Alternative zu Betalactamen und wirken gut gegen atypische Keime wie Mykoplasmen, Chlamydien und Legionellen. Diese Erreger reichern sich überwiegend intrazellulär an und spielen bei bestimmten Formen der Lungenentzündung und akuter Bronchitis eine Rolle.

🗨 Makrolide haben sich sehr bei Erkrankungen bewährt, die durch sogenannte atypische Bakterien hervorgerufen werden. Diese können z. B. bei jungen Erwachsenen eine Lungenentzündung verursachen.

4.5.3 Dosierung und Einnahmehinweise

Dosierung

Die Tabelle (Tab. 4.10) gibt einen Überblick über gängige Dosierschemata. **Erythromycin** wird üblicherweise in drei bis vier Einzeldosen gegeben, bei Infectomycin® (Estolat) reicht wegen der besseren Bioverfügbarkeit die zweimal tägliche Einnahme. Die Behandlungsdauer beträgt normalerweise sieben bis acht Tage. Wird die Substanz bei Tonsillitis und Scharlach angewendet, sind zehn Tage erforderlich.

Bei **Clarithromycin** wird die konzentrationsabhängige Bakterizidie genutzt: bei schweren Infekten kann die Standarddosierung von 2 x 250 mg verlassen und stattdessen 2 x 500 mg gegeben werden. Bei neuen Formulierungen wie Klacid® Pro ist dieser Effekt ebenso zu sehen: in den ersten ein bis drei Tagen kommen 2 x 500 mg, an den folgenden vier Tagen 2 x 250 mg zur Anwendung. Die Einnahme erfolgt alle zwölf Stunden. Bei Kindern wird i. A. fünf bis zehn, bei Erwachsenen fünf bis 14 Tage therapiert. Die Saftformulierungen schmecken bitter. Um dies abzumildern, sind sie technologisch als Mikropellets aufbereitet. Sie dürfen nicht zerkaut werden. Der beste Einnahmezeitpunkt ist dann direkt vor dem Essen, damit der Geschmack überdeckt wird. Die meisten Clarithromycinsäfte **können** bei Zimmertemperatur oder im Kühlschrank aufbewahrt werden. Bei einigen Präparaten würde sich der bittere Geschmack in der Kälte verstärken. Die dürfen nicht kühl, sondern **müssen** bei Zimmertemperatur gelagert werden (Bsp. Clarithromycin Stada®).

Roxithromycin kann ab einem Körpergewicht von 40 kg in der Erwachsenendosis von 300 mg gegeben werden. Für kleinere Patienten ab sieben kg KG stehen Tabletten mit 50 mg Wirkstoff zur Verfügung (Bsp. Roxihexal®). Die Erwachsenendosis kann in ein oder zwei Einzeldosen gegeben werden. Beide Therapieregime gelten als klinisch gleichwertig. Roxithromycin sollte nach Angaben in der Fachinformation bei Erwachsenen nicht länger als vier Wochen gegeben werden. Bei der chronischen Sinusitis werden zum Teil über Monate geringere Dosen als üblich gegeben (**Cave!** off label, siehe Kap. 2.5.3).

Azithromycin hat eine hohe Gewebeaffinität. Die Gewebespiegel übersteigen die Serumspiegel bis über das 100-fache. Die Eliminationshalbwertszeit aus den Geweben liegt bei zwei bis vier Tagen, sodass noch etwa ein bis zwei Wochen

🗨 Infectomycin® brauchen Sie nur 2x pro Tag zu geben. Die meisten anderen Säfte mit diesem Wirkstoff müssen 3–4x verabreicht werden.

🗨 Bei Klacid® Pro starten Sie hochdosiert, damit das Antibiotikum gut wirkt. Je höher die Dosis, desto stärker der Effekt.

🗨 Bitte achten Sie darauf, dass Ihr Kind die kleinen Kügelchen des Clarithromycin-Saftes nicht zerkaut, sondern gleich herunterschluckt.

🗨 Alle Clarithromycin-Säfte können, einige müssen bei Raumtemperatur gelagert werden.

🗨 Roxithromycin gibt es als 150-mg- und als 300-mg-Tablette. Für Kinder stehen 50-mg-Formulierungen zur Verfügung.

💬 Wenn Makrolide bei Tonsillitis und Scharlach verordnet werden, sollte die Einnahmedauer zehn Tage betragen.

💬 Bei Klacid® Uno nehmen Sie in den ersten drei Tagen zwei Tabletten auf einmal, danach vier Tage jeweils 1x täglich 1 Tablette zum Essen.

💬 Sie nehmen nur heute, morgen und übermorgen eine Tablette ein. Das Antibiotikum wirkt danach noch etwa zwei Wochen im Körper weiter.

💬 Wenn Sie unter schweren Leberfunktionsstörungen leiden, dürfen Sie keine Makrolide einnehmen.

Tab. 4.10 Tagesdosierungen der Makrolide

Handelspräparat	Dosis Erwachsene	Dosis Kinder
Eryhexal® Gran., Tabl.; Saft, Paediathrocin® Saft, Infectomycin® Saft	Ab 14 J. bez. 50kg KG: 1,5–4 g in 3–4 ED	Ab 7,5 kg KG bis 8 J.: 30–50 mg/kg KG in 3–4 ED, 8–14 J. (30–50 kg): 1,5 g in 3–4 ED
Klacid®, Clarithromycin-ratiopharm® Tabl.; Saft, Klacid® Pro, Klacid® Uno 500 mg Rettabl.	Ab 12 J. (30 kg KG) Tabl.: 500–1000 mg in 2 ED, Retardtabl.: 5–7 Tage: 1000 mg in 1 ED für 1–3 Tage, dann 500 mg in 1 ED für 4 Tage	0–12 J.: 15 mg/kg KG in 2 ED, max. 2 x 500 mg
Rulid®, Roxihexal® Tabl.	Ab 40 kg KG: 300 mg in 1–2 ED	7–40 kg KG: 5–7,5 mg/kg KG in 2 ED
Zithromax®, Azithromycin Hexal® 250, 500 mg Tabl.; Saft	Ab 45 kg KG: 1,5 g in 3–5 Tagen, 3 Tage: 500 mg in 1 ED, 5 Tage: Tag 1: 500 mg, dann 250 mg in 1 ED,	Ab 15 kg KG: 30 mg/kg in 3–5 Tagen: 3 Tage: 10 mg/kg KG in 1 ED, 5 Tage: Tag 1: 10 mg/kg KG, dann 5 mg/kg KG in 1 ED, Tonsillitis: 3 Tage 10–20 mg/kg KG, max. 500 mg/d, AOM: Zithromax® Saft als Einmalgabe möglich.

nach der letzten Einnahme Konzentrationen über der MHK vorliegen. Dadurch erklären sich die kurzen Dosierschemata. Die Gesamtdosis kann auf drei oder fünf Tage verteilt werden. Bei Infektionen der Atemwege wurde nachgewiesen, dass eine dreitägige Therapie ausreicht. Bei Otitis media ist Zithromax® Saft sogar für die Einmalgabe zugelassen.

Makrolide werden zum Teil sehr intensiv in der Leber metabolisiert. Deshalb können Dosisanpassungen erforderlich werden (Tab. 4.11).

Einnahmehinweise

> **Praxistipp**
>
> Beratungsrelevante Einnahmehinweise betreffen:
> — Einnahmezeitpunkt
> — Alkohol
> — Reaktionsvermögen
> — Grapefruitgenuss
> — Schwindel
> — Herzbeschwerden

Die **Einnahmezeitpunkte** der Makrolide sind der Tabelle 4.11 zu entnehmen. Bei Erythromycin variiert dieser in den Fachinformationen auch bei gleichen Verbindungen sehr. Den Leitlinien zufolge sollten **Stearate nüchtern** eingenommen werden (Ausnahme z. B. Erythromycin-Wolff® Tabl.: zum Essen). Bei den anderen Formulierungen scheinen Mahlzeiten, unabhängig vom Zulassungsstatus, keinen relevanten Einfluss auf die Resorption zu haben. Aufgrund möglicher Leberschäden sollte während der Einnahme auf den Genuss von **Alkohol** verzichtet werden. Bei Azithromycin ist dabei die lange Wirkdauer zu berücksichtigen. Makrolide (außer Erythromycin) können zu **Schwindelanfäl-**

💬 Falls Sie gerne Grapefruit essen, verzichten Sie während der Antibiose lieber darauf. Die Inhaltsstoffe können das Antibiotikum beeinflussen.

💬 Trinken Sie während der Antibiotikaeinnahme möglichst keinen Alkohol.

💬 Im Normalfall können Sie unter der Therapie Auto fahren. Schauen Sie aber erstmal, wie sie das Medikament vertragen.

Tab. 4.11 Einnahmemodalitäten der Makrolide

Handelspräparat	Einnahmezeitpunkt	Besonderheiten
Eryhexal®, Paediathrocin®, Infectomycin®	Stearat nüchtern, Estolat, Ethylsuccinat unabhängig vom Essen	Dosisanpassung bei Nierenschäden, **Cave!** Leberfunktionsstörungen
Klacid®, Clarithromycin-ratiopharm®, Klacid Uno Rettabl.	Unabhängig vom Essen, Retardtablette zum Essen	**Cave!** Leberfunktionsstörungen, KI bei schweren Leberfunktionsstörungen, bei Nierenschäden Dosisanpassung
Rulid®, Roxihexal®	15 Minuten vor dem Essen	**Cave!** Leberfunktionsstörungen, KI bei schweren Leberfunktionsstörungen, ggf. Dosisanpassung
Zithromax®, Azithromycin Hexal®	Unabhängig vom Essen	**Cave!** schwere Nierenfunktionsstörungen, KI bei schweren Leberfunktionsstörungen

💬 Ihrem Kind tut es gut, wenn Sie Ihm nach der Gabe des Klacid® Saftes etwas zu essen oder einen leckeren Saft geben.

💬 Am besten wirkt Roxihexal®, wenn Sie die Tablette mindestens eine Viertelstunde vor dem Essen einnehmen.

len führen. Das Trinken von Alkohol würde diese Schwindelanfälle eventuell noch verstärken. Patienten sollten daher erst einmal beobachten, wie sie das Medikament vertragen, bis sie ein Fahrzeug oder Maschinen bedienen. Makrolide können die **QT-Zeit** im EKG verlängern. Hypokaliämie gilt dabei als Triggerfaktor. Daher sollte der Verzehr von viel Lakritze gemieden werden. Da die Flavonoide der **Grapefruit** das Leberenzym hemmen, über das die Makrolide verstoffwechselt werden, kann es zu Dosiserhöhungen und damit steigenden Nebenwirkungen einhergehen. Auf den Genuss der Frucht sollte daher verzichtet werden.

> Seien Sie während der Einnahme des Antibiotikums etwas zurückhaltend beim Naschen von Lakritz.

4.5.4 Neben-, Wechselwirkungen und Kontraindikationen

Nebenwirkungen
Zu allgemeingültigen Nebenwirkungen siehe Kap. 4.1.2.

Makrolide allgemein
Häufigste Nebenwirkungen der Makrolide sind gastrointestinale Störungen wie Übelkeit, Erbrechen, Bauchschmerzen oder Durchfälle. Nach oraler Gabe von Erythromycin haben etwa 30 Prozent der behandelten Erwachsenen diese Probleme. Bei den neuen Substanzen schwanken die Werte zwischen drei und zehn Prozent. Bei anhaltendem Durchfall muss eine pseudomembranöse Kolitis ausgeschlossen werden. Die Verträglichkeit bei Kindern ist gut. Makrolide können wie Chinolone, Ketolide und Cotrimoxazol zu **QT-Zeit-Verlängerungen** führen und so gefährliche Herzrhythmusstörungen (Torsade de pointes) hervorrufen. Dieser Effekt ist konzentrationsabhängig und wird verstärkt, wenn Arzneimittel eingenommen werden, die auch über Cytochrom P450 verstoffwechselt werden (s. u.).

> Die relevantesten Nebenwirkungen dieser Substanzklasse sind Magen-Darm-Störungen.

> Unter den Antibiotika können Makrolide, Ketolide, Chinolone und Cotrimoxazol zur Verlängerung des QT-Intervalls führen.

Beispiele für Arzneistoffe, die die QT-Zeit verlängern:
- Antiarrhythmika: Amiodaron (Bsp. Cordarex®), Chinidin (Bsp. Cordichin), Sotalol (Bsp. Sotalex®).
- Calciumantagonisten: Nifedipin (Bsp. Nifehexal®) und Verapamil (Bsp. Isoptin®).
- Psychopharmaka wie Haloperidol, andere Neuroleptika und tricyclische Antidepressiva, Lithium (Bsp. Hypnorex®).
- Antihistaminika: Ebastin (Bsp. Ebastel®), Loratadin (Bsp. Lorano®), Mizolastin (Bsp. Mizollen®), Terfenadin (Bsp. Terfenadin AL®).
- Antimykotika: Terbinafin (Bsp. Lamisil®), Itraconazol (Bsp. Sempera®).
- Chinin (Bsp. Limptar®), Mefloquin (Bsp. Lariam®).

> Auch für OTC-Präparate wie Chinin und Loratadin sind Veränderungen im EKG beschrieben.

Da Chinolone und Makrolide manchmal prophylaktisch zur Behandlung einer schweren Reisediarrhö verordnet werden, könnten Interaktionen mit dem Malariamittel Lariam® dann eine Rolle spielen. Es kommen ständig neue Arzneistoffe als potenzieller Auslöser dazu. Im Internet sind aktuelle **Übersichtslisten** über QT-Zeit verlängernde Arzneistoffe abrufbar: www.torsades.

> Wenn Sie Herzbeschwerden oder Schwindel bekommen, beenden Sie sofort die Therapie und wenden sich an Ihren Arzt.

org, www.qtdrugs.org. Die gleichzeitige Behandlung von mehreren QT-Zeit verlängernden Substanzen soll vermieden werden. Ist sie unumgänglich, sollten die Patienten engmaschig kontrolliert werden. Dazu gehört bei Risikopatienten (z. B. während einer Diuretika-Therapie) die Überwachung der Serum-Kalium-Spiegel. Bei Anzeichen von Herzrhythusstörungen muss umgehend ein Arzt aufgesucht oder der Notarzt gerufen werden. Alle Makrolide können zu **Leberfunktionsstörungen** führen. Ein Anstieg der Leberwerte sowie eine reversible Hepatitis mit Cholestase sind möglich. Bei den Erythromycin-Derivaten, insbesondere dem Estolat, wird hier pathomechanistisch eine allergische Reaktion vermutet, die mit kolikartigen Leibschmerzen und Fieber einhergeht. Prädisponierende Faktoren sind Behandlungen über zwei Wochen, wiederholte Einnahmen, vorgeschädigte Leber und Allergien. Alle Makrolide dürfen bei Leberfunktionsstörungen daher nur nach strenger Nutzen-Risiko-Abwägung gegeben werden (Tab. 4.11). Die Leber- und Bilirubinwerte sollten regelmäßig kontrolliert und bei einer Verschlechterung ein Therapieabbruch erwogen werden. **Hautausschläge** sind gelegentlich bis selten, schwere **allergische Reaktionen** wie ein anaphylaktischer Schock sind sehr selten, aber schon bei Erstanwendung möglich. Er erfordert sofortige Notfallmaßnahmen. Bei Unverträglichkeit gegenüber einem Arzneistoff dieser Wirkstoffklasse sollte kein anderes Makrolid sowie kein Ketolid oder Clindamycin zum Einsatz kommen. In hohen Dosen sind reversible **Hörstörungen** möglich.

> Wenn Sie das Antibiotikum aus einem Grund länger als zwei Wochen einnehmen, lassen Sie Ihre Leberwerte kontrollieren.

> Bei Allergien gegen Makrolide dürfen Ketek® und Clindamycin nicht eingenommen werden.

Sonderfälle
Erythromycin hat prokinetische Effekte. Dies erklärt Bauchschmerzen und die hohe Rate an Durchfällen. Diese Wirkung wird im Off-Label-Use bei schwerer Obstipation genutzt. Wenn Durchfall lange anhält, krampfartig oder blutig wird, sollte auch an eine pseudomembranöse Kolitis gedacht werden. Bei den neueren Makrolide können Kopfschmerzen und Schwindel auftreten, die das Reaktionsvermögen beeinträchtigen können. Clarithromycin und Azithromycin können zu reversiblen Verfärbungen der Zähne und Zunge sowie zu einem metallischen Geschmack und Geruchsveränderungen führen.

> Erythromycin regt die Magen-Darm-Tätigkeit an, so ähnlich wie MCP. Daher kann es manchmal zu Durchfall kommen.

> Halten sie noch die letzten zwei Tage durch: nach Beendigung der Therapie klingen diese Erscheinungen ab.

Wechselwirkungen
Makrolide allgemein
Zu allgemeingültigen Wechselwirkungen siehe Kap. 4.1.3. Da Makrolide (Differenzierungen beachten) in der Leber über das **Cytochrom-P450**-Enzymsystem metabolisiert werden, sind zahlreiche Wechselwirkungen möglich. Am häufigsten werden gleichzeitig verabreichte Arzneimittel in ihrem Metabolismus gehemmt. Die Folge sind ansteigende Blutspiegel und unerwünschte Wirkungen der Begleitmedikation. Das Potenzial für derartige Interaktionen ist substanzspezifisch und am meisten ausgeprägt bei Erythromycin und Clarithromycin und am geringsten bei Azithromycin. Während einer oralen The-

> Bei Azithromycin sind keine Wechselwirkungen durch Leberenzyme zu erwarten.

rapie mit diesem Wirkstoff sind keine Interaktionen durch Hemmung von Cytochrom-P450-Isoenzymen zu erwarten.

> **Cytochrom-Enzyme**
>
> Enzyme aus der Cytochrom-P450-Familie kommen hauptsächlich in der Leber vor und spielen im Metabolismus und Interaktionen von Arzneistoffen eine wichtige Rolle, denn neben Substraten gibt es zahlreiche Induktoren und Inhibitoren.
> - **CYP-Substrate** sind Arzneistoffe, die über dieses Enzymsystem abgebaut werden.
> - **CYP-Induktoren** beschleunigen den Abbau der Substrate und führen so zu einer erhöhten Enzymaktivität.
> - **CYP-Inhibitoren** hemmen den Abbau der Substrate. Neben Arzneimitteln können auch Lebensmittel die Enzyme hemmen. So ist z. B. **Grapefruitsaft** ein CYP3A4-Inhibitor.

💬 Die Bezeichnung P-450 erklärt die Fähigkeit der Enzyme, Licht der Wellenlänge 450 Nanometer besonders stark zu adsorbieren.

Bei Kombination von Substraten mit Inhibitoren kommt es zur Konkurrenz um die gleiche Bindungsstelle am Enzym. Der Abbau des Substrates wird verhindert und höhere Wirkspiegel und Nebenwirkungsraten sind die Folge. Dazu ein Beispiel: Das Antiepileptikum Phenytoin ist ein Induktor von CYP3A4, Doxycyclin ein Substrat. Werden beide Stoffe kombiniert, wird die Halbwertszeit des Antibiotikums um die Hälfte reduziert. Der schnellere Abbau führt zu subtherapeutischen Wirkspiegeln von Doxycyclin.

Makrolide sind **Inhibitoren** verschiedener Cytochrom-Isoenzyme (v. a. CYP3A4, 1A2). Es kann zur Erhöhung der Serumkonzentration folgender Substrate kommen:

💬 Am relevantesten sind die Interaktionen mit Theophyllin, Statinen, Antiepileptika und Schlafmitteln.

- Chinidin (Bsp. Cordichin®), Pimozid (Bsp. Orap®), Ebastin (Bsp. Ebastel®), Mizolastin (Bsp. Mizollen®), Terfenadin (Bsp. Terfenadin AL®): Verlängertes QT-Intervall, Arrhythmie-Risiko ↑
- Sildenafil (Bsp. Viagra®), Tadalafil (Bsp. Cialis®), Vardenafil (Bsp. Levitra), Dapoxetin (Bsp. Priligy®).
- Carbamazepin (Bsp. Tegretal®), Phenytoin (Bsp. Phenhydan), Valproinsäure (Bsp. Ergenyl®).
- Clozapin (Bsp. Leponex®), Quetiapin (Bsp. Seroquel®).
- Theophyllin (Bsp. Bronchoretard®):
  - Theophyllin-Plasmaspiegel ↑, **Cave!** Übelkeit, Unruhe, Tachykardie, Schwindel.
  - Erythromycin hat den stärksten Effekt: Theophyllin-Clearance ↓, HWZ ↑: Dosisreduktion um 25 %.

💬 Erythromycin kann die Wirkspiegel von Theophyllin erhöhen. Gleichzeitig kann die Erythromycin-Konzentration erniedrigt sein. Daher ist es keine optimale Kombination.

4.5 Beratung bei der Abgabe von Makroliden

- Dosisanpassungen bei anderen Makroliden i. A. nicht erforderlich.
- Theophyllin kann zudem die Erythromycin-Konzentration vermindern!
- **Schlafmittel**: Alprazolam (Bsp. Tafil®), Clobazam (Bsp. Tafil®), Flurazepam (Bsp. Dalmadorm®), Midazolam (Bsp. Dormicum®), Nitrazepam (Bsp. Eatan®N), Triazolam (Bsp. Halcion®), Zopiclon (Bsp. Zop®) : **Cave!** Sedation.
- Felodipin (Bsp. Felocor®), Aliskiren (Bsp. Rasilez®).
- Dopaminagonisten: Bromocriptin (Bsp. Kirim®), Cabergolin (Bsp. Cabaseril®), Dihydroergocryptin (Bsp. Almirid®), Methylergometrin (Bsp. Methergin®): **Cave!** Übelkeit u. a. dopaminerge Effekte.
- Corticoide wie Methylprednisolon (Bsp. Urbason®).
- Eletriptan (Bsp. Relpax®).
- Ciclosporin (Bsp. Sandimmun®), Tacrolimus (Bsp. Prograf®), Sirolimus (Bsp. Rapamune®): **Cave!** Toxizität↑. Die Dosisspiegel dieser Immunsuppressiva müssen während und nach der Antibiose überwacht und angepasst werden.
- **Statine**: Atorvastatin (Bsp. Sortis®), Lovastatin (Bsp. Mevinacor®), Simvastatin (Bsp. Zocor®) mit Erythromycin und Clarithromycin: **Cave!** Rhabdomyolyse.
Die Therapie mit Pravastatin (Bsp. Pravasin®) sollte gemäß ABDA-Datenbank vorsichtig erfolgen, Fluvastatin (Bsp. Cranoc®) und Rosuvastatin (Bsp. Crestor®) stellen kein Problem dar.

> 💬 Makrolide haben ein erhebliches Interaktionspotenzial. Dies bedeutet, dass sich die Stoffwechselwege mit anderen Substanzen, die im Körper abgebaut werden, kreuzen. Bei Erythromycin und Clarithromycin ist dies am stärksten ausgeprägt.

> 💬 Da Sie Eryhexal® und Pravasin® einnehmen sollen, informieren Sie Ihren Arzt bei ersten Anzeichen von Herzbeschwerden sofort.

Praxistipp

Im Apothekenalltag kommt es oft vor, dass Erythromycin oder Clarithromycin bei Patienten verordnet wird, die Statine einnehmen. In der Apothekensoftware erscheint dann: schwerwiegende Interaktion! Es ist sofort Rücksprache mit dem Arzt zu halten. Der Gesprächsverlauf sollte dokumentiert werden, insbesondere wenn der Arzt trotzdem auf einer Komedikation besteht. Hilfreich für das Gespräch mit dem Arzt sind die Texte der ABDA-Datenbank, da dort unter »Maßnahmen« konkrete Behandlungsvorschläge gemacht werden (siehe Kap. 4.2.4). Kapitel 8.1.7 enthält ein Fallbeispiel zu dieser Thematik.

> 💬 Ich sehe über Ihre Kundenkarte, dass sich das Antibiotikum mit Ihrem Lipidsenker nicht verträgt. Nehmen Sie ihn noch ein? Ich rufe eben den Arzt an und bespreche das mit ihm.

Makrolide können in ihrem Abbau durch starke Enzyminduktoren wie HIV-Therapeutika gehemmt werden. Durch einen Anstieg der Wirkspiegel sind verstärkte Nebenwirkungen der Antibiotika möglich. Die Wechselwirkung mit **QT-Zeit** verlängernden Stoffen sind zu beachten (s. o.). Die gleichzeitige Anwendung ist i. A. kontraindiziert. Bei gleichzeitiger Gabe von Omeprazol mit Makroliden wird die Bioverfügbarkeit beider Stoffe erhöht. Aufgrund der großen therapeutischen Breite beider Substanzklassen sind negative Wirkungen dadurch nicht zu erwarten. Eine Myastenia gravis kann sich unter der Therapie mit Makroliden verstärken (siehe Kap. 4.6.4). Makrolide sollten nicht mit

> 💬 Makrolide gehören zu den Stoffen, die Herzrhythmusstörungen verursachen können.

> Wenn zwei Arzneistoffe kombiniert werden, ist es wichtig, dass sie sich nicht gegenseitig in ihrer Wirkung behindern.

Clindamycin oder **Tetracyclinen** kombiniert werden, da ein antagonistischer Effekt aufgrund überlappender Bindungsstellen am Ribosom möglich ist. Auch die gleichzeitige Behandlung der bakteriostatischen Vertreter der Makrolide mit Betalactamen ist ungünstig, da den sekundär bakteriziden Stoffen der Angriffspunkt genommen wird. Für Clarithromycin und Amoxicillin ist hingegen bei der Helicobacter-pylori-Eradikation ein Synergismus belegt (siehe Kap. 3.2). Antazida sollten grundsätzlich zeitversetzt eingenommen werden. Bei Azithromycin sind Wirkminderungen bei gleichzeitiger Einnahme bekannt.

> Nehmen Sie Riopan® zwei Stunden vor oder nach Azithromycin ein.

Sonderfälle

> Kontrollieren Sie jetzt bitte öfter ihren Blutzucker.

Bei gleichzeitiger Anwendung von Clarithromycin mit Insulin und oralen Antidiabetika sind **Hypoglykämien** möglich. Wie oben beschrieben ist das Interaktionspotenzial bei Roxithromycin und Azithromycin geringer als bei Erythromycin und Clarithromycin.

Kontraindikationen
Makrolide allgemein

Bei Störungen des Herz-Kreislaufsystems darf wegen der Gefahr der QT-Zeit-Verlängerung keine Anwendung erfolgen. Dazu zählen:
- Angeborene oder erworbene QT-Intervall-Verlängerungen.
- Hypokaliämie, **Cave**! Diuretika, Diarrhö, Erbrechen, Lakritze!
- Bradykardie, Herzinsuffizienz, Herzrhythmusstörungen.
- Gleichzeitige Einnahme anderer QT-Zeit verlängernder Medikamente.

> Wenn Sie viel Lakritze naschen, kann der Kaliumwert im Blut absinken. Bei empfindlichen Personen kann dies Herzbeschwerden verursachen.

Wegen der Gefahr der Vasokonstriktion ist die gleichzeitige Anwendung von Ergotamin (Bsp. Ergo-Kranit® Migräne) und Dihydroergotamin (Bsp. DHE-ratiopharm®) kontraindiziert. Es kann zu Durchblutungsstörungen an Fingern, Zehen und der Zunge (Ergotismus) kommen. Bei den als Dopaminagonisten eingesetzten Stoffen wie Bromocriptin, Cabergolin und Dihydroergocryptin sind dopaminerge Effekte möglich. Bei schweren Leberfunktionsstörungen sind alle Makrolide kontraindiziert (siehe Tab. 4.11).

Sonderfälle

> Ihr Arzt hat zwei Möglichkeiten: er kann ein anderes Antibiotikum auswählen oder entscheiden, dass Sie für die Dauer der Antibiotikabehandlung Sortis® absetzen.

Die gleichzeitige Einnahme von Atorvastatin (Bsp. Sortis®), Lovastatin (Bsp. Mevinacor®), Simvastatin (Bsp. Zocor®) darf nicht erfolgen mit **Erythromycin** und **Clarithromycin**. Die Behandlung mit diesen Arzneistoffen kann für die Dauer der Antibiose, außer während akuter Koronarsyndrome, unterbrochen werden (siehe Kap. 8.1.7). Die Therapie mit Pravastatin (Bsp. Pravasin®) erfordert besondere Vorsichtsmaßnahmen. Mit Fluvastatin (Cranoc®) und Rosuvastatin (Crestor®) sind keine Interaktionen zu erwarten. Roxithromycin und Azithromycin sind nach derzeitigem Kenntnisstand nicht betroffen.

Schwangerschaft und Stillzeit

Makrolide gehören nach Betalactamen zu den Antibiotika der Wahl in der Schwangerschaft und Stillzeit. Die meisten Erfahrungen liegen für Erythromycin vor. **Erythromycinestolat** sollte auf Grund seiner Hepatotoxizität nicht im zweiten und dritten Trimenon gegeben werden. Alle anderen Makrolide können indikationsgerecht eingesetzt werden.

> Makrolide gehören zu den Antibiotika, die in der Schwangerschaft eingenommen werden können. Sie sind lange erprobt und gelten als sicher.

4.6 Beratung bei der Abgabe von Ketoliden

4.6.1 Wirkungsweise

Ketolide sind eine Weiterentwicklung der Makrolide. Der einzige Vertreter ist Telithromycin. Das **Wirkspektrum** ist ähnlich breit wie bei den neueren Makroliden. Zudem wirkt die Substanz gut bei Penicillin- und Makrolid-resistenten Pneumokokkken und hat deswegen seinen Stellenwert in der Therapie der ambulant erworbenen Pneumnonie (CAP). Telitromycin wirkt **konzentrationsabhängig bakterizid**. Der **Angriffspunkt** ist ähnlich wie bei den Makroliden. Es kommt zur Hemmung der Proteinbiosynthese durch Wirkung auf die Ribosomen. Telithromycin bindet wie Makrolide an die 50S-Untereinheit und kann darüber hinaus auch die Bildung der 50S-und 30S-Untereinheiten blockieren. Die Substanz wurde 2001 in Deutschland zugelassen. Seit 2007 gibt es aufgrund schwerwiegender Nebenwirkungen eine **Anwendungsbeschränkung** der europäischen Zulassungsbehörde (EMEA). Die Verordnungen sollten Infektionen vorbehalten sein, bei denen Makrolide oder Penicilline aufgrund von Resistenzen oder Unverträglichkeiten nicht einsetzbar sind. Da die Penicillinresistenz in Deutschland im Vergleich zu anderen europäischen Ländern selten ist, bleibt die Anwendung auf eine kleine Patientengruppe beschränkt. Insofern ist Telithromycin als **Reserveantibiotikum** zu betrachten. Telithromycin hat wie die Makrolide ein erhebliches Interaktionspotenzial.

> Telithromycin ist ein Vertreter der Ketolide. Diese Substanzklasse ist die Weiterentwicklung der Makrolide.

> Ketek® ist ein Reserveantibiotikum bei Resistenzen oder Unverträglichkeiten auf Betalactame und Makrolide.

Problematisch

Wegen erheblicher Neben- und Wechselwirkungen ist der Einsatz von Ketek® sehr kritisch zu sehen.

4.6.2 Handelspräparate und Indikationen

Ketek® ist nur für bestimmte Indikationen der Atemwege zugelassen (Tab. 4.12). Bei der ambulant erworbenen Pneumonie besteht eine uneingeschränkte Zulassung. Die Anwendung bei akuter Exazerbation einer chronischen Bronchitis und der akuten Sinusitis darf nur dann erfolgen, wenn von einer Resistenz gegen Betalactam-Antibiotika oder Makroliden auszugehen ist. Bei Tonsillitis und Pharyngitis ist der Einsatz nur möglich, wenn Penicilline aufgrund einer Allergie kontraindiziert und hohe Makrolidresistenzen bekannt sind.

> Dieser Wirkstoff darf bei einigen Infektionen der Atemwege nur unter bestimmten Voraussetzungen zum Einsatz kommen.

4 Beratung bei der Abgabe von Antibiotika

> Bei einer Sinusitis beträgt die Behandlungsdauer fünf Tage.

Tab. 4.12 Fertigarzneimittel und Indikationen von Telithromycin

Handelspräparat	Indikation*
Ketek® 400 mg	ab 18 J. CAP, AECB, ABS; ab 12 J. Tonsillitis, Pharyngitis

*Besonderheiten siehe Text.

4.6.3 Dosierung und Einnahmehinweise

Dosierung

> Nehmen Sie die Tablette jeden Abend vor dem Schlafengehen ein.

Durch die lange Halbwertszeit und die pharmakodynamischen Eigenschaften reicht die einmal tägliche Gabe aus (Tab. 4.13). Die Einnahme erfolgt alle 24 Stunden unabhängig vom Essen, vorzugsweise vor dem Schlafengehen. Nebenwirkungen wie Sehstörungen oder Bewusstseinsstörungen werden so abgemildert. Die Pneumonie wird sieben bis zehn Tage behandelt, bei den anderen Indikationen reichen fünf Tage. Telithromycin wird vorwiegend in der Leber metabolisiert. Bei eingeschränkter Leberfunktion findet eine erhöhte renale Ausscheidung statt. Sofern die Nierenfunktion nicht beeinträchtigt ist, ist keine Dosisanpassung erforderlich. Die Erfahrung bei Patienten mit Leberfunktionsstörungen und somit verminderter metabolischer Kapazität sind aber begrenzt. Deshalb sollte die Substanz vorsichtig angewendet werden. Bei schwerer Nierenfunktionsstörung ist das Mittel nicht erste Wahl. Bei zwingender Indikation muss die Dosis angepasst werden.

Tab. 4.13 Tagesdosierungen von Telithromycin

Handelspräparat	Dosis Erwachsene	Dosis Kinder
Ketek® 400 mg Tabl.	800 mg in 1 ED	800 mg in 1 ED

Einnahmehinweise

> Fahren Sie während der Einnahme kein Auto oder bedienen schwere Maschinen. Verzichten Sie auch auf Alkohol.

Aufgrund der beschriebenen Seh- und Bewusstseinsstörungen sollten die Patienten für die Zeit der Einnahme nicht Auto fahren oder die Wirkung durch den Genuss von **Alkohol** verstärken. Zudem ist die Substanz leberschädigend. Auch auf den Genuss von **Grapefruit** (CYP3A4-Inhibitor) und Lakritze (Gefahr der Hypokaliämie als Triggerfaktor für QT-Verlängerungen) sollte während der Einnahme verzichtet werden (siehe Kap. 4.5.4).

> **Praxistipp**
> Die Tablette sollte wegen des unangenehmen Geschmackes nicht geteilt werden.

💬 Versuchen Sie, die Tablette mit viel Wasser im Ganzen runterzuschlucken.

4.6.4 Neben-, Wechselwirkungen und Kontraindikationen

Nebenwirkungen

Zu allgemeingültigen Nebenwirkungen siehe Kap. 4.1.2. Die häufigsten Nebenwirkungen betreffen den Magen-Darm-Trakt. Durchfall ist sehr häufig, **Cave**! pseudomembranöse Kolitis. Auch Übelkeit, Erbrechen, Bauchschmerzen oder Blähungen werden häufig beschrieben.

💬 Unter der Einnahme kann es zu weichen Stühlen kommen. Ich empfehle Ihnen, parallel zum Antibiotikum Perenterol® forte einzunehmen. Damit lassen sich Magen-Darm-Störungen verhindern und Sie werden das Antibiotikum gut vertragen.

> **Anwendungsbeschränkung der EMEA**
> Schwere Leberschäden, Sehstörungen, Bewusstseinsverlust und eine Verschlechterung einer Myastenia gravis waren Gründe für die Risikobewertung und die Indikationseinschränkung.

Praxisrelevant sind auch **Sehstörungen**, Verwirrtheit bis zum vorübergehenden Bewusstseinsverlust oder Halluzinationen. Sie treten meist wenige Stunden nach der ersten oder zweiten Dosis auf, dauern wenige Stunden an und sind nach Ende der Behandlung reversibel. Dies ist auch der Grund für die abendliche Einnahmeempfehlung. Diese Nebenwirkungen werden so »überschlafen«. Kopfschmerzen und Geschmacksstörungen sowie Hautausschläge und Juckreiz sind ebenso möglich. Die Häufigkeit schwerer anaphylaktischer Rektionen ist noch nicht abschätzbar. Wie bei allen Antibiotika ist Vorsicht geboten. **Leberstörungen** wurden nach Markteinführung in allen Schweregraden, vom Ansteigen der Leberwerte über Hepatitis bis hin zum Leberversagen mit letalem Ausgang gemeldet. Bei Anzeichen einer Leberschädigung sollte die Behandlung abgebrochen werden. Wie Makrolide, Chinolone und Cotrimoxazol können auch Ketolide zu **QT-Zeit-Verlängerungen** führen. Dieser Effekt ist konzentrationsabhängig und wird durch Arzneimittel verstärkt, die auch über CYP3A4 verstoffwechselt werden.

💬 Sollten Sie unter Appetitlosigkeit, Gelbsucht, Juckreiz, Bauschmerzen oder extremer Müdigkeit leiden, sprechen Sie umgehend mit Ihrem Arzt.

Wechselwirkungen

Zu allgemeingültigen Wechselwirkungen siehe Kap. 4.1.3. **Telithromycin** ist Substrat und Inhibitor von CYP3A4 sowie ein Inhibitor von CYP2D 6. Klinisch relevant sind Wechselwirkungen mit Substraten dieser Isoenzyme. Die Wechselwirkungen über CYP3A4 sind die gleichen wie bei den Makroliden (siehe Kap. 4.5.4). Die CYP2D 6-Hemmung durch Telithromycin kann zum Anstieg der Plasmaspiegel von Metoprolol führen, die Patienten müssen überwacht

💬 Ketek® hat ein erhebliches Interaktionspotenzial, das in etwa dem der Makrolide (außer Azithromycin) entspricht.

werden. Die pharmakokinetische Wechselwirkung mit Theophyllin ist klinisch nicht relevant. Bei zusätzlicher Einnahme von Theophyllin soll zur Verringerung gastrointestinaler Nebenwirkungen ein Einnahmeabstand von einer Stunde eingehalten werden. Die gleichzeitige Anwendung von anderen Proteinbiosynthesehemmern wie Makroliden, Tetracyclinen und Clindamycin wird grundsätzlich nicht empfohlen, da Überlappungen an der Bindungsstelle nicht ausgeschlossen werden können.

Kontraindikationen

Folgende Patienten dürfen nicht mit Telithromycin behandelt werden:
- Bei Unverträglichkeit gegenüber Makroliden.
- Bei Myasthenia gravis (siehe Kasten).
- Bei Hepatitis unter Telithromycin in der Vergangenheit.
- Bei Störungen der QT-Zeit.
- Gleichzeitige Einnahme von Ergotamin (Bsp. Ergo-Kranit® Migräne) und Dihydroergotamin (Bsp. DHE-ratiopharm®) und Pimozid (Bsp. Orap®).
- Gleichzeitige Einnahme von Atorvastatin (Bsp. Sortis®), Lovastatin (Bsp. Mevinacor®), Simvastatin (Bsp. Zocor®):
  - Die Behandlung mit diesen Arzneistoffen soll für die Dauer der Antibiose unterbrochen werden.
  - Die Therapie mit Pravastatin (Bsp. Pravasin®) sollte vorsichtig erfolgen.
- Gleichzeitige Einnahme von CYP3A4-Inhibitoren wie HIV-Medikamenten (Proteasehemmern) bei Nieren- und/oder Leberfunktionsstörungen.
- Während und bis zwei Wochen nach Behandlung mit CYP3A4-Induktoren wie Rifampicin (Bsp. Eremfat®), Phenytoin (Bsp. Phenhydan®), Carbamazepin (Bsp. Tegretal®), Phenobarbital (Bsp. Luminal®), Johanniskraut (Bsp. Laif®).

> **Da Telithromycin und Makrolide sehr ähnlich aufgebaut sind, dürfen Sie bei einer Unverträglichkeit auf Makrolide auch diese Substanz nicht einnehmen.**

> **Ich sehe gerade, dass Sie Johanniskraut einnehmen. Dann dürfte Ketek® nicht verordnet werden. Ich rufe beim Arzt an und kläre das für Sie.**

> **Myastenia gravis ist eine Erkrankung, bei der es unter Bewegung zu einer schnellen Ermüdung der Muskulatur kommt.**

Hinweis

Bei Myastenia gravis handelt es sich um eine Autoimmunerkrankung, bei der es zur Bildung von Antikörpern gegen die quergestreifte, willkürlich bewegbare Muskulatur kommt. Diese Antikörper blockieren die Übertragung des Nervenimpulses auf den Muskel und zerstören Muskelbestandteile. Typisch ist eine belastungsabhängige schnelle Ermüdbarkeit der Muskeln. In Ruhe bessert sich die Symptomatik. Zahlreiche Medikamente können eine Myastenia gravis durch Eingriff in die neuromuskuläre Signalübertragung verschlimmern. Dazu gehören z. B. Antiinfektiva wie Makrolide, Ketolide, Tetracycline, Chinolone, Clindamycin sowie Benzodiazepine. Prinzipiell können alle Arzneistoffe einen unvorhersehbaren Effekt auf die Symptomatik hervorrufen. Myasthenie-Patienten sollten daher vor der Ersteinnahme eines neuen Medikamentes auf eine mögliche Verschlechterung der Beschwerden hingewiesen werden. Das weitere Vorgehen entscheidet dann der Arzt.

Schwangerschaft und Stillzeit: Für die Behandlung von Infektionen sind Betalactame und Makrolide besser untersuchte und sicherere Wirkstoffe. Ein Einsatz von Telithromycin sollte nicht erfolgen.

4.7 Beratung bei der Abgabe von Tetracyclinen

4.7.1 Wirkungsweise

Zu den Tetracyclinen gehören die fünf Substanzen Tetracyclin, Chlortetracyclin, Oxytetracylin, Doxycyclin und Minocyclin. Als chemisches Strukturelement haben sie ein Naphtacen-Ringsystem. Sie unterscheiden sich zwar in der Zusammensetzung der Seitenketten, haben aber alle ein identisches **Wirkspektrum**. Deutliche Unterschiede bestehen in ihrer **Pharmakokinetik**. Standardsubstanz ist heute **Doxycyclin**. Die Muttersubstanz Tetracyclin hat wegen schlechter Verträglichkeit nur noch historische Bedeutung und sollte nicht mehr verordnet werden. Für den Bereich der Atemwegsinfekte spielen im Apothekenalltag Doxycyclin und Oxytetracylin eine Rolle. Tetracycline sind **Breitspektrumantibiotika** mit **bakteriostatischer** Wirkung. Die Wirksamkeit hängt im Wesentlichen von dem **Quotienten** aus AUC und der minimalen Hemmkonzentration des Erregers ab. Der Wirkmechanismus beruht auf der Hemmung der Proteinbiosynthese. Die Angriffsstelle am Ribosom ist aber nicht wie bei Makroliden und Clindamycin die 50S-, sondern die kleine 30S-Untereinheit.

> Doxycylin ist ein Antibiotikum aus der Gruppe der Tetracycline.

> Bei Atemwegserkrankungen werden vor allem die Tetracycline Doxycyclin und Oxytetracyclin verordnet.

> **Atypisch**
> Doxycyclin ist ein wichtiges Antibiotikum zur Behandlung atypischer Keime, wie sie z. B. bei einer Lungenentzündung oder Bronchitis vorkommen können.

4.7.2 Handelspräparate und Indikationen

Tetracycline wirken im Bereich der Atemwege auf relevante gramnegative Erreger wie *Haemophilus influenzae* und *Moraxella catarrhalis*. Die Wirkung auf grampositive Keime wie *Streptococcus pneumoniae* und *Staphylococcus aureus* ist je nach lokaler Resistenzsituation unterschiedlich. Nachgewiesene Infektionen mit diesen Keimen sollten daher nur bei bekannter Resistenzlage mit Doxycyclin behandelt werden. *Pseudomas aeruginosa* wird nicht erfasst. Klinisch relevant ist ihre Wirkung auf intrazelluläre Problemkeime. Dazu zählen die zellwandlosen Mykoplasmen (fakultativ intrazellulär) und Rickettsien (obligat intrazellulär) sowie die gramnegativen Chlamydien (obligat intrazellulär). Diese drei Keime kommen als Atypiker bei ambulant erworbener Pneumonie und akuter Bronchitis vor. In den Therapieleitlinien ist nur **Doxycylin** erwähnt. Die Substanz ist zugelassen bei akuter Exazerbation einer chronischen Bron-

> Mit diesem Antibiotikum werden sowohl intra- als auch extrazellulär gelagerte Erreger erfasst.

Doxycyclin wird von den Fachgesellschaften empfohlen bei akuter und chronischer Sinusitis, akuter Bronchitis, Verschlechterung einer COPD und der Lungenentzündung. Bei akuter Bronchitis liegt eine Zulassung aber nur für die Kombination mit Ambroxol vor.

Tab. 4.14 Fertigarzneimittel und Indikationen der Tetracycline

Handelspräparat	Wirkstoff	Indikation
Doxy-Wolff®, Doxy-CT	Doxycyclin	Sinusitis, Otitis, AECB, atypische Pneumonie u. a. Indikationen*
Doxy plus Stada®, Ambrodoxy®	Doxycyclin, Ambroxol	Akute Bronchitis, AECB
Tetra-Gelomyrtol®	Oxytetracyclin, Myrtol	Akute Bronchitis, Sinusitis

* Besonderheiten siehe Text.

chitis (AECB), Sinusitis, Otitis media und bei Pneumonien durch Atypiker. Zur Therapie einer Pneumokokken-Pneumonie ist sie nicht Mittel der Wahl, bei Otitis media wird sie von den Leitlinien nicht empfohlen. In fixer **Kombination mit Ambroxol** ist Doxycyclin zugelassen bei akuter Bronchitis und AECB mit Schleimeindickung. **Oxytetracyclin** wird in Kombination mit Myrtol bei akuter Bronchitis und Sinusitis eingesetzt. Das lipophile ätherische Öl fördert die antibakterielle Wirkung, indem es die intestinale Resorption und somit die Blutspiegelkonzentration, die Penetration ins infizierte Gewebe sowie das Eindringen durch die Bakterienzellwand um das Zweifache erhöht. Die Tabelle (Tab. 4.14) gibt einen Überblick über gängige Handelspräparate und zugelassene Anwendungsgebiete.

4.7.3 Dosierung und Einnahmehinweise

Dosierung

Hier haben Sie Antibiotikum und Hustenlöser in einer Kapsel.

Das ätherische Öl erhöht die Wirksamkeit des Antibiotikums.

Heute nehmen Sie zwei Kapseln auf einmal ein, dann acht Tage lang jeden Tag eine, immer zur gleichen Uhrzeit.

Bei der Kombination von Ambroxol mit Doxycyclin ist eine Therapiedauer von fünf Tagen meist ausreichend.

Tabelle 4.15 gibt die gängigen Dosierschemata wieder.
Doxycyclin ist für Patienten ab acht Jahren und ab 50 kg KG zugelassen. Am ersten Behandlungstag werden immer 200 mg eingenommen, an den folgenden Tagen in Abhängigkeit vom Körpergewicht und Schwere der Infektion 100 oder 200 mg. Dadurch werden schnell Steady-state-Konzentrationen erreicht. Aufgrund der langen Halbwertszeit reicht die einmal tägliche Gabe aus. Die Einnahmedauer beträgt bei Infektionen der Atemwege i. A. fünf bis zehn Tage. Das Kombinationspräparat **Doxycyclin/Ambroxol** ist nur für Patienten zwischen 50–70 kg KG zugelassen. Patienten über 70 kg müssen beide Wirkstoffe getrennt einnehmen. **Oxytetracyclin** sollte über mindestens zehn Tage eingenommen werden. Die Wirkstoffe werden sowohl über Niere und Leber abgebaut. Mögliche Dosisanpassungen sind in der Tabelle 4.16 zusammengefasst.

Tab. 4.15 Tagesdosierungen der Tetracycline

Handelspräparat	Dosis Erwachsene	Dosis Kinder
Doxy-Wolff®, Doxy-CT Kaps., Tabs, Tabl.	1 × 200 mg initial, ≥ 70 kg: 1 × 200 mg, < 70 kg: 1 × 100–200 mg	Ab Ab 8 J. bzw. 50 kg KG: Erwachsenendosis
Doxy plus Stada® Kaps.	1 × 2 Kaps. initial, dann 1 × 1 Kaps.	Ab 12 J.: Erwachsenendosis
Tetra-Gelomyrtol® Kaps.	4 × 1 Kaps.	Ab 8 J.: Erwachsenendosis

Einnahmehinweise

Die Einnahme von **Tetra-Gelomyrtol**® sollte eine halbe Stunde vor dem Essen erfolgen. Im Gegensatz zu Gelmyrtol® ist das ätherische Öl nicht magensaftresistent ummantelt. Der Grund für die Nüchterneinnahme liegt hier in der verminderten Resorption bei gleichzeitiger Nahrungsaufnahme. Aus langjähriger Erfahrung in der Praxis hat sich gezeigt, dass die Substanz aber auch bei Einnahme zum Essen gute Erfolge zeigt. Wenn Patienten über Nebenwirkungen berichten, kann ein Umstellen des Einnahmemodus die Verträglichkeit verbessern.

Doxycyclin wird meist gut vertragen. Die Einnahme zum Essen verringert mögliche Magen-Darm-Störungen, ohne die Resorption relevant zu vermindern. Bei der Einnahme von **Tetracyclinen** ist aber zu berücksichtigen: die Stoffe bilden mit zwei- und dreiwertigen Kationen stabile **Chelatkomplexe**. Diese Komplexe sind nur gering löslich und werden daher wesentlich schlechter im Darmtrakt resorbiert. Klinisch relevante Interaktionen sind mit Aluminium, Calcium, Eisen und Magnesium zu erwarten. Diese Mineralstoffe kommen in zahlreichen Arzneimitteln und Nahrungsergänzungsmitteln vor und schließen auch den gleichzeitigen Genuss calciumhaltiger Lebensmittel wie Milchprodukte, Mineralwässer oder Fruchtsäfte mit ein. Bei Zink besteht mit Doxycyclin kein erhöhtes Interaktionspotenzial. Zu Oxytetracyclin gibt es keine Untersuchungen. Deshalb sollte aus Sicherheitsgründen wie bei den anderen Kationen verfahren und ein Einnahmeabstand eingehalten werden.

Bei Sonnenlichtexposition sind **phototoxische Nebenwirkungen** möglich. Es kann an den belichteten Körperteilen zu Erythremen, Ödemen und Blasenbildung sowie zu Nagelablösungen und -verfärbungen kommen. Diese Hautschäden bilden sich erst nach etwa zwei bis vier Wochen zurück; Restpigmentierungen können bleiben. Ausreichender Sonnenschutz ist daher sehr wichtig und sollte bis zur endgültigen Elimination aus dem Körper durchgeführt werden

> Besonders gut wird Doxycyclin vertragen, wenn Sie es direkt zum oder kurz nach dem Essen einnehmen. Am besten wählen Sie die Mahlzeit, in der Sie üblicherweise keine Milchprodukte essen.

> Bitte nehmen Sie Tetra-Gelomyrtol® 4 x täglich, jeweils eine halbe Stunde vor dem Essen mit zimmertemperaturwarmem Leitungswasser ein.

> Nehmen Sie die Tabletten mit Leitungswasser ein und halten Sie beim Verzehr von Milchprodukten oder bei Einnahme von Mineralstoffen wie Calcium oder Magnesium vorher und hinterher einen Abstand von mindestens zwei Stunden ein.

> Ihre Haut reagiert nun empfindlicher auf Sonnenlicht, wenn Sie die Tabletten einnehmen. Gehen Sie während und fünf Tage nach der letzten Einnahme nicht zum Sonnenbaden ins Freie oder ins Solarium. Cremen Sie sich immer mit einem hohen Lichtschutzfaktor ein, wenn Sie nach draußen gehen.

(Faustregel: 5 HWZ des Wirkstoffs; Doxycyclin-HWZ: 16 ± 6 Std., Oxytetracyclin-HWZ: 8–10 Std.).

Tetracycline können zu Reizungen der Speiseröhre (Ösophagus) führen. Die Einnahme muss daher in **aufrechter** Position erfolgen. Die Anwendung im Liegen oder vor dem Schlafengehen ist nicht erlaubt. Die Arzneiformen können an der Ösophagusschleimhaut festkleben und durch Hydrolyse lokal stark sauer reagierende Lösungen freisetzen. Bei Doxyclin ist dieser Effekt besonders ausgeprägt: es wurden Werte von pH 3 gemessen. Die Einnahme sollte daher immer mit einem großen Glas Flüssigkeit erfolgen. Am besten sollte noch ein zweites Glas hinterher getrunken werden. Doxycyclin ist als Tablette, Kapsel oder als Trinktablette (Tabs) im Handel. Kapseln schädigen die Speiseröhre bei unsachgemäßer Einnahme am meisten, Trinktabletten haben den Vorteil, dass der Wirkstoff bei der Einnahme bereits gelöst ist.

> 💬 Sie können die Tabs entweder unter Rühren in Wasser auflösen oder wie gewohnt mit reichlich Flüssigkeit einnehmen. Wenn Sie die Tablette schlucken, trinken Sie bitte noch ein zweites Glas Wasser hinterher. Leitungswasser eignet sich am besten.

> 💬 Zinksalze scheinen nach derzeitigem Kenntnisstand die Wirkung von Doxycyclin nicht zu beeinflussen.

> 💬 Der beste Einnahmezeitpunkt von Doxy plus Stada® ist morgens. Dann löst sich der Schleim und Sie können ihn den ganzen Tag gut abhusten.

Praxistipp
Im Beratungsgespräch sollten bei der Abgabe von Doxycyclin folgende Abgabehinweise berücksichtigt werden:
— Einnahmemodus alle 24 Stunden nach Körpergewicht und Schwere der Infektion.
— Komplexbindung mit Aluminium, Calcium, Eisen, Magnesium.
— Phototoxizität.
— Ösophagusschäden.
— Reaktionsvermögen.

Die Einnahmemodalitäten einschließlich Dosisanpassungen können der Tabelle 4.16 entnommen werden.

Tab. 4.16 Einnahmemodalitäten der Tetracycline

Handelspräparat	Einnahmezeitpunkt*	Kontraindikationen
Doxy-Wolff®	Zum Essen	Schwere Funktionsstörungen der Leber
Doxy plus Stada®	Zum Essen*	Schwere Funktionsstörungen der Leber und eingeschränkte Nierenfunktion
Tetra-Gelomyrtol®	30 Minuten vor dem Essen*	Schwere Leber- und Nierenfunktionsstörungen

*Wechselwirkungen beachten!

4.7.4 Neben-, Wechselwirkungen und Kontraindikationen

Nebenwirkungen

Zu allgemeingültigen Nebenwirkungen siehe Kap. 4.1.2. Gastrointestinale Störungen sind häufig. Bei Doxycyclin können sie durch den Einnahmezeitpunkt vermindert werden. **Phototoxische Nebenwirkungen** sind zu beachten. Im Kapitel 8.1.5 ist ein Fallbeispiel zum Thema Doxycyclin und Sonnenexposition zu finden. Allergien (Exantheme, anaphylaktischer Schock) werden gelegentlich bis selten beobachtet, können aber wie bei allen Antibiotika schon nach Erstanwendung auftreten. Bei Anzeichen eines anaphylaktischen Schocks ist sofortige ärztliche Hilfe nötig, da Lebensgefahr möglich ist. Es besteht eine Kreuzallergie zwischen allen Tetracyclinen, aber nicht gegenüber anderen Antibiotikaklassen. Tetracycline können Nierenschäden verursachen oder eine bestehende Nierenfunktionsstörung verschlimmern. Erkennbar ist dies an erhöhten Kreatinin- und Harnstoffwerten im Serum. Bei Überdosierungen besteht zudem die Gefahr einer Leberschädigung oder einer Entzündung der Bauchspeicheldrüse (Pankreatitis). Die Tagesdosis von 200 mg sollte bei Doxycyclin daher nicht überschritten werden. Bei Indikationen wie Borreliose werden manchmal Tagesdosen bis zu 400 mg verordnet (**Cave!** Off-Label-Use und Individualentscheidung des Arztes). Bei Langzeitanwendungen über 21 Tage sollten regelmäßig Blut-, Leber- und Nierenuntersuchungen durchgeführt werden. Auch Zahnverfärbungen bei Erwachsenen sind möglich. In seltenen oder sehr seltenen Fällen wird eine intrakranielle Drucksteigerung (Pseudotumor cerebri) beobachtet, die sich durch Kopfschmerzen, Übelkeit, Erbrechen und Sehstörungen äußert. Nach dem Absetzen sind die Beschwerden reversibel. Diese Nebenwirkung spielt eine klinisch relevante Rolle, wenn es zur Komedikation mit anderen Stoffen kommt, die auch zu diesen Symptomen führen können (s. u.).

> Die relevantesten Nebenwirkungen sind Magen-Darm-Störungen und phototoxische Reaktionen.

> Sie werden Doxycyclin bestimmt gut vertragen. Selten kann es zu kurzfristigen Sehstörungen kommen. Wenn Sie dies bei sich beobachten, fahren Sie bitte für die Dauer der Einnahme kein Auto.

Wechselwirkungen
Tetracycline allgemein

> **Hinweis**
> Die Interaktion von Doxycyclin mit Zink ist klinisch **nicht** relevant.

Zu allgemeingültigen Wechselwirkungen siehe Kap. 4.2.3. Praktische Relevanz haben dabei insbesondere die Resorptionverluste durch Antazida und anderen Komplexbildnern.

Die Tetracyclin-Resorption wird außerdem vermindert durch:
- Zwei- und dreiwertige Kationen in Eisentabletten, Osteoporose-, Multivitaminpräparaten.

> Bitte halten Sie zu diesen Stoffen einen Einnahmeabstand von zwei bis drei Stunden ein.

- Bitte nehmen Sie Phos-Ex® drei Stunden vor oder nach der Einnahme des Antibiotikums ein.

- Calcium- oder aluminiumhaltige Phosphatbinder wie Antiphosphat, Calciumacetat-Nefro, Dreisacarb®, Phos-Ex®, Phosphonorm®.
- Bismut (Bsp. Angass®)
- Strontiumranelat (Bsp. Protelos®): Die Behandlung sollte während der Antibiose vorsichtshalber ausgesetzt werden.

Tetracycline werden durch **Enzyminduktoren** schneller in der Leber abgebaut (z. B. über CYP 2C 19, CYP2E1, CYP3A4):

- Rifampicin (Bsp. Eremfat®).
- **Antiepileptika**: Phenobarbital (Bsp. Luminal®), Phenytoin (Bsp. Phenhydan), Carbamazepin (Bsp. Tegretal®), Primidon (Bsp. Liskantin®).

- Trinken Sie während der Einnahme vorsichtshalber keinen Alkohol.

- Chronischer Alkoholabusus.

- Tegretal® verhindert die volle Entfaltung dieses Antibiotikums. Ich halte vorsichtshalber noch einmal Rücksprache mit Ihrem Arzt.

Praxistipp

Wenn Tetracycline für Patienten verordnet werden, die Enzyminduktoren einnehmen, sollte Rücksprache mit dem Arzt gehalten werden. Für Doxycyclin sind eine Reduktion der Halbwertszeit bis zu 50 Prozent und subtherapeutische Konzentrationen dokumentiert. Es wird eine Verdoppelung der Dosierung empfohlen. Gegebenenfalls verschreibt der Arzt ein anderes Antibiotikum.

Tetracycline führen über verschiedene Mechanismen, wie z. B. durch Konkurrenz um Leberenzyme (z. B. CYP 2C 9, CYP3A4) oder veränderte Plasmaproteinbindungen zur Konzentrationserhöhung von:

- Kontrollieren Sie jetzt öfter Ihren Blutzucker.

- **Antidiabetika:** Sulfonylharnstoffe (Bsp. Glibenhexal®, Amaryl®) , Insuline: **Cave**! Hypoglykämiegefahr!
- Arzneistoffen mit enger therapeutischer Breite: Ciclosporin A (Bsp. Sandimmun®), Methotrexat (Bsp. Metex®): **Cave**! Toxizität ↑. Die Patienten sollten sorgfältig auf Warnsignale wie Übelkeit, Diarrhö, Schleimhautulzera oder Fieber achten und ggf. Rücksprache mit dem Arzt halten.

- Eine Kombination der Tetracycline mit Betalactamen, Makroliden, Telithromycin oder Clindamycin sollte nicht erfolgen.

Die Inzidenz für Magen-Darm-Störungen ist in Kombination mit Theophyllin (Bsp. Bronchoretard®) erhöht. Eine Myastenia gravis kann sich unter der Therapie mit Tetracyclinen verstärken (siehe Kap. 4.6.4). Die gleichzeitige Behandlung mit Betalactam-Antibiotika sollte aufgrund des antagonistischen Effektes vermieden werden. Auch die Kombination mit anderen Proteinbiosynthesehemmern wie Makroliden, Telithromycin oder Clindamycin wird grundsätzlich nicht empfohlen, da es zu Überlappungen an der Bindungsstelle des Ribosoms kommen kann.

Sonderfälle

- Sie können abends vor dem Schlafengehen ein hustenstillendes Mittel einnehmen, aber nicht tagsüber. Da wirkt noch der Schleimlöser.

Eine gleichzeitige Einnahme von Doxycyclin/Ambroxol mit Antitusiva sollte nicht erfolgen. Antitussiva sind nur bei trockenem Reizhusten indiziert. Die Patienten, die das Kombinations-Antibiotikum einnehmen, produzieren meist

Schleim, der abgehustet werden soll. Bei quälendem Hustenreiz kann die Gabe eines Antitussivums zeitversetzt acht bis zehn Stunden später erfolgen. Die Gefahr eines Sekretstaus bei paralleler Gabe wird inzwischen als sehr gering eingeschätzt, da Antitussiva nicht komplett den Hustenreiz unterdrücken, sondern nur den überschießenden Hustenreiz mildern. Dennoch wird aber ein Einnahme-Sicherheitsabstand empfohlen.

Kontraindikationen
Tetracycline allgemein
Während der Schwangerschaft und Stillzeit sowie bei Kindern unter acht Jahren sind **Tetracycline** kontraindiziert und dürfen nur bei lebensbedrohlicher Indikation eingesetzt werden. Es kann zu **Einlagerungen** stabiler Chelatkomplexe von Tetracyclinen mit Calcium in alle Knochen und in den Zahnschmelz kommen. Dabei können reversible Verzögerungen des Knochenwachstums auftreten. An den Zähnen sind die Einlagerungen später als irreversible gelbbraune Zahnverfärbungen sichtbar und zeigen ein erhöhtes Kariesrisiko. Auch Zahnschmelzdefekte sind beschrieben. Die Entwicklung der Zähne beginnt bei Feten ab dem vierten Monat und ist bis zum achten Lebensjahr abgeschlossen.

> Antibiotika aus der Gruppe der Tetracycline dürfen bei Kindern unter acht Jahren nicht angewendet werden. Für diese Altersstufe stehen andere Stoffe zur Verfügung.

Sonderfälle
Doxycyclin ist darüber hinaus bei Patienten mit einem Körpergewicht unter 50 kg KG, bei schweren Leberfunktionsstörungen und bei gleichzeitiger Einnahme von Isotretinoin (Bsp. Aknenormin®) kontraindiziert.

> Welche anderen Arzneimittel nehmen Sie derzeit ein?

Praxistipp
Isotretinoin (Bsp. Aknenormin®) und **Doxycyclin** sind Stoffe, die zu einer reversiblen Drucksteigerung in der Schädelhöhle (Pseudotumor cerebri) führen können. Heftige Kopfschmerzen, Übelkeit und Sehstörungen sind die Folge. Diese Wirkstoffe dürfen nicht gleichzeitig angewendet werden. Beide Substanzen werden zum Einen in der Aknetherapie eingesetzt, sodass es hier zu Doppelverordnungen durch zwei verschiedene Hautärzte kommen kann; zum Anderen kann es während der Isotretinoin-Einnahme zu einer Doxycyclin-Verordnung im Rahmen eines Atemwegsinfekts kommen. Es ist Rücksprache mit dem Arzt zu halten. Zur Behandlung des akuten Infekts kann je nach Beschwerdebild z. B. auf Betalactame oder Makrolide ausgewichen werden.

> Dieses Antibiotikum verträgt sich nicht mit Ihren Aknetabletten. Ich rufe beim Arzt an und schlage ihm ein anderes Mittel vor.

In Kombination mit **Ambroxol** ist Doxycyclin erst ab zwölf Jahren zugelassen. Funktionsstörungen der Leber und Niere sind eine Kontraindikation. Bei gestörter Bronchomotorik und größeren Sekretmengen (z. B. durch Antitussiva oder beim seltenen malignen Ziliensyndrom) sollte die gleichzeitige Einnahme nicht erfolgen. Antitussiva können ggf. mit einem zeitlichem Abstand angewendet werden. **Oxytetracyclin** darf nicht bei schweren Leber- und Nierenfunktionsstörungen eingesetzt werden.

Schwangerschaft und Stillzeit

Aufgrund der beschriebenen Kontraindikation sind die Substanzen nur bei vitaler Indikation anzuwenden. Penicilline, Cefalosporine und Makrolide sind die Substanzen der Wahl.

> **Praxistipp**
>
> Wie bei Amoxicillin kann die Wirkung von Doxycyclin mit Bromhexin und Ambroxol verbessert werden. Dieser Effekt wird in Kombinationspräparaten ausgenutzt. Kommt es zur alleinigen Verordnung von Doxycyclin bei Bronchitis, kann Ambroxol gut dazu empfohlen werden. Dies ist besonders bei Patienten mit einem Körpergewicht über 70 kg eine Therapieoption, denn für diese Personengruppe ist das Kombinationspräparat aus beiden Wirkstoffen nicht zugelassen.

💬 Dieser Hustenlöser erhöht die Konzentration des Antibiotikums in der Lunge und unterstützt so optimal den Heilungsprozess. Sie können gut beide Arzneimittel zusammen einnehmen.

4.8 Beratung bei der Abgabe von Chinolonen

4.8.1 Wirkungsweise

Es sind derzeit sechs Chinolone im Handel. Seit 1998 wurden sie von der PEG nach ihrem klinischen Einsatzgebiet und ihrem antibakteriellem Spektrum in vier Gruppen eingeteilt. Inzwischen sind viele Substanzen vom Markt genommen, andere dazugekommen und Indikationsgebiete erweitert worden. Seit 2005 gibt es eine neue Einteilung durch die Infekt-Liga, die die Substanzen in zwei Indikationsbereiche unterteilt.

💬 Die Begriffe Chinolone, Fluorchinolone und Gyrasehemmer sind als Synonyme zu betrachten.

Indikationsbereich A: Unkomplizierte Harnwegsinfektionen:
- Enoxacin
- Norfloxacin
- Ofloxacin
- Ciprofloxacin (200–1000 mg in 2 ED)
- Levofloxacin (250 mg in 1 ED)

Indikationsbereich B: Schwere, systemische Infektionen:
- Ciprofloxacin (1000–1500 mg in 2 ED)
- Levofloxacin (250–1000 mg in 1–2 ED)
- Moxifloxacin

💬 Die Substanzen können anhand ihrer Anwendungsgebiete in zwei Gruppen eingeteilt werden.

Die Substanzen Ciprofloxacin und Levofloxacin finden sich in beiden Bereichen, werden aber bei systemischen Infektionen meist höher dosiert. Infektionen der Atemwege fallen unter den »Indikationsbereich B«. Es werden daher nur diese Wirkstoffe besprochen. Es handelt sich um **Breitspektrumantibiotika** mit **bakterizider** Wirkung. Sie zeigen eine schnelle und **konzentrationsabhängige** Bakterizidie, d. h. ihr Effekt ist um so stärker, je höher die Spitzenspiegel

💬 Chinolone wirken mit zunehmender Dosis stärker.

im Serum sind. Bereits nach einer Stunde werden maximale Plasmaspiegel erreicht. Aufgrund dieser Pharmakodynamik wird z. B. Levofloxacin bei schweren Infektionen wie der ambulant erworbenen Pneumonie zweimal täglich eingenommen, obwohl die Halbwertszeit die einmal tägliche Gabe erlauben würde und dies auch bei anderen Indikationen praktiziert wird. Die **Wirkung der Chinolone** beruht auf der Hemmung der Topoisomerase II (DNA-Gyrase) und Topoisomerase IV. Beide Enzyme sind an der Replikation, Transkription, Rekombination und Reparatur der Bakterium-DNA beteiligt. Chinolone zeigen einige **klassenspezifische Neben-** und **Wechselwirkungen**. In der Vergangenheit kam es aufgrund schwerwiegender Reaktionen zu zahlreichen Marktrücknahmen. Sie sind dennoch wirkungsvolle Antibiotika, sollten aber differenziert eingesetzt werden. Dies wird immer wieder von Fachgesellschaften betont. In der Praxis werden Chinolone aber noch häufig verordnet. Oft wird der Effekt eines Breitspektrumantibiotikums ausgenutzt. Insbesondere Ciprofloxacin deckt – mit Lücken im grampositiven Bereich – nahezu das gesamte pathogene Keimspektrum einschließlich *Pseudomonas aeruginosa* ab. Dies ist oft nicht erforderlich, aber Resistenzen wird Vorschub geleistet.

> Bei diesem Antibiotikum gibt es einige wichtige Hinweise, die Sie beachten sollten.

> Ciprofloxacin ist eine der wenigen Substanzen, die auch als Tablette gegen einen lebensbedrohlichen Problemkeim wirkt. Ansonsten wird dieser meist mit Infusionen behandelt.

Wirkungsvolle Reserve
Chinolone sind potente Antibiotika, die aufgrund ihres Wechselwirkungs- und Nebenwirkungspotenzials differenziert einzusetzen sind.

4.8.2 Handelspräparate und Indikationen

Ciprofloxacin zeigt eine sehr gute Wirksamkeit gegen gramnegative Erreger wie *Haemophilus influenzae* und *Moraxella catarrhalis*, eine gute gegen *Pseudomonas aeruginosa* und eine schwächere gegen Staphylokokken und die atypischen Erreger Chlamydien, Legionellen, Mykoplasmen. Die Wirkung gegen Streptokokken einschließlich Pneumokokken (*Streptococcus pneumoniae*) ist nicht ausreichend. Zugelassene Anwendungsgebiete sind demzufolge akute Exazerbationen von chronischer Bronchitis und Sinusitis, sowie die nicht durch Pneumokokken ausgelöste Pneumonie. Die Fachgesellschaften empfehlen die Substanz bei Atemwegsinfekten nicht als erste Wahl. Bei unteren Atemwegsinfekten ist die Anwendung nur bei Verdacht auf *Pseudomonas aeruginosa* indiziert. Einige Leitlinien sehen die Substanz als Alternative in der Behandlung der akuten Sinusitis. Dafür existiert keine Zulassung und ist daher als Off-Label-Use des Arztes zu verstehen.

> Ciprofloxacin ist nicht die erste Wahl bei Atemwegsinfekten.

Levofloxacin ist das linksdrehende Enantiomer des Razemats Ofloxacin (Bsp. Tarivid®). Es hat im Vergleich zu Ciprofloxacin eine verbesserte Aktivität gegenüber grampositiven Erregern wie Staphylokokken, Streptokokken einschließlich *Streptococcus pneumoniae* sowie den Atypikern. Die Wirkung auf gramnegative Atemwegserreger ist vergleichbar, gegenüber *Pseudomonas aeru-*

> Levofloxacin und Moxifloxacin spielen bei Erkrankungen der Atemwege eine größere Rolle.

> Chinolone werden sehr häufig verordnet. Neben Erkrankungen der Atemwege sind z. B. Entzündungen der Harnwege oder des Genitalbereiches weitere Einsatzgebiete.

Tab. 4.17 Fertigarzneimittel und Indikationen der Chinolone

Handelspräparat	Wirkstoff	Indikation
Ciprobay®	Ciprofloxacin	Akute Exazerbation der COPD, Pneumonie*, Verschlechterung einer chronische Sinusitis u. a. Indikationen
Tavanic®	Levofloxacin	ABS, AECB, CAP u. a. Indikationen
Avalox®	Moxifloxacin	ABS, AECB, CAP u. a. Indikationen*

*Besonderheiten siehe Text.

> Moxifloxacin darf bei Atemwegserkrankungen nur noch dann verordnet werden, wenn die Standardmedikamente nicht wirken.

ginosa etwas schlechter. Eine Zulassung besteht daher bei akuter Sinusitis, der ambulant erworbenen Pneumonie und der AECB.

Moxifloxacin besitzt im Vergleich zu Levofloxacin eine noch bessere Aktivität gegen die grampositiven Erreger. Auch die Wirksamkeit gegenüber gramnegativen Erregern und die Atypiker ist gut. Gegenüber *Pseudomonas aeruginosa* besitzt es keine ausreichende Aktivität. Die Zulassungsgebiete entsprechen denen des Levofloxacins ausgenommen sind schwere Formen der ambulant erworbenen Lungenentzündung. Seit Mitte 2008 gibt es für diesen Stoff aber eine **Anwendungsbeschränkung** der EMEA. Aufgrund schwerwiegender Nebenwirkungen wurde das Nutzen/Risiko-Verhältnis neu bewertet. Die Substanz darf im Bereich der Atemwege nur noch dann verordnet werden, wenn andere Antibiotika, die für die Initialbehandlung empfohlen werden, für ungeeignet gehalten werden oder versagt haben. Für die Fachgesellschaften gehören Levofloxacin und Moxifloxacin bei Infektionen der unteren Atemwege zu den Therapeutika der Wahl. Über ihren Zulassungsstatus hinaus werden sie bei akuter Otitis media und chronischer Sinusitis als Alternativen empfohlen (**Cave!** Off-Label-Use). Die zugelassenen Indikationsgebiete und Beispiele für Handelspräparate sind in Tab. 4.17 zusammengestellt.

4.8.3 Dosierung und Einnahmehinweise

Dosierung

> Die Dosierungen bei Erkrankungen der Harnwege sind niedriger als bei Infekten der Atemwege.

Die üblichen Dosierungen sind der Tabelle (Tab. 4.18) zu entnehmen. Ciprofloxacin und Levofloxacin werden in Abhängigkeit vom Krankheitsbild und der Schwere des Infekts unterschiedlich dosiert.

Tab. 4.18 Tagesdosierungen der Chinolone

Handelspräparat	Dosis Erwachsene	Dosis Kinder
Ciprobay® Tabl.	1000–1500 mg in 2 ED	20 mg/kg KG in 2 ED, ED max. 750 mg*
Tavanic® Tabl.	ABS: 500 mg in 1 ED, AECB: 250–500 mg in 1 ED, CAP: 500–1000 mg in 1–2 ED	Kontraindiziert bis 18 J.
Avalox® Tabl.	400 mg in 1 ED	Kontraindiziert bis 18 J.

*Besonderheiten siehe Text.

> 💬 Moxifloxacin wird nur 1x täglich eingenommen, Ciprofloxacin 2x und Levofloxacin je nach Krankheit 1–2x pro Tag.

Praxistipp

Bringt ein Patient mit einem Atemwegsinfekt ein Rezept über Ciprofloxacin 250 mg, Dosierung: 2 x 1 in die Apotheke, sollte Rücksprache mit dem Verordner gehalten werden. Bei Atemwegsinfekten sind mindestens 2 x 500 mg erforderlich. Unterdosierungen sind ein Grund für zunehmende Resistenzen!

> 💬 Die Dosis scheint mir etwas gering. Wenn ein Antibiotikum verordnet wird, dann muss es auch ausreichend hoch dosiert werden. Ich kläre das eben für Sie.

Durch die langen Halbwertszeiten ist bei Levofloxacin und Moxifloxacin die einmal tägliche Gabe möglich. Chinolone sind bei Kindern, Schwangeren und Stillenden kontraindiziert, da bei Tierversuchen Knorpelschäden an den großen Gelenken auftraten. Inzwischen ist davon auszugehen, dass die Daten nicht auf den Menschen übertragen werden können. Erfahrungen liegen für Ciprofloxacin in der Altersstufe von fünf bis 17 Jahren vor, bei jüngeren Kindern ist die Datenlage begrenzter. Die Anwendung darf nur bei schweren Infektionen erfolgen, z. B. bei *Pseudomonas aeruginosa* verursachten bronchopulmonalen Infektionen bei Mukoviszidose. Daher gibt es auch nur für diesen Arzneistoff einen Saft (Bsp. Ciprobay®). Die Empfehlungen zur Anwendungsdauer sind bei den einzelnen Stoffen verschieden. Ciprofloxacin wird oft in der Sequenztherapie eingesetzt. Die Gesamtbehandlungsdauer beträgt meist 7–14 Tage. Bei Levofloxacin gelten orale und parenterale Anwendung als austauschbar. Sinusitis wird 10–14 Tage, Pneumonie 7–14 Tage und die Exazerbation einer chronischen Bronchitis sieben bis zehn Tage behandelt. Moxifloxacin wird bei der Sinusitis sieben Tage, bei der Pneumonie zehn Tage und bei AECB fünf bis zehn Tage eingenommen. Chinolone werden überwiegend über die Niere ausgeschieden. Dosisanpassungen bei Nieren- und Leberfunktionsstörungen führt Tab. 4.19 auf.

> 💬 Achten Sie darauf, dass die kleinen Kügelchen des Ciprobay®-Saftes nicht zerbissen werden. Sonst schmeckt er sehr bitter. Sie können den Saft bei Zimmertemperatur aufbewahren.

> 💬 Bei einer Sequenztherapie wird der Wirkstoff zuerst als Infusion gegeben und nach wenigen Tagen auf Tabletten umgestellt.

4 Beratung bei der Abgabe von Antibiotika

Tab. 4.19 Einnahmemodalitäten der Chinolone

Handelspräparat	Einnahmezeitpunkt*	Besonderheiten
Ciprobay®	Bevorzugt nüchtern	Dosisreduktion bei Nierenfunktionsstörungen
Tavanic®	Unabhängig vom Essen	
Avalox®	Unabhängig vom Essen	KI bei schweren Leberfunktionsstörungen

*Wechselwirkungen beachten, siehe Kap. 4.8.1

💬 Ciprofloxacin wirkt schneller, wenn Sie es eine halbe Stunde vor dem Essen einnehmen.

💬 Gucken Sie erst einmal, wie Sie das Antibiotikum vertragen, bevor Sie wieder Auto fahren. Jeder Körper reagiert anders auf Arzneimittel.

💬 Trinken Sie 2–3 Liter pro Tag und ernähren Sie sich ganz normal, also z. B. nicht ausschließlich von Obst und Gemüse.

💬 Einige Mineralstoffe können die Wirkung des Antibiotikums herabsetzen. Auch wenn Sie schon einmal einen anderen Stoff dieser Substanzklasse eingenommen haben, können hier andere Ionen stören. Ich erkläre Ihnen, auf was Sie achten sollten.

💬 Trinken Sie für die Zeit der Einnahme weniger Kaffee als sonst.

Einnahmehinweise

Da Chinolone zu zentralnervösen Störungen führen können, kann das **Reaktionsvermögen** im Straßenverkehr und bei Maschinenbedienung beeinträchtigt sein. Aus gleichem Grund sollte während der Therapie kein **Alkohol** getrunken werden. Für Ciprofloxacin ist außerdem bekannt, dass die Substanz die Eliminationsrate von Alkohol um etwa zehn Prozent reduziert. Ideen für das Beratungsgespräch liefert ein Fallbeispiel zu diesem Thema (siehe Kap. 8.1.6). Die **Einnahme** aller Chinolone kann prinzipiell unabhängig zu den Mahlzeiten erfolgen. Aufgrund ihrer konzentrationsabhängigen Bakterizidie ist es vorteilhaft, wenn schnell hohe Plasmaspiegel erreicht werden. So kann die Diffusion ins Gewebe rascher erfolgen. Bei Levofloxacin und Moxifloxacin hat eine gleichzeitige Nahrungsaufnahme keinen relevanten Einfluss auf die Resorption; bei Ciprofloxacin bescheunigt die Nüchterneinnahme die Aufnahme des Wirkstoffs. Aufgrund der vorwiegenden renalen Ausscheidung sollten Patienten zur Vermeidung von Nierenbeschwerden viel trinken und eine ausgeprägte Alkalisierung des Urins (z. B. durch Obst, Gemüse) vermeiden. Dies gilt im besonderen Maß für ältere Patienten. Tab. 4.19 zeigt die Einnahmemodalitäten. Beachtet werden muss aber die Interaktion mit zwei- und dreiwertigen **Kationen**. Wie bei den Tetracyclinen kommt es zur Bildung schwer resorbierbarer Komplexe. Zu diesen Stoffen gehören v. a. Aluminium, Calcium, Eisen, Magnesium und Zink. Sie kommen in zahlreichen Arzneimitteln wie Antazida, Eisenpräparaten oder in der Osteoporose-Therapie vor oder werden in Form von Lebens- oder Nahrungsergänzungsmitteln eingenommen. Unterschiede in der Komplexbindungsaffinität sind dabei zu berücksichtigen (siehe Kap. 4.8.1). **Ciprofloxacin** erhöht die Konzentration von **Coffein**. Bei hohem Kaffee- oder Teekonsum können sich Nebenwirkungen wie Herzrasen bemerkbar machen. Dies gilt besonders für Patienten mit vorgeschädigtem Herz. Die beiden anderen Chinolone interagieren nicht mit Coffein. Das pharmazeutische Personal sollte außerdem die **phototoxischen** Eigenschaften sowie die Gefahr der **Sehnenrupturen** im Hinterkopf haben (Kap. 4.8.1).

4.8 Beratung bei der Abgabe von Chinolonen

Praxistipp

Chinolone sind beratungsintensiv. Abgabehinweise sollten zu folgenden Punkten gegeben werden (siehe auch Kap. 4.8.1):
- Einnahmezeitpunkt
- Reaktionsvermögen, **Cave**! Alkohol
- Flüssigkeitszufuhr
- Chelatkomplexe
- Phototoxizität
- Sportliche Aktivitäten, **Cave**! Sehnenproblematik
- Herzbeschwerden, Coffein bei Ciprofloxacin

🗨 Wenn Sie Herzbeschwerden bekommen sollten, nehmen Sie das Antibiotikum nicht weiter ein und sprechen Sie sofort mit Ihrem Arzt.

4.8.4 Neben-, Wechselwirkungen und Kontraindikationen

Nebenwirkungen

Zu allgemeingültigen Nebenwirkungen siehe Kap. 4.1.2. Das Nebenwirkungspotenzial der Substanzen ist ähnlich, kann sich aber erheblich in der Ausprägung unterscheiden.

🗨 Diese Substanzklasse zeigt einige typische Nebenwirkungen.

Warnhinweis der EMEA zu Moxifloxacin

Diese Substanz ist wegen schwerer Nebenwirkungen wie Lebertoxizität, pseudomembranöser Kolitis, bullösen Hautreaktionen, Suizidalität, Herzrhythmusstörungen inklusive QT-Zeit-Verlängerung, Rhabdomyolyse und Verschlimmerung einer Myasthenia gravis seit Mitte 2008 nur noch zweite Wahl für die zugelassen Indikationen. Auf frühe Zeichen einer Leberfunktionsstörung ist zu achten. Bei rasch zunehmender Kraftlosigkeit mit Gelbsucht oder Dunkelfärbung des Urins ist die Therapie sofort abzubrechen.

🗨 Wenn Sie sich zunehmend müde und schlapp fühlen oder sich Ihr Urin dunkel färbt, nehmen Sie bitte keine weitere Tablette mehr ein und halten umgehend Rücksprache mit Ihrem Arzt.

Häufig sind gastrointestinale Nebenwirkungen wie Bauchschmerzen, Übelkeit und Durchfall, die mit steigender Dosis zunehmen. Bei massivem Durchfall muss an eine pseudomembranöse Kolitis gedacht werden. **Gelegentlich** kommt es zu leichten **zentralnervösen** Störungen wie Kopfschmerzen, Schwindel, Unruhe, Schlaflosigkeit oder Albträumen. Schwerere Symptome wie Doppelbilder, Gangunsicherheit, Zittern, Parästhesien, Polyneuropathien, Krampfanfälle und abnorme Müdigkeit, Benommenheit und Schwäche kommen seltener vor. Auch schwere psychotische Reaktionen in Form von Halluzinationen, Psychosen, Depressionen und Suizide (!) sind zum Teil schon nach Erstanwendung beschrieben. Der Neurotoxizität liegt wahrscheinlich eine Wechselwirkung mit GABA- und NMDA-Rezeptoren zugrunde. Die ZNS-Wirkungen

🗨 Es ist möglich, dass Missempfindungen in den Armen und Beinen oder auch Benommenheit, Verwirrung und Hyperaktivität auftreten. Wenn dies passiert, beenden Sie sofort die Einnahme und wenden sich an Ihren Arzt.

🗨 Vorsicht im Straßenverkehr ist ein wichtiger Hinweis für Sie.

> QT-Zeit-Verlängerungen, zentralnervöse und gastrointestinale Störungen sind dosisabhängig.

hängen von vielen Faktoren ab und sind i. A. dosisabhängig. Als prädisponierende Faktoren sind Vorschädigungen des ZNS wie eine niedrige Krampfschwelle oder Schädelhirnverletzungen bekannt. Für das Risiko von **Krampfanfällen** ist die strukturbedingte unterschiedlich starke Bindung an GABA-Rezeptoren ausschlaggebend. Das konvulsive Potenzial ist von den drei Substanzen bei Ciprofloxacin am höchsten, bei Levofloxacin sehr gering und bei Moxifloxacin zu vernachlässigen. Bei Patienten **ohne** ZNS-Vorschädigungen wird die Gefahr als sehr gering eingeschätzt. In Kombination mit anderen Arzneimitteln, die die Krampfschwelle herabsetzen können, kann diese Nebenwirkung aber eine praktische Relevanz bekommen.

Der Anteil **allergischer** Nebenwirkungen (Exantheme, Juckreiz, Ödeme) liegt unter zwei Prozent. Schwere anaphylaktische Reaktionen sind selten, aber schon nach der Erstanwendung beschrieben. Sofortmaßnahmen müssen dann eingeleitet werden. Für Moxifloxacin sind schwere, potenziell lebensbedrohliche bullöse Hautreaktionen bekannt. Kreuzallergien bestehen innerhalb der Gruppe, aber nicht gegenüber anderen Antibiotikaklassen.

> Ein Sprichwort sagt: „Die Müdigkeit ist der Schmerz der Leber!" Bitte achten Sie auf dieses Warnsymptom.

Schwere **Leberschäden** sind bei allen Chinolonen möglich. Für Moxifloxacin liegt ein Warnhinweis der EMEA vor. Die Schäden reichen von Anstieg der Leberenzyme über Hepatitis bis hin zum Leberversagen. Bei Anwendung über eine Woche sollten daher Kontrollen der Leberwerte erfolgen. Auch **Nierenschäden** sind möglich. Dosisanpassungen (außer bei Moxifloxacin) und ausreichende Flüssigkeitszufuhr sind zu berücksichtigen. **Chinolone** sind **phototoxische** Substanzen. Levofloxacin und Moxifloxacin haben ein geringeres Risiko als Ciprofloxacin. Dennoch sollte bei allen Stoffen während und bis drei Tage nach der Behandlung Sonnenbaden im Freien oder im Solarium gemieden werden. Alle Chinolone können zu **Sehnenrupturen** führen (s. u.).

> Dieses Antibiotikum kann die Lichtempfindlichkeit erhöhen. Meiden Sie daher Sonnenbaden im Freien oder im Solarium bis drei Tage nach Therapieende.

Am häufigsten ist die Achillessehne betroffen. Das kann bereits innerhalb der ersten 48 Stunden nach Einnahmebeginn auftreten. Auch eine Ruptur bis zu 60 Tage nach Absetzen kann noch auf das Chinolon zurückgeführt werden, obwohl sich die Größenordnung nicht deutlich von der der Spontanrupturen unterscheidet. Dies sollte bei sportlichen Aktivitäten bedacht werden. Wenn der körperliche Zustand es erlaubt, kann Sport getrieben werden, der die Sehnen nicht besonders stark belastet.

> Seien Sie etwas vorsichtig mit Sportarten, die die Sehnen belasten. Wenn Sie sich besser fühlen, können Sie Sport treiben. Bei Anzeichen von Sehnenschmerzen sprechen Sie noch einmal mit Ihrem Arzt darüber.

Praxistipp
Klagen Patienten über Schmerzen, Schwellungen oder Entzündungen in Muskeln, Gelenken oder Sehnen, insbesondere an den Beinen oder der Achillessehne, sollte das Arzneimittel abgesetzt, die Sehne ruhig gestellt und Kontakt zum Arzt aufgenommen werden. Dieser verordnet dann ggf. ein Antibiotikum aus einer anderen Substanzklasse. Das Risiko einer **Sehnenentzündung** (Tendinitis) ist erhöht bei Patienten über 60 Jahre, gleichzeitiger Anwendung von Glucocorticoiden, chronischen Nierenerkrankun-

> Bei ersten Anzeichen von Sehnenbeschwerden oder Herzrhythmusstörungen setzen Sie das Medikament sofort ab.

gen oder nach Organtransplantationen. Wahrscheinlich kommt es in der Sehne zu einer Chelatbildung mit Kationen, insbesondere mit Magnesium. Bei Ciprofloxacin und Moxifloxacin scheint das Risiko geringer zu sein als bei Levofloxacin.

Wie Makrolide, Ketolide und Cotrimoxazol können auch Chinolone das **QT-Intervall** im EKG verlängern. Hypokaliämie gilt dabei als Triggerfaktor. Ventrikuläre Arrhythmien, insbesondere »Torsade de pointes«-Tachykardien sind möglich. Vorsicht ist daher auch geboten bei gleichzeitiger Einnahme anderer QT-verlängernder Medikamente (siehe Kap. 4.5.4). Bei Anzeichen von Herzrhythmusstörungen muss das Antibiotikum abgesetzt und umgehend ärztliche Hilfe eingeholt werden. Schwere **Stoffwechselentgleisungen** wie Hypo- und Hyperglykämien sind selten, aber möglich. Diabetiker sollten daher ihren Blutzuckerwert im Auge behalten.

> 💬 Ich empfehle Ihnen, sich ab jetzt beim Naschen von Lakritze etwas zurückzunehmen. Zusammen mit dem Antibiotikum kann es zu Veränderungen im Mineralstoffhaushalt kommen.

Wechselwirkungen

Zu allgemeingültigen Wechselwirkungen siehe Kap. 4.1.3. Besonderes Augenmerk liegt auf der Interaktion mit Antazida und anderen Komplexbildnern.

Chinolone allgemein

> **Hinweis**
>
> Wechselwirkungen mit Calcium gibt es nur bei Ciprofloxacin! Die Zeitabstände der Chinolone zu Komplexbildnern divergieren!

Ciprofloxacin interagiert mit:
- Aluminium
- Calcium
- Eisen
- Magnesium
- Zink

Zur Verhinderung von Wechselwirkungen sollte Ciprofloxacin entweder ein bis zwei Stunden vor oder vier Stunden nach diesen kationischen Substanzen eingenommen werden. Dies schließt Milchprodukte mit ein. Bei der Abgabe dieses Antibiotikums sind daher allgemeine Formulierungen wie »zu oder vor den Mahlzeiten« zu meiden, da diese reich an diesen Kationen sein könnten.

> 💬 Nach der Einnahme von Ciprofloxacin am Morgen sollten mindestens zwei Stunden vergehen, bis Sie Milchprodukte zu sich nehmen. Mittags können Sie dann Käse essen. Die zweite Tablette nehmen Sie abends: dann sollte der Verzehr von Milchprodukten vier Stunden her sein.

> 💬 Halten Sie einen Einnahmeabstand von zwei Stunden vor bis zwei Stunden nach der Einnahme von Tavanic® ein.

Levofloxacin und Moxifloxacin interagieren mit:
- Aluminium
- Eisen
- Magnesium
- Zink

Bei Levofloxacin und Moxifloxacin spricht nichts gegen die gleichzeitige Einnahme von calciumhaltigen Arznei- oder Lebensmitteln. Während bei der Anwendung von Tavanic® diese Mineralstoffe **zwei** Stunden vor bis zwei Stunden nach der Gabe des Antibiotikums zu meiden sind, sollten bei Moxifloxacin sechs Stunden verstreichen.

Dementsprechend sind **Resorptionsverminderungen** der Chinolone nachgewiesen bei gleichzeitiger Anwendung von:
- Zwei- und dreiwertigen Kationen in Antazida, Eisentabletten, Osteoporose-, Multivitaminpräparaten.
- Calcium- oder aluminiumhaltigen Phosphatbindern wie Antiphosphat, Calciumacetat-Nefro, Dreisacarb®, Phos-Ex®, Phosphonorm®.
- Bismut (Bsp. Angass®).
- Strontiumranelat (Bsp. Protelos®): Die Behandlung sollte während der Antibiose vorsichtshalber ausgesetzt werden.
- Präparate mit hoher Pufferkapazität wie Didanosin (Bsp. Videx®).

Wechselwirkungen sind außerdem bekannt mit:
- QT-Zeit-verlängernden Substanzen (siehe Kap. 4.5.4).
- Arzneistoffen mit enger therapeutischer Breite: Ciclosporin A (Bsp. Sandimmun®), Methotrexat (Bsp. Metex®): **Cave!** Toxizität↑. Die Patienten sollten sorgfältig auf Warnsignale wie Übelkeit, Diarrhö, Schleimhautulzera oder Fieber achten und ggf. Rücksprache mit dem Arzt halten.
- Antidiabetika: **Cave!** Hypoglykämien und Hyperglykämien! Patienten, die orale Antidiabetika wie z. B. Sulfonylharnstoffe einnehmen oder Insulin spritzen, sollten engmaschig überwacht werden.
- Verstärkung der **Krampfbereitschaft** der Chinolone in Kombination mit nichtsteroidalen Antiphlogistika und Theophyllin: **Cave!** Patienten mit ZNS-Erkrankungen oder Neigung zu Krampfanfällen. Dieser Effekt kann ohne zeitliche Verzögerung auftreten. Bei nicht vorbelasteten Patienten ist von keiner erhöhten Krampfneigung auszugehen!
- Alkohol: **Cave!** Beeinflussung des Reaktionsvermögens, zentralnervöse Störungen↑. Ciprofloxacin hemmt zusätzlich die Eliminationsrate um etwa zehn Prozent.
- Patienten mit Myastenia gravis. Da sich die Symptome verschlimmern können, sollte die Anwendung unter besonderer Vorsicht erfolgen. Grundsätzlich ist jede **Kombination** mit anderen Antibiotika, insbesondere mit bakteriostatischen Wirkstoffen, kritisch zu hinterfragen. Bei Infektionen mit *Pseudomonas aeruginosa* ist ein Synergismus zu Betalactamen bewiesen (siehe Kap. 3.2).

💬 Zink hilft Ihnen super zur Überwindung Ihres Infekts. Sie sollten Zink aber erst sechs Stunden nach Avalox® einnehmen, sonst wirkt das Antibiotikum nicht vollständig.

💬 Ciprofloxacin sollte entweder 1–2 Stunden vor oder vier Stunden nach diesen Präparaten eingenommen werden, bei Avalox® sollten 6 Stunden dazwischen liegen.

💬 Kontrollieren Sie in den nächsten Tagen Ihren Blutzucker öfter als sonst.

Praxistipp

Die gleichzeitige Einnahme von NSAR wie ASS, Diclofenac oder Ibuprofen in den üblichen Dosen ist parallel zu Chinolonen bei Patienten ohne erhöhte Krampfneigung in der Anamnese möglich. Oft, gerade bei urologischen Indikationen, wird beides zusammen verordnet. Wenn Patienten diesen Passus im Beipackzettel eines ciprofloxacin- oder levofloxacinhaltigen Präparates lesen, können sie beruhigt werden.

💬 Da Sie ansonsten keine Grunderkrankungen haben, werden Sie das zusätzlich vom Arzt verordnete Ibuprofen gut vertragen.

Sonderfälle

Ciprofloxacin ist ein Enzyminhibitor (CYP1A2). Die Konzentration folgender Arzneistoffe kann sich erhöhen:
— Duloxetin (Bsp. Cymbalta®, Yentreve®).
— Rasagilin (Bsp. Azilect®), Ropinirol (Bsp. Requip®).
— Cinacalcet (Bsp. Mimpara®).
— **Theophyllin** (Bsp. Bronchoretard®), **Cave!** Überdosierungssymptome.
— Pentoxyfillin (Bsp. Trental®).
— Clozapin (Bsp. Leponex®), Olanzapin (Bsp. Zyprexa).
— Coffein, **Cave!** Kombinationsanalgetika (Bsp. Thomapyrin®).

💬 Am relevantesten ist die Interaktion mit Theophyllin, da Ciprofloxacin auch bei AECB eingesetzt wird.

💬 Sollten Sie Herzklopfen, Unruhe oder Schwindelanfälle bekommen, halten Sie sofort Rücksprache mit Ihrem Arzt. Er wird evtl. die Dosis des Theophyllins reduzieren.

Theophyllin und Ciprofloxacin

Die Wirkung von Theophyllin kann durch Ciprofloxacin verstärkt werden. Symptome sind z. B. Herzklopfen, Unruhe, Schwindel oder Übelkeit. Sie entwickeln sich meist innerhalb von drei Tagen. Eine erhöhte Krampfneigung ist ebenfalls möglich und kann sofort auftreten. Wird beides zusammen eingenommen, sollte die Theophyllin-Dosis auf maximal 60 % reduziert werden. Alternativ gibt es die Empfehlung, die Theophyllindosis erst am zweiten Tag der Ciprofloxacin-Einnahme anzupassen, nachdem der Theophyllin-Plasmaspiegel bestimmt wurde. Bei Patienten ohne erhöhte Krampfbereitschaft in der Vorgeschichte sind Levofloxacin oder Moxifloxacin eine gute Alternative. Auch Erythromycin kann die Wirkspiegel von Theophyllin erhöhen (siehe Kap. 4.5.4).

💬 Ihr Arzt hat Ihnen ein Antibiotikum verordnet, das nicht gleichzeitig mit Ihrem Asthmamittel eingenommen werden sollte. Seien Sie nicht besorgt, ich spreche mit dem Arzt und schlage ihm einen ähnlichen Wirkstoff vor, der bei Ihren Beschwerden ebenso gut hilft.

Levofloxacin und **Moxifloxacin** werden nicht nennenswert durch Cytochrom P450 verstoffwechselt. Daher sind die bei Ciprofloxacin genannten Wechselwirkungen nicht zu erwarten. Dennoch ist es möglich, dass Theophyllin bei prädisponierten Patienten die Krampfschwelle herabsetzt. Beide Chinolone interagieren auch nicht mit Digoxin (Bsp. Lanicor®), siehe Kap. 4.1.3. Probenecid (Bsp. Probenecid Weimer®) und Cimetidin können die Serumkonzentration von **Ciprofloxacin** und **Levofloxacin** durch Hemmung der renalen Elimi-

💬 Die neueren Chinolone gehen nicht so viele Kreuzreaktionen mit anderen Arzneistoffen ein wie Ciprofloxacin.

nation steigern. Insbesondere bei Patienten mit Nierenfunktionsstörungen sollte die gleichzeitige Einnahme mit Vorsicht erfolgen.

Kontraindikationen
Chinolone allgemein

> 💬 Wenn Sie zu Krämpfen neigen oder unter einer Herzerkrankung leiden, dürfen Sie kein Chinolon einnehmen.

Chinolone sind kontraindiziert bei Schwangeren, Stillenden und grundsätzlich bei Kindern (s. o.). Sehnenerkrankungen unter früherer Anwendung von Chinolonen stellen ebenso eine Gegenanzeige dar. Aufgrund erhöhter Gefahr von Sehnenrupturen sind sie bei Patienten, die Glucocorticoide einnehmen nur bei zwingender Indikation zu verordnen. Gleiches gilt auch für Sportler. Bei Störungen des Herz-Kreislaufsystems darf wegen der Gefahr der QT-Zeit-Verlängerung keine Anwendung erfolgen (siehe Kap. 4.5.4). Alle Substanzen sind bei Erkrankungen mit einer erniedrigten Krampfschwelle (z. B. Epilepsie, MS, Parkinson, zerebrale Durchblutungsstörungen) oder gleichzeitiger Behandlung mit anderen Arzneimitteln, die die Krampfschwelle herabsetzen können (s. o.) nur mit äußerster Vorsicht anzuwenden. Chinolone erhöhen die Wirkspiegel von Methotrexat (s. o.). Dies kann zu toxischen Reaktionen führen. Die gleichzeitige Anwendung wird daher nicht empfohlen.

Sonderfälle

Levofloxacin ist bei Epilepsie kontraindiziert. Ciprofloxacin darf nicht gleichzeitig mit Tizanidin (Bsp. Sirdalud®) eingenommen werden.

Schwangerschaft und Stillzeit

> 💬 Unter ganz bestimmten Voraussetzungen kann auch während der Schwangerschaft dieses Antibiotikum eingesetzt werden. Ciprofloxacin ist schon seit über 20 Jahren im Handel und Ihr Arzt kann daher auf einen großen Erfahrungsschatz zurückgreifen.

Knorpelschäden im Tierversuch, die zur Kontraindikation während Schwangerschaft und Stillzeit geführt haben, wurden bei intrauterin exponierten Kindern nicht beobachtet. Bisherige Beobachtungen sprechen gegen ein fetotoxisches Risiko. Chinolone sollten aber nur nach Prüfung besser geeigneter Alternativen eingesetzt werden. Die meisten Erfahrungen liegen für Ciprofloxacin vor. Daher sollte es möglichst bevorzugt werden. Falls das Keimspektrum die Einnahme in der Stillzeit erfordert, kann auch unter Chinolonen weiter gestillt werden. Penicilline, Cefalosporine und Makrolide sind die bevorzugten Mittel der Wahl in Schwangerschaft und Stillzeit.

4.9 Beratung bei der Abgabe von Cotrimoxazol

4.9.1 Wirkungsweise

> 💬 Cotrim forte ist eine Kombination aus zwei Antibiotika. In diesem Präparat sind von Sulfamethoxazol 800 mg und von Trimethoprim 160 mg enthalten.

Cotrimoxazol ist die feste Kombination der beiden Antibiotika Trimethoprim und Sulfamethoxazol im Mischungsverhältnis 1:5. Trimethoprim gehört zu den Benzylpyrimidinen, Sulfamethoxazol ist ein Sulfonamid. Die Kombination zeigt als **Breitspektrumantibiotikum** eine synergistische Wirkung gegen zahlreiche Erreger. Beide Substanzen alleine wirken bakteriostatisch, in Kombination aber **bakterizid**. Ihre Abtötungskinetik ist **zeitabhängig**. Ihr Synergismus erklärt sich durch **Blockade** der bakteriellen **Folsäuresynthese** an zwei unterschiedlichen Stellen. Sulfonamide hemmen den ersten Aufbau-Schritt. Sie verhindern, dass das Enzym Dihydropteroinsäure-Synthetase aus Para-Aminobenzoesäure (PABA) und Dihydropteridin die Dihydrofolsäure herstellt. Um die PABA vollständig von dem Enzym zu verdrängen, sind recht hohe Konzentrationen des Sulfonamids nötig. Trimethoprim hemmt den zweiten Aufbau-Schritt. Es blockiert die bakterielle Dihydrofolsäurereduktase, ein Enzym, welches aus Dihydrofolsäure und Folsäure die biologisch aktive Folsäure Tetrahydrofolsäure synthetisiert. **Folsäure** ist in jeder Zelle für den Aufbau von Eiweiß- und Erbsubstanzbausteinen essenziell. Bakterien können Folsäure nicht aus ihrer Umgebung aufnehmen, sondern müssen sie sich selbst herstellen. Wird ihre Bildung gehemmt, ist kein weiteres Wachstum mehr möglich. Für gesunde Menschen sind Folsäure-Antagonisten ungiftig. Sie brauchen zwar genauso wie Bakterien die Folsäure für ihren Stoffwechsel, können diese aber nicht selbst synthetisieren. Die benötigte Folsäure wird aus der Nahrung aufgenommen. Durch die Behandlung ist somit kein Folsäuremangel zu erwarten. Die menschliche Dihydrofolsäurereduktase wird erst durch 5×10^4–10^5 höhere Konzentrationen gehemmt als die bakterielle (selektive Toxizität). Trotzdem sollten Patienten mit einem bestehendem Folsäuremangel aus Vorsichtsmaßnahmen kein Cotrimoxazol erhalten.

> Folsäure ist für das Wachstum und die Vermehrung der Bakterien unerlässlich, durch ihr Fehlen stirbt die Bakterienkolonie aus.

> Der menschliche Folsäurestoffwechsel bleibt durch Cotrimoxazol weitgehend unbeeinflusst. Sie brauchen für die kurze Zeit keine zusätzlichen Folsäuretabletten einnehmen.

4.9.2 Handelspräparate und Indikationen

Ein Großteil der relevanten Atemwegserreger ist heute resistent gegen **Cotrimoxazol**. Die Resistenzraten variieren lokal sehr. Als sicher gilt die Wirkung gegenüber *Staphylococcus aureus*, *Moraxella catarrhalis* und Chlamydien. Unsicher ist der Einsatz bei Infektionen mit *Streptococcus pneumoniae*, *Streptococcus pyogenes*, *Haemophilus influenzae*, *E. coli* und Proteus- und Klebsiella-Arten. Gegenüber Mykoplasmen und *Pseudomonas aeruginosa* besteht eine natürliche Resistenz (Kap. 3.1.7). Eine schnelle **Resistenzentwicklung**, bereits wenige Tage nach Therapiebeginn, ist für *Streptococcus pneumoniae*, *Haemophilus influenzae* und *E. coli* beobachtet worden. Es ist dann von einer Kreuzresistenz innerhalb der beiden Antibiotikagruppen auszugehen. Ihr Einsatz bei **Atemwegsinfekten** ist daher sehr beschränkt. Eine Zulassung besteht für Infektionen der oberen und unteren Atemwege sowie im HNO-Bereich außer bei Streptokokken-Angina (Tab. 4.20). Die Leitlinien empfehlen die Substanz als Alternative bei ansonsten schwer zu behandelnden Verlaufsformen einer akuten

> Cotrimoxazol wird heute nicht mehr so oft verordnet wie früher, da inzwischen zahlreiche Keime widerstandsfähig geworden sind.

Tab. 4.20 Fertigarzneimittel und Indikationen von Cotrimoxazol

Handelspräparat	Indikation
Kepinol®, Cotrim-ratiopharm®, Cotrimstada®	Atemwegs-, HNO-Infektionen außer Streptokokken-Angina u. a. Indikationen

> Cotrimoxazol wird bei bestimmten Formen der Mittelohrentzündung oder Sinusitis eingesetzt.

oder chronischen Sinusitis und Otitis media. Aufgrund der unsicheren Treffsicherheit in der kalkulierten Therapie sollte die Verordnung möglichst nur nach einem Antibiogramm als gezielte Therapie erfolgen. Zu berücksichtigen ist auch die hohe Rate an Nebenwirkungen.

> **Nur selten**
>
> Der Einsatz von Cotrimoxazol kann bei einigen Formen der Sinusitis und Otitis media gerechtfertigt sein. Ansonsten sollte es aufgrund der hohen Resistenzrate bei Atemwegsinfekten nicht mehr eingesetzt werden.

4.9.3 Dosierung und Einnahmehinweise

Dosierung

💬 *Diesen Antibiotika-Saft brauchen Sie nicht anzumischen. Er ist bereits fertig und sieht aus wie eine sirupartige Flüssigkeit.*

Cotrimoxazol gibt es in verschiedenen Wirkstärken als Tabletten (100/20, 400/80, 800/160) und Saft (200/40, 400/80). Die Saftpräparate sind gebrauchsfertig und unverdünnt einzunehmen! Normalerweise ist eine Therapiedauer von fünf bis acht Tagen ausreichend. In der Tabelle 4.21 sind die gängigen Dosierschemata dargestellt. Die Metabolisierung erfolgt in der Leber, die Ausscheidung hauptsächlich renal. Schon bei leichteren Nieren- oder Leberschäden wird eine Anwendung nicht empfohlen. Ist sie zwingend erforderlich, muss bei eingeschränkter Nierenfunktion die Dosis reduziert werden. Auch bei Patienten über 70 Jahre ist durch Dosisreduktion oft eine bessere Verträglichkeit zu erreichen.

Tab. 4.21 Tagesdosierungen Cotrimoxazol

Handelspräparat	Dosis Erwachsene	Dosis Kinder
Kepinol®, -forte, Cotrim-ratiopharm®, Cotrim forte-ratiopharm, Cotrimstada®, -forte Tabl.; Saft	Ab 13 J.: 1920 mg in 2 ED	6 Wochen–5 Mon.: 240 mg in 2 ED, 6 Mon.–5 J.: 480 mg in 2 ED, 6–12 J.: 960 mg in 2 ED

💬 *Am besten nehmen Sie dieses Medikament morgens und abends nach dem Essen ein.*

Einnahmehinweise

Es sind keine Wechselwirkungen mit der Nahrung bekannt. Die Einnahme sollte wegen der besseren Verträglichkeit **nach** den Mahlzeiten erfolgen. Da es zur Auskristallisation in der Niere kommen kann (Kristallurie), sollte auf eine ausreichende Flüssigkeitszufuhr geachtet werden. Die Urinausscheidung pro Tag sollte bei etwa 1200 ml liegen. Da Leberschädigungen unter Einnahme der Substanz bekannt sind, sollten diese durch Alkohol nicht zusätzlich getriggert werden. Patienten sollten daher während der Behandlungszeit auf **Alkohol**

💬 *Versuchen Sie auf mindestens zwei Liter Flüssigkeit pro Tag zu kommen. Nicht nur Getränke, sondern auch Suppen gehören dazu.*

verzichten. Cotrimoxazol gehört wie die Tetracycline und Chinolone zu den **phototoxischen** Substanzen.

💬 Meiden Sie während und bis fünf Tage nach der Therapie intensive Sonneneinstrahlung im Freien oder im Solarium.

> **Praxistipp**
> Die wichtigsten Abgabehinweise betreffen folgende Punkte:
> — Einnahmezeitpunkt.
> — Ausreichende Flüssigkeitszufuhr.
> — Alkoholverzicht.
> — Phototoxitität.
> — Herzbeschwerden.
> — Saft unverdünnt einnehmen.

Cotrimoxazol kann wie Makrolide, Ketolide und Chinolone die **QT-Zeit** im EKG verlängern. Hypokaliämie gilt dabei als Risikofaktor. Daher sollte der übermäßige Verzehr von Lakritze gemieden werden. Bei ersten Anzeichen von Herzbeschwerden muss das Medikament abgesetzt werden (siehe Kap. 4.5.4). Trimethoprim beeinträchtigt die Verstoffwechselung von Phenylalanin. Wenn sich Patienten, die an Phenylketonurie leiden, streng phenylalaninarm ernähren, kann Cotrimoxazol trotzdem verabreicht werden.

💬 Seien Sie etwas zurückhaltend beim Naschen von Lakritz.

4.9.4 Neben-, Wechselwirkungen und Kontraindikationen

Nebenwirkungen
Zu allgemeingültigen Nebenwirkungen siehe Kap. 4.1.2. Häufig sind allergische Reaktionen der Haut unterschiedlichen Schweregrades sowie gastrointestinale Beschwerden. **Hautreaktionen** können sich beispielsweise als Spätreaktionen wie Exantheme, Juckreiz, Ödeme oder als kleinfleckige Kapillarblutungen (Purpura) zeigen. Schwere Sofortreaktionen in Form von Überempfindlichkeitsreaktionen bis hin zum anaphylaktischen Schock sind selten bis sehr selten, prinzipiell aber schon nach Erstanwendung möglich und erfordern den sofortigen Therapieabbruch sowie Notfallmaßnahmen. Unter den gastrointestinalen Beschwerden dominieren Übelkeit, Erbrechen, Bauchschmerzen und Durchfall (**Cave**! pseudomembranöse Kolitis). Außerdem sind Entzündungen der Mundschleimhaut, inklusive der Zunge und des Zahnfleisches möglich. Besonders unangenehm sind **Geschmacksveränderungen**. **Phototoxische Reaktionen** sind wie oben beschrieben zu berücksichtigen. Gelegentlich wird über **Tinnitus** berichtet. Wie Makrolide, Ketolide und Chinolone kann auch Cotrimoxazol zu **QT-Zeit-Verlängerungen** im EKG mit der Gefahr der Torsade-de-pointes-Arrhythmien führen. Es gelten daher die gleichen Vorsichtsmaßnahmen wie bei den anderen Stoffen beschrieben (siehe Kap. 4.5.4). Bei Patienten, die Cotrimoxazol erhalten, sollten regelmäßige **Blutbildkontrollen** erfolgen. Schädigungen der Leber, Niere, des Elektrolythaushaltes und der Blutbildung sind bekannt

💬 Wenn es bei Ihnen zu Hautausschlägen kommt, setzen Sie die Tabletten ab und besprechen das weitere Vorgehen mit Ihrem Arzt.

💬 Geschmacksstörungen sind unangenehm, Sie bilden sich aber nach dem Absetzen des Antibiotikums meist schnell zurück.

und können so erfasst werden. Unter den Elektrolyten sind sowohl Entgleisungen des Serumkaliumspiegels (Hyper-/Hypokaliämien) als auch Hyponatriämien möglich. Sie treten häufiger bei hohen Dosen und bei eingeschränkter Nierenfunktion auf, sind aber auch bei Gabe der Standarddosis beobachtet worden. Die Serumkalium und –natriumwerte sollten daher überwacht werden. Bei einer Anwendung über zwei Wochen sollte darüber hinaus auch die Blutplättchenzahl (Thrombozyten) kontrolliert werden, da auch Blutbildveränderungen wie Thrombozytopenien und Leukozytopenien möglich sind (siehe Kap. 2.1). Außerdem kann es während der Einnahme zu einer **Agranulozytose** kommen. Diese schwere Blutbildveränderung ist selten, verlangt aber bei den ersten Anzeichen eine sofortige Abklärung der Diagnose durch Blutbildkontrollen. Bestätigt sich der Verdacht, wird eine entsprechende Therapie eingeleitet, die mit dem zu behandelnden Atemwegsinfekt abgestimmt werden muss (siehe Kap. 2.2.2). Die Nebenwirkungsrate steigt mit zunehmendem Alter. Bei Patienten über 60 Jahre und bei vorgeschädigter Leber und Niere sind sie häufiger und schwerwiegender. Daher sollte ihr Einsatz bei diesen Personengruppen sehr zurückhaltend erfolgen und gegebenenfalls die Dosis angepasst werden (s. o.). Die meisten Nebenwirkungen sind auf den Sulfonamid-Anteil zurückzuführen.

Wechselwirkungen

Zu allgemeingültigen Wechselwirkungen siehe Kap. 4.1.3. Wechselwirkungen zu anderen Substanzen erklären sich durch die aktive renale Sekretion und den **hepatischen Metabolismus**. Sulfamethoxazol und Trimethoprim sind Inhibitoren an verschiedenen Cytochrom-P450-Isoenzymen (z. B. CYP2C 8, CYP2C 9). Durch den Folsäureantagonismus kann die Wirksamkeit von oral applizierter Folsäuregabe zu therapeutischen Zwecken vermindert sein. Dieser Effekt wird verstärkt in Kombination mit anderen Folsäureantagonisten wie Methotrexat. Sulfamethoxazol kann zudem Methotrexat aus der Serumeiweißbindung verdrängen und dessen Toxizität verstärken. Außerdem können beide Stoffe Blutbildschäden hervorrufen. Während einer Methotrexat-Therapie sollten daher andere Antibiotika bevorzugt werden. Bei unumgänglicher Therapie muss der Patient engmaschig überwacht werden.

Einige Arzneistoffe **erhöhen** die Wirkspiegel von Cotrimoxazol. Dadurch steigt dessen Nebenwirkungsrate:
- Probenecid (Bsp. Probenecid Weimer®).
- Indometacin (Bsp. Indomet-ratiopharm®), Phenylbutazon (Bsp. Ambene®) und Salicylate (Bsp. Aspirin®, Azulfidine®, Claversal®, PAS-Fatol N).
- Primidon (Bsp. Liskantin®), Phenobarbital (Bsp. Luminal®).
- Amantadin (Bsp. PK-Merz®).

💬 Wenn Sie trotz Therapie grippeartige Symptome, Hals-, Mundentzündungen oder Fieber bekommen sollten, setzen Sie das Präparat sofort ab und gehen Sie gleich zum Arzt.

💬 Es ist bekannt, dass bei Cotrim viele Nebenwirkungen alters- und dosisabhängig sind. Daher ist es üblich, die Dosis etwas niedriger zu wählen.

💬 Warten Sie zwei Stunden, bevor Sie ein Antazidum einnehmen.

💬 Da Sie sich Metex® spritzen, ist Cotrimoxazol für Sie nicht das geeignete Antibiotikum. Daher hat Ihnen Ihr Arzt ein anderes Mittel verordnet, das sich besser mit dem anderen Medikament verträgt.

Praxistipp
Entzündliche Schmerzen im Rahmen von Atemwegsinfekten sollten bei Gabe von Cotrimoxazol mit Ibuprofen behandelt werden.

Eine Kombination mit Stoffen, die auch eine **Agranulozytose** hervorrufen können, ist zu vermeiden. Dazu zählen z. B.: Metamizol (Bsp. Novalgin®), Clozapin (Bsp. Leponex®), Carbimazol (Bsp. Carbimazol Henning), Thiamazol (Bsp. Favistan®), Propylthiouracil (Bsp. Propycil®), Rituximab (Bsp. MabThera®), Sulfasalazin (Bsp. Azulfidine®), Ticlopidin (Bsp. Tiklyd®).

Cotrimoxazol hat folgende Wirkungen auf **andere Arzneistoffe:**
— Sulfonylharnstoffe (Bsp. GlibenHexal®, Amaryl®), Glitazone (Bsp. Avandia®, Actos®), **Cave!** Hypoglykämiegefahr!
— Ciclosporin A (Bsp. Sandimmun®), **Cave** Nierenfunktion ↓
— Phenytoin (Bsp. Phenhydan®) ↑
— Mercaptopurin (Bsp. Puri-Nethol®) ↓
— Rifampicin (Bsp. Eremfat®) ↑
— Pyrimethamin (Bsp. Daraprim®), **Cave!** Blutbildveränderungen ↑
— Amantadin (Bsp. PK-Merz®) ↑

Darüber hinaus sind Wechselwirkungen mit anderen **QT-Zeit**-verlängernden Arzneistoffen möglich (siehe Kap. 4.5.4). Ein möglicher Antagonismus zu bakteriostatischen Antibiotika ist zu beachten.

Kontraindikationen
Schwere **Hautreaktionen** unter Arzneistoffen in der Anamnese sowie angeborene Störungen des **blutbildenden** Systems oder pathologische Blutbildveränderungen stellen Gegenanzeigen dar. Bei bestehender Therapie mit anderen blutbildschädigenden Arzneistoffen ist die Indikation sehr eng zu stellen. Bei jeder Form von **Nieren**- oder **Leberschädigung** sollte keine Anwendung erfolgen. Früh- und Neugeborenen sind ebenso von der Anwendung ausgeschlossen. Durch noch nicht ausgereifte Leber- und Nierenfunktion ist die Metabolisierung und Ausscheidung noch nicht gewährleistet. Außerdem kann ein gefährlicher Kernikterus auftreten, da Sulfonamide Bilirubin aus der Albuminverbindung verdrängen. Besondere Vorsicht ist geboten bei Patienten mit **Sulfonamidallergie**. Dies schließt Unverträglichkeiten wie Sulfonylharnstoff-Antidiabetika und Diuretika auf Sulfonamidbasis wie Hydrochlorothiazid ein. Auch Patienten mit **Schilddrüsenfunktionsstörungen** und **Folsäuremangel** sollten nicht mit der Substanz behandelt werden.

Schwangerschaft und Stillzeit
Cotrimoxazol ist ein Reserveantibiotikum in der Schwangerschaft. Bei entsprechender Indikation kann es schon im ersten Trimenon eingesetzt werden. Bei drohender Frühgeburt sollten Sulfonamide wegen des Risikos einer Biliru-

---

💬 Gegen Ihre starken Gesichtsschmerzen nehmen Sie lieber Ibuprofen als Aspirin®.

💬 Behalten Sie Ihren Blutzuckerwert im Auge und messen Sie ihn regelmäßig.

💬 Dieses Antibiotikum darf erst ab der sechsten Lebenswoche gegeben werden. Vorher kann der kleine Körper den Stoff noch nicht wieder abbauen.

💬 Dieses Antibiotikum ist von seiner chemischen Struktur mit einigen Antidiabetika und wasserausscheidenden Mitteln verwandt. Wenn Sie eines dieser Arzneimittel nicht vertragen, sollten Sie vorsichtshalber kein Cotrim einnehmen.

> Folsäure ist besonders zu Beginn der Schwangerschaft für die Entwicklung Ihres Babys wichtig. Achten Sie bitte in Kombination mit diesem Antibiotikum darauf, dass Sie jeden Tag die vom Arzt empfohlene Folsäuredosis einnehmen.

binerhöhung gemieden werden. Eine zusätzliche Gabe von Folsäure sollte insbesondere im ersten Trimenon erfolgen. Die Subsanz geht nur zu einem sehr geringen Anteil in die Muttermilch und stellt für reife Säuglinge keine Gefährdung dar. Falls es das Keimspektrum erfordert, kann auch unter Cotrimoxazol gestillt werden. Bei Frühgeborenen, Neugeborenen mit Hyperbilirubinämie oder Glucose-6-Phosphatdehydrogenase-Mangel sollte die Indikation besonders kritisch geprüft werden. Penicilline, Cefalosporine und Makrolide sind die bevorzugten Antibiotika in Schwangerschaft und Stillzeit.

4.10 Beratung bei der Abgabe von Clindamycin

4.10.1 Wirkungsweise

> Clindamycin ist in Deutschland der einzige Vertreter seiner Substanzklasse und greift an der gleichen Bakterienstruktur an wie die Makrolide, zu denen z. B. Erythromycin gehört.

Clindamycin ist ein Antibiotikum aus der Klasse der Lincosamide. Der **Wirkmechanismus** entspricht dem der Makrolide und beruht auf der Hemmung der ribosomalen Proteinbiosynthese durch Bindung an die 50S-Untereinheit. Clindamycin wirkt vorwiegend **bakteriostatisch**. In Abhängigkeit von der Dosis, der Konzentration am Infektionsort und der Empfindlichkeit der Erreger auch **bakterizid**. Die Bakterizidie ist bei Einzeldosen von 600 mg im Vergleich zu 300 mg mehr als doppelt so hoch. In der Literatur wird Clindamycin als **zeitabhängig** wirkendes Antibiotikum beschrieben. Daraus resultieren kurze Dosierungsintervalle mit vier Einzeldosen pro Tag. Inzwischen konnte in Studien gezeigt werden, dass in einigen Fällen ein Therapieregime alle zwölf Stunden mit doppelter Dosis genauso effektiv ist wie die Einnahme alle sechs Stunden (s. u.). Clindamycin hat nur noch ein eingeschränktes Wirkspektrum und gilt daher als **Schmalspektrumantibiotikum**. Im gramnegativen Bereich sind viele Erreger unempfindlich oder bereits resistent. Auch im grampositiven Bereich wird eine Resistenz gegenüber Staphylokokken, Streptokokken und Pneumokokken zunehmend häufiger und kann schon während der Behandlung auftreten. Es besteht dann eine Kreuzresistenz zu anderen Lincosamiden wie Lincomycin (in Deutschland nicht im Handel) und eine Parallelresistenz zu Makroliden und Ketoliden.

> 600 mg als Einzeldosis hemmen die Erreger nicht nur, sondern töten sie sogar ab.

> Clindamycin wird hauptsächlich in der Zahnheilkunde eingesetzt und hat sich auch bei einigen Atemwegsinfekten gut bewährt.

> **Spezialist gegen Anaerobier**
>
> Clindamycin wirkt gut gegen Anaerobier des Mund-Zahn-Kiefer-Bereiches. Dadurch stellt die Substanz eine Therapieoption bei akuter und chronischer Sinusitis dar, insbesondere wenn sie durch Zahninfektionen verursacht wurde.

4.10.2 Handelspräparate und Indikationen

Clindamycin wirkt noch ausreichend gegen grampositive Aerobier wie Streptokokken, Pneumokokken einschließlich *Streptococcus pneumoniae* und *Staphylococcus aureus*. Gramnegative Aerobier wie *Haemophilus influenzae*, *Moraxella catarrhalis*, *E. coli* oder *Pseudomonas aeruginosa* werden nicht erfasst. Von den atypischen Atemwegserregern sind Chlamydien wie *Chlamydophila pneumoniae* im Wirkspektrum enthalten, Mykoplasmen wie *Mycoplasma pneumoniae* aber nicht. Die meisten grampositiven und gramnegativen **Anaerobier** sind gegenüber Clindamycin hoch sensibel. Anaerobier spielen im Bereich der Atemwege nur dann eine Rolle, wenn die Ursachen im **Mund-Zahn-Kiefer-Bereich** zu suchen sind. Die Substanz penetriert gut ins Weichteil- und Knochengewebe. Daher wird sie von den Leitlinien als Alternative in der Therapie der akuten und chronischen Sinusitis empfohlen, v. a. bei Rezidiven oder dentogenen Ursachen. Weitere Einsatzgebiete sind Patienten mit vorliegender Betalactam-Allergie. Streptokokkeninfektionen wie **Tonsillitis** und Scharlach werden bei Verdacht auf Makrolidresistenz, bei häufigen Rezidiven oder bei Mitbeteiligung anderer Bakterien dann leitlinienkonform mit Clindamycin behandelt. Ein weiteres klassisches Einsatzgebiet ist die **Endokarditisprophylaxe** bei Penicillinallergie (siehe Kap. 3.2.1). Auch bei nachgewiesenen Staphylokokken-Infektionen wird die Substanz verordnet. Zugelassen ist Clindamycin bei Infektionen des HNO-Bereiches einschließlich Scharlach (Tab. 4.22).

> Aerobe Bakterien brauchen Sauerstoff zum Überleben.

> Die Substanz wird gerne bei Tonsillitis und Scharlach verordnet, wenn Penicillin nicht gegeben werden darf. Bei Sinusitis kommt sie zum Einsatz, wenn die Erkrankung von einer Entzündung im Mund- oder Kieferbereich herrührt.

> Sie sollen bei Sinusitis 2 x 300 mg einnehmen? Diese Dosierung erscheint mir etwas zu gering. Ich kläre das für Sie ab!

Tab. 4.22 Fertigarzneimittel und Indikationen von Clindamycin

Handelspräparat	Indikation
Sobelin®, Clinda-saar®	HNO-Infektionen, Scharlach u. a. Indikationen

4.10.3 Dosierung und Einnahmehinweise

Dosierung

Clindamycin gibt es als Kapseln, Tabletten und Granulat zur Zubereitung eines Saftes. Die **Tagesdosis** sollte bei den Formulierungen mit 75, 150 und 300 mg in vier Einzeldosen erfolgen. Obwohl neue Studien zeigen, dass gleich gute Effekte mit 2 x 300 mg statt 4 x 150 mg erzielt werden, besteht hierfür keine Zulassung. Enthält eine Einzeldosis hochdosierte 600 mg, wird diese in Abhängigkeit der Schwere der Erkrankung und des Erregerspektrums zwei bis dreimal täglich eingenommen. Bei Beteiligung von *St. aureus* werden 3 x 600 mg empfohlen. Im Bereich der Atemwege sollte die Tagesdosis im höheren Dosisbereich von 1,2–1,8 g liegen. Hinsichtlich der **Einnahmedauer** gelten die allgemeinen

> Bitte nehmen Sie das Antibiotikum solange ein, bis Sie beschwerdefrei sind und dann noch weitere zwei bis drei Tage. Dies ist für den Therapieerfolg sehr wichtig. Wenn die Menge nicht ausreicht, lassen Sie sich noch etwas nachverordnen.

> Sobelin® Saft darf nach Zubereitung nicht in den Kühlschrank. Er wird sonst dickflüssig und lässt sich nicht mehr verabreichen. Bewahren Sie den Saft bei Zimmertemperatur auf.

Tab. 4.23 Tagesdosierungen von Clindamycin

Handelspräparat	Dosis Erwachsene	Dosis Kinder
Sobelin® 75/ 150, 300 mg Kap.; 75 mg / 5 ml Saft, Clinda-saar® 150, 300, 600 mg Tabl.	Ab 14 J.: 0,6–1,8 g in 4 ED, 600 mg-Tabl.: 1,8 g in 3 ED; bei Streptokokken: 1,3 g in 2 ED	4 Wochen–14 J.: 8–25 mg / kg KG in (3)–4 ED

Grundregeln (siehe Kap. 3.3, 4.1.1, 4.2.5). Bei der chronischen Sinusitis sollte sie nicht unter drei Wochen liegen (siehe Kap. 2.5.3). Wird Clindamycin bei A-Streptokokkeninfektionen eingesetzt, sollte die Behandlung zehn Tage durchgeführt werden (siehe Kap. 2.2.3). In Tab. 4.23 sind die gängigen Dosierschemata aufgeführt. Clindamycin wird überwiegend in der Leber abgebaut und zum Teil renal ausgeschieden. Bei eingeschränkter Leber- und Nierenfunktion sind Dosisanpassungen erforderlich.

Einnahmehinweise

Gleichzeitige Nahrungsaufnahme verzögert die Resorption. Wie Doxycyclin kann auch Clindamycin zu einer Reizung der **Speiseröhre** führen. Diese Gefahr ist bei Tabletten geringer als bei Kapseln. Die Einnahme sollte daher mit ausreichend Flüssigkeit in aufrechter Position erfolgen. Da es unter der Einnahme häufig zu erhöhten Leberwerten kommt, sollten Patienten während der Behandlungszeit ganz auf **Alkohol** verzichten.

> Am schnellsten wirkt Clindamycin, wenn Sie es nüchtern einnehmen.

> Nehmen Sie dieses Arzneimittel mit einem großen Glas Wasser ein.

> **Praxistipp**
> Abgabehinweise sollten erfolgen zu folgenden Stichpunkten:
> — Einnahmezeitpunkt.
> — Speiseröhrenschäden.
> — Lagerung des Saftes.

4.10.4 Neben-, Wechselwirkungen und Kontraindikationen

Nebenwirkungen

Zu allgemein gültigen Nebenwirkungen siehe Kap. 4.1.2. Häufig bis sehr häufig kommt es zu weichen Stühlen oder **Durchfällen**, manchmal verbunden mit Übelkeit, Erbrechen und Bauchschmerzen. Eine Prophylaxe mit *Saccharomyces boulardii* mildert die Symptome ab (siehe Kap. 6.6). Magen-Darm-Störungen sind dosisabhängig. Es kann daher hilfreich sein, hohe Einzeldosen auf mehrere Gaben zu verteilen. Bei andauernden schweren Durchfällen mit Bauchkrämpfen muss eine pseudomembranöse Kolitis ausgeschlossen werden. Möglich

> Weiche Stühle sind möglich und klingen meist nach Beendigung der Therapie ab. Um den Darm zu schützen, empfehle ich Ihnen Perenterol® forte.

sind auch **Entzündungen** der Mundschleimhaut, Zunge oder Speiseröhre. Gelegentlich werden **Allergien** in Form von masernähnlichem Exanthem sowie Juckreiz und Quaddelbildung (Urtikaria) beobachtet. Sie können auch noch zwei Wochen nach der Behandlung auftreten. Schwere Überempfindlichkeitsreaktionen bis hin zum anaphylaktischen Schock sind selten bis sehr selten, prinzipiell aber schon nach Erstanwendung möglich und erfordern den sofortigen Therapieabbruch sowie Notfallmaßnahmen. Clindamycin kann eine **neuromuskuläre** Blockade hervorrufen. Dies zeigt sich als Muskelschwäche oder Muskelkater an den betroffenen Körperstellen. Reversible **Blutbildveränderungen** verschiedener Art einschließlich erhöhter Leberwerte sind möglich. Bei einer Langzeittherapie über drei Wochen sollte daher regelmäßig eine Kontrolle der Blut-, Leber- und Nierenwerte erfolgen.

💬 Ihnen geht es bestimmt besser, wenn Sie die Tagesdosis in vier kleinen statt in zwei großen Dosen einnehmen. Clindasaar® 600 ist teilbar.

Wechselwirkungen

Zu allgemein gültigen Wechselwirkungen siehe Kap. 4.1.3. Eine Kombination mit Makroliden und Ketoliden ist zu vermeiden, da ein **antagonistischer** Effekt aufgrund des gleichen Wirkmechanismus möglich ist. Auch die Kombination mit Tetracyclinen wird nicht empfohlen. Trotz Angriff an verschiedenen Untereinheiten am Ribosom (30S, 50S) können Überlappungen nicht ausgeschlossen werden. Insgesamt werden Kombinationen mehrerer Antibiotika kritisch gesehen und sollten Einzelfällen vorbehalten sein (siehe Kap. 3.4). Eine Kreuzallergie zu Betalactamen ist nicht bekannt und aufgrund der Strukturunterschiede unwahrscheinlich. Dennoch gibt es Informationen über Anaphylaxien gegen Clindamycin bei bestehender Penicillin-Allergie. Dies ist besonders zu beachten, wenn Clindamycin für solche Patienten als Behandlungsalternative eingesetzt wird. Aufgrund der neuromuskulär blockierenden Eigenschaft kann sich eine **Myastenia gravis** verschlechtern sowie die Wirkung von **Muskelrelaxanzien** verstärkt werden.

💬 Wenn bei Ihnen eine Operation geplant ist, informieren Sie den behandelnden Arzt darüber, dass Sie Clindamycin einnehmen.

Kontraindikationen

Bei **Allergien** gegen andere Lincosamide wie Lincomycin oder Makroliden darf keine Anwendung erfolgen. Besondere Vorsicht ist geboten bei Störungen der **neuromuskulären** Übertragung wie Parkinson oder Myastenia gravis, bei **Magen-Darm-Erkrankungen** in der Vorgeschichte, wie Entzündungen des Dickdarms sowie bei eingeschränkter **Leberfunktion**. Im Falle einer Leberinsuffizienz darf die Substanz wegen ihrer hepatischen Metabolisierung nicht angewendet werden.

💬 Bei Parkinsonpatienten werden Antibiotika einer anderen Substanzklasse bevorzugt eingesetzt.

Schwangerschaft und Stillzeit

Clindamycin ist ein Reserveantibiotikum in der Schwangerschaft und Stillzeit. Es sollte nur nach Prüfung besser geeigneter Alternativen eingesetzt werden. Falls Clindamycin zwingend indiziert ist, kann auch unter der Einnahme gestillt werden. Penicilline, Cefalosporine und Makrolide sind aber zu bevorzugen.

5 Therapieergänzung bei Antibiotikatherapie und Empfehlungen bei grippalem Infekt

💬 Verschiedene Virenarten können die Nasen- und Rachenschleimhaut befallen, sich dort vermehren und eine Erkältung auslösen. Ein bis zwei Tage später treten Schluckbeschwerden auf, es folgt ein Brennen und Kitzeln in der Nase und es tritt Schnupfen auf. Viele Patienten frieren und sie haben Kopf- und Gliederschmerzen. Nach etwa sechs Tagen beginnt der Husten. Der Infekt ist meist nach ein bis zwei Wochen überstanden. Es kann aber auch zu einer Besiedelung mit Bakterien kommen.

In diesem Kapitel werden Therapieoptionen vorgestellt, die sich als Ergänzung zum Antibiotikum eignen. Sie können auch dann empfohlen werden, wenn der Arzt sich gegen eine Antibiose entschieden hat oder wenn Patienten mit Beschwerden der Atemwege Hilfe suchend in die Apotheke kommen. Abb. 5.1 illustriert den typischen Erkrankungsverlauf eines grippalen Infekts. Zu Beginn jedes Krankheitsbildes wird kurz die Abgrenzung zum Arztbesuch aufgezeigt. Die Auswahl der Therapeutika erhebt keinen Anspruch auf Vollständigkeit. Außerdem werden mit nasalen Glucocorticoiden und Antitussiva auch zwei **verschreibungspflichtige** Substanzgruppen vorgestellt, da sie im Offizinalltag häufig verordnet werden.

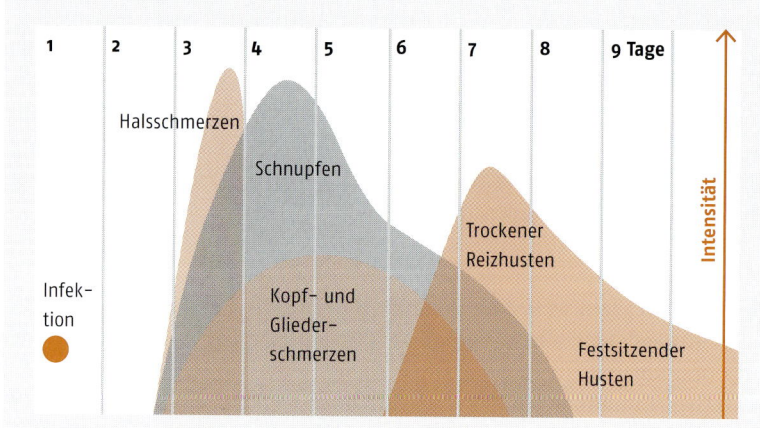

Abb. 5.1 Typischer Erkrankungsverlauf eines grippalen Infekts. Bayer Vital GmbH

5.1 Allgemeine Empfehlungen

5.1.1 Alkohol in Arzneimitteln

Bei der Herstellung von pflanzlichen und homöopathischen Arzneimitteln ist Alkohol oft ein unentbehrliches Hilfsmittel. Als wichtiges Extraktionsmittel verbessert er die Aufnahme der Wirkstoffe über die Schleimhäute und fungiert als natürliches Konservierungsmittel. Bei ethanolhaltigen Arzneimitteln handelt es sich immer um flüssige Arzneiformen. Bei festen Arzneiformen ist der zugesetzte Alkohol rückstandslos verdampft.

> Alkohol ist wichtig zur Gewinnung und Konservierung der natürlichen Wirkstoffe. Er unterstützt die Aufnahme von Wirkstoffen durch die Schleimhäute. Tabletten enthalten keinen Alkohol mehr. Während der Herstellung verdampft er restlos und der Trockenextrakt bleibt übrig.

> **Alkoholwarnhinweisverordnung**
>
> Bei Arzneimitteln, die weniger als 0,5 g Ethanol in der maximalen Einzeldosis enthalten, wird der Alkoholgehalt auf dem Umkarton und in der Packungsbeilage in **Prozenten** deklariert (Bsp.: Enthält 19 Vol.-% Alkohol). Bei Arzneimitteln, die mindestens **0,5 g Ethanol** pro maximaler **Einzeldosis** enthalten, muss zusätzlich ein **Warnhinweis** unter Nennung besonderer Patientengruppen (Kinder, Schwangere, Stillende, Alkoholkranke, Leberkranke, Epileptiker etc.) in die Packungsbeilage aufgenommen werden. Diese Alkoholmengen liegen weit unter den toxischen Dosen. Als tödliche Einzeldosen gelten für Erwachsene 5–8 g Alkohol pro Kilogramm Körpergewicht, bei Kindern sind es 2–3 g pro Kilogramm Körpergewicht. Arzneimittel enthalten nur sehr selten Mengen, die die kritische Grenze von 0,5 g pro Einzeldosis überschreiten.

Vielen Patienten ist nicht bekannt, dass Alkohol ein Produkt des menschlichen Stoffwechsels ist. Der normale Blutalkoholgehalt beträgt bei Kindern und Erwachsenen etwa 0,03 Promille. Unbekannt ist oft auch, dass zahlreiche Lebensmittel Alkohol enthalten.

Folgende Lebensmittel enthalten etwa 0,5 g Ethanol:
- 100–250 ml Apfelsaft
- 50 ml Kefir
- 85 g vollreife Bananen
- 100 g Sauerkraut
- 150 g Roggenbrot

Diese Alkoholmengen werden selbst von kleinen Kindern innerhalb weniger Minuten vollständig abgebaut. Die kontrollierte Gabe alkoholhaltiger Arzneimittel ist daher in der Regel ungefährlich. Für bestimmte Risikogruppen, z. B. Alkohol- oder Leberkranke, Epileptiker oder Personen mit organischen Erkrankungen des Gehirns, verbieten sich aber auch schon diese geringen Mengen. Wenn gleichzeitig Arzneimittel eingenommen werden, die **Interaktionen** mit Ethanol eingehen, wie z. B. zentral wirkende Arzneistoffe, darf die An-

> Ein Glas Bier (300 ml) enthält 10 g Alkohol, ein Glas Wein (250 ml) 25 g Alkohol. Dagegen sind die Mengen in Arzneimitteln sehr gering.

wendung erst nach Rücksprache mit dem Arzt erfolgen. In der Praxis stehen oft alkoholfreie Alternativen zur Verfügung.

> **Praxistipp**
>
> Während bei Kleinkindern und Kindern die Einnahme unbedenklich ist, sollten bei Säuglingen alkoholfreie Zubereitungen empfohlen werden. Je jünger das Kind, desto wichtiger: bis zum achten Lebensmonat ist das alkoholabbauende Enzym Alkoholdehydrogenase gering bis gar nicht vorhanden, sodass der Alkohol direkt in die Leber gelangt. Bis zu diesem Alter sollte daher auf Nummer sicher gegangen werden.

💬 Bei Kindern unter acht Lebensmonaten kann Alkohol noch nicht richtig abgebaut werden. Ich empfehle Ihnen daher dieses alkoholfreie Präparat.

Der absolute Alkoholgehalt pro Einzeldosis kann für Alkohol-Wasser-Mischungen mithilfe einer Grafik ermittelt werden (Abb. 5.2). So können z. B. Eltern beruhigt werden. Gerade in der Kinderheilkunde bieten flüssige Arzneiformen durch ihre individuelle Dosierbarkeit Vorteile. Alkoholfreie Präparate werden in den Tabellen der folgenden Kapitel gekennzeichnet.

5.1.2 Allergien

💬 Gibt es Allergien, die ich bei der Auswahl des Präparates beachten sollte? Vertragen Sie bestimmte Lebensmittel nicht?

In vielen Präparaten lauern für Allergiker Gefahren. Patienten sollten daher nach möglichen Allergien gefragt werden. Häufig enthaltene Allergene sind Lactose, Weizen und zahlreiche Arzneipflanzen. Ätherische Öle wie z. B. Menthol oder Anisöl sind oft nur als Hilfsstoffe vorhanden. Auch **Kreuzallergien** innerhalb der gleichen Pflanzenfamilie oder als pollenassoziierte Nahrungsmittelallergie sind zu berücksichtigen. Vor allem bei einer Pollenallergie auf Frühblüher und Sträucher treten Nahrungsmittelallergien häufig auf. Beifuß und Sellerie gelten dabei als Leitallergene für Kräuter- und Gewürzallergien. Werden sie nicht vertragen, reagieren viele Patienten auch allergisch auf Lippenblütler (**Thymian**, **Pfefferminz**, Lavendel), Doldengewächse (**Anis**, **Fenchel**, Kümmel) und Korbblüter (Beifuß, **Kamille**, Scharfgabe und **Sonnenhut**). Dieses Erscheinungsbild nennt man »Sellerie-Karotten-Beifuß-Gewürz-Syndrom«. Viele dieser Kräuter sind auch Arzneidrogen und kommen bei Atemwegsinfektionen zum Einsatz. Bei Gräser- und Getreidepollenallergikern wurden bisher Reaktionen auf **Pfefferminz**, **Soja** und **Erdnuss** nachgewiesen. Soja und Erdnuss sind in einigen Zäpfchengrundlagen enthalten.

> **Echinacea**
>
> Präparate aus dem roten Sonnenhut (Echinacea) haben ein hohes allergenes Potenzial. Es sind Unverträglichkeitsreaktionen bis zum anaphylaktischem Schock beschrieben. Vorsicht ist insbesondere bei Patienten mit allergischer Disposition und möglicher Kreuzallergie (s. o.) geboten. Aufgrund der immunstimulierenden Eigenschaften der Pflanzenin-

5.1 Allgemeine Empfehlungen

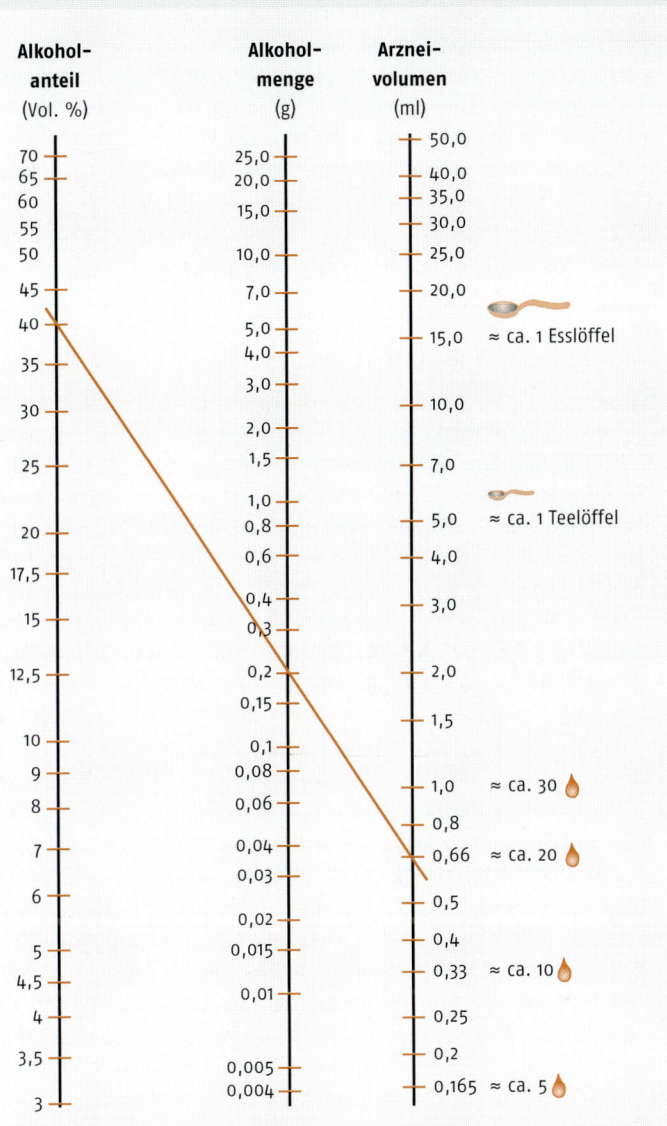

💬 Ich kann Ihnen anhand dieser Grafik einmal zeigen, wie viel Alkohol in 20 Tropfen enthalten sind: Das Arzneimittel hat 40 Vol.-% Alkohol. Das entspricht einem Alkoholgehalt von 0,2 g. Die gleiche Menge Alkohol ist z. B. in 40 ml Apfelsaft enthalten.

💬 Der Anteil reinen Alkohols ist sehr gering und liegt weit unter dem Wert, der mit anderen Lebensmitteln aufgenommen wird.

Abb. 5.2 Ermittlung des Alkoholgehaltes von flüssigen Arzneiformen. Beispiel: Von einem Arzneimittel mit 40 Vol.-% Alkohol werden 20 Tropfen eingenommen. Wenn man eine Linie von der ersten Skala zur dritten zieht, kann man an der mittleren Skala den Alkoholgehalt von 0,2 g ablesen. Pascoe Naturmedizin

> haltsstoffe dürfen Patienten mit Autoimmunerkrankungen wie z. B. Multiple Sklerose, Rheuma, Schilddrüsenerkrankungen und Sjögren-Syndrom Echinacea nicht anwenden. Auch progrediente Systemerkrankungen (Tuberkulose, Leukämie, Kollagenosen, HIV), chronische Viruserkrankungen sowie Immunsuppressionen (Chemotherapie, Knochenmark-, Organtransplantierte, Einnahme immunsupprimierender Arzneistoffe) stellen Gegenanzeigen dar. Bei Allergien gegen andere Korbblütler ist die Einnahme ebenso kontraindiziert.

> 💬 Leiden Sie unter einer Grunderkrankung oder nehmen Sie regelmäßig Arzneimittel ein? Ich frage deswegen, weil es Arzneimittel gibt, die sich nicht miteinander vertragen.

5.1.3 Sorbitol als Hilfsstoff

Zuckeraustauschstoffe wie **Sorbitol** sind häufig in Saftpräparaten enthalten. Dieser Zuckeralkohol wird nicht insulinabhängig metabolisiert, ist nicht kariogen und gilt als kalorienarme Alternative zu Saccharose. In Mengen von fünf bis zehn Gramm kommt es bei Erwachsenen zu gastrointestinalen Beschwerden wie Völlegefühl und Bauchschmerzen. Etwa die doppelte Menge kann Bauchkrämpfe verursachen und abführend wirken. Übersteigt ihr Anteil zehn Prozent, ist der Warnhinweis »dieses Produkt kann bei übermäßigem Verzehr abführend wirken« in der Packungsbeilage zu lesen. Bei Patienten mit Fructoseintoleranz sind sorbitolhaltige Arzneistoffe kontraindiziert, da Sorbitol durch die Sorbitdehydrogenase der Leber teilweise zu Fructose umgebaut wird.

5.1.4 Arzneimittel in Schwangerschaft und Stillzeit

Hier gilt das Gleiche wie in Kap. 4.1.4. Im Rahmen der Selbstmedikation ist die Abgabe von Arzneimitteln noch verantwortungsvoller. Die Beratung von Schwangeren und Stillenden erfordert viel Fingerspitzengefühl. Sowohl die kategorische Ablehnung aller OTC-Produkte als auch zu schnelle Empfehlungen sollten vermieden werden. Die Patientin ist darauf hinzuweisen, dass der Beipackzettel nicht immer Maß für die Präparateauswahl ist. Dieses Buch enthält zu jedem Kapitel Hinweise zur Anwendung in Schwangerschaft und Stillzeit. Die Angaben geben den derzeitigen Kenntnisstand wieder. Grundlage bilden die Standardliteratur und die Empfehlungen des Pharmakovigilanz- und Beratungszentrum für Embryonaltoxikologie (siehe Kap. 9.3). Dieses Institut bewertet Homöopathika ab D 4 prinzipiell als unproblematisch, weist aber darauf hin, dass chemische Produkte grundsätzlich besser untersucht sind als pflanzliche. Im Rahmen der Selbstmedikation sollten nur alkoholfreie Arzneiformen zum Einsatz kommen.

💬 Der Beipackzettel enthält standardisierte Pflichttexte. Eine qualifizierte Antwort, ob Sie ein Präparat einnehmen dürfen, bekommen Sie von uns!

5.2 BAK-Leitlinie und Auswahlkriterien

Die Leitlinie der Bundesapothekerkammer (BAK) »Information und Beratung des Patienten bei der Abgabe von Arzneimitteln – Selbstmedikation-« unterscheidet zwei Szenarien:
- Patient mit Eigendiagnose, z. B. »Ich habe Husten«.
- Patient mit konkretem Arzneimittelwunsch, z. B. »Sinupret® forte bitte.«

Auch im Rahmen einer Therapieergänzung bei Antibiotika-Verordnungen sind beide Varianten möglich. So kann der konkrete Präparatewunsch ein Tipp des Arztes (Grünes Rezept) oder Freundes sein. Da die Abgabe des Antibiotikums und des OTC-Arzneimittels nicht zwingend zusammenfällt, ist genaues Nachfragen wichtig. Oftmals stellt sich erst im OTC-Beratungsgespräch heraus, dass der Patient bereits ein Antibiotikum einnimmt. Die Befragung des Patienten entscheidet darüber, ob eine Selbstmedikation möglich ist. Werden die Beschwerden als massiv eingeschätzt, sollten die Patienten (erneut) zum Arzt geschickt werden. Eine strukturierte Beratung läuft folgendermaßen ab:

> 💬 Sollten Ihre Beschwerden nach drei Tagen nicht besser werden, gehen Sie noch einmal zum Arzt.

5.2.1 Patientenwunsch

Zuerst muss erfragt werden **für wen** das Arzneimittel bestimmt ist. Geht es um die Person, die vor einem steht oder um einen Dritten? Diese Einstiegsfrage entscheidet den weiteren Gesprächsverlauf. Bei Beratungen über Drittpersonen können oft nicht alle Informationen erfasst werden. Daher sollte die telefonische Unterstützung angeboten werden. Besonderes Augenmerk liegt auf **Patientengruppen** wie Säuglingen, Kleinkindern, Schwangeren oder älteren, multimorbiden Personen. Die Selbstmedikation sollte hier sehr differenziert und nur als Überbrückungsmedikation erfolgen. Kinder unter einem Jahr sollten immer einem Arzt vorgestellt werden. Hinter scheinbar harmlosen Beschwerden können sich schwere Erkrankungen verbergen. Bei Kindern ab einem Jahr hängt die Entscheidung von verschiedenen Faktoren ab, z. B. wie krank das Kind oder wie erfahren die Mutter ist. Am Wochenende oder außerhalb der Sprechzeiten muss bei schweren Verläufen zur Fahrt in die Kinderklinik geraten werden. Zur Abgabe von Arzneimitteln an Schwangere und Stillende sei auf den Abschnitt 5.1.4 verwiesen.

> 💬 Für wen ist das Arzneimittel bestimmt? Möchten Sie die Tropfen einnehmen oder sollen Sie das Medikament für jemanden mitbringen? Wenn Ihre Freundin noch Fragen hat, kann sie uns jederzeit gerne anrufen. Ich gebe Ihnen dazu unsere Visitenkarte mit.

5.2.2 Hinterfragung

Die Eigendiagnose oder der Arzneimittelwunsch können nur durch gezieltes Nachfragen gesichert werden. **Offene** Fragen, die »Sesamstraßen-Fragen«, dienen dazu, sich ein Bild vom Schweregrad zu machen. Durch diesen Fragetypus wird der Patient dazu gebracht, seine Beschwerden ausführlicher zu schildern als es mit einem »ja« oder »nein« bei geschlossenen Fragen der Fall wäre. Die rechts stehenden fünf Fragen sind auf jede Indikation in der Selbstmedikation anzuwenden.

> 💬 Welche Beschwerden haben Sie genau? Seit wann? Wie häufig treten Ihre Beschwerden auf? Wann treten Ihre Beschwerden auf? Welche weiteren Begleitsymptome liegen bei Ihnen vor?

💬 Zu welcher Tageszeit ist Ihr Husten am schlimmsten? Morgens, abends oder wachen Sie nachts davon auf?

💬 Welche Arzneimittel haben Sie bisher gegen Ihre Beschwerden eingenommen? Wie haben sie Ihnen geholfen?

💬 Gibt es etwas, was ich für die Auswahl des Medikamentes wissen muss: nehmen Sie andere Arzneimittel ein oder haben Sie Grunderkrankungen oder Allergien?

💬 Bevorzugen Sie Schulmedizin, Phytotherapie oder alternative Therapieformen?

💬 Welche Arzneiform ist Ihnen sympathisch: Tropfen, Saft oder lieber Tabletten?

💬 Mit dieser Packung kommen Sie eine Woche aus. In dieser Zeit sind Ihre Beschwerden erfahrungsgemäß deutlich abgeklungen.

💬 Sind Sie mit dem Arzneimittel, das sie bisher eingenommen haben völlig zufrieden oder könnte es besser sein?

💬 Brauchen Sie noch Hinweise zur Einnahme?

💬 Der Anteil reinen Alkohols ist sehr gering und liegt weit unter dem Wert, der mit anderen Lebensmitteln aufgenommen wird.

Wichtig ist auch die Information nach tageszeitlichen Schwankungen. Bei einigen Krankheitsbildern wie Sinusitis oder Husten geben sie wertvolle Hinweise. Die Frage nach der bisherigen Medikation einschließlich Zeitraum der Anwendung, Dosierung und Verträglichkeit vermeidet die Situation, dass die gleiche Empfehlung ausgesprochen wird, die der Patient schon ohne Erfolg ausprobiert hat.

Weitere Fragen beziehen sich auf den Patienten selbst. Mögliche Grunderkrankungen, Allergien oder regelmäßig eingenommene Arzneimittel werden abgefragt. Hierzu gehören sowohl verordnete als auch OTC-Präparate. Aus den gesammelten Informationen wird die **Grenze der Selbstmedikation** abgeklopft. Die beratende Person entscheidet sich für eine Selbstmedikation oder rät zum Arztbesuch.

5.2.3 Auswahl des Arzneistoffs

Im Falle einer Selbstmedikation folgt nun die Auswahl des **Arzneistoffs** bzw. die Beurteilung des konkreten Präparatewunsches des Patienten unter pharmakologisch-toxikologischen Kriterien:
- Wirksamkeit bei den geschilderten Beschwerden.
- Berücksichtigung patientenspezifischer Faktoren wie Alter, Grunderkrankungen, Komedikation.

Wird kein konkreter Arzneimittelwunsch ausgesprochen, sollte der Patient nach seiner bevorzugten **Therapieart** befragt werden.

Bei der Auswahl eines **Fertigarzneimittels** spielen eine Rolle:
- Inhaltsstoffe nach Anzahl und Konzentration.
- Dosierung.
- Darreichungsform.
- Packungsgröße nach Abschätzung der Therapiedauer.

> **Praxistipp**
>
> Wenn ein Kunde mit anhaltenden Beschwerden erneut in die Apotheke kommt, ist es manchmal vorteilhaft, den Wirkstoff und die Darreichungsform zu wechseln. Fragen Sie Ihre Patienten nach dem Therapieerfolg.

5.2.4 Information und Beratung

Bei jeder Abgabe eines Fertigarzneimittels sollten Hinweise zur Anwendung angeboten werden. Dies gilt sowohl für die Therapieergänzung, die das pharmazeutische Personal aus eigenem Antrieb anbietet, als auch bei der Abgabe von OTC-Arzneimitteln, die der Arzt empfohlen hat, z. B. auf einem Grünen Rezept.

Dazu zählen:
- Wirkung und Nutzen des Arzneimittels.
- Dosierung.
- Dauer der Einnahme.

- Nebenwirkungen, Wechselwirkungen, Kontraindikationen.
- Hinweise zur korrekten Anwendung und Lagerung.

Außerdem ist der Hinweis wichtig, dass ein Arztbesuch unumgänglich wird, wenn es zu keiner baldigen Besserung kommt.

💬 Bitte nehmen Sie die Hustentropfen noch zwei Tage nach dem Abklingen der Symptome weiter. So unterstützen Sie den Körper optimal.

5.2.5 Unterstützende Maßnahmen

Der Therapieerfolg kann durch weitere Informationen oder Maßnahmen erhöht werden. Dazu zählen z. B. Dosieraufkleber auf der Packung, Applikationshilfen wie Einmalspritzen, Tablettenteiler oder Firmenbroschüren.

5.2.6 Abgabe

Am Ende des Beratungsgespräches sollte dem Patienten Raum für **Fragen** gegeben werden. Dies gilt auch bei der Abgabe an Dritte (s. o.). Wenn Kinder ein Arzneimittel für sich oder für Dritte kaufen möchten, gelten die Empfehlungen der Bundesapothekerkammer zur Abgabe von Arzneimittel an Kinder (Formblatt: Abgabe von Arzneimittel an Kinder-Merkblatt für Apotheken, abrufbar unter www.abda.de, Arbeitshilfen). Auch **nichtmedikamentöse Therapiemaßnahmen** sind bei den Patienten willkommen. Aus psychologischen Gründen sind sie **am Schluss** anzubringen, damit der Patient mit einer guten Empfehlung nach Haue geht und nicht der Bezahlvorgang als solches in Erinnerung bleibt. Wird der Patient bereits in der Patentendatei geführt, folgt die Aktualisierung der Daten. Hat er noch keine Kundenkarte, sollte ihm diese angeboten werden.

💬 Haben Sie noch Fragen zur Anwendung?

💬 Spaziergänge an frischer Luft werden Ihnen gut tun.

💬 Wenn Sie eine Kundenkarte bei uns haben, können wir gleich sehen, ob sich unsere Empfehlungen mit Ihren anderen Medikamenten vertragen. Sie dient in erster Linie Ihrer Sicherheit.

5.3 Therapieergänzung bei Tonsillitis

5.3.1 Abgrenzung zum Arztbesuch

- Eitrige oder belegte Tonsillen, **Cave!** Streptokokken.
- Halsschmerzen mit starken Schluckbeschwerden länger als drei Tage.
- Keine Beschwerdebesserung nach drei Tagen Selbstmedikation einschließlich Komedikation zum Antibiotikum.
- Fieber > 39 °C, **Cave!** Streptokokken.
- Schwellung der regionalen Lymphknoten.
- Kloßige Sprache, **Cave!** Streptokokken.
- Starke, einseitige Halsschmerzen **ohne** Erkältungssymptome, **Cave!** Streptokoken.
- Eitriger Auswurf.
- Stärkerer Mundgeruch oder Eitergeschmack, **Cave!** Streptokokken.
- Ohrenschmerzen.
- Chronische, wenig ausgeprägte Beschwerden.
- Auftreten unter Arzneimitteleinnahme, **Cave! Agranulozytose**: z. B. Metamizol, Cotrimoxazol, Clozapin, Carbimazol, Thiamazol, Propylthiouracil, Rituximab, Sulfasalazin, Ticlopidin

💬 Haben Sie noch weitere Anzeichen einer Erkältung wie Husten oder Schnupfen?

💬 Welche anderen Arzneimittel nehmen Sie zurzeit ein? Haben Sie vielleicht ein neues Medikament verordnet bekommen?

- Kinder unter sechs Jahren.
- Immunsupprimierte.
- **Cave**! Schwangere und Stillende.

5.3.2 BAK-Leitlinie: Fünf Fragen

> Seit wann haben Sie Halsschmerzen? Ist es das erste Kratzen oder haben Sie bereits Schluckbeschwerden? Haben Sie sich mal selbst in den Hals geschaut und da gelbe Stippen entdeckt? Haben Sie Fieber? Werden Ihre Schmerzen stärker, wenn Sie Ihre Lymphknoten im Kiefer- und Halsbereich berühren?

Wichtig für die Beratung ist die Frage nach der **Ursache**: handelt es sich um einen Atemwegsinfekt oder können Arzneimittel die Ursache sein? Wird ein verdächtiges Arzneimittel länger als eine Woche eingenommen, ist das Risiko einer **Agranulozytose** erhöht (siehe Kap. 2.2.2). Die Patienten müssen das auslösende Medikament absetzen und sofort zum Arzt geschickt werden. Steckt ein akuter Infekt hinter den Beschwerden, ist abzuschätzen, ob eine **Streptokokken-Infektion** aufgrund der Schilderung möglich ist (siehe Kap. 2.2). Neben richtungsweisenden Fragen ist dies oft an der kloßigen Sprache des Patienten zu erkennen.

5.3.3 Auswahlkriterien

Leichte Halsschmerzen ohne Beläge oder Fieber können im Rahmen der Selbstmedikation behandelt werden. Diese Präparate eignen sich ebenso als add-on zum Antibiotikum.
    Hilfreich sind:
- Lokaltherapeutika
- Analgetika, Antiphlogistika, Antipyretika

Zugelassen für die Indikation Tonsillitis ist auch das Fertigarzneimittel Angocin®. Die Wirkung beruht auf antimikrobiell aktiven Senfölen. Eine Besprechung erfolgt in Kapitel 6.2.2. Auch Maßnahmen zur allgemeinen Infektbehandlung eignen sich als Empfehlung. Kap. 6 geht darauf ein. Die allgemeinen Beratungsgrundsätze aus Kapitel 5.1 sind zu beachten.

> Halsschmerzen bessern sich erfahrungsgemäß durch das Antibiotikum innerhalb der ersten zwei Tage. Darf ich Ihnen etwas empfehlen, das Ihnen bis dahin Ihre Beschwerden lindert?

5.3.4 Lokaltherapeutika

Wirkungsweise

Oberstes Ziel der Behandlung einer **Tonsillitis** ist die Linderung der quälenden Halsschmerzen. Hier helfen lokale Arzneiformen wie Lutschtabletten, Rachensprays oder Gurgellösungen. Sie enthalten vorwiegend Lokalanästhetika und Antiseptika.
    Zu den **Antiseptika** zählen z. B.:
- Quartäre Ammoniumbasen: Benzalkoniumchlorid, Cetrimoniumbromid, Cetylpyridiniumchlorid, Dequaliniumchlorid
- Hexetidin, Chlorhexidin
- Amylmetacresol
- Dichlorbenzylalkohol
- Gerbstoffe: Aluminiumchlorid
- Fusafungin

5.3 Therapieergänzung bei Tonsillitis

Sie zeigen über verschiedene Mechanismen schwach antibakterielle und antivirale Wirkungen. **Chlorhexidin** und **Hexetidin** entfalten durch ihre lange Haftung an den Schleimhäuten eine Langzeitwirkung über etwa acht Stunden. Als **Lokalanästhetika** werden Benzocain, Lidocain oder Ambroxol eingesetzt. Ambroxol wirkt zudem hustenlösend. Mit **Flurbiprofen** steht ein nichtsteroidales Antirheumatikum (NSAR) zur Verfügung, welches entzündlich bedingte Schmerzen und Schwellungen reduziert. Auch einige **Phytopharmaka** können empfohlen werden. Verzichtet werden sollte auf **Lokalantibiotika** wie z. B. Thyrothricin. Sie sind in ihrer Konzentration oft unterdosiert und bergen das Risiko einer Resistenz. Wenn die Beschwerden auf einen bakteriellen Infekt deuten, sind systemische Antibiotika indiziert.

> Mit dieser Lutschtablette schlagen Sie gleich zwei Fliegen mit einer Klappe: sie wirken effektiv gegen Halsschmerzen und Husten.

Praxistipp

Durch häufiges Lutschen von Halstabletten oder Halsbonbons werden Erreger mit dem Speichel heruntergespült und neue Eindringlinge können schlechter andocken.

> Häufiges Lutschen hält Ihre Schleimhäute feucht und spült die Erreger hinunter.

Handelspräparate und Indikationen

Die Präparate sind zugelassen zur unterstützenden Behandlung bei Entzündungen der Mundschleimhaut und des Rachens. In Tab. 5.1 sind einige Therapieoptionen mit **chemischen** Wirkstoffen vorgestellt.

Fragen Patienten nach **pflanzlichen** Alternativen, können die in Tabelle 5.2 aufgeführten Präparate empfohlen werden.

> Möchten Sie lieber etwas zum Lutschen oder eine Lösung zum Gurgeln?

Tab. 5.1 Fertigarzneimittel und Wirkstoffe chemischer Lokaltherapeutika bei Tonsillitis

Handelspräparat	Wirkstoff
Chlorhexamed®	Chlorhexidindigluconat
Dequonal®	Benzalkoniumchlorid, Dequaliniumchlorid
Dobendan Strepsils® Mint	Cetylpyridiniumchlorid
Dobendan Strepsils® Dolo	Cetylpyridiniumchlorid, Benzocain
Dobendan Strepsils® Direkt	Flurbiprofen
Dobendan Strepsils® Synergie Honig & Zitrone	Dichlorbenzylalkohol, Amylmetacresol
Gurgellösung-ratiopharm®	Dequaliniumchlorid

> Die antiseptischen Wirkstoffe der Halstabletten verhindern das Wachstum und die Vermehrung von Krankheitserregern.

Tab. 5.1 Fertigarzneimittel und Wirkstoffe chemischer Lokaltherapeutika bei Tonsillitis (Fortsetzung)

Handelspräparat	Wirkstoff
Hexoral®	Hexetidin
Locabiosol®	Fusafungin
Mallebrin®	Aluminiumchlorid
Mucoangin®	Ambroxol
Neo-angin®	Dichlorbenzylalkohol, Amylmetacresol, Levomenthol
Trachisan®	Lidocain
Wick Sulagil	Cetylpyridiniumchlorid, Dequaliniumchlorid, Lidocain

💬 Locabiosol® ist ein Spray, das Ihnen bei starken Halsschmerzen schnell hilft.

Tab. 5.2 Fertigarzneimittel und Wirkstoffe pflanzlicher Lokaltherapeutika bei Tonsillitis

Handelspräparat	Wirkstoff
Kamillosan® Konzentrat	Kamillenblütenextrakt, -öl
Kamillosan® Mund- und Rachenspray	Kamillenblütenextrakt, -öl, Pfefferminzöl, Anisöl
Repha os®	Tormentillwurzelstock, Ratanhiawurzel, Myrrhe
Salviathymol® N	Salbei-, Eucalyptus-, Pfefferminz-, Zimt-, Nelken-, Bitterfenchel-, Sternanisöl, Levomenthol, Thymol

💬 Wenn Sie ein pflanzliches Präparat bevorzugen, empfehle ich Ihnen dieses Spray.

💬 Die Wirkung hält besonders lang, wenn Sie eine halbe Stunde nach der Anwendung nichts essen oder trinken.

Dosierung und Einnahmehinweise
Dosierung
In den Tabellen (Tab. 5.3 und 5.4) sind die Dosierungen der Schulmedizin und Phytotherapie zusammengestellt. Wenn keine Altersbeschränkung angegeben ist, finden sich keine Hinweise in den Fachinformationen.

Gurgel- und Spüllösungen sind bei Erwachsenen eine gute Therapieoption. Bei Kindern besteht die Gefahr, dass sie die Wirklösung verschlucken, da sie die Technik noch nicht beherrschen. Die Anwendung der Präparate im Rahmen der Selbstmedikation ist auf **drei** Tage beschränkt.

Tab. 5.3 Tagesdosierungen chemischer Lokaltherapeutika bei Tonsillitis

Handelspräparat	Dosis
Chlorhexamed® Fluid 0,1% Lsg.	2 x 15 ml unverdünnt gurgeln
Dequonal® Lsg.	Ab 2 J.: 2 x 5 ml unverdünnt gurgeln, 3–5 x sprühen
Dobendan Strepsils® Dolo, Dobendan Strepsils® Mint, Halstabl.	6–12 J.: max. 4 St., ab 12 J.: max. 8 St.
Dobendan® Strepsils Direkt Halstabl.	Ab 12 J.: max. 5 St.
Dobendan Strepsils® Synergie Honig & Zitrone Halstabl.	Ab 18 J.: max. 8 St.
Gurgellösung-ratiopharm® Lsg., alkoholfrei	Ab 2 J.: 2 x 1 EL unverdünnt gurgeln
Hexoral® Lsg., alkoholfrei, Hexoral® Spray, alkoholfrei	Ab 2 J.: 2 x 10–15 ml unverdünnt gurgeln, 2 x 1 Sprühstoß
Locabiosol® Spray	Ab 12 J.: 4 x 4 Sprühstöße
Mallebrin® Lsg., alkoholfrei	Ab 12 J.: 2–3 x 15–20 Tr. auf 150 ml
Mucoangin® Halstabl.	Ab 12 J.: max. 6 Stück
Neo-angin® Halstabl.	Ab 6 J.: max. 6 St.
Trachisan® Halstabl.	Ab 12 J.: max. 6 St.
Wick Sulagil Spray	6–12 J.: 4 x 2–3 Sprühstöße, ab 12 J.: 6 x 2–3 Sprühstöße

💬 Füllen Sie die Verschlusskappe bis zum Markierungsring und gurgeln Sie etwa eine Minute mit Chlorhexamed.

💬 Sie können alle zwei Stunden eine Tablette lutschen, bei Ihrem Kind sollten vier Stunden zwischen den Anwendungen liegen.

💬 Vor der ersten Anwendung des Sprays müssen Sie die Lösung startklar machen. Dazu pumpen Sie solange in die Luft bis eine kleine Sprühwolke zu sehen ist.

> Von Salviathymol® träufeln Sie 3 × 20 Tropfen auf ein halbes Glas lauwarmes Wasser und gurgeln damit etwa 1 Minute.

Tab. 5.4 Tagesdosierungen pflanzlicher Lokaltherapeutika bei Tonsillitis

Handelspräparat	Tagesdosis
Kamillosan® Konzentrat	Ab 12 J.: mehrmals 5 ml auf 100 ml
Kamillosan® Mund- und Rachenspray	Ab 12 J.: 3 × 2 Sprühstöße
Repha os® Spray	Ab 6 J.: mehrmals/Tag
Salviathymol® N Lösung	Ab 12 J.: 3 × 20 Tr. auf 100 ml

Einnahmehinweise

Der beste Einnahmezeitpunkt ist **nach** dem Essen. Die Wirkung von **Lutschtabletten** hält etwa zwei bis drei Stunden an. Um die Kontaktzeit zu verlängern, sollten sie in der Backentasche geparkt werden. Gelegentliches Wechseln der Seite vermeidet lokale Reizungen der Mundschleimhaut. Die meisten **Lösungen** zum Gurgeln oder Spülen werden unverdünnt angewendet (Tab. 5.3). Sie sollen etwa eine Minute im Mund belassen werden. Die Patienten sollten trotz des bitteren (z. B. Salviathymol®) oder zusammenziehenden (z. B. Mallebrin®) Geschmackes zur Anwendung ermutigt werden. Mallebrin® kann zu Flecken auf sämtlichen Belägen und Kleidung führen. Frische Flecken sind mit kaltem Wasser auswaschbar. Bei **Sprays** sind vor der ersten Anwendung ein paar Ansaughübe zu betätigen. Locabiosol® wird von Patienten oft »falsch herum« gehalten (wie ein Dosierspray). Ein kurzer Hinweis ist deshalb compliancefördernd.

> Am besten parken Sie die Halstablette in der Backentasche und wechseln mal ab und zu die Seite. Mit jedem Schlucken gelangen die Wirkstoffe in den hinteren Rachenbereich.

> Die Lösung hilft sehr gut. Sie verspüren ein zusammenziehendes Gefühl im Mund, was gut den Schmerz nimmt. Tückisch ist aber, dass sie blaue Flecken auf Möbeln, Kleidung oder anderen Oberflächen hinterlassen kann. Bitte achten Sie bei der Anwendung darauf!

> Halten Sie Locabiosol® so: das Mundstück zeigt während der Anwendung nach oben. Ein zweiter Aufsatz ist für die Nase – den brauchen Sie zurzeit nicht.

Neben-, Wechselwirkungen und Kontraindikationen

Die Anwendung verläuft meist komplikationslos. Mögliche Allergien sind zu beachten. Insbesondere Benzocain hat ein hohes allergenes Potenzial (»Para-Allergie«). Lidocain ist strukturell anders gebaut und wird besser vertragen. Geschmacksirritationen und Verfärbungen von Zähnen und Zunge sind bei kurzfristiger Anwendung nur vorübergehend und nach dem Absetzen reversibel.

> **Praxistipp**
>
> Geschmacksstörungen können einige Tage andauern. Die Empfindung »süß« scheint länger gestört zu sein als »bitter«.

Bei der Anwendung von Gurgellösungen (außer Mallebrin®) können **anionische** Substanzen zum Wirkverlust führen. Sie sind z. B. in den meisten handelsüblichen Zahnpasten enthalten. Daher sollten zuerst die Zähne geputzt und der Mund gut mit Wasser ausgespült werden. Danach ist die **Gurgellösung** anzuwenden. Alternativ kann eine anionenfreie Zahnpasta empfohlen werden (Bsp. Gum Paroex®, bioXtra®). Patienten mit Analgetika-Asthma sollten **Flurbiprofen** nicht anwenden. Weitere Kontraindikationen dieser Substanz sind Magen-Darm-Geschwüre, schwere Kolitis, Blutungs- oder Blutbildungsstörungen.

Schwangerschaft und Stillzeit: Lokale Therapeutika gelten als unbedenklich. Wie alle NSAR soll Flurbiprofen nicht im letzten Trimenon angewendet werden.

> 💬 Damit die Inhaltsstoffe über Nacht gut einwirken können, gurgeln Sie vor dem Schlafengehen. Putzen Sie sich wie gewohnt die Zähne und spülen den Mund gut aus. Danach wenden Sie die Halsschmerzlösung an.

5.3.5 Analgetika, Antipyretika, Antiphlogistika

Halsschmerzen und eine bakterielle Tonsillitis werden oft von starken Schluckbeschwerden und/oder Fieber begleitet. Die folgenden Arzneistoffe sind daher empfehlenswert, um den Patienten Linderung zu verschaffen. Sie sind auch eine wichtige Ergänzung zum Antibiotikum, da sich die Wirkung erst nach zwei Tagen voll entfaltet.

Im Rahmen von Infektionskrankheiten sind die Haupteinsatzgebiete:
– Fiebersenkung.
– Schmerz- und Entzündungshemmung, z. B. bei Tonsilltits, Otitis media und Sinusitis.

Fieber muss nicht immer zwangsläufig behandelt werden (s. u.). Ist eine Therapie notwendig, erfolgt die Auswahl unter folgenden Gesichtspunkten:
– Vorbehandlung: Switching des Wirkstoffs.
– Darreichungsform.

Oft werden Antiphlogistika zum Antibiotikum verordnet oder empfohlen. Da den Erkrankungen eine Entzündung zugrunde liegt, sind Analgetika mit antiphlogistischer Wirkung zur Schmerzlinderung vorzuziehen.
– Bei Erwachsenen v. a. Acetylsalicylsäure und Ibuprofen.
– Bei Kindern Ibuprofen

> 💬 Bis zum vollen Wirkeintritt des Penicillins empfehle ich Ihnen Ibuprofen. Das lindert gut Ihre lästigen Halsschmerzen und senkt das Fieber. Nehmen Sie heute 3x täglich 1 Tablette, ab morgen werden Sie vermutlich keine mehr brauchen.

> 💬 Solange sich Ihr Kind wohl fühlt, ist Fieber kein alarmierendes Zeichen und muss nicht mit Arzneimitteln behandelt werden. Beobachten Sie Ihr Kind. Sie merken am besten, wann der Zeitpunkt für die Zäpfchen gekommen ist.

> 💬 Wenn Paracetamol bisher nicht wesentlich geholfen hat, empfehle ich Ihnen Ibuprofen.

> **Definition**
>
> Als Fieber bezeichnet man den Bereich von 38,6–39 °C; über 39 °C handelt es sich um hohes Fieber. Im Bereich von 37,5–38,0 °C spricht man von erhöhter Temperatur (subfebril) und von 38,0–38,5 °C von leichtem Fieber (febril). Die Normaltemperatur beträgt bei axillärer Messung, Ohrmessung oder Schläfenmessung 38,8 °C, bei sublingualer Messung 37 °C und bei rektaler Messung 37,3 °C.

> **Praxistipp**
> — Die rektale Messung kommt der Körperkerntemperatur am nächsten.
> — Die Messung sollte bei Säuglingen und Kleinkindern rektal, bei älteren Kindern und Erwachsenen unter der Zunge erfolgen.
> — Die Körpertemperatur hat **tageszeitliche Schwankungen**: Unterschiede von 2 °C zwischen dem Minimum um 2 Uhr nachts und dem Maximum um 18 Uhr sind normal.
> — Andere Parameter wie Außentemperatur, Alter des Patienten, Nahrungs- und Flüssigkeitsaufnahme, emotionale Aufregung und körperliche Aktivität beeinflussen die individuell unterschiedliche Normaltemperatur.

💬 Bei Kindern wird Fieber üblicherweise im Po gemessen, bei Erwachsenen unter der Zunge.

Wirkungsweise

Am häufigsten werden Acetylsalicylsäure (ASS), Ibuprofen und Paracetamol eingesetzt. Paracetamol wirkt analgetisch und antipyretisch, aber nicht antiphlogistisch. ASS und Ibuprofen wirken sowohl analgetisch, antipyretisch und antiphlogistisch. Im Vergleich der üblichen Dosen dieser drei Substanzen im Rahmen der Selbstmedikation hat Paracetamol die stärksten antipyretischen und Ibuprofen die ausgeprägtesten analgetischen und antiphlogistischen Eigenschaften. Während Ibuprofen schon in Einzeldosen ab 400 mg antiphlogistisch wirkt, sind bei ASS höhere Dosen (ca. 3–5 g/Tag) erforderlich. Ibuprofen hat zudem noch eine spasmolytische Komponente. Paracetamol und Ibuprofen werden meist besser vertragen als ASS.

💬 Paracetamol wirkt im Gegensatz zu ASS und Ibuprofen nicht entzündungshemmend.

> **Ibuprofen und Paracetamol bei Kindern**
>
> Ibuprofen senkt **Fieber** bei Kindern schneller als Paracetamol. Die Wirkdauer ist allerdings kürzer. Die effektivste Methode, Kinder in den ersten 24 Stunden möglichst lange fieberfrei zu halten, ist Studien zufolge eine kombinierte Gabe beider Wirkstoffe. Experten empfehlen die Initialgabe von Ibuprofen. Wenn damit keine Fieberfreiheit erreicht wird, kann der Arzt die alternierende Applikation von Paracetamol und Ibuprofen alle vier Stunden anordnen. Eltern müssen über den Einnahmemodus und die Risiken gut aufgeklärt werden und sich die Einnahmezeitpunkte notieren. Im Rahmen der Selbstmedikation sollte die Monotherapie empfohlen werden. Bei **Schmerzen** sind beide Wirkstoffe gleichwertig. Ibuprofen wirkt, im Gegensatz zu Paracetamol, **entzündungshemmend**. Es ist daher bei entzündlicher Genese, wie sie bei den meisten Atemwegsinfekten vorliegt, vorzuziehen. Paracetamol steht unter Verdacht, das Asthmarisiko bei Kindern und Erwachsenen zu erhöhen. Neue Daten zeigen eine Assoziation zwischen der Einnahme von Paracetamol im ersten Lebensjahr und Erkrankungen aus dem asthmatischen Formenkreis im Schulalter. Das erhöhte Risiko für die Symptome ist dosisabhängig. Die Fachgesellschaften ziehen derzeit Ibuprofen vor.

💬 Am einfachsten ist es, wenn Sie die Zeitpunkte der Einzelgaben auf dem Umkarton notieren. So behalten Sie gut den Überblick.

💬 Eine große neuseeländische Untersuchung mit über 200 000 Kindern aus 31 Ländern zeigt: je öfter und umso höher dosiert Paracetamol im ersten Lebensjahr gegeben wird, desto häufiger erkranken diese im 7. Lebensjahr an Allergien und Asthma.

Handelspräparate und Indikationen

ASS ist als Tablette, Brausetablette, Kautablette oder Granulat im Handel. Paracetamol und Ibuprofen liegen als Tablette, Brausetablette, Kapsel, Saft und Zäpfchen vor. Die Präparate sind bei leichten bis mäßig starken Schmerzen und Fieber zugelassen. Einige bekannte Handelspräparate sind in der Tabelle 5.5 aufgeführt.

> 💬 Mit welcher Arzneiform kommen Sie am besten klar? Möchten Sie etwas zum Schlucken oder zum Auflösen in Wasser?

Tab. 5.5 Fertigarzneimittel und Wirkstoffe von Analgetika, Antipyretika, Antiphlogistika

Handelspräparat	Wirkstoff
Aspirin®	Acetylsalicylsäure
Ben-u-ron®	Paracetamol
Dolormin®, Nurofen®	Ibuprofen

Dosierung und Einnahmehinweise

Fieber sofort behandeln?

Die Meinung, Fieber müsse sofort bekämpft werden, ist überholt. Durch den Temperaturanstieg wird bei einer Infektion das Immunsystem erst richtig aktiviert. Ab 38,5 °C werden viele Viren und Bakterien im Wachstum gehemmt. Die Antipyrese sollte daher nicht primär von der Temperatur, sondern vom **Allgemeinzustand** abhängig gemacht werden. Patienten, insbesondere Kinder, sollen beobachtet und bei Verschlechterung behandelt und ggf. ärztlich versorgt werden. Dies ist oft erst ab 39 °C rektal bzw. 38,5 °C sublingual der Fall. Säuglinge und Kinder, die in der Vergangenheit Fieberkrämpfe hatten, sollten aber vorsichtshalber schon ab 38 °C behandelt werden. Vor dem Einsatz von Medikamenten sind Wadenwickel (siehe Kap. 5.3.8) eine gute Therapieoption.

> 💬 Fieber ist keine Erkrankung, sondern ein Symptom! Es zeigt, dass sich das Abwehrsystem für den Kampf gegen Krankheitserreger rüstet. Je höher das Fieber steigt, desto weniger können sich die Erreger vermehren. Fieber hat somit auch eine heilende Wirkung! Beobachten Sie nicht das Thermometer sondern Ihr Kind! Erst ab einer Temperatur von 38,5 °C sollten die Zäpfchen zum Einsatz kommen.

Dosierung

In Tab. 5.6 sind die Dosisangaben zusammengefasst. Die Einnahme von Schmerz- und Fiebermitteln im Rahmen der Selbstmedikation ist auf **drei** Tage begrenzt.

ASS ist erst ab dem zwölften Lebensjahr zugelassen. Aufgrund des Reye-Syndroms wird die Anwendung bei Kindern unter 18 Jahren nicht empfohlen (s. u.). Der zeitliche Abstand zwischen zwei Dosen muss mindestens **vier** Stunden betragen. Bei **Paracetamol** und **Ibuprofen** erfolgt die Dosierung bei Kindern nach Körpergewicht (KG). Es stehen unterschiedliche Wirkstärken

> 💬 Dieses Mittel unterstützt die Wirkung des Antibiotikums. Sollten die Schmerzen oder das Fieber nach zwei Tagen nicht besser geworden sein, benachrichtigen Sie Ihren Arzt.

> Von Paracetamol dürfen Sie maximal vier Gramm pro Tag einnehmen.

Tab. 5.6 Tagesdosierungen von Analgetika, Antipyretika, Antiphlogistika

Handelspräparat	Dosis Erwachsene	Dosis Kinder
Aspirin®	ED: 500–1000 mg, TD: 3000 mg	Ab 12 J.: ED: 500 mg, TD: 1500 mg
Ben-u-ron®	Ab 43 kg KG: ED: 500–1000 mg, TD: 4000 mg	Ab 3 kg KG:* ED: 10–15 mg/kg KG, TD: 60 mg/kg KG
Dolormin®, Nurofen®	Ab 44 kg KG: ED: 200–400 mg, TD: 1200 mg	Ab 5 kg KG:* ED: 7–10 mg/kg KG, TD 30 mg/kg KG

* Darreichungsform beachten! Erklärung siehe Text.

> Schütteln Sie den Ibuprofen-Saft vor der Anwendung und tauchen dann mit der Dosierspritze durch den Schaum hindurch in die Arzneilösung.

> Sie können das Zäpfchen vor der Anwendung kurz in warmes Wasser tauchen oder mit Folie in der Hand erwärmen. Verwenden Sie aber keine Creme. Das Einführen ist wesentlich leichter, wenn sie es mit der stumpfen Seite in den Po schieben und die Pobacken danach kurz zusammendrücken.

zur Verfügung, die sich zum Teil im Zulassungsstatus unterscheiden. Der zeitliche Abstand zwischen zwei Dosen muss mindestens **sechs** Stunden betragen. **Paracetamol** darf bei Säuglingen ab drei Kilogramm (kg) als Zäpfchen und i. A. ab sieben kg KG als Saft gegeben werden (Ben-u-ron® ab fünf kg KG). Die Gabe von Tabletten ist ab 17 kg KG vorgesehen. Die Einzeldosis beträgt dann 250 mg. **Ibuprofen** kann als Zäpfchen (60 mg) ab drei Monaten (sechs kg KG) oder als Saft ab sechs Monaten (fünf Kilogramm KG) zur Anwendung kommen. Der höher dosierte vierprozentige Saft kann in der Regel bei Kindern ab einem Jahr (zehn kg KG) eingesetzt werden (Dolormin® ab 13 kg KG), die 125 mg-Zäpfchen ab zwei Jahren (12,5 kg KG). Ab 20 kg KG kann eine Tablette mit 200 mg eingenommen werden.

> Schauen Sie, Ihr Kind wiegt 14 kg. Sie dürfen ihm maximal drei Zäpfchen pro Tag geben.

Praxistipp

Auf vielen Faltschachteln von Paracetamol- und Ibuprofen-Kinderarzneiformen kann vor der Abgabe die Dosierung überprüft werden. Sie kann als Beratungshilfe genutzt werden und sichert so die richtige Anwendung!

Einnahmehinweise

ASS sollte zum Essen eingenommen werden. Bei **Ibuprofen** und **Paracetamol** ist der beste Einnahmezeitpunkt vor dem Essen, Nahrung kann die Resorption verzögern. Bei Patienten mit empfindlichem Magen ist die Einnahme zum Essen möglich. Bei **Zäpfchen** empfiehlt sich die Anwendung nach dem Stuhlgang. Ibuprofen-**Säfte** liegen als Suspension vor und sind daher vor Gebrauch aufzuschütteln. Bei Paracetamol sind viele, aber nicht alle Fertigarzneimittel gebrauchsfertig. Hinweise auf dem Umkarton sind daher zu beachten.

> Bitte schütteln Sie Paracetamol AL vor Gebrauch kräftig.

Neben-, Wechselwirkungen und Kontraindikationen

Nebenwirkungen ASS, Ibuprofen

Die häufigsten Nebenwirkungen sind gastrointestinale Beschwerden wie Sodbrennen, Bauchschmerzen und Übelkeit. Bei Ibuprofen sind zentralnervöse Störungen möglich (Schwindel, Müdigkeit, Reizbarkeit). Ab Einzeldosen > 600 mg sind sie häufiger.

Wechselwirkungen ASS, Ibuprofen

— Methotrexat (Bsp. Metex®)↑. 24 Stunden vor und nach Gabe von Methotrexat sollte die Einnahme unterbleiben. Ansonsten sollten Patienten auf Symptome einer Intoxikation achten.
— Antihypertensiva↓. Die Wirkung kann abgeschwächt sein, bei kurzfristiger Anwendung ist dies aber unproblematisch.
— Antikoagulanzien (Bsp. Marcumar®)↑. Dieser Effekt ist bei ASS deutlicher ausgeprägt als bei Ibuprofen.
— Glucocorticoide, Alkohol, andere NSAR: Erhöhtes Risiko für gastronintestinale Blutungen oder Ulcera.

Besonderheiten ASS:
— Antidiabetika↑, **Cave**! Hypoglykämie.
— Urikosurika↓: Probenecid (Bsp. Probenecid Weimer®), Benzbromaron (Bsp. Narcaricin®).
— Nebenwirkungen↑: Ticlopidin (Bsp. Tiklyd®), Clopidogrel (Bsp. Plavix®), Digoxin (Bsp. Lanitop®), Valproinsäure (Bsp. Ergenyl®).
— Bei Methotrexat-Dosen ≥ 15 mg/Woche soll gar keine Anwendung erfolgen.

Besonderheiten Ibuprofen:
— Lithium↑ (Bsp. Hypnorex®).

> 💬 Sie wissen es ja bestimmt schon: sollten Sie Übelkeit oder Fieber bekommen, informieren Sie Ihren Arzt.

> 💬 Ticlopidin und Clopidogrel sind Thrombozytenaggregationshemmer.

Ibuprofen und ASS low-dose

Patienten, die täglich ASS 100 zur Thromboseprophylaxe einnehmen, sollten folgendes wissen: Ibuprofen kann die thrombozytenaggregationshemmende Wirkung von ASS vermindern. Ibuprofen und ASS haben benachbarte Bindungsstellen an der COX. Wird Ibuprofen zuerst eingenommen, ist für ASS der Zugang durch sterische Abschirmung erschwert. Die Datenlage ist zwar begrenzt, Experten gehen aber davon aus, dass dies auch schon bei Einzeldosen klinisch relevant ist. Eine kurzfristige Einnahme von Ibuprofen und ASS 100 ist möglich, es sollte aber ein **zeitlicher Abstand** eingehalten werden. Da diese Wechselwirkung bei Diclofenac und Paracetamol nicht beobachtet wurde, sind sie eine Alternative.

> 💬 Ich sehe auf Ihrer Kundenkarte, dass Sie ASS zur Herzinfarktprophylaxe einnehmen. Nehmen Sie Ibuprofen frühestens eine halbe, besser zwei Stunden nach ASS 100 ein. Die letzte Dosis sollte acht Sunden vor der nächsten ASS 100 liegen!

Kontraindikationen ASS, Ibuprofen

ASS und Ibuprofen dürfen nicht eingenommen werden bei:
- Blutungsneigungen oder Gerinnungsstörungen.
- Magen-, Darmulzera.
- Asthma bronchiale, Analgetika-Asthma.
- Schwerer Herz-, Leber- oder Niereninsuffizienz.

ASS ist darüber hinaus für Kinder unter zwölf Jahren kontraindiziert.

Definition

Das **Reye-Syndrom** ist ein Krankheitsbild aus der Pädiatrie. Bei Erwachsenen ist es noch nicht beobachtet worden. Es tritt auf im Zusammenhang mit viralen Infekten (Influenza-A, -B, Varizella-Zoster-Virus). Salicylate erhöhen das Risiko um etwa 35%. Charakteristisch ist ein biphasischer Krankheitsverlauf: Zuerst zeigt die Virusinfektion einen normalen Krankheitsverlauf, nach fünf bis sieben Tagen kommt es zu einem plötzlichen Wechsel des Geisteszustandes mit Amnesie, Lethargie und Desorientiertheit. Kinder verspüren heftige Übelkeit, müssen erbrechen, krampfen an Armen und Beinen und fallen rasch ins Koma. Ursache der Erkrankung ist eine Fehlfunktion der Mitochondrien, die mit schweren Leber- und Gehirnschäden (Enzephalopathie) einhergeht. Die Patienten werden intensivmedizinisch überwacht und symptomatisch behandelt. Die Letalität liegt bei 70% in unbehandelten Fällen. Trotz eingeleiteter Therapiemaßnahmen versterben aber noch 30%! Ein Drittel der Kinder behält neurologische Schäden zurück. Nach einer durchgemachten Infektion sollen **sechs** Wochen keine Salicylate gegeben werden. ASS ist in Deutschland ab zwölf Jahren zugelassen. Es sollte nach Möglichkeit bei Kindern gar nicht zum Einsatz kommen, da das Krankheitsbild zwar selten, aber lebensgefährlich ist und Alternativen in der Behandlung zur Verfügung stehen.

Nebenwirkungen Paracetamol

Paracetamol ist im Allgemeinen gut verträglich und hat eine geringe Inzidenz für Magen-Darm-Beschwerden. Eine erhöhte Blutungsneigung in Kombination mit Gerinnungshemmern wie Marcumar® ist bei Tagesdosen von 500–1500 mg pro Tag gelegentlich, oder bis maximal einer Woche, unwahrscheinlich. Bei Patienten, die hohe Dosen benötigen (> 1500 mg/Tag), sollte wöchentlich die Blutgerinnungszeit kontrolliert werden.

💬 Experten empfehlen, ASS bei Kindern gar nicht zu geben. Mit Ibuprofen und Paracetamol kann ich Ihnen Wirkstoffe anbieten, die bei Kindern seit Jahren etabliert sind.

💬 Nach einer Infektion mit bestimmten Influenzaviren oder dem Varizella-Zoster-Virus, dem Auslöser der Windpocken, dürfen Kinder sechs Wochen kein ASS einnehmen. Das gilt auch nach einer Impfung gegen Windpocken.

💬 Sie können Paracetamol mit Marcumar® einnehmen, die Tagesdosis sollte aber 1000–1500 mg nicht überschreiten.

Praxistipp

Im Handverkauf sollte an die **Lebertoxizität** von Paracetamol gedacht werden. Die Mitgabe von Arzneimitteln an Kinder verbietet sich grundsätzlich. Immer wieder kommt es bei Abgabe von Paracetamol an Kinder zu lebensgefährlichen Situationen. Bei Erwachsenen erfolgt der Kauf von großen Mengen manchmal in suizidaler Absicht. Bei Einzeldosen ab sechs Gramm pro Tag bei Erwachsenen und 140 mg/kg KG bei Kindern kommt es zu Leberzellnekrosen, die zum tödlichen Leberversagen führen können. Bei Patienten mit geschädigter Leber reichen auch schon geringere Mengen! Klinische Symptome sind nach zwei Tagen sichtbar und erreichen nach vier bis sechs Tagen ein Maximum. Zuerst zeigen sich unspezifische Anzeichen wie Übelkeit, Erbrechen, Bauchschmerz. Erst später folgen Hypoglykämien, Gelbsucht, Bewusstseinsstörungen bis zum Koma und Nierenversagen. Überdosierungen werden parenteral mit Acetylcystein behandelt.

> Kann ich Deine Eltern telefonisch erreichen? Medizin gehört nicht in Kinderhände.

Wechselwirkungen und Kontraindikationen Paracetamol

Relevante **Wechselwirkungen** bestehen mit:
- **Alkohol**, Antiepileptika (Bsp. Tegretal®, Phenhydan®, Luminal®), Rifampicin (Bsp. Eremfat®), Isoniazid (Bsp. Isozid®), **Alkohol,** Die Gefahr von Leberschäden ist erhöht.
- Probenecid (Bsp. Probenecid Weimer®): Die Paracetamolclearance wird reduziert, die Dosis sollte verringert werden.
- Tidovudin (Bsp. Retrovir®): Das Risiko einer Neutropenie ist erhöht.

Die Substanz darf nicht zur Anwendung kommen bei:
- Schwerer Leber- und Nierenschädigung.
- Alkoholmissbrauch.

Schwangerschaft und Stillzeit: Mittel der Wahl in der gesamten Schwangerschaft ist Paracetamol. ASS und Ibuprofen dürfen im 1. und 2. Trimenon der Schwangerschaft eingenommen werden. Ab der 30. Schwangerschaftswoche ist die Anwendung wegen der Gefahr des frühzeitigen Verschluss des Ductus Botalli kontraindiziert. In der Stillzeit gelten Ibuprofen und Paracetamol als Therapeutika der Wahl.

> Paracetamol dürfen Sie während der gesamten Schwangerschaft in der üblichen Dosis einnehmen.

5.3.6 Phytotherapie

Bei rezidivierender oder chronischer Tonsillitis hat sich das Phytotherapeutikum Imupret® bewährt. Es enthält sieben Arzneipflanzen: Eibischwurzel, Kamillenblüten, Schachtelhalmkraut, Walnussblätter, Schafgarbenkraut, Eichenrinde und Löwenzahnkraut. Zusammen wirken sie entzündungshemmend, schleimhautabschwellend, antimikrobiell sowie stimulierend und stärkend auf das Immunsystem. Das Präparat ist als Dragee oder Tropfen erhältlich. Bei der

> Imupret® enthält sieben Arzneipflanzen und hilft sehr gut bei akuten oder häufig wiederkehrenden Mandelentzündungen.

> Bitte schütteln Sie die Tropfen immer vor Gebrauch.

Tab. 5.7 Tagesdosierungen von Imupret®

Handelspräparat	Dosis Akutstadium	Dosis Prophylaxe
Imupret® Drag.	6–18 J.: 5–6 x 1 Drag., Erw.: 5–6 x 2 Drag.	6–18 J.: 3 x 1 Drag., Erw.: 3 x 2 Drag.
Imupret® Tr.	0–1 J.: 5–6 x 5 Tr., 1–6 J.: 5–6 x 10 Tr., 6–18 J.: 5–6 x 15 Tr., Erw.: 5–6 x 25 Tr.	0–1 J.: 3 x 5 Tr., 1–6 J.: 3 x 10 Tr., 6–18 J.: 3 x 15 Tr., Erw.: 3 x 25 Tr.

> Am besten wirkt Imupret®, wenn Sie jetzt beginnen und es auch nach dem Abklingen der Mandelentzündung noch 1 Woche weiter einnehmen.

Dosierung wird zwischen akuter und subakuter Symptomatik differenziert. Letztere eignet sich auch zur Rezidivprophylaxe über längere Zeit. Tab. 5.7 zeigt die Dosierschemata auf. Die Einnahme erfolgt mit Wasser. Die Tropfen sind vor Gebrauch zu schütteln. Bei Allergien gegen Korbblütler ist die Anwendung kontraindiziert.

5.3.7 Medikamentöse Alternativen

Anthroposophie

> Wenn Sie Ihrem Säugling Globuli geben, ist es möglich, sie vorher in Wasser oder ungesüßtem Tee aufzulösen.

Tab. 5.8 Anthroposophische Fertigarzneimittel bei Tonsillitis

Handelspräparat	Anwendungsgebiet	Tagesdosis
Wala Apis Belladonna Glob.	Tonsillitis, Beginn	1–3x, akut: alle 1–2 Std: 0–6 J.: 3–5 Glob., ab 7 J.: 5–10 Glob., Dauer: 2 Wochen; **Cave!** Bienengift-Allergie
Wala Apis Belladonna cum Mercurio Glob.	Tonsillitis, bei stärkerer Lymphknotenbeteiligung, beginnende Eiterung	1–3x, akut: alle 1–2 Std.: 0–1 J.: 3 Glob., 1–6 J.: 5–7 Glob., ab 6 J.: 8–10 Glob., Dauer: 2 Wochen; **Cave!** Bienengift-Allergie
Wala Lachesis comp. Glob.	Tonsillitis, add-on zum Antibiotikum	Ab 6 J.: 3–6 x 5–10 Globuli
Wala Echinaea Mund- und Rachenspray	Tonsillitis, Pharyngitis	Ab 4 J.: 2–3 x 1 Sprühstoß, Dauer: 2 Wochen; **Cave!** Echinacea

> Begleitend zum Antibiotikum empfehle ich Ihnen Lachesis comp. Dieses homöopathische Mittel unterstützt optimal die vom Arzt verordnete Therapie. So werden Sie schneller wieder fit.

Schüßler-Salze

Bei der Dosierung der **Schüßler-Salze** schwanken die Angaben in der Literatur. Als Akutdosierung eignen sich zwölf, bei chronischen Erkrankungen sechs Gaben pro Salz und Tag. Wenn keine besonderen Angaben in den einzelnen Kapiteln erfolgen, gilt diese Angabe. Nach Abklingen der Beschwerden sollte zur konstitutionellen Stärkung noch eine Woche mit fünf bis sieben Gaben pro Tag weiterbehandelt werden.

💬 Die klassische Potenzierung nach Schüßler ist D 6. Die wasserunlöslichen Salze 1, 3 und 11 sowie die Erweiterungsstoffe 13–27 werden in D 12 eingesetzt.

Tab. 5.9 Schüßler-Salze bei Tonsillitis

Krankheitsbild	Salz-Nr.
Akute Halsschmerzen, Seitenstrangangina	3 + 4
Halsschwellungen, weiß-graue Absonderungen	4
Akute und chronische Tonsillitis	3 + 9
Akute Tonsillitis mit hohem Fieber	+ 5: alle 10 Min. lutschen
Chronische Tonsillitis	+ 7
Akute und chronische **eitrige** Tonsillitis	11 + 12 + äußerlich Salbe Nr. 12
Tonsillitis bei infektanfälligen Kindern	2

💬 Eiweißreiche Ernährung erhöht den Bedarf an Salz Nr. 4. Essen Sie also wenig Eiweiß während der Einnahme!

💬 Zur Besserung Ihrer chronischen eitrigen Mandelentzündung empfehle ich Ihnen eine Kur mit Silicea D 12. Sie nehmen zwölf Wochen von der Nr. 11 3x täglich 2 Tabletten.

Homöopathie

Tab. 5.10 Homöopathische Einzelmittel bei Tonsillitis

Krankheitsbild	Homöopathisches Mittel
Nicht eitrige Angina, dunkelrote Schleimhäute, stark geschwollene dunkelrote Mandeln, Schmerz zieht bis in die Ohren, stechend, wie »glühendes Eisen«, druckdolente Lymphknoten am Hals; Nachbehandlung zur **Rezidivprophylaxe** einer Streptokokkenangina	Phytolacca D 6 Rezidivprophylaxe: 3 x 1 Gabe/Tag, 3 Wochen, 1 Woche Pause, 3 Wochen Therapie
Plötzlich einsetzende fieberhafte Angina, vergrößerte hochrote Mandeln, roter Rachen und Zäpfchen, keine Beläge, trockene Schleimhäute, feuchte Haut, weite Pupillen, roter Kopf, obwohl schmerzhaft, muss ständig geschluckt werden	Belladonna D 6

💬 Phytolacca eignet sich gut zur Nachbehandlung einer Angina. Sie können dadurch das Risiko von Neuinfektionen deutlich reduzieren.

💬 Die Leitsymptome von Belladonna sind die Merkmale »rot, heiß, brennend«.

> Unter einer homöopathischen Gabe versteht man entweder 5 Tropfen, 5 Globuli oder 1 Tablette.

Tab. 5.10 Homöopathische Einzelmittel bei Tonsillitis (Fortsetzung)

Krankheitsbild	Homöopathisches Mittel
Stechende, brennende Schmerzen im Hals und beim Schlucken, Mandeln, Rachen, Zäpfchen glasig geschwollen, trockener Mund, aber kein Durst	Apis mellifica D 6
Eitrige Angina, starke Halsschmerzen und Mundgeruch, kloßige Sprache, Nasen-Rachenraum verschleimt, Lymphknoten geschwollen, evtl. trockener, schmerzhafter Husten	Guajacum D 6

Tab. 5.11 Homöopathische Komplexmittel bei Tonsillitis

Handelspräparat	Anwendungsgebiet	Tagesdosis
Angin-Heel® SD Tabl.	Mandelentzündungen	Angabe: akut/normal: 0–1 J.: max. 8x/2x ½ Tabl., 1–5 J.: max. 6x/3x ½ Tabl., 6–11 J.: max. 8x/2x 1 Tabl., ab 12 J.: max. 12x/3 x 1 Tabl. **Cave!** Korbblütler, Bienengift-Allergie
Tonsipret® Tabl., Tr.	Akute und chronische Tonsillitis	1 Tabl. = 5–10 Tr., Angabe: akut/normal, chron.: 1–5 J.: max. 6x/1x, 6–11 J.: max. 8x/2x, ab 12 J.: max. 12x/6x
Tonsiotren® H Tabl.	Akute und chronisch-rezidivierende Tonsillitis, Hyperplasie der Tonsillen, Behandlung nach Tonsillektomie	Angabe: akut/normal, chron.: 0–12 J.: 6x/3 x 1 Tabl., ab 12 J.: 12x/3 x 1–2 Tabl., Dauer: 6–8 Wochen, **Cave!** Schilddrüsenerkrankungen, Chrom

> Tonsipret® Tabletten schmecken wie »Paprika-Chips«. Der schmerzhemmende Wirkstoff aus der Chilischote wärmt angenehm im Hals.

> Am besten wirken die Tabletten, wenn sie langsam im Mund zergehen. Die Wirkstoffe werden schon über die Mundschleimhaut aufgenommen. Wenn es Ihnen besser geht, können Sie die Dosis auf dreimal täglich reduzieren.

5.3.8 Nichtmedikamentöse Therapiemaßnahmen

> **Praxistipp**
>
> Bei Fieber ist eine ausreichende Flüssigkeitszufuhr wichtig. Pro Grad Temperaturerhöhung sollte mindestens ein halber Liter Flüssigkeit zusätzlich getrunken werden.

- Halswickel, z. B. mit heißen, zerdrückten Kartoffeln oder Quark.
- Hals warm halten mit einem Schal.
- Zur Befeuchtung und Schonung der Schleimhäute:
  - Wenn der Schmerz es zulässt etwa zwei bis drei Liter pro Tag trinken.
  - Lutschen von Halspastillen oder Bonbons (Demulzenzia, siehe Kap. 6.8).
  - Heiße Milch mit Honig (**Cave!** Kinder < 1 Jahr).
  - Zitronensaft mit Wasser verdünnt und Honig gesüßt (**Cave!** Kinder < 1 Jahr).
  - Meiden von scharfen Gewürzen und Obstsäften.
- Bei Heiserkeit Sprechverbot, **nicht** flüstern.
- Bei leichtem Fieber schweißtreibende Maßnahmen zur Immunabwehr:
  - Tees: Lindenblüten, Holunderblüten,
  - Heiße Fuß- oder Vollbäder,
  - Einreibung mit Johanniskrautöl,
  - Brustwickel, Wärmflasche, warme Kleidung,
  - Wadenwickel (siehe Kasten),
  - Ausreichende Flüssigkeitszufuhr (s. o.).
- Körperliche Schonung,
- Ausreichend Luftfeuchtigkeit (etwa 40–60 %).
- Ausreichend Schlaf.
- Zur allgemeinen Infektprophylaxe siehe Kap. 6.4.

💬 Ihr Körper verliert bei Fieber durch Schwitzen viel Flüssigkeit. Trinken Sie daher mehr als sonst. So kann sich Ihr Körper schnell erholen.

💬 Ergänzend können Sie Salbei- oder Kamillentee trinken. Haben Sie noch etwas zu Haus oder darf ich Ihnen etwas mitgeben?

💬 Gönnen Sie Ihrem Körper Ruhe! Erst wenn Sie einen Tag ohne Arzneimittel fieberfrei sind, sollten Sie wieder zur Arbeit gehen.

> **Wadenwickel**
>
> Die Wickel werden nicht mit kaltem, sondern mit Wasser etwa 1–2 °C unter der Körpertemperatur hergestellt. Ein Wickel besteht aus **drei** Lagen. Auf die Haut gehört ein Baumwoll- oder Leinentuch: es wird getränkt, ausgewrungen und vom Knöchel bis zum Knie gewickelt. Darüber kommt ein trockenes Baumwoll- und anschließend ein Woll- oder Flanelltuch. Es darf dabei zu keiner Okklusion kommen; wasserdichte Folien sind daher ungeeignet. Der Wickel bleibt so lange angelegt, bis er nicht mehr als kalt empfunden wird. Dies ist nach etwa 30 Minuten der Fall. Das Procedere kann dreimal wiederholt werden.

5.4 Therapieergänzung bei Sinusitis

5.4.1 Abgrenzung zum Arztbesuch

- Starke Kopfschmerzen, v. a. beim Bücken, in Verbindung mit Ohren- oder Gesichtsschmerzen, **Cave!** Bakterien.
- Fieber > 39 °C, **Cave!** Bakterien.
- Schnupfen, der nach einer Woche eher zu- als abnimmt, **Cave!** Bakterien.
- Eitriges Sekret über sieben Tage, **Cave!** Bakterien.
- Blutiges Sekret.
- Kinder unter sechs Jahren: **Cave!** Bis zu 50 % der Kinder mit Sinusitis erkranken gleichzeitig an einer Otitis media.
- Immunsupprimierte.
- **Cave!** Schwangere und Stillende.

> 💬 Für eine Sinusitis ist typisch, dass Ihre Beschwerden mittags am schlimmsten sind und sich verstärken, wenn Sie den Kopf nach vorne beugen.

5.4.2 BAK-Leitlinie: Fünf Fragen

Die Befragung des Patienten dient dazu, den Schweregrad der Nasennebenhöhlen-Entzündung abzuschätzen. In den meisten Fällen reichen die Maßnahmen der Selbstmedikation für eine Spontanheilung aus. Bei Verdacht auf eine bakterielle Superinfektion ist aber ein Arztbesuch indiziert.

> 💬 Wie lange haben Sie schon Schnupfen? Zu welcher Tageszeit sind Ihre Beschwerden am schlimmsten? Haben Sie Kopfschmerzen oder ein Druckgefühl im Gesicht? Haben Sie Fieber gemessen? Welche Arzneimittel haben Sie schon ausprobiert und wie haben die Mittel geholfen?

5.4.3 Auswahlkriterien

Bei der Behandlung der Sinusitis steht die Verbesserung der Ventilation und Drainage der Nasennebenhöhlen im Vordergrund.

Im Rahmen der Selbstmedikation und als Therapieergänzung zum Antibiotikum bieten sich folgende Wirkstoffgruppen an:

- Lokale Sympathomimetika.
- Pflegende Rhinologika.
- Pflanzliche Sekretolytika.
- Bromelain.
- Analgetika, Antiphlogistika, Antipyretika.
- Senföle, enthalten in Angocin®. Eine Besprechung erfolgt in Kapitel 6.2.2.

> 💬 Möchten Sie die Antibiotikatherapie optimal unterstützen und dafür sorgen, dass der festsitzende Schleim wieder abfließen kann?

> **Praxistipp**
>
> Durch die Kombination mit pflanzlichen Sekretolytika (Cineol, Myrtol, Sinupret®) oder Bromelain können bei der akuten Sinusitis Studien zufolge additive therapeutische Effekte zur Basistherapie mit abschwellenden Nasensprays und/oder Antibiotika erzielt werden. Sie sind daher sowohl zum lokalen Sympathomimetikum als auch zum Antibiotikum eine gute Therapieergänzung.

> 💬 Es ist inzwischen belegt, dass pflanzliche Schleimlöser oder Bromelain die Wirkung des Antibiotikums deutlich verbessern.

Als **verschreibungspflichtige** Therapieoption werden nasale Glucocorticoide verordnet. Auch Maßnahmen zur allgemeinen Infektbehandlung sind gut geeignet. Die allgemeinen Beratungsgrundsätze aus Kap. 5.1 sind zu beachten.

5.4.4 Lokale Sympathomimetika

Wirkungsweise

Durch die Entzündung der Nasen- und Nebenhöhlen schwellen die Schleimhäute an, Sekret staut sich und die Nasenatmung fällt schwer. Dann wird vermehrt durch den Mund geatmet. Die Hals- und Rachen-Schleimhäute trocknen dadurch aus und werden noch anfälliger für Erreger. Säuglinge sind bis zum dritten Lebensmonat reine »Nasenatmer«. Bei ihnen kann dieser Ausgleich nicht erfolgen. Die verstopfte Nase ist hier oft an Trinkschwierigkeiten zu erkennen.

Lokal anzuwendende α-Sympathomimetika lindern die Symptome. Sie kontrahieren über α-Rezetoren die Blutgefäße der Nasenschleimhaut. Durch die verminderte Durchblutung schwillt die Schleimhaut ab und produziert weniger Sekret. Die Patienten können wieder durchatmen. Diese Präparate sind kurzfristig indiziert zur Wiederherstellung der Ventilation und Drainage der Nasennebenhöhlen. Neben der akuten Symptomlinderung können weitere Komplikationen wie Otitis media oder Sinusitis reduziert werden. Aufgrund anderer anatomischer Gegebenheiten ist dieser Aspekt bei Kindern noch wichtiger als bei Erwachsenen. Lokale Sympathomimetika sollten immer mit Sekretolytika kombiniert werden, um den Schleim zu verflüssigen und die zugrundeliegende Entzündung zu bekämpfen.

> Dieses Spray verengt die Blutgefäße. Dadurch schwillt die Schleimhaut ab und Ihre Nase läuft nicht mehr so stark.

> Nasensprays erleichtern den Sekretabfluss.

> Sekret kann sich in der Eustachischen Röhre stauen und zu einer Otitis media führen.

> Nasensprays bewirken zwar ein kurzfristiges Abschwellen, aber keine Verflüssigung des Schleims. Dieses Präparat sorgt für den Abfluss des Schleims und behebt auch die Ursache – die Entzündung!

Handelspräparate und Indikationen

Zugelassene Indikationen der Fertigarzneimittel (Tab. 5.12) sind die Abschwellung der Nasenschleimhaut bei akutem, allergischem oder anfallsartig auftretendem Fließschnupfen und die Erleichterung des Sekretabflusses bei Entzündungen der Nasennebenhöhlen und des Mittelohres.

Tab. 5.12 Fertigarzneimittel und Wirkstoffe lokaler Sympathomimetika

Handelspräparat	Wirkstoff
Ellatun®NT, NS, Rhinospray®, -plus	Tramazolin
Olynth® NT, NS, Otriven® NT, NS, Gel, ED	Xylometazolin
Nasivin® NT, NS, Dosiertropfer	Oxymetazolin
Nasic® NS	Xylometazolin, Dexpanthenol
Snup® NS	Xylometazolin, Meerwasser

NS: Nasenspray, NT: Nasentropfen, ED: Einzeldosis

> Dexpanthenol heilt und regeneriert Ihre angegriffenen Schleimhäute.

> Meerwasser befeuchtet und vermindert das Austrocknen.

Im Handel sind Tropfen als Pipettenlösung oder Einzeldosispipetten (Bsp. Otriven® 0,1%), Sprays als Dosierspray oder Quetschflaschen und halbfeste Arzneiformen. Diese Nasensalben oder -gele kommen im Apothekenalltag seltener vor. Bei flüssigen Arzneiformen profitieren die Patienten von einer besseren Wirkstoffverteilung. Bei Sinusitis und Otitis empfehlen Ärzte oft Tropfen statt Sprays, um die Nebenhöhlen und die Tube des Mittelohres optimal zu belüften. Die Lösung fließt in die Höhlräume und hat sich für diese Indikationen besser bewährt als die feinere Sprühwolke des Sprays.

> Wenn Sie die Tropfen im Rachen spüren ist genug Wirkstoff in den Gängen der Nase und des Ohres angekommen.

Dosierung und Anwendungshinweise
Dosierung
Lokale Sympathomimetika gibt es je nach Hersteller und Wirkstoff in zwei bis drei Wirkstärken für Säuglinge, Kleinkinder sowie für Schulkinder und Erwachsene. Wirkstoffe mit langer Wirkdauer müssen seltener appliziert und sollten daher bevorzugt empfohlen werden. Im Gegensatz zu Naphazolin (Bsp. Rhinex®) sorgen die in der Tabelle 5.12 angegebenen Substanzen längere Zeit für eine freie Nasenatmung. Xylometazolin wirkt etwa sechs bis zwölf Stunden, Tramazolin acht bis zwölf Stunden und Oxymetazolin zehn bis zwölf Stunden. In der Praxis hält die Wirkung durch die Nachproduktion an Schleim meist nicht so lange an. Alle Wirkstoffe dürfen bis zu dreimal täglich angewendet werden. Die Einzeldosis beträgt ein Sprühstoß oder ein bis zwei Tropfen pro Nasenloch. Die **Dauer** der Anwendung darf eine Woche nicht überschreiten. Konservierungsmittelfreie Systeme sind zu favorisieren, da die Flimmerhärchen der Nase insbesondere durch Benzalkoniumchlorid geschädigt werden.

> Sie dürfen dieses Präparat bis zu 3x täglich benutzen. Gut ist es, wenn Sie die letzte Dosis vor dem Schlafengehen anwenden. Dann können Sie befreit durchschlafen. Wenden Sie das Spray nicht länger als fünf Tage an.

Anwendungshinweise
Vor der Applikation ist die Nase zu putzen. Bei **Nasentropfen** wird der Kopf zur Anwendung in den Nacken zurückgelegt. Danach werden Oberkörper und Kopf im Idealfall für ein bis zwei Minuten nach vorne unten gebeugt. Zur optimalen Wirkstoffverteilung hilft behutsames Schütteln und Drehen des Kopfes. **Kinder** sollte man auf den Rücken legen oder so im Arm halten, dass der Kopf dabei über den Schoßrand ragt. Auf das Drehen des Kopfes kann hier verzichtet werden, nach Möglichkeit sollten die Kleinen aber fünf Minuten in Rückenlage verbleiben. Eine Weiterführung dieser Anwendungstechnik zeigt die Abb. 5.3.

> Schneuzen Sie sich vor der Anwendung die Nase aus.

> Es ist wichtig, dass jedes Kind sein eigenes Fläschchen erhält. Sonst können die Erreger schnell übertragen werden.

Bei den **Einzeldosispipetten** wird die Dosierkammer gefüllt, indem sie zwischen Daumen und Zeigefinger gehalten und nach unten geschlagen wird. **Nasensprays** müssen vor dem Erstgebrauch einige Male durch Ansaughübe aktiviert werden. Die Applikation ist bei Sprühsystemen mit Steigrohr in aufrechter Position, bei COMOD®-Systemen in jeder Position möglich. Das bei den Tropfenpräparaten genannte Beugen und Schwenken des Kopfes kann entfallen. Pipetten und Quetschflaschen sind nach der Anwendung zusammengedrückt aus der Nasenöffnung zu ziehen. **Nasensalben** oder -gele werden bei zurückgebeugtem Kopf möglichst tief in jedes Nasenloch eingeführt. Durch

> Bei einem Spray haben Sie mit weniger Wirkstoff mehr Effekt. Der fein verteilte Nebel bewirkt ein schnelleres Abschwellen der Schleimhäute.

5.4 Therapieergänzung bei Sinusitis

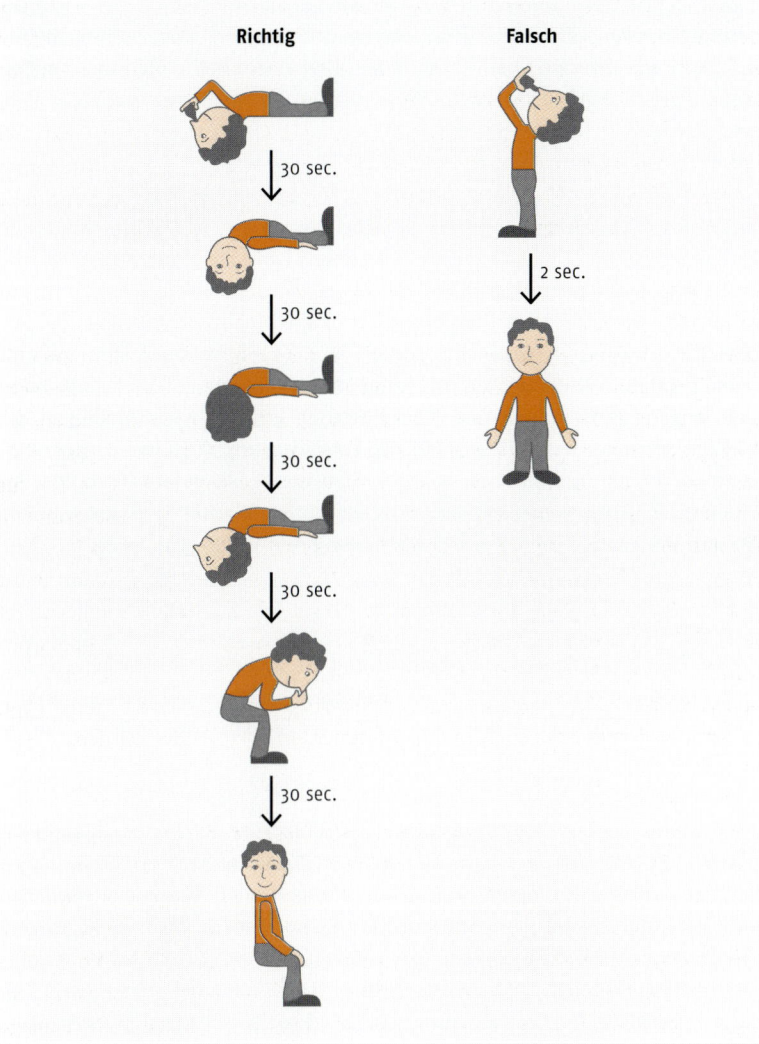

Abb. 5.3 Gute Verteilung von Nasentropfen durch Anwendung in liegender Position. Nach Kircher

💬 Sie können die Verteilung der Tropfen verbessern, indem Sie den Kopf nach hinten und zur Seite neigen.

💬 Damit kein Nasensekret angesaugt wird, lassen Sie den Gummistopfen bitte erst los, wenn die Pipette aus der der Nase gezogen wurde.

💬 Bitte reinigen Sie nach jeder Anwendung den Aufsatz, der mit Nasensekret in Berührung gekommen ist.

leichten Druck auf die Tube sollte eine linsengroße Menge appliziert werden. Die Verteilung auf der Nasenschleimhaut wird durch leichtes Massieren der Nasenaußenwand von unten nach oben und gleichzeitigem Schnüffeln erreicht. Leichter gelingt dies, wenn die unbeteiligte Nasenöffnung zugedrückt wird. Nach jeder Anwendung werden Sprayaufsatz, Pipette und der Tubenansatz abgewischt. Die Wirkung setzt nach drei bis fünf Minuten ein; bis zur vollen

> Haben Sie etwas Geduld: bis sich der Wirkstoff voll entfaltet vergehen ein paar Minuten. Zwischen zwei Anwendungen sollten etwa 4–6 Stunden vergehen.

> Notieren Sie das Anbruchdatum auf dem Umkarton und verwenden das Präparat nach sechs Wochen nicht mehr.

Wirkstoffentfaltung können zehn Minuten vergehen. Dies ist ein wichtiger Beratungshinweis, da oft zu früh nachgesprüht wird. Die Aufbrauchsfrist nach Anbruch divergiert bei den einzelnen Präparaten, kann aber meist außen am Umkarton abgelesen werden. Als Faustregel gilt: unkonserviert sechs Wochen, konserviert sechs Monate.

Nebenwirkungen, Kontraindikationen, Wechselwirkungen

Die Wirkstoffe verringern durch die Überstimulation des Sympathikus die Durchblutung der Nasenschleimhaut. Dadurch kann sie extrem austrocknen. Damit sich die Schleimhaut von dieser Mangeldurchblutung wieder erholen kann, sollte die Dauer auf **fünf bis sieben Tage** beschränkt werden. Danach sollte die Anwendungspause mindestens vier Tagen betragen. Ein weiterer Grund für die Anwendungsbeschränkung ist der Rebound-Effekt: insbesondere nach längerer Anwendung und Überdosierung kann es nach Abklingen der Wirkung zu einer verstärkten Schleimhautschwellung (reaktive Hyperämie) kommen. Dies birgt die Gefahr einer Daueranwendung mit Atrophie der Schleimhaut (Rhinitis medicamentosa). Gelegentlich kommt es zu systemischen Effekten wie Herzklopfen, Pulsbeschleunigung und Blutdruckanstieg.

> **Praxistipp**
>
> Die blutdrucksteigernde Nebenwirkung ist nicht zu unterschätzen. Die zentrale Stimulation kann bei empfindlichen Personen und Kindern Angst, Unruhe und Schlaflosigkeit auslösen. Achten Sie daher auf die altersgemäße Dosierung!

> Abschweller können nach Aufnahme in den Körper auch auf das Herz wirken und den Blutdruck erhöhen.

> Leiden Sie unter einem Engwinkel- oder einem Offenwinkelglaukom? Ein zu enger Kammerwinkel kommt wesentlich seltener vor.

Sympathomimetika verengen nicht nur die Blutgefäße der Nasenschleimhaut, sondern z. B. auch die der Augen und des Herz-Kreislauf-Systems. Deshalb darf die Anwendung bei einigen Grunderkrankungen oder Komedikationen erst nach Rücksprache mit dem Arzt erfolgen. Dazu gehören Engwinkelglaukom, schwere Herz-Kreislauferkrankungen (KHK, Hypertonie), Stoffwechselerkrankungen (Hypertyreose, Diabetes) oder die Therapie mit MAO-Hemmern (Bsp. Aurorix®, Azilect®, Jatrosom®, Movergan®), Tricyklischen Antidepressiva (Bsp. Tofranil®, Saroten®, Insidon®) oder anderen blutdrucksteigernden Mitteln (Bsp. Trevilor®, Remergil®). Patienten mit trockener Nase (Rhinitis sicca) dürfen aus o. a. Gründen abschwellende Rhinologika nicht anwenden.

Schwangerschaft und Stillzeit: Bei bestimmungsgemäßem Gebrauch bestehen keine Einwände. Die Beipackzettel von Otriven® und Nasivin® geben dies auch wieder.

5.4.5 Pflegende Rhinologika

Wirkungsweise

Die lokale Anwendung von physiologischen **Salzlösungen** führt zur Befeuchtung der Nasenschleimhaut und unterstützt so die Reinigungsfunktion des Flimmerepithels. Das Sekret wird verflüssigt und kann besser abfließen. Infektionserreger, Staub und Allergene werden aus der Nase gespült. Die meisten Präparate sind **isoton**. Ihnen wird bei häufiger Anwendung ein leichter abschwellender Effekt zugesprochen. Bei **hypertonen** Lösungen ist dieser bewiesen. Durch die erhöhte Salzkonzentration im Vergleich zum Schleimhautgewebe wird der Nasenschleimhaut überschüssiges wäßriges Sekret entzogen. So wird das Durchatmen erleichtert. Der Gebrauch von Sympathomimetika kann so reduziert werden. Belegt ist dieser Effekt auch für Sole-Salze wie Emser®. Trotz physiologischer Konzentration werden durch den hohen Gehalt an Hydrogencarbonat saure Stoffwechselprodukte gepuffert, Entzündungen gehemmt und ein Abschwellen der Schleimhaut gefördert. Alle Meerwasser- und Sole-Salz-Lösungen sind reinen Kochsalz-Formulierungen vorzuziehen, denn sie enthalten auch andere Elektrolyte wie Calcium, Magnesium und Natriumhydrogencarbonat, die für die Funktion der Flimmerzellen wichtig sind.

Dexpanthenol regeneriert die geschädigte Schleimhaut. Bei schmerzenden, juckenden und blutigen Borken wird die Wundheilung gefördert.

Hyaluronsäure besitzt ein hohes Wasserbindungsvermögen. Die Substanz bildet einen dünnen Schutzfilm, der auf der Nasenschleimhaut haftet und die Feuchtigkeit bindet. Dadurch wird die Nase vor Austrocknung geschützt und gleichzeitig gepflegt. Zudem wird die Selbstreinigung unterstützt.

Pflegende Rhinologika können unbegrenzt zur täglichen Nasenpflege angewendet werden. Eine gut durchfeuchtete Schleimhaut kann Krankheitserreger mit ihren Flimmerhärchen besser abfangen und abtransportieren. Auch bei Patienten mit chronischer Sinusitis, nach Nasenoperationen oder zur Prophylaxe bei trockener Heizungsluft sind sie eine gute Therapieergänzung.

> **Praxistipp**
>
> Die Schleimhautbelastung lokaler Sympathomimetika lässt sich vermindern, wenn für einen erholsamen Schlaf Abschweller nur nachts benutzt werden. Tagsüber helfen dann pflegende hypertone Meerwasserpräparate.

Handelspräparate und Indikationen

Die angegebenen Präparate (Tab. 5.13) dienen der Reinigung, Befeuchtung und leichten Abschwellung der Nasenschleimhaut. Wenn keine besondere Angabe gemacht wird, handelt es sich um sterile, isotonisierte Lösungen.

💬 Möchten Sie nur ein abschwellendes Schnupfenmittel oder soll es auch gleichzeitig pflegen?

💬 Die im Meerwasser enthaltenen Mineralien und Spurenelemente versorgen die Nasenschleimhaut mit Nährstoffen und wirken regenerierend.

💬 Im Winter leiden wir alle unter der trockenen Heizungsluft. Zum Schutz vor Erkältungen empfehle ich Ihnen ein pflegendes Nasenspray.

💬 Mit diesem speziellen Salzspray können Sie die Dosis des Abschwellers reduzieren. Ihre Nasenschleimhaut wird es Ihnen danken.

5 Therapieergänzung bei Antibiotikatherapie und grippalem Infekt

Tab. 5.13 Fertigarzneimittel und Wirkstoffe pflegender Rhinologika

Handelspräparat	Wirkstoff
Olynth® salin NT (konserviert), Olynth® salin NS	Natriumchlorid
Nisita® Salbe	Natriumchlorid, Natriumhydrogencarbonat
Rhinomer® NS, – babysanft ED	Meerwasser
Rhinomer® Plus NS	Hypertone Meerwasserlösung (2,2%)
Rinupret® NS	Hypertone Meerwasserlösung (2,3%), Dexpanthenol, Eucalyptusöl, **Cave!** Allergien
Emser® NS, NT, Emser® Salz, Emser® Sole Inhalat	Natürliches Emser Salz
Emser® Nasenspülsalz	Physiologische Salzmischung mit 5% Emser Salz
Emser® Salbe	Natürliches Emser Salz, Eucalyptol, Campher, Levomenthol, Kamillenöl, **Cave!** Allergien, Kinder < 2 Jahre
Nasenspray Pur-ratiopharm® Plus	Natriumchlorid, Dexpanthenol
Nasic®-cur (konserviert), Otriven® Pflege NS; Bepanthen® Salbe	Dexpanthenol
Bepanthen®, Mar®plus 5% NS	Meerwasser, Dexpanthenol
Pari Montesol Nasenspülkonzentrat	Bad Reichenhaller Solesalz, Dexpanthenol
Hysan-Baby NT	Hyaluronsäure
Hysan NS	Hyaluronsäure, Kamillenaroma, **Cave!** Allergien
Hylo-Care® NS	Hyaluronsäure, Dexpanthenol

* NS: Nasenspray, NT: Nasentropfen, ED: Einzeldosis

> Wenn Sie keinen chemischen Abschweller möchten, sind hypertone Salzlösungen eine gute Alternative für Sie.

> Die Nasensalbe lindert das Brennen und unterstützt den Heilungsprozess der Schleimhaut am Naseneingang.

> Das Pari Montesol Nasenspülkonzentrat wird verdünnt und reicht für 30 Anwendungen.

Schnelle Verkeimung und Alternativen

Die Abgabe von rezepturmäßig hergestellter oder umgefüllter unkonservierter Kochsalzlösung in Pipettenflaschen, auf Rezept oder Kundenwunsch, sollte der Vergangenheit angehören. Gemäß Angaben des NRF sind sie nur 24 Stunden haltbar. Viele Eltern wenden sie aber länger bei ihren Kindern an. Rücksprache mit umliegenden Verordnern (meist Kinderärzten) lohnen sich. Empfehlenswerter sind Fertigarzneimittel, die dank moderner Applikationssysteme auch ohne Konservierungsmittel sogar sechs Monate haltbar sind (Bsp. Bepanthen®, Emser®, Mar® plus, Rhinomer®). Die Aufbrauchsfrist von Olynth® salin Spray, Hylo-Care, Hysan beträgt zwölf, von Nasenspray Pur-ratiopharm® plus sechs Wochen. Bei Rinupret® gilt das Verfalldatum. Von diesen Präparaten ist nur Emser® ein Arzneimittel. Hier ist die Kostenübernahme für Kinder bis zwölf Jahre gesichert. Bei Medizinprodukten besteht grundsätzlich keine Erstattungsfähigkeit, hier sind die Lieferverträge in den einzelnen Bundesländern zu berücksichtigen.

> Eine Salzlösung verkeimt in der normalen Pipettenflasche sehr schnell. Ich empfehle Ihnen deshalb dieses Präparat. Es enthält auch kein Konservierungsmittel, bleibt aber durch einen speziellen Verschluss wesentlich länger keimfrei.

Dosierung und Anwendungshinweise
Dosierung

Die Anwendung der Sprays und Tropfen erfolgt mehrmals täglich. Bis auf wenige Ausnahmen können auch Säuglinge diese Präparate erhalten. Emser® Nasensalbe und Rinupret® Spray enthalten ätherische Öle und sind erst ab zwei Jahren einsetzbar, Rhinomer® Plus ab sechs Jahren. Fast alle Präparate der Tabelle sind unkonserviert (Tab. 5.13). Sie sind erste Wahl. Die **Anwendungsdauer** ist prinzipiell nicht beschränkt. Bei anhaltenden Beschwerden über zwei Wochen sollte ärztlicher Rat eingeholt werden. Konservierte Formulierungen sollten nicht öfter als drei- bis viermal täglich und nicht länger als vier Wochen angewendet werden.

> **Hinweis**
>
> Hypertone Salzlösungen sind durch ihren abschwellenden Effekt bei akutem Schnupfen, isotone zur Regeneration und Pflege in der Langzeitanwendung geeignet.

Nasenduschen können etwa ab dem zwölften Lebensjahr angewendet werden. Den Jüngeren fällt die korrekte Handhabung oft schwer. Als unkonventionelle Nasenspülung bei Säuglingen empfehlen Kinderärzte, Salzlösungen über eine Insulinspritze (etwa 0,5 ml) oder mit der Einzeldosispipette (Bsp. Rhinomer® babysanft) zu verabreichen. Wird zur Nasenspülung Emser® empfohlen, ist auf

> Emser®-Salz nehmen Sie bei allen entzündlichen Prozessen, das Nasenspülsalz bei Allergien und zur täglichen Nasenpflege.

die unterschiedlichen **Konzentrationen** der **Nasenspülsalze** zu achten. Zur Therapie akuter und chronischer Sinusitiden und zur Operations-Nachbehandlung wird das reine Emser®-Salz, bei Allergien und zur Nasenpflege Emser®-Spülsalz eingesetzt. Hierbei handelt es sich um eine physiologische Salzmischung mit nur fünf Prozent Emser® Salz.

Die aktuelle Datenlage zu Nutzen und Risiko von Nasenspülungen ist sehr widersprüchlich. Insgesamt sind die Behandlungsergebnisse bei chronischer Sinusitis besser als bei akuter Verlaufsform. Zurzeit wird aber von einer **Langzeitanwendung** abgeraten, da durch den ständigen Auswaschungsprozess vorhandene Abwehrstoffe der Nasenschleimhaut (IgA, IgG, Lactoferrin, Lysozym) reduziert werden können. Die Behandlungsdauer soll bei täglicher Anwendung eine Woche nicht überschreiten. Über eine längerfristige Anwendung, im Rahmen einer chronischen Sinusitis, kann nur ein Arzt entscheiden. Entscheidend ist aber die individuelle Verträglichkeit des Patienten.

Anwendungshinweise

Es stehen Sprays, Tropfen, Einzeldosispipetten (Bsp. Rhinomer® babysanft), Nasensalben, Nasenspüllösungen oder Lösungen zur Inhalation über einen Vernebler zur Verfügung. Die Einnahmehinweise sind in Analogie zu Kap. 5.4.4 zu sehen. Bei den **Einzeldosispipetten** wird für Babys folgendes Procedere vorgeschlagen: ein Wattebällchen wird entsprechend dem Nasenloch geformt und mit der Lösung befeuchtet. Der getränkte Bausch wird eingeführt, gedreht und wieder herausgezogen. Die Lösung kann auch am Auge angewendet werden (siehe Fachinformation).

> Wenden Sie Bepanthen® Augen- und Nasensalbe nach der Anwendung in der Nase nicht mehr am Auge an.

Nasenspülungen mit Nasenduschen bedeuten für den Patienten erstmal eine Überwindung. Der Effekt ist für viele Anwender aber so überzeugend, dass Sie diese Prozedur auf sich nehmen. Praktischer als klassische Glasgeräte (Nasenspüler nach Harke oder Fränkel) sind moderne Kunststoff-Nasenduschen (Bsp. Rhino Care® Nasendusche, Emser® Nasendusche, Pari Montesol Nasendusche). Die hergestellte Lösung muss isotonisch oder schwach hypertonisch sein. Am einfachsten sind daher Portionsbeutel oder Dosierentnahmesysteme wie Pari Montesol. Hierbei wird die Dosierkammer durch mehrmaliges Zusammendrücken bis zum Dosierstrich gefüllt. Pro Dosiereinheit werden die Nasenduschen dann auf 250 ml aufgefüllt.

> Diese Reinigungstechnik der Nase stammt übrigens aus der Yogatradition.

> Ihre Nase wird gut durchgespült, dabei löst sich das Sekret und Sie können wieder durchatmen. Am besten machen Sie es eine Woche lang 2x täglich, über eine längere Anwendung entscheidet dann Ihr Arzt.

Praxistipp

Entscheiden Sie sich im Team für eine Nasendusche und schauen Sie sich das Handling an. Dann können Sie es ihren Patienten besser erklären. Die Salzlösung soll immer gemäß Packungsbeilage hergestellt werden. Von hypoosmolaren Nasenspülungen aus Kostengründen oder Spülungen mit Leitungswasser muss abgeraten werden. Neben lokalen Reizungen steigt die Inzidenz für nachfolgende Mittelohrentzündungen.

Das zugegebene Wasser darf 40 °C nicht übersteigen, da sonst das Hydrogencarbonat unter Kohlendioxidabgabe zerfällt und den pH-Wert anhebt. Wenn das Leitungswasser Trinkwasserqualität aufweist, kann dieses genommen werden. Ansonsten ist abgekochtes oder steriles Wasser zu empfehlen. Salzlösungen werden als Inhalation über einen **Vernebler** verabreicht. Nur so lässt sich ein geeignetes Aerosol erzeugen. Bei der manuellen Inhalation mit heißem Wasserdampf gelangt nicht genug Wirkstoff in die Atemwege. Auf diese Weise können nur flüchtige, thermostabile Wirkstoffe wie ätherische Öle zur Anwendung kommen. Sie werden vom Dampf und den Kondensationströpfchen transportiert (siehe Kap. 5.6.10).

> Salzlösungen sollten immer über einen elektrischen Vernebler inhaliert werden. Sonst gelangen nicht genügend Wirkstoffe in die Atemwege.

Nebenwirkungen, Kontraindikationen, Wechselwirkungen
Selten sind Reizerscheinungen wie Brennen oder Kribbeln in der Nase beschrieben.

> **Praxistipp**
>
> **Salzwasser**-Präparate sind etwa fünf Minuten **vor** dem Abschweller anzuwenden, um das Sekret von den Nasenscheidewänden zu lösen. Im Anschluss können Sympathomimetika in tiefere Schichten an der Schleimhaut vordringen. **Hyaluronsäure** und **Dexpanthenol** bilden einen lang anhaltenden Schutzfilm auf der Schleimhaut. Deswegen wird hier die Anwendung etwa 30 Minuten **nach** dem Abschweller empfohlen.

> Reinigen Sie die Nase erst mit Meerwasser, damit der Abschweller danach besser wirken kann!

Schwangerschaft und Stillzeit: Die Anwendung ist unproblematisch.

5.4.6 Pflanzliche Sekretolytika

Wirkungsweise
Sekretolytika stimulieren die Bildung von dünnflüssigem Sekret und erhöhen dadurch die Schleimmenge. Sie werden angewendet bei Sinusitis und Bronchitis (siehe Kap. 5.6.9). Für die Indikation Sinusitis kommen hauptsächlich pflanzliche Sekretolytika zum Einsatz: die ätherischen Öle Cineol und Myrtol sowie Sinupret® sind ausdrücklich für die Indikation Sinusitis zugelassen. Prinzipiell können auch die anderen pflanzlichen und chemischen Sekretolytika aus Kap. 5.6.9 empfohlen werden, die bei »Verschleimung der Atemwege« zum Einsatz kommen. Einige Patienten möchten aber ihr Anwendungsgebiet im Beipackzettel finden. **Ätherische Öle**, wie Cineol und Myrtol, wirken sekretolytisch, antiphlogistisch, antimikrobiell und antiobstruktiv. Einen festen Stellenwert haben sie daher auch in der Rezidivprophylaxe akuter Exazerbationen einer chronischen Bronchitis (Kap. 2.8). Cineol ist der Hauptwirkstoff des Eucalyptusöls. Myrtol ist ein pflanzliches ätherisches Öl, das auf Limonen, Cineol und α-Pinen standardisiert ist. **Sinupret**® enthält fünf verschiedene

> Der zähe Schleim wird gelöst, das angestaute Sekret kann abfließen. Das befreit Sie schnell vom lästigen Druckkopfschmerz.

> Ätherische Öle wirken schleimlösend und entzündungshemmend. Die entzündlich veränderte Schleimhaut schwillt ab und Sie merken den wohltuenden Geruch in der Nase. Sie können wieder durchatmen.

Pflanzenextrakte. Nachgewiesen sind sekretolytische, antiphlogistische, antimikrobielle und immunmodulierende Effekte.

Handelspräparate und Indikationen

> Um den Erfolg der Antibiotikabehandlung zu verbessern, empfehle ich Ihnen Sinupret®. Es verflüssigt den Schleim und verbessert die Wirkung des Antibiotikums.

Alle angeführten Fertigarzneimittel sind zugelassen bei akuter und chronischer Sinusitis, Gelomyrtol® und Soledum® darüber hinaus bei akuter und chronischer Bronchitis (Tab. 5.14).

Tab. 5.14 Fertigarzneimittel und Wirkstoffe pflanzlicher Sekretolytika bei Sinusitis

Handelspräparat	Wirkstoff
Gelomyrtol®	Myrtol
Sinupret®	Eisenkraut, Enzianwurzel, Gartensauerampferkraut, Holunderblüten, Schlüsselblumenblüten mit Kelch
Soledum®	Cineol

Dosierung und Einnahmehinweise
Dosierung

> Den besten Erfolg erzielen Sie, wenn Sie das Präparat noch zwei Tage nach Besserung einnehmen.

> Sinupret® wirkt besonders schnell, wenn Sie es etwa 30 Minuten vor jeder Mahlzeit einnehmen.

Die Tabelle 5.15 zeigt die Dosierungen für Kinder und Erwachsene. Im Rahmen der Selbstmedikation wird die **Einnahmedauer** für sieben bis vierzehn Tage empfohlen. Sollte nach diesem Zeitraum keine Besserung eingetreten sein, ist

Tab. 5.15 Tagesdosierungen pflanzlicher Sekretolytika bei Sinusitis

Handelspräparat	Dosis Erwachsene	Dosis Kinder
Gelomyrtol® forte Kaps., msr.*	Ab 12 J.: 3–4 x 1 Kaps., chronische Sinusitis: 2 x 1 Kaps.	13 kg KG – 6 J.: 1 x 1 Kaps., 6–10 J.: 2 x 1 Kaps., 10–12 J.: 2–3 x 1 Kaps.
Sinupret® Drag.	3 x 2 Drag.	6–11 J.: 3 x 1 Drag.
Sinupret® forte Drag.	Ab 12 J.: 3 x 1 Drag.	–
Sinupret® Saft	3 x 7 ml	2–5 J.: 3 x 2,1 ml, 6–11 J.: 3 x 3,5 ml
Soledum® Kaps., msr.*	Ab 12 J.: 3–4 x 2 Kaps.	2–12 J.: 3 x 1 Kaps.
Soledum® forte Kaps., msr.*	Ab 12 J.: 3–4 x 1 Kaps.	–

*msr: magensaftresistent

5.4 Therapieergänzung bei Sinusitis

ein Arzt zur weitergehenden Diagnostik zu Rate zu ziehen. Die Präparate sind aber auch in der Langzeitanwendung unbedenklich und daher bei chronischen Verlaufsformen zugelassen.

Einnahmehinweise

Alle Präparate sollten eine halbe Stunde **vor** dem Essen eingenommen werden. Bei Sinupret® hat sich dieser Einnahmemodus bewährt, da es über eine Stimulation gastrischer Rezeptoren wirkt (siehe Kap. 5.6.9). Bei den Kapselpräparaten liegt die Erklärung in der Magensaftresistenz. Die Liquitabs® werden auf einen Esslöffel gelegt und bis zum Rand mit stillem Wasser aufgefüllt. Die Tablette quillt dann auf und zerfällt zu einer einnahmebereiten Suspension.

> Nehmen Sie Gelomyrtol® bzw. Soledum® eine halbe Stunde vor dem Essen mit einem Glas zimmerwarmem Wasser ein. Heiße Getränke würden die Kapsel zu schnell anlösen.

Nebenwirkungen, Wechselwirkungen und Kontraindikationen

Magen-Darm-Beschwerden durch ätherische Öle oder Saponine in Sinupret® sind möglich. Bei ätherischen Ölen tritt diese Nebenwirkung häufiger auf.

> **Praxistipp**
>
> Wenn Patienten angeben, Ätherischöl-Kapseln nicht zu vertragen, hinterfragen Sie den Einnahmezeitpunkt.
> - Gelomyrtol® wird oft **zum** Essen eingenommen, sodass sich die magensaftresistente Kapselhülle schon anlöst. Wird der Einnahmemodus korrigiert, wird es meist problemlos vertragen.
> - Für das Präparat Soledum® konnte gezeigt werden, dass der Filmbildner auch bei gleichzeitiger Nahrungsaufnahme stabil bleibt. Bei empfindlichem Magen kann daher die Einnahme **zum** Essen erfolgen.
> - Sollten Magenprobleme trotz Modifizierung des Einnahmezeitpunktes anhalten, sind diese Patienten mit Sinupret® oder »magenneutralen« Präparaten wie z. B. Sinusitis Hevert® SL besser beraten.

Ätherische Öle dürfen nicht angewendet werden bei Keuchhusten, Pseudokrupp, Magen-Darm-, oder Gallenentzündungen und schweren Lebererkrankungen. Asthmapatienten sollten vor der Anwendung ihren Arzt befragen. Gelomyrtol® ist neben Allergien gegen den Hauptwirkstoff auch bei Unverträglichkeiten gegen Eucalyptus-, Süßorangen-, Myrten- oder Zitronenöl kontraindiziert.

Schwangerschaft und Stillzeit: Die Präparate können angewendet werden. In der Stillzeit ist zu berücksichtigen, dass ätherische Öle den Geschmack der Muttermilch verändern und zu Trinkproblemen führen können. Wenn ein solches Präparat gewünscht wird, sollte Cineol als Monopräparat empfohlen werden, da es so gut wie nicht in die Muttermilch übergeht und den Geschmack der Milch somit nicht verändert.

5.4.7 Bromelain

Wirkungsweise

Bromelain ist ein gefriergetrockneter Rohextrakt aus der Ananas. Die Wirksamkeit dieses Vielkomponentengemisches wird v. a. verschiedenen Enzymen zugesprochen. Im Strunk der Ananas befindet sich die höchste Konzentration an Bromelain. Bei der Behandlung von Erkrankungen der Atemwege werden entzündungshemmende, abschwellende und schmerzlindernde Effekte genutzt. Gute Therapieerfolge zeigen sich als Monotherapie bei unkomplizierter akuter Sinusitis und als Adjuvanz zur Antibiose bei akuter Sinusitis oder Exazerbationen einer chronischen Sinusitis. Studien belegen bis zu dreifach höhere Wirkspiegel von Amoxicillin und Tetracyclinen in Kombination mit Bromelain. Auch postoperativ, z. B., bei therapieresistenter chronischer Sinusitis, beschleunigt Bromelain den Heilungsprozess.

> Der zähe Schleim wird dünnflüssiger und kann so besser abfließen. Ihr Druckschmerz wird reduziert, Sie können wieder durchatmen und die Entzündung heilt schneller ab.

> Möchten Sie die Wirkung des Antibiotikums optimal verbessern?

Handelspräparate und Indikationen

Alle aufgeführten Präparate (Tab. 5.16) sind zugelassen bei akuten Schwellungszuständen nach Operationen und Verletzungen, insbesondere der Nase und Nebenhöhlen. Eine direkte Zulassung für die Indikation »akute Sinusitis« besteht also nicht. Ihr Einsatz wird aber von Fachgesellschaften befürwortet (siehe Kap. 2.4.3) und von HNO-Ärzten dann empfohlen, wenn eine entzündliche Schwellung ursächlich für die Befindlichkeitsstörung ist. Die postoperative Anwendung im Rahmen einer chronischen Sinusitis ist zulassungskonform.

Tab. 5.16 Fertigarzneimittel und Tagesdosierungen von Bromelain

Handelspräparat	Dosis ab 12 Jahre	Dauer Selbstmedikation
Bromelain-POS® Tabl.	1–2 x 1 Tabl.	4–5 Tage
Dontisanin® Tabl.	2–3 x 4 Tabl.	8–10 Tage
Phlogenzym® mono Tabl.	1–2 x 1 Tabl.	
Traumanase® Tabl.	2–3 x 2 Tabl.	

> Nehmen Sie die Tabletten eine halbe bis 1 Stunde vor oder 1,5 Stunden nach dem Essen ein.

Dosierung und Einnahmehinweise

Eine Zulassung besteht für Kinder ab zwölf Jahren. Die **Therapiedauer** im Rahmen der Selbstmedikation divergiert bei den einzelnen Präparaten und kann der Tabelle 5.16 entnommen werden. Da das Enzym durch den sauren Magen zerstört wird, sind die Tabletten magensaftresistent überzogen und sollten daher **nüchtern** eingenommen werden. Die Patienten sind auf die kühle Lagerung von Bromelain-POS® hinzuweisen.

> Lagern Sie Bromelain-POS® im Kühlschrank.

Nebenwirkungen, Wechselwirkungen und Kontraindikationen

Gelegentlich können allergische Reaktionen wie Hautausschläge, asthmaähnliche Zustände oder Magen-Darm-Beschwerden ausgelöst werden. Da Bromelain auch gerinnungshemmend wirkt, sollte es vier Tage vor einer Operation abgesetzt werden. **Vor** minimalinvasiven Eingriffen wie Zahnextraktionen ist diesbezüglich Rücksprache mit dem Arzt zu halten. Wie oben beschrieben werden sie **nach** Zahnoperationen häufig empfohlen und sind durch das Indikationsgebiet abgedeckt. Da das Blutungsrisiko nur der behandelnde Arzt abschätzen kann, sollte eine Selbstmedikation nicht erfolgen. Blutgerinnungsstörungen und eine Therapie mit Antikoagulanzien oder Thrombozytenaggregationshemmern sind im Beipackzettel als Kontraindikationen genannt. Eine verstärkte Blutungsneigung ist möglich, zur praktischen Relevanz hilft der Praxistipp weiter. Ausgeschlossen von der Therapie sind auch Nieren- oder Lebergeschädigte.

> Da Bromelain auch das Blut verdünnt, muss es vor großen Operationen abgesetzt werden. Vor kleineren Zahnoperationen entscheidet darüber Ihr Arzt.

Praxistipp

Die gleichzeitige Einnahme von Thrombozytenaggregationshemmern (z. B. ASS 100, Plavix®) wird trotz theoretischer Bedenken in der Praxis gut vertragen. Eine aktive Empfehlung ist aufgrund der Kontraindikation nicht möglich. Wenn ein Arzt zur Medikation geraten hat, können die Patienten aber beruhigt werden. Gleiches gilt unter gleichzeitiger Anwendung mit Marcumar® oder niedermolekularen Heparinen. Unter ärztlicher Aufsicht kann eine Komedikation erfolgen. Dabei sollte in den ersten vier Wochen der Anwendung einmal pro Woche der Gerinnungsstatus kontrolliert werden.

> Keine Sorge: aus langjähriger Erfahrung weiß man, dass die gleichzeitige Einnahme ohne Probleme vertragen wird.

Schwangerschaft und Stillzeit: Hinweise für schädigende Effekte bei Anwendung in der Schwangerschaft und Stillzeit sind nicht bekannt. In der Schwangerschaft sollte der Einsatz im Rahmen der Selbstmedikation aufgrund des gerinnungshemmenden Effektes von Bromelain unterbleiben und nur auf ärztlichen Rat abgegeben werden. Alternativ kann den Schwangeren frische Ananas empfohlen werden. Aufgrund der Zerstörung durch die Magensäure sind die Enzymdosen wesentlich geringer und somit unbedenklich. In der Stillzeit ist der Einsatz unproblematisch. Es ist unklar, ob und wie viel Bromelain in die Muttermilch geht. Selbst wenn der Säugling auf diesem Weg Bromelain erhalten sollte, ist die Substanz nicht schädlich.

5.4.8 Nasale Glucocorticoide

Wirkungsweise

Akute und chronische Sinusitis sind entzündliche Erkrankungen. Nasale Glucocorticoide stoppen über komplexe Reaktionskaskaden die lokale Entzündung. Eine Entzündungshemmung stellt daher einen sinnvollen Ansatz dar.

> Dieses Nasenspray wird bei der chronischen Sinusitis häufig verordnet. Auch bei der akuten Entzündung der Nebenhöhlen zeigen sich gute Therapieerfolge – besonders in der Kombination mit einem Antibiotikum.

Handelspräparate und Indikationen

Die Präparate (Tab. 5.17) sind bei allergischer Rhinitis und z. T. bei Nasenpolypen zugelassen. Eine definitive Zulassung für die Indikation besteht nicht (Ausnahme: Dexa-Rhinospray®). Ihr Einsatz wird aber von den Leitlinien befürwortet (siehe Kap. 2.4.3, 2.5.3). Häufig liegt auch eine allergische Grunderkrankung vor. Den Wirkstoff Beclometason gibt es auch verschreibungsfrei (Livocab™ direkt mit Beclometason, ratioAllerg® Heuschnupfenspray). Da die Präparate nur »Heuschnupfen« als Indikationsgebiet haben, wird nicht weiter auf sie eingegangen. Eine Selbstmedikation für die Indikation »Sinusitis« sollte nicht erfolgen.

💬 Dieser Wirkstoff wird auch mit Erfolg bei Heuschnupfen eingesetzt.

Tab. 5.17 Fertigarzneimittel, Wirkstoffe und Indikationen nasaler Glucocorticoide

Handelspräparat	Wirkstoff	Indikation
Aquacort®	Budesonid	Allerg., vasomotorische Rhinitis, Nasenpolypen
Avamys™	Fluticasonfuroat	Allerg. Rhinitis
Beconase® aquosum, Beclorhinol® aquosum	Beclometasondipropionat	Allerg. Rhinitis, Nasenpolypen
Dexa-Rhinospray® N sine	Dexamethason	Allerg. Rhinitis, Entzündungen, **Sinusitis**
Flutide® Nasal	Fluticasonpropionat	Allerg. Rhinitis
Nasacort®, Rhinisan®	Triamcinolonacetonid	Allerg. Rhinitis
Nasonex®	Mometason	Allerg. Rhinitis ab 6 J., Nasenpolypen ab 18 J.
Pulmicort® Topinasal	Budesonid	Allerg. Rhinitis, Nasenpolypen
Syntaris®	Flunisolid	Allerg. Rhinitis

💬 Das über die Nase zugeführte Cortison wurde in der Struktur so verändert, dass es fast nur lokal wirkt. Selbst bei mehrfacher Überdosierung ist es im Blut nicht nachweisbar. Der Wirkstoff Beclometason wurde als Erstes eingesetzt. Inzwischen sind weitere Substanzen hinzugekommen, die noch gezielter wirken und somit noch weniger systemische Nebenwirkungen hervorrufen. Dazu zählen z. B. Mometason und Fluticason.

Dosierung und Anwendungshinweise
Dosierung
Die Dosierungen sind der Tabelle 5.18 zu entnehmen.

5.4 Therapieergänzung bei Sinusitis

Tab. 5.18 Tagesdosierungen (Sprühstöße pro Nasenloch) nasaler Glucocorticoide

Handelspräparat	Dosis Erwachsene	Dosis Kinder
Aquacort®	2×2 oder 1×4, max. 4	Ab 6 J.: Dosis Erw.
Avamys™	1×2, max. 2	6–11 J.: 1×1–2, max. 2, ab 12 J.: Dosis Erw.
Beconase® aquosum, Beclorhinol® aquosum	1–4×1 oder 2×2, max. 4	Ab 6 J.: Dosis Erw.
Dexa-Rhinospray® N sine, nicht schütteln	3–4×2, max. 8	Ab 6 J.: Dosis Erw.
Flutide® Nasal	1–2×2, max. 4	4–11 J.: 1×1, max. 2, ab 12 J.: Dosis Erw.
Nasacort®, Rhinisan®	1×2, max. 2	6–12 J.: 1×1, max. 2, ab 12 J.: Dosis Erw.
Nasonex®	1×2, max. 1×4	6–12 J.: 1×1, max. 1, ab 12 J.: Dosis Erw.
Pulmicort® Topinasal	2×1 oder 1×2, max. 2	Ab 6 J.: Dosis Erw.
Syntaris®, nicht schütteln	2×2, max. 2×3	Ab 5 J.: 1×1, max. 3

💬 Schütteln Sie das Fläschchen vor der Anwendung. Drücken Sie vor der ersten Anwendung den Sprühkopf etwa 5–10-mal so lange, bis Sie einen feinen Nebel aufsteigen sehen. Das Spray ist dann einsatzbereit.

💬 Nehmen Sie das Spray noch weiter, auch wenn Ihre Beschwerden schon abgeklungen sind. Über die Dauer der Anwendung entscheidet Ihr Arzt.

Praxistipp

Bei der Erstabgabe ist dem Patienten zu vermitteln, dass die Wirkung nach circa acht Stunden einsetzt und sich in den nächsten Tagen ganz entfaltet. Wenn Patienten eine sofortige Linderung erwarten, wie sie es von den Sympathomimetika kennen, werden sie enttäuscht und geben u. U. zu früh auf.

💬 Dieses Spray lindert Ihre Beschwerden sehr effektiv. Haben Sie ein wenig Geduld: die Wirkung setzt meistens nach acht Stunden ein, der volle Effekt ist nach 2–3 Tagen erreicht. Dann wird Ihre Nase frei, sie hört auf zu laufen und sie müssen nicht mehr ständig niesen.

Die Behandlung soll auch über die Besserung hinaus weitergeführt werden. Sonst kehren die Symptome wieder zurück. Über die **Therapiedauer** entscheidet der Arzt. Sie ist sehr unterschiedlich und hängt sowohl vom Beschwerdebild als auch von Kofaktoren wie Polypen, Operationen usw. ab. Um das Ergebnis beurteilen zu können, werden Zeiträume von vier bis sechs Wochen empfohlen. Auch längere Anwendungen über sechs Monate oder länger kommen vor. Nach zweiwöchiger Anwendung kann, nach Rücksprache mit dem Verordner, eine Dosisreduktion erwogen werden. Die Erhaltungsdosis sollte so gering wie möglich sein, sodass eben noch Beschwerdefreiheit herrscht. Bei der Behandlung von Nasenpolypen wird eine zwölfwöchige Kur empfohlen. Das Ziel ist die Verhinderung einer Operation. Wenn sie doch notwendig wird, werden nasale Glucocorticoide postoperativ für sechs bis zwölf Monate eingesetzt.

Anwendungshinweise

> Putzen Sie sich vor der Anwendung die Nase

Die meisten Präparate sind vor Gebrauch zu schütteln (Ausnahmen siehe Tab. 5.18). Vor der ersten Anwendung sowie nach längerem Nichtbetätigen des Sprays muss die Dosis durch Ansaughübe bereitgestellt werden. Einmal in der Woche sollte das Gerät gereinigt werden. Genaue Angaben sind in den Beipackzetteln oder den Fachinformationen zu finden.

> Gut ist es, wenn Sie auf den Boden schauen und dann mit der linken Hand ins rechte Nasenloch sprühen und umgekehrt. Sprühen Sie den Wirkstoff nicht gegen die Nasenscheidewand, sondern an die Innenseite der Nasenflügel.

Vor der Anwendung sollten die Patienten die Nase ausschneuzen. Beim Sprühen sollte der Kopf leicht nach **vorne** geneigt werden. Das Spray wird aufrecht gehalten und die Sprühdose in einem Nasenloch platziert. Das Ende der Düse sollte dabei nicht gegen die Nasenscheidewand, sondern zur **Außenseite** der Nase hin gerichtet werden, um das Risiko für ein Dünnerwerden der Schleimhaut und Nasenbluten zu verringern. Lufteinziehen während des Sprühens verbessert die Verteilung der Lösung auf den Nasenschleimhäuten. Werden **zwei** Sprühstöße appliziert, so wird der erste in den oberen und der zweite in den unteren Teil der Nasenhöhle gesprüht. Bei einmal täglicher Gabe wird die Applikation am **Morgen** empfohlen.

Neben-, Wechselwirkungen und Kontraindikationen

> Dieses Nasenspray wird im Allgemeinen sehr gut vertragen.

Systemische Nebenwirkungen sind sehr selten. Höhere Dosen über lange Zeit sollten vermieden werden. Nach der Anfangsdosis wird eine niedrigere Erhaltungsdosis empfohlen. Bei Kindern sind regelmäßige Wachstumskontrollen wichtig, wenn sie das Medikament länger anwenden. Leichtes Nasenbluten ist möglich und zeigt sich besonders bei längerer Anwendung. Auch lokale Reizungen wie Brennen, Kribbeln oder ein Nachgeschmack können vorkommen. Aufgrund der sehr geringen Plasmakonzentrationen sind klinisch relevante Wechselwirkungen unwahrscheinlich. Eine gleichzeitige Anwendung von Fluticason (Flutide®, Avamys™) mit Ketoconazol oder Ritonavir (Bsp. Norvir®) sollte mit Vorsicht erfolgen. Die Kombination mit hochdosierten inhalativen oder systemischen Corticoiden muss hinsichtlich einer Beeinträchtigung der Nebennierenrinden-Funktion und des Cushing-Syndroms überwacht werden.

> Es ist üblich, dass Ihnen sowohl ein Cortison-Nasenspray als auch ein Antibiotikum verordnet wird. Nur in seltenen Fällen lassen die Ärzte das Antibiotikum vorerst weg.

Unter Glucocorticoiden ist prinzipiell, insbesondere bei systemischer Anwendung, die Infektionsgefahr erhöht. Bei akuten Infektionen der Nase durch Bakterien oder Pilze sollten daher auch topische Glucocorticoide nur appliziert werden, wenn gleichzeitig eine begleitende Therapie dieser Erreger durchgeführt wird. Deshalb wird bei der akuten bakteriellen Sinusitis meist ein Antibiotikum mit einem corticoidhaltigen Nasenspray kombiniert. Dennoch betonen die

Leitlinien auch für die Monotherapie einige gute Therapieerfolge. Entscheidend sind daher das klinische Bild und die Abwägung durch den Arzt. Aufgrund der immunsupprimierenden Effekte der Glucocorticoide ist die Behandlung akut infizierter oder per se immungeschwächter Patienten genau abzuwägen. Glucocorticoide beeinträchtigen die Wundheilung. Direkt nach einer Nasenoperation sollte ihr Einsatz daher zurückhaltend erfolgen.

Schwangerschaft und Stillzeit: Nasale und inhalierbare Glucocorticoide gehören auch in der Schwangerschaft und Stillzeit gemäß dem Stufenplan der Asthmatherapie zu den Mitteln der Wahl. Budesonid ist in der Schwangerschaft die bevorzugte Substanz. Allerdings gibt es keine Hinweise darauf, dass die anderen Wirkstoffe den Embryo oder Fetus schädigen. Deshalb muss eine gut eingestellte Patientin nicht generell umgestellt werden. Auch in der Stillzeit wird die nasale Anwendung als unbedenklich angesehen.

> Die Therapie mit Cortison als Nasen- oder Dosierspray wird auch in der Asthmatherapie während der Schwangerschaft fortgeführt.

5.4.9 Medikamentöse Alternativen

Anthroposophie

Tab. 5.19 Anthroposophische Fertigarzneimittel bei Sinusitis

Handelspräparat	Anwendungsgebiet	Tagesdosis
Wala Myristica sebifera comp. Glob.,	Hauptmittel bei Sinusitis	Ab 12 J.: 1–3 x 5–10 Glob., Dauer: 2 Wochen, **Cave!** Muskat
Wala Agropyron Glob.	Einfache, beginnende Sinusitis	2–4x, akut: alle 2 Std: 0–1 J.: 3 Glob., 1–6 J.: 5–7 Glob., 7–12 J.: 8–10 Glob., ab 12 J.: 10–15 Glob.
Wala Silicea comp. Glob.	Begleitend zur Myristica sebifera comp. oder Agropyron	0–2 J.: 1 x 3 Glob., 3–6 J.: 1 x 3–7 Glob., ab 6 J.: 1 x 5–10 Glob., Dauer: 1 Woche
Wala Berberis/Quarz Glob.	Rezidivierende Sinusitis	0–1 J.: 1–3 x 3 Glob., 1–6 J.: 1–3 x 3–7 Glob., ab 6 J.: 1–3 x 5–10 Glob., Dauer: 2 Wochen

> Wala Silicea comp. Kügelchen sind dann hilfreich, wenn Sie zusätzlich Ihr Fieber senken und den Kopf klären möchten.

> Wala Berberis/Quarz eignet sich zur Nachbehandlung und Rezidivprophylaxe über längere Zeit.

Tab. 5.19 Anthroposophische Fertigarzneimittel bei Sinusitis (Fortsetzung)

Handelspräparat	Anwendungsgebiet	Tagesdosis
Weleda Cochlearia Salbe	Sinusitis, Bronchitis, Pneumonie, Pleuritis	**Ab** 1 J.: 2–3x auf Nebenhöhlen auftragen, **Cave!** Meerrettich, Sesamöl
Wala Nasenbalsam	Akute und chronische Entzündungen des Nasen-Rachen-Raumes, Nebenhöhlen, Ohren	**Ab** 2 J.: mehrmals/Tag, Dauer: 2 Wochen, **Cave!** Eucalyptus, Perubalsam, Zimt, Asthma, Keuchhusten, Krupp, Allergien
Wala Nasenbalsam für Kinder		**Bis** 2 J.: mehrmals/Tag, Dauer: 2 Wochen, **Cave!** Perubalsam, Zimt, Allergien
Weleda Schnupfencreme	Akuter und anhaltender Schnupfen, Borken	**Ab** 2 J.: mehrmals/Tag, bis 5 J.: nur am Naseneingang, **Cave!** Echinacea, Thymian, Birke, Beifuß, Sellerie, Eucalyptus, Pfefferminz, Allergie
Weleda Rhinodoron® Nasenspray	Reinigung und Pflege der Nebenhöhlen	0–6 J.: 2–6 x 1 Sprühstoß, ab 6 J.: 2–6 x 1–2 Sprühstöße, **Cave!** Aloe, Post-OP

💬 Damit die Kügelchen gut wirken, lassen Sie sie unter der Zunge zergehen.

💬 Bei ausgeprägter allergischer Disposition sollten Sie Nasenbalsame von Wala und Weleda nicht anwenden. Überempfindlichkeitsreaktionen können nicht ganz ausgeschlossen werden.

💬 Die Schnupfencreme von Weleda ermöglicht durch das Abschwellen der Schleimhäute eine ungestörte Atmung durch die Nase. Aufgrund ihrer ausgleichenden Wirkung auf die Schleimhäute kann sie auch bei chronischem Schnupfen angewendet werden.

Schüßler-Salze

Tab. 5.20 Schüßler-Salze bei Sinusitis

Symptome	Salz-Nr.
Verstopfte Nase	4 + 12
Akute Sinusitis mit Druckgefühl, Kopfschmerz, Fieber	3
Sekret wässrig-klar	+ 8
Sekret wässrig-grau	+ 4
Sekret gelb-grün	+ 6 + 10
Sekret eitrig-gelb	+ 11 + 12 + Salbe Nr. 12
Chronische Sinusitis mit eitrigem Sekret	6 + 10 + 11, danach: 12 + Salbe Nr. 12
Chronische Sinusitis, stinkende Absonderungen aus der Nase	5
Nasenpolypen	2

💬 Wenn Ihre Nase entzündet und verstopft ist, empfehle ich Ihnen die Schüßler-Salze 4 und 12.

💬 Schüßler Nr. 6 ist immer dann geeignet, wenn der Körper unangenehm riechende Sekrete absondert. Jetzt benötigt Ihr Körper Ruhe! Zusätzlich können Sie die Wirkung mit Salz Nr. 10 unterstützen. Es transportiert die Giftstoffe aus dem Körper.

Homöopathie

Tab. 5.21 Homöopathische Einzelmittel bei Sinusitis

Krankheitsbild	Homöopathisches Mittel
Akute Stirnhöhlenentzündung, zähes Sekret, läuft Rachen hinunter, übler Geschmack im Mund, starke Stirnkopfschmerzen, zur Sekretolyse	Cinnabaris D 6
Akute Rhinosinusitis, dickes, gelbes, fädenziehendes Sekret, Gesichtsschmerzen, verlegte Nasenatmung	Kalium bichromicum D 6
Schnupfen mit Verschleimung, »Blase« aus gelblichem Schleim wächst bei jedem Atemzug aus der Nase, »Homöopathisches Sekretolytikum«	Sambucus nigra D 3
Verlust des Geruchsinns nach Infekten und Behandlung chemischer Substanzen	Nux vomica D 6, 3 x 1 Gabe/Tag, 3 Wochen, dann Luffa D 6,

💬 Kalium bichromicum ist das Mitel der Wahl bei akuter Sinusitis.

💬 Sambucus D 3 ist in jedem Alter bei Husten und Schnupfen ein effektiver Schleimlöser.

💬 Luffa D 6 eignet sich gut zur Nachbehandlung einer akuten Sinusitis und zur Besserung der Beschwerden bei chronischen Verlaufsformen.

Tab. 5.21 Homöopathische Einzelmittel bei Sinusitis (Fortsetzung)

Krankheitsbild	Homöopathisches Mittel
Nachbehandlung akuter, Rezidivprophylaxe bei chronischer Sinusitis	Luffa D 6 3 × 1 Gabe/Tag, 3 Wochen, 1 Woche Pause, Rhythmus ggf. mehrere Monate wiederholen
Hauptmittel gegen chronische Nasennebenhöhlenentzündungen bei zierlichen, leicht fröstelnden und häufig erkälteten Personen	Silicea D 6
Wiederkehrende Sinusitiden mit Neigung zu gelben oder grünen Nasensekreten	Thuja D 6

Anmerkung: Luffa ist bei Sinusitis mit zähflüssigem Sekret nur in D 6 anzuwenden, in D 12 wird es als Antiallergikum eingesetzt, insbesondere bei Tierhaarallergien mit dünnflüssigem Sekret.

Tab. 5.22 Homöopathische Komplexmittel bei Sinusitis

Handelspräparat	Anwendungsgebiet	Tagesdosis
Euphorbium comp. SN Nasentropfen	Schnupfen, Sinusitis	0–6 J.: 3–4 × 1 Sprühstöße, ab 6 J.: 3–5 × 1–2 Sprühstöße, **Cave!** Schilddrüse
Euphorbium comp. SN Tr.	Chronische Sinusitis, Tubenkatarrh	3–12 × /Tag: 1–6 J.: 5 Tr., 6–12 J.: 7 Tr., ab 12 J.: 10 Tr., **Cave!** Schilddrüse
Sinfrontal® Tabl.	Sinusitiden	Ab 12 J.: 2 × 1 Tabl., Dauer: 1 Woche, **Cave!** Nierenfunktionsstörungen
Sinusitis Hevert® SL Tabl.	Entzündungen des Hals-Nasen-Rachenraumes und Sinusitis	0–1 J.: 4 × 1 Tabl., ab 3 J.: 4 × 2 Tabl., Dauer: 8 Wochen, **Cave!** Echinacea, Schilddrüse, Bienengift-Allergie

5.4.10 Nichtmedikamentöse Therapiemaßnahmen

- Inhalation mit Kamille oder Salbei.
- Rotlicht.
- Ausreichend Luftfeuchtigkeit (etwa 40–60 %).
- Ausreichend Schlaf.
- Etwa zwei bis drei Liter Flüssigkeit pro Tag trinken.
- Zu Fieber siehe auch Kap. 5.3.8.
- Zur allgemeinen Infektprophylaxe siehe Kap. 6.4.

> Örtliche Wärmeanwendungen mit Rotlicht haben sich bewährt.

5.5 Therapieergänzung bei Otitis media

5.5.1 Abgrenzung zum Arztbesuch

- Allgemeine Krankheitszeichen:
  - Anhaltendes Erbrechen, Nackensteifigkeit, **Cave**! Meningitis.
  - Andauerndes, hohes Fieber > 39 °C.
  - Krampfanfall.
  - Bewusstseinsstörungen.
  - Ursache der Ohrenschmerzen völlig unklar.
- Auffälligkeiten am Ohr:
  - Zunahme der Schmerzen und des Ohrflusses.
  - Schwellung hinter der Ohrmuschel: »abstehendes Ohr«.
  - Schmerzen: hinter der Ohrmuschel, v. a. bei Beklopfen des Knochens oder bei Druck auf den Tragus, **Cave**! Otitis externa, (siehe Abb. 2.6, 2.7).
  - Minderung des Hörvermögens.
  - Druckgefühl im Ohr.
  - Lähmung der Gesichtsmuskeln: »verzogene Mimik«.
  - Gleichgewichtsstörungen, Schwindel.
  - Hörsturz, plötzliche Ohrgeräusche.
  - Ohrverletzungen jeder Art.
- Kinder unter sechs Jahren.
- Immunsupprimierte.
- **Cave**! Schwangere, Stillende.

Bei Verdacht auf eine Otitis media ist **immer** ein Arzt zu konsultieren. Das Ohr sollte otoskopisch untersucht werden, um Fremdkörper im Ohr auszuschließen und den Zustand des Trommelfells zu begutachten.

> Ohrenschmerzen sind grundsätzlich immer ein Fall für den Arzt. Wir können Ihnen allenfalls etwas zur Überbrückung mitgeben!

> Verstärken sich Ihre Schmerzen beim Ziehen am Ohrläppchen oder durch Druck auf die Ohrmuschel?

> Ist Ihr Hörvermögen beeinträchtigt?

5.5.2 BAK-Leitlinie: Fünf Fragen

Die Befragung des Patienten hat das Ziel, den Schweregrad der Erkrankung herauszufinden. Oft tritt eine Mittelohrentzündung im Rahmen von Infekten des Nasen-Rachen-Raumes auf. Fieber kommt häufig vor. Treten Ohrenschmerzen hingegen ohne einen parallelen Atemwegsinfekt auf, ist insbesondere bei Kindern auch an Fremdkörper wie kleine Spielgegenstände zu denken. Hier ist natürlich sofort an den Arzt oder ans Krankenhaus zu verweisen. Wenn

> Wo genau haben Sie Schmerzen? Seit wann haben Sie diese Beschwerden?

> Leiden Sie auch unter anderen Erkältungssymptomen?

> Waren Sie schon beim Arzt? Was hat er festgestellt?

sich die Schmerzen durch mechanische Einflüsse von außen verstärken, deutet dies auf eine Gehörgangsentzündung hin. Ein Arztbesuch ist auch dann angebracht. Für die Beratung ist auch wichtig, ob der Patient schon beim Arzt war.

5.5.3 Auswahlkriterien

Steht ein Patient mit Ohrenschmerzen in der Offizin, ist eine Selbstmedikation sehr eingeschränkt nur dann möglich, wenn er folgende Symptome schildert: **akute** leichte bis mäßige Schmerzen mit Druck im Ohr im Rahmen eines Infekts der oberen Atemwege.

Es können dann empfohlen werden:
— Analgetika, Antiphlogistika, Antipyretika.
— Lokale Sympathomimetika.
— Sekretolytika.
— Medikamentöse Alternativen (Bsp. Otovowen®, Otimed®, Homöopathie).

> Ich empfehle Ihnen jetzt etwas gegen Schmerzen. Sollten diese nach zwei Tagen nicht zurückgegangen sein, gehen Sie bitte zum HNO-Arzt.

Wenn diese Maßnahmen nach zwei bis drei Tagen keinen Erfolg bringen, ist ein Arztbesuch indiziert. Wenn aufgrund der Befragung des Patienten ein Arztbesuch indiziert ist, kann bei **starken** Schmerzen zur **Überbrückung** ein Analgetikum/Antiphlogistikum angeboten werden, wahlweise in Kombination mit Präparaten aus der Alternativen Medizin (z. B. Otovowen®, siehe Kap. 5.9). Anhand des Schweregrades der Erkrankung entscheidet sich der Arzt für eine symptomatische Therapie oder verordnet eine Antibiose. Die folgenden Empfehlungen dienen also auch der Beratung von Patienten, die mit einer Verordnung (Antibiose, Grünes Rezept) vom Arzt kommen.

Auch Maßnahmen zur allgemeinen Infektbehandlung können empfohlen werden. Kap. 6 stellt Therapieoptionen vor. Die allgemeinen Beratungsgrundsätze aus Kap. 5.1 sind zu beachten.

5.5.4 Analgetika, Antiphlogistika, Antipyretika

Die Wirkstoffe sind in Kap. 5.3.5 dargestellt.

> Parallel zum Antibiotikum sorgt das Ibuprofen für eine schnelle Schmerzlinderung. Bis das Antibiotikum die Ohrenschmerzen lindert, vergeht meist ein Tag. Deshalb ist es wichtig, zu Beginn beide Arzneistoffe zu kombinieren.

Praxistipp

Parallel zum Antibiotikum sollten die Eltern bei Ohrenschmerzen immer ein schmerzlinderndes Arzneimittel geben. Die begleitende Therapie ist wichtig, da Studien zufolge Antibiotika bei Kindern die Schmerzen in den ersten 24 Stunden nicht vermindern können (siehe auch Kap. 2.6.3).

5.5.5 Lokale Sympathomimetika

Wirkungsweise

Sympathomimetika führen zum Abschwellen der Schleimhaut in der Eustachischen Röhre. Dies erleichtert den Abfluss von Mittelohrsekret und nimmt den Druck vom Ohr. Das nach außen gewölbte Trommelfell kann sich wieder entspannen und die Schmerzen lassen nach.

> **Praxistipp**
>
> Die Nasentropfen werden ausschließlich in die Nase, nicht ins Ohr appliziert.

Ist nur ein Ohr betroffen, reicht meist die Anwendung im Nasenloch der entsprechenden Gesichtshälfte. Da oft eine Begleitrhinitis vorhanden ist, werden beide Nasenlöcher behandelt. Je nach Alter des Patienten kommen unterschiedliche Wirkstärken zum Einsatz. Bei Kleinkindern bis zwei Jahre sind Tropfen verfügbar, danach können auch Sprays appliziert werden. Ärzte setzen für diese Indikation auch bei größeren Kindern und Erwachsenen bevorzugt Tropfen ein, da die Verteilung im Nasen-Ohr-Bereich besser ist. Weitere Hinweise sind im Kapitel 5.4.4 zu finden.

5.5.6 Sekretolytika

Ohrenschmerzen bei verlegter Nasenatmung in Kombination mit vermindertem Hörvermögen, Druckgefühl und Knacken im Ohr sprechen gut auf Sinupret® an. Erläuterungen dazu finden sich in Kap. 5.4.6. Ergänzend können auch ACC, Ambroxol oder ätherische Öle empfohlen werden. Die Auswahl kann anhand der Begleitsymptomatik getroffen werden. Kap. 5.6.9 befasst sich ausführlich mit dieser Substanzklasse.

5.5.7 Ohrentropfen

Alle Ohrentropfen, die im Rahmen der Selbstmedikation abgegeben werden, dürfen nur bei **intaktem Trommelfell** zur Anwendung kommen. Liegt eine Perforation vor, kann nur der Arzt über die Anwendung entscheiden. Ein gängiger Praxistest ist im Kasten beschrieben.

▶ Die Schleimhaut im Nasen-Rachenraum kann abschwellen. Dadurch wird die Ohrtrompete wieder durchgängig und die Flüssigkeit kann aus dem Mittelohr in den Rachen abfließen.

▶ Wenn die Tropfen im Rachen zu schmecken sind, sind sie auch da angekommen, wo sie hin sollen.

▶ Da Ohr und Nase miteinander verbunden sind, wird es Ihnen gut helfen, wenn Sie noch etwas zum Abschwellen des Schleims einnehmen. Wenn Sie möchten, kann ich Ihnen gerne etwas empfehlen.

> Halten Sie Nase und Mund zu und schneuzen Sie. Wenn Sie dann außer dem normalen Knirschen ein pfeifendes Geräusch hören, deutet dies auf ein beschädigtes Trommelfell hin.

Test auf intaktes Trommelfell
- Vasalva'scher Versuch: Nase zuhalten und gleichzeitig Schneuzen! Entsteht ein Pfeif- oder Zischgeräusch, ist das Trommelfell defekt!
- Sollten Tropfen trotzdem appliziert worden sein, merken Patienten dies an einer deutlichen Geschmackswahrnehmung, da die Lösung über die Paukenhöhle und Trompete in den Nasen-Rachen-Raum fließt.
- Ins Mittelohr gelangte Arznei- oder Hilfsstoffe (z. B. Propylenglykol) können ototoxisch wirken!

> Wärmen Sie die das Fläschchen vor der Anwendung kurz mit den Händen oder durch Tragen in der Hosentasche. Dann legen Sie sich auf die Seite. Optimal ist es, wenn Ihnen jemand die Tropfen appliziert. Damit sich die Tropfen gut verteilen, bleiben sie noch etwa 15 Minuten seitlich liegen. Ein Verschluss des Ohres mit Watte ist nicht nötig.

Ohrentropfen werden vor dem Einträufeln in den Gehörgang leicht mit der Hand **angewärmt**. Das Trommelfell reagiert auf kalte Tropfen mit Schmerzen. Nach Möglichkeit sollte eine zweite Person die Tropfen beim seitlich liegenden Patienten applizieren. Bei Kindern fließen die Tropfen besser in den Gehörgang, wenn man die Ohrmuschel leicht nach hinten und unten zieht, bei Erwachsenen empfiehlt sich der Zug nach hinten und oben. Die Seitenlage sollte nach der Anwendung noch fünf bis 15 Minuten beibehalten werden.

Praxistipp
Applikation von Ohrentropfen:
- Körperwarm
- Seitenlage
- Gehörgangskrümmung ausgleichen
- Kein Verschluss mit Watte

Otalgan®

> Ich rate Ihnen von diesen Ohrentropfen ab. Sie erreichen nicht den Ort der Entzündung, sondern bleiben im Außenohr. Besser helfen Ihnen abschwellende Präparate und ein Schmerzmittel. Wenn Sie möchten, empfehle ich Ihnen gerne etwas.

Otalgan® enthält als Wirkstoffe Phenazon und Procain. Analgetische Ohrentropfen sind bei Mittelohrentzündungen **nicht sinnvoll**, da sie das Trommelfell nicht durchdringen und nicht ins Mittelohr gelangen. Bei Ausfluss aus dem Ohr (Otorrhö) werden die Wirkstoffe zudem ausgeschwemmt. Sie können im äußeren Gehörgang zum Aufquellen des Schmalzes führen und so eine otoskopische Untersuchung beeinträchtigen. Eine aktive Empfehlung sollte daher **nicht** ausgesprochen werden. Wenn ein Kunde Otalgan® verlangt, ist ihm dies zu vermitteln. Otalgan® ist zugelassen bei äußerer Ohrentzündung und Otitis media. Die Anwendung im Rahmen der Selbstmedikation ist auf fünf Tage beschränkt und darf erst ab dem dritten Lebensjahr erfolgen. Die Dosierung in der Altersgruppe zwischen drei und 14 Jahren beträgt drei bis viermal täglich zwei bis drei Tropfen, ab 15 Jahren drei bis viermal fünf Tropfen. Das Präparat darf nicht angewendet werden bei Pyrazolon-Allergie, also wenn Metamizol, Propyphenazon oder Phenazon nicht vertragen werden oder unter gleichzeitiger Behandlung mit Sulfonamiden oder Penicillin G. Sonst wird das Präparat gut vertragen, Überempfindlichkeitsreaktionen sind sehr selten.

Schwangerschaft und Stillzeit: Der Einsatz ist wegen der nicht belegten Wirksamkeit bei Otitis media nicht gerechtfertigt.

5.5.8 Druckausgleich im Mittelohr mit Nasenballons

Wirkungsweise

Wenn Viren und Bakterien aus dem Nasen-Rachen-Raum über die Ohrtrompete ins Mittelohr gelangen, verursachen sie dort eine Entzündung der Schleimhaut und evtl. einen Paukenerguss. Bei Kindern ist die Trompete noch so eng, dass sie schon bei leichten Entzündungen anschwillt. Eiter und Entzündungsflüssigkeit können dann nicht mehr abfließen. Auch durch schnelle Luftdruckveränderungen wie beim Fliegen oder Tauchen kann sich die Ohrtrompete verschließen. Es entsteht dann ein Unterdruck und ein Gefühl »wie Watte im Ohr«. Das Hören ist erschwert. Auch chronische Ohrentzündungen mit oder ohne Paukenerguss können die Folge sein. Bei Kindern sind zudem Sprach- und Entwicklungsstörungen möglich. Der Druckausgleich im Mittelohr kann mithilfe eines **Nasenballons** trainiert werden. Die Ballons werden vor allem bei Kindern mit chronisch-rezidivierenden Tuben-Mittelohr-Entzündungen angewendet. Ein wichtiges Ziel dabei ist, die operative Einlage eines Paukenröhrchens zu verhindern.

> Ein Paukenerguss ist eine Ansammlung von Flüssigkeit im Mittelohr.

Handelspräparate und Indikationen

Die beiden Medizinprodukte (Tab. 5.23) sind geeignet bei allen Beschwerden mit negativem Druck im Mittelohr. Dazu zählen z. B. chronischer Tuben-Mittelohr-Katarrh, chronische Tubenfunktionsstörung oder ein Paukenhöhlenerguss. Auch bei schnellen Veränderungen des Luftdrucks wie beim Fliegen, Tauchen sowie Berg- und Talfahrten können die Systeme zum Druckausgleich benutzt werden.

> Die Ballons eignen sich auch gut zum Druckausgleich beim Fliegen!

Tab. 5.23 Nasenballons

Handelspräparat	Zusammensetzung
Otobar®, Otobar® Ersatzballons, Otobar® Ersatzballons stark	1 Nasenstück + 5 Ballons, 5 Ballons, 5 Ballons stark
Otovent®	1 Nasenstück + 5 oder 15 Ballons

> Die Ballons Otobar® stark erfordern mehr Kraft beim Aufblasen und sind daher für geübte Kinder und Erwachsene bei schweren Verlaufsformen geeignet.

Dosierung und Einnahmehinweise

Das System ist für Kinder ab drei Jahren und für Erwachsene geeignet. Kinder sollten während der Anwendung immer von einem Erwachsenen überwacht werden. Das Training kann zwei bis dreimal am Tag am betroffenen Ohr wiederholt werden. Manchmal sind mehrere Monate notwendig, bevor eine Wirkung eintritt. Stellt sich der Effekt nicht ein, wird der Kopf nach vorne und das Kinn zur Seite des Nasenstücks gedreht und der Ballon dann aufgeblasen. Anschließend wird versucht, die Öffnung der Ohrtrompete durch Kieferbewegungen wie beim Gähnen oder Schlucken zu erleichtern. Als letzte Option kann fünf Minuten vor der Anwendung ein abschwellendes Rhinologikum angewendet werden. Ein Ballon sollte nach etwa drei bis vier Tagen ausgetauscht werden. Das Nasenstück wird nach jedem Gebrauch mit milder Seifenlösung gereinigt. Otovent® erzeugt etwas größere Ballons als Otobar®. Die Ballons Otobar® stark erfordern einen höheren Aufblasdruck. Dies kann in hartnäckigen Fällen indiziert sein.

Nebenwirkungen, Kontraindikationen, Wechselwirkungen

Bei starkem Schnupfen, akuter Otitis media und bei eitrigem Ausfluss aus dem Ohr soll die Anwendung unterbrochen werden, um eine Keimverschleppung ins Mittelohr zu verhindern. Durch spitze Fingernägel oder Überdehnung beim Aufziehen oder Aufblasen kann der Ballon beschädigt werden. Das Material wird schnell spröde. Daher sollten die Ballons nicht über 25 °C gelagert werden. Zum Training dürfen nur die vorgesehenen Ballons verwendet werden. Normale Luftballons sind nicht erlaubt, da ein bestimmter Luftdruck für den Druckausgleich erforderlich ist! Ist er zu gering, wird die Ohrtrompete nicht geöffnet und der Druckausgleich kann nicht erzielt werden. Ist er zu groß, kann das Trommelfell verletzt werden. Bei Latex-Allergie ist die Anwendung kontraindiziert.

5.5.9 Medikamentöse Alternativen

Anthroposophie

Tab. 5.24 Anthroposophische Fertigarzneimittel bei Otitis media

Handelspräparat	Anwendungsgebiet	Tagesdosis
Wala Aconit Ohrentropfen	Otitis media, Otitis externa	3–5 x 1 Tr., Dauer: 1 Woche, **Cave!** Campher, perforiertes Trommelfell
Wala Levisticum Ohrentropfen	Otitis media, im Anschluss an Aconit Ohrentropfen	0–5 J.: 1–3 x 1–2 Tr., ab 6 J.: 2 x 3–4 Tr., **Cave!** Liebstöckel, perforiertes Trommelfell

---

Stecken Sie den abgerundeten Nasenansatz in ein Nasenloch und halten Sie das andere zu. Schließen Sie den Mund und blasen Sie dann den Ballon auf bis es »knackt« und er so groß wie eine Apfelsine (Otobar®) bzw. Grapefruit (Otovent®) ist.

Verzweifeln Sie nicht: die Anwendung erfordert etwas Übung.

Blasen Sie die Ballons nicht weiter auf als vorgesehen. Die Ballons können sonst platzen.

Sie dürfen keine Partyluftballons verwenden. Ersatzballons bekommen Sie bei uns.

Wärmen Sie die Tropfen vor der Anwendung etwas an. Halten Sie sie eine Weile in der Hand oder tragen Sie sie kurz in der Hosentasche.

Tab. 5.24 Anthroposophische Fertigarzneimittel bei Otitis media (Fortsetzung)

Handelspräparat	Anwendungsgebiet	Tagesdosis
Weleda Levisticum H 10% Öl	Otitis media	So oft wie möglich auf Mastoid auftragen, 2–3x/Tag getränkte Watte in den Gehörgang, **Cave!** Liebstöckel, perforiertes Trommelfell
Wala Apis/Levisticum II Glob.	Schmerzhafte Entzündungen, u. a. Otitis media. Im akutem Stadium im stündlichen Wechsel, nach Abklingen für einige Tage **nach** Silicea comp.	Bis 12 J.: 2–4x, akut alle 2 Std.: 0–1J.: 3 Glob., 2–6 J.: 5–7 Glob., 6–12 J.: 8–10 Glob., ab 12 J.: 2–3x, akut stdl. 5–10 Glob., Dauer: 3 Wochen, **Cave!** Bienengift-Allergie
Wala Silicea comp. Glob.	Entzündungen im Kopfbereich, z. B. Nebenhöhlen, Ohr. Im akutem Stadium im stündlichen Wechsel, nach Abklingen für einige Tage **vor** Apis/Levisticum II	0–2 J.: 1 x 3 Glob., 3–6 J.: 1 x 3–7 Glob., ab 6 J.: 1 x 5–10 Glob., Dauer: 1 Woche
Weleda Levisticum Rh D 6 Tr.	Akute Otitis media	1–3x, akut alle 1–2 Std.: 0–2 J.: 3–5 Glob., 3–5 J.: 5 Glob., 6–11 J.: 5–8 Glob., ab 12 J.: 5–10 Glob.
Wala Nasenbalsam, Nasenbalsam für Kinder Weleda Schnupfencreme Weleda Rhinodoron® Nasenspray	Ergänzend zur Belüftung des Mittelohrs	Siehe Sinusitis, Tab. 5.19

💬 Diese Ohrentropfen aus der anthroposophischen Medizin haben sich bei Mittelohrentzündungen sehr bewährt.

💬 Für einen nachhaltigen Effekt können Sie nach Abklingen der akuten Beschwerden zunächst einige Tage mit Silicea comp., dann mit Apis/Levisticum II zur »Trockenlegung« des Mittelohres nachbehandeln.

💬 Rhinodoron® Nasenspray erleichtert den Abfluss von zähem Sekret und pflegt durch Aloe vera.

Schüßler-Salze

> Nr. 6 und 10 sollten Sie immer kombinieren. Die Nr. 6 erleichtert das Abfließen von gelbem Ohrsekret, die Nr. 10 transportiert es aus dem Körper.

Tab. 5.25 Schüßler-Salze bei Otitis media

Krankheitsbild	Salz-Nr.
Ohrschmerzen, klopfend-pochend	3: bei starken Schmerzen 20–30 St./Tag
Schwellung im Ohr	+4 : akut alle 5–10 Min. lutschen
Druck im Ohr	+10
Gelbe Absonderungen aus Ohr	6 + 10: akut alle 5–10 Min. lutschen, danach: 12
Akute und chronische eitrige Otitis	11 + 12 + äußerlich Salbe Nr. 12
Hörstörungen durch Schwellung im Mittelohr	4

> Schüßler Salbe Nr. 12 fördert die Abheilung eitriger Prozesse.

Homöopathie

> Als Sofortmaßnahme können Sie Belladonna D 6 Globuli + Ferrum phos. D 6 Tabletten im stündlichen Wechsel einnehmen.

Tab. 5.26 Homöopathische Einzelmittel bei Otitis media

Krankheitsbild	Homöopathisches Mittel
Plötzlich einsetzende, klopfende Ohrenschmerzen, meist rechts, große Empfindlichkeit gegenüber Geräuschen, rotes Ohr/Gesicht; hohes Fieber, starkes Schwitzen, großer Durst	Belladonna D 6
Plötzliche, heftige Schmerzen, oft nach kaltem Wind, Fieber steigt rasch an, Ohren rot, eine Wange blass, eine rot	Aconitum D 6
Plötzliche Schmerzen, evtl. Fieber, rote Ohrläppchen, eine Wange blass, eine rot, gereiztes, quengeliges Kind, oft beim Zahnen	Chamomilla D 6
Sich langsam entwickelnde Otitis, leichte Schmerzen, geringes Fieber, Wechsel der Gesichtsfarbe, Kinder brauchen Ruhe, wollen aber toben	Ferrum phosphoricum D 6

5.5 Therapieergänzung bei Otitis media

Tab. 5.26 Homöopathische Einzelmittel bei Otitis media (Fortsetzung)

Krankheitsbild	Homöopathisches Mittel
Paukenerguss mit Hörverlust oder Ohrgeräuschen, brennende, stechende Schmerzen, Akutmittel, »Apis löst Flüssigkeit aus Hohlräumen«	Apis mellifica D 6; 3 x 1 Gabe pro Tag für 3 Wochen
Chronischer Paukenerguss, Hörverlust, »Watte im Ohr«, Druckgefühl, Schleim	Kalium chloratum D 6 im Anschluss an Apis, 3 x 1 Gabe/Tag für 3 Wochen
Paukenerguss als Folge einer Otitis mit Perforation des Trommelfells, anhaltender Rachenschleim als »Straße«	Silicea D 12

💬 Einen Paukenerguss kann man mit Apis und Kalium chloratum gut behandeln. Manchmal muss dann kein Paukenröhrchen mehr eingesetzt werden.

Tab. 5.27 Homöopathische Komplexmittel bei Otitis media

Handelspräparat	Krankheitsbild	Tagesdosis
Otovowen® Tr.	Otitis media (Therapie und Prophylaxe), Ohrenschmerzen, Ohrgeräusche, Schwerhörigkeit infolge Verschleimung, Schnupfen	Angabe: akut/chronisch: max. 12x/ 1–3x: 0–1 J.: 2–4 Tr., 2–5 J.: 4–7 Tr., 6–12 J.: 5–10 Tr., ab 12 J.: 12–15 Tr., Dauer: max. 8 Wochen, **Cave!** Echinacea, Schilddrüse
VoWen®-T Tabl.		Akut: alle 30 Min., chronisch: 3 x 1–3 Tabl., Dauer: max. 8 Wochen, **Cave!** Echinacea, Schilddrüse
Otimed® Tr.	Therapie und Prophylaxe der Otitis media	Angabe: akut/chronisch: max. 12x/ 1–3x: 0–6 J.: 2–5 Tr., 6–12 J.: 3–7 Tr., ab 12 J.: 5–10 Tr., **Cave!** Schilddrüse
Otofren® Tabl.	Akute und chronische Otitis media	Akut: 0–1 J.: 4 Tabl., 1–6 J.: 6 Tabl., ab 6 J.: max. 12 Tabl., chronisch: 1–3 Tabl., **Cave!** Schilddrüse

💬 Das homöopathische Mittel Otovowen® hat sich in der Erstversorgung sehr bewährt. Das schmerzende Ohr muss nicht berührt werden. Bereits nach 3–4 Stunden geht es Ihrem Kind besser. Wenn die Schmerzen nach zwei Tagen nicht weg sind, gehen Sie bitte zum Arzt.

💬 Fünf Tropfen Otovowen® enthalten soviel Alkohol wie 100 ml Apfelsaft.

💬 Zehn Tropfen Otimed® haben weniger Alkohol als 100 ml Apfelsaft.

💬 Otofren® schmecken leicht nach Schwefel. Das ist normal.

> Diese homöopathischen Komplexmittel wirken schmerzlindernd und entzündungshemmend im Mittelohr.

> Otimed® nehmen Sie mit etwas Flüssigkeit vor den Mahlzeiten ein.

> Achten Sie darauf, dass Ihr Kind bei Fieber viel trinkt. Es darf auch schon mal sein Lieblingsgetränk sein, wenn es Tee oder Wasser ablehnt.

> Bei Ohrenschmerzen brauchen Kinder viel Zuwendung, körperliche Schonung und ausreichend Flüssigkeit.

> **Hinweis**
> Otovowen® sind Tropfen, die unverdünnt eingenommen werden. Um die Akzeptanz insbesondere bei Kindern zu erhöhen, kann die Einnahme in Flüssigkeit (Wasser, Saft oder Tee) erfolgen. VoWen®-T ist die dazu vergleichbare Tablettenform.
> Otimed® wird mit Wasser verdünnt getrunken.

5.5.10 Nichtmedikamentöse Alternativen
− Ohren im Freien warm halten, mit Mütze oder Stirnband.
− Ausreichende Flüssigkeitszufuhr, insbesondere bei Fieber.
− Feuchte Wärme in Form eines **Zwiebelsäckchens**:
  − Zwiebel klein hacken und in einen tg®-Fingerling füllen. In einen Plastikbeutel geben und diesen auf Körpertemperatur erwärmen. Aus dem Plastikbeutel nehmen und auf das Ohr legen. Mit einem Schal oder Mütze abdecken und 20 Minuten wirken lassen. Allicin wirkt antibakteriell.
− Bei chronischen Ohrinfekten Druckausgleich mit Nasenballons trainieren.
− Zu Fieber siehe auch Kap. 5.3.8.
− Zur allgemeinen Infektprophylaxe siehe Kap. 6.4.

> **Praxistipp**
> Bei starken Ohrenschmerzen oder akuter Entzündung sind Rotlicht oder die Wärmflasche nicht immer vorteilhaft. Oft wird das Krankheitsgeschehen dadurch angefacht und verschlimmert die Beschwerden. Bei milden Verlaufsformen können sie angewendet werden.

5.6 Therapiergänzung bei Husten

5.6.1 Abgrenzung zum Arztbesuch

> Husten der länger als eine Woche anhält und eher schlechter als besser wird, muss ärztlich abgeklärt werden.

− Husten ohne erkennbaren Grund über länger als zwei bis drei Tage.
− Husten im Rahmen eines Atemwegsinfekts über ein bis zwei Wochen.
− Husten mit hohem Fieber > 39 °C oder Fieber länger als zwei bis drei Tage, **Cave**! Bronchtis, Pneumonie.
− Selbstmedikation sieben Tage ohne erkennbare Besserung.
− Kurzatmigkeit.
− Atemnot.
− Pfeifen- oder Rasselgeräusche beim Atmen.
− Schmerzen beim Atmen oder Husten, Stechen in der Seite, **Cave**! Pneumonie.

- Sekretverfärbung:
  - Eitrig, gelb-grün, **Cave**! Bakterielle Superinfektion, COPD.
  - Blutig-rostbraun, **Cave**! Bronchialkarzinom, Tuberkulose, Lungenembolie, Linksherzinsuffizienz.
- Dauerhafter Reizhusten länger als eine Woche.
- Husten, der unter Belastung auftritt:
  - Asthmatiker?
  - Herzkranke?
- Husten als Nebenwirkung von Arzneimitteln: ACE-Hemmer, inhalative Arzneisprays, Amiodaron, Sulfonamide, Methotrexat, Interferon α-2a und α-2b, Betablocker, NSAR?
- Typische tageszeitliche Schwankungen:
  - Akute Infekte: **morgens**.
  - Reizhusten: stärker abends nach dem Hinlegen.
  - Asthmatiker: 2–4 Uhr nachts.
  - Chronische Bronchitis, COPD, Raucher: morgens.
  - Keuchhusten: Husten über drei Monate, auch nachts.
  - Refluxkrankheit (GERD): mogens.
  - Herzschwäche: nachts oder beim Hinlegen.
- Husten in bestimmten Situationen: Arbeitsplatz, Tierstall, Wiese, Lebensmittel, **Cave**! Allergie.
- Asthmatiker, COPD-Patienten (Raucher?).
- Säuglinge, Kleinkinder unter sechs Jahre,
- Patienten über 60 Jahren,
- **Cave**! Schwangere und Stillende.

5.6.2 BAK-Leitlinie: fünf Fragen

Als Erstes sollte die **Ursache** des Hustens abgeklärt werden. Dabei ist es wichtig zu wissen, ob es sich um einen Atemwegsinfekt, eine Nebenwirkung auf Arzneimittel oder eine Allergie handelt. Auch die Frage nach der **Tageszeit** gibt dabei Rückschlüsse auf Grunderkrankungen oder Allergien (s. o.). Dann sind die **Dauer** und die **Art** des Hustens abzufragen. Husten, der länger als eine Woche anhält und eher schlechter als besser wird, muss ärztlich abgeklärt werden. Eine Lungenentzündung kann bei älteren Patienten sehr symptomarm verlaufen, sodass nach dieser Zeit eine diagnostische Abklärung empfohlen wird. Bei Kindern sollte die Selbstmedikation sehr zurückhaltend erfolgen. Wenn keine weiteren Anzeichen eines Infekts vorhanden sind, kann Husten ein Reflex auf das Verschlucken von Spielzeug sein.

💬 Ein blutiges Sekret kann zahlreiche Ursachen haben. Bitte lassen Sie sich schnellstmöglich untersuchen.

💬 Asthmahusten tritt typischerweise um vier Uhr morgens auf!

💬 Wenn saurer Mageninhalt die Speiseröhre hochsteigt, wird der Kehlkopf gereizt und Sie husten vor allem morgens.

💬 Sind Sie auch erkältet oder haben Fieber? Welche anderen Arzneimittel nehmen Sie jeden Tag ein?

💬 Wann ist er am schlimmsten: morgens, nachts, während der Arbeit oder ständig?

💬 Seit wann haben Sie Husten? Wie äußert sich der Husten? Ist er eher trocken oder merken Sie Schleim in den Atemwegen? Wie sieht der Auswurf aus? Haben Sie Schmerzen beim Husten? Haben Sie bereits Hustenmittel ausprobiert und wenn ja, mit welchem Erfolg?

5.6.3 Fließschema Auswahlkriterien

Husten verändert sich im Verlauf eines typischen Atemwegsinfektes von trocken in schleimhaltig, siehe dazu Kap. 2.7.2.

Selbstmedikation kann bei akuten, milden Verläufen ohne Fieber erfolgen:
- **Antitussiva** sind bei trockenem Husten für maximal fünf Tage möglich. Hier ist die weitere Differenzierung des Lokalisationsortes zu beachten, siehe 5.6.6.
- **Expektoranzien** sind bei produktivem Husten für etwa eine Woche anwendbar.

Bei **Rauchern** haben sich dabei ACC, Ambroxol, Cineol oder Myrtol zur Stabilisierung der Bronchialstruktur bewährt. Kommt es innerhalb dieses Zeitraumes zu keiner wesentlichen Besserung, ist ein Arztbesuch indiziert. Husten ist ein Symptom, das trotz Behandlung nicht von heute auf morgen verschwindet. Wenn Patienten aber das Gefühl haben, dass ihre derzeitige Therapie erfolglos ist, sollten Wirkstoff und Arzneiform gewechselt werden.

Die folgenden Präparate können auch gut als Therapieergänzungen zum Antibiotikum empfohlen werden. Ambroxol und Bromhexin verbessern die Aufnahme von einigen Antibiotika ins Lungengewebe (siehe Kap. 5.6.9). Auch Maßnahmen zur allgemeinen Infektbehandlung können angeboten werden. Kap. 6 geht darauf ein. Das Fertigarzneimittel Angocin® enthält antimikrobielle Senföle und ist zugelassen bei Katarrhen der Atemwege (siehe Kap. 6.2.2). Die allgemeinen Beratungsgrundsätze aus Kapitel 5.1 sind zu beachten.

Als **verschreibungspflichtige** Therapieoption werden Antitussiva vorgestellt.

5.6.4 Antitussiva

Allgemeines

Antitussiva mindern den Hustenreiz über **zentrale** oder **periphere** Effekte (Abb. 5.4).

Sie sind entweder zentral wirksam über eine Blockade des Hustenzentrums in der Medulla oblongata im Stammhirn oder wirken peripher hemmend auf Hustenrezeptoren im Bronchialtrakt. **Sensible** (afferente) Fasern leiten die von den verschiedenen Hustenrezeptoren des Atemtraktes registrierten Reize an das Hustenzentrum weiter. Die daran beteiligten Chemorezeptoren befinden sich vor allem im Hals- und Rachenbereich, während Druck- und Dehnungsrezeptoren im Bereich der Bronchien lokalisiert sind. Überschreiten die im Hustenzentrum eingehenden Signale einen bestimmten Schwellenwert, wird von der Zentrale in der Medulla oblongata über **motorische** (efferente) Fasern ein Hustenstoß zur Atem- und Kehlkopfmuskulatur ausgelöst. Zentrale Antitussiva unterdrücken die Signale afferenter Fasern im Hustenzentrum, während peripher wirkende Substanzen die Reizschwelle der Hustenrezeptoren im Atemtrakt erhöhen und so den Hustenreiz senken (Tab. 5.28).

💬 Haben Sie etwas Geduld, Husten kann manchmal 2–3 Wochen andauern. Unsere Medikamente lindern Ihre Symptome.

💬 Kommt der Husten eher aus dem Rachen oder aus den Bronchien?

💬 Probieren Sie jetzt einmal Tabletten statt Saft. Viele unserer Kunden kommen damit besser klar.

💬 Möchten Sie die Therapie optimal unterstützen und die Wirkung des Antibiotikums in der Lunge verbessern?

💬 Das Hustenzentrum liegt im Hirnstamm in einem Bereich, der Medulla oblongata genannt wird. Dort befinden sich außer dem Hustenzentrum auch die Zentren für andere Reflexe wie Niesen, Schlucken und Erbrechen.

💬 Afferente sind zuführende, efferente hinausführende Nervenfasern.

5.6 Therapieergänzung bei Husten

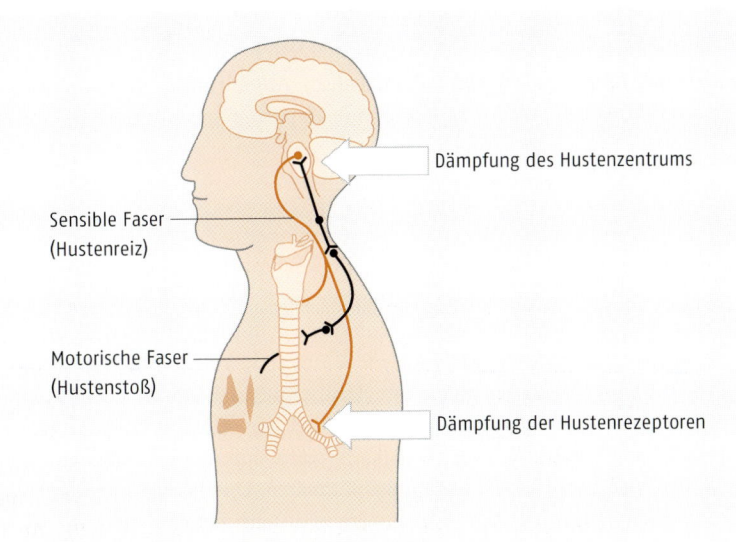

Abb. 5.4 Möglichkeiten zur Unterdrückung des Hustenreflexes. Mutschler 2001

> Hustenreizstillende Arzneimittel setzen die Häufigkeit und die Intensität von Hustenstößen herab. Sie hemmen den Hustenreiz entweder durch Bindung an Rezeptoren des direkt im Gehirn liegenden Hustenzentrums oder an peripheren Hustenrezeptoren in den Atemwegen. In beiden Fällen wird der Hustenreflex unterbrochen.

Tab. 5.28 Zentral und peripher wirkende Antitussiva

Zentral	Peripher
Dextromethorphan	Dropropizin
Pentoxyverin	Pentoxyverin
Codein, Rp*	Levodropopizin, Rp*
Dihydrocodein, Rp*	Demulzenzia
Noscapin, Rp*	Lokalanästhetika
	Pflanzliche Antitussiva

*Rp: verschreibungspflichtig

> Es gibt zahlreiche hustenstillende Wirkstoffe. Die meisten peripher wirkenden Substanzen sind ohne Rezept erhältlich.

Neben den klassischen chemischen Antitussiva zählen auch einige Phytotherapeutika, Demulzenzia und Lokalanästhetika zu den peripheren Hustenstillern, da sie die Empfindlichkeit der Hustenrezeptoren herabsetzen. Lokalanästhetika werden auch in der Diagnostik eingesetzt, z. B. bei der Bronchoskopie. Eine Zulassung als Antitussivum gibt es in Deutschland nicht. Sie sind als Halstherapeutika in Form von Lutschtabletten oder Gurgellösungen im Handel und führen so zu einer kurzfristigen Abschirmung der Rezeptoren. Die freiverkäuflichen Antitussiva werden in Kap. 5.6.6 besprochen.

> 💬 Antitussiva unterdrücken den Hustenreiz nicht komplett, sondern mildern nur den quälenden, überschießenden Hustenreiz.

> **Hustenblocker?**
>
> Husten ist ein Reflex, also eine angeborene, unbewusste und sehr schnelle Reaktion auf einen Reiz. Beim Verschlucken von Fremdkörpern hat er eine lebenserhaltende Schutzfunktion. Er kann aber auch bewusst ausgelöst und mit Einschränkungen unterdrückt werden. Werden hustenstillende Medikamente eingenommen, findet **keine** vollständige Blockade dieses Mechanismus statt. Kein Antitussivum – auch kein Opioid – unterdrückt ganz den willentlich ausgelösten Husten oder den Reflexmechanismus. Schleim kann somit immer noch abgehustet werden und der sinnvolle Reflex bleibt erhalten. Die Bezeichnung »Hustenblocker« ist also falsch. Besser wäre »Hustenstiller« für zentral wirkende und »Hustenreizlinderer« für periphere wirkende Substanzen.

5.6.5 Verschreibungspflichtige Antitussiva

Wirkungsweise

> 💬 Die wichtigsten zentral wirksamen Hustenstiller sind Codein und Dihydrocodein. Sie leiten sich vom Morphin ab und besetzen vor allem Opioid-Rezeptoren im Hustenzentrum. Wie Morphin besitzen sie schmerzhemmende und euphorisierende Eigenschaften, die aufgrund der strukturellen Unterschiede aber deutlich schwächer ausgeprägt sind. Trotzdem sollten sie nicht länger als eine Woche eingenommen werden.

Codein und das halbsynthetische Derivat **Dihydrocodein** zeigen ihre Hauptwirkung durch einen Agonismus an Opioidrezeptoren im Hustenzentrum. Sie wirken antitussiv und analgetisch. Da sie teilweise zu Morphin metabolisiert werden, besitzen sie ein gewisses Suchtpotenzial. **Noscapin** gehört wie Codein zu den Hauptalkaloiden des Opiums, hat aber keine Morphin-, sondern eine Papaverin-Struktur. Da es keine Affinität zu Opioidrezeptoren hat wirkt es nicht analgetisch. Der antitussive Effekt ist etwas geringer als bei Codein, dafür hat es spasmolytische, bronchodilatierende und schwach atemanregende Eigenschaften. Ein bekanntes Einsatzgebiet ist Husten unter ACE-Hemmern. **Levodropropizin** ist das S-Enantiomer von Dropopizin. Er ist ein peripherer Hustenstiller ohne Einfluss auf das Atemzentrum. Die Wirkung ist mit Dextromethorphan vergleichbar, wird aber besser vertragen. Insbesondere Müdigkeit kommt deutlich seltener vor. Auch im Vergleich zum freiverkäuflichen Dropopizin gilt die Substanz als besser verträglich und weniger sedierend.

Handelspräparate und Indikationen

Die aufgeführten Präparate sind zugelassen bei unproduktivem Reizhusten (Tab. 5.29).

Tab. 5.29 Fertigarzneimittel und Wirkstoffe verschreibungspflichtiger Antitussiva

Handelspräparat	Wirkstoff
Bronchicum® Mono Codein, Codeintropfen-CT, Codicaps® mono	Codein
Paracodin®	Dihydrocodein
Capval®	Noscapin
Quimbo®	Levodropropizin

💬 Am besten ist es, wenn Sie die letzte Dosis vor dem Schlafengehen einnehmen. Die Anwendungsdauer sollte so kurz wie möglich sein.

Dosierung und Einnahmehinweise
Dosierung

In der Tabelle 5.30 sind die zugelassenen maximalen Tagesdosen zusammengefasst. In der Praxis reichen oft seltenere Einnahmefrequenzen aus. Bei **Noscapin** unterscheiden sich die Darreichungsformen in ihren pharmakokinetischen Eigenschaften. Die maximale Plasmakonzentration wird bei den Tropfen schon nach 30 Minuten, bei den Dragees nach 90 Minuten und beim Saft nach etwa 100 Minuten erreicht. Die Halbwertszeit ist bei den Dragees mit sechs Stunden doppelt so lang wie bei Saft und Tropfen. So erklärt sich auch die häufigere Einnahmefrequenz der Tropfen (bis zu sechs Mal täglich.). **Codein** und **Dihydrocodein** erreichen nach einer Stunde die maximale Plasmakonzentration. Codein-Retardformulierungen zeigen nach drei Stunden ihren deutlichsten Effekt, der bis zu zwölf Stunden anhält. Da beide Wirkstoffe bei Patienten mit schweren Nierenfunktionsstörungen oder älteren Menschen verzögert ausgeschieden werden, sollte das Dosisintervall möglichst groß sein. Die **Dauer der Behandlung** mit Noscapin, Codein und Dihydrocodein ist abhängig vom Verlauf der Erkrankung. Dihydrocodein sollte nur einige Tage eingenommen werden. Bei persiststierendem Husten über zwei Wochen hinaus, muss eine weitergehende Abklärung durch den Arzt erfolgen. **Levodropropizin** sollte höchstens alle sechs Stunden eingenommen werden. Die Anwendung darf **sieben Tage** nicht überschreiten.

💬 Bei Capval® wirken die Tropfen schon nach 30 Minuten, beim Saft und den Dragees vergehen meist 1,5 Stunden.

💬 Nehmen Sie Paracodin® Tropfen etwa eine Stunde vor dem Schlafengehen ein.

Einnahmehinweise

Bei **Noscapin** ist der beste Einnahmezeitpunkt **vor** dem Essen. Der Saft ist vor Gebrauch zu schütteln. Bei **Levodropropizin** soll die Einnahme **zwischen** den Mahlzeiten erfolgen, da die Auswirkungen einer gleichzeitigen Nahrungsaufnahme noch ungeklärt sind. Für **Codein** und **Dihydrocodein** sind keine Inter-

💬 Nehmen Sie Capval® Tropfen mit etwas Wasser verdünnt vor dem Essen ein.

Tab. 5.30 Tagesdosierungen verschreibungspflichtiger Antitussiva

Handelspräparat	Dosis Erwachsene	Dosis Kinder
Bronchicum® Mono Codein Tr., alkoholfrei	Ab 12 J.: 2–3 × 20–50 Tr.	2–6 J.: 2–3 × 3–5 Tr., 6–12 J.: 2–3 × 6–18 Tr.
Codeintropfen-CT, alkoholfrei	Ab 12 J.: 3–4 × 15–44 Tr.	2–6 J.: 3–4 × 3–5 Tr., 6–12 J.: 3–4 × 5–15 Tr.
Codicaps® mono Kaps.	Ab 12 J.: 3–4 × 1–3, max. 7 Kaps.	–
Paracodin® NT, alkoholfrei	Ab 12 J.: 3 × 16–48 Tr.	4–6 J.: 3 × 4–8 Tr., 6–12 J.: 3 × 8–16 Tr.
Capval® Drag.	Ab 12 J.: 3 × 2 Drag.	6–12 J.: 3 × 1 Drag.
Capval® Saft, alkoholfrei	Ab 12 J.: 3 × 10 ml	6 Mon.–3 J.: 2 × 2,5 ml, 3–12 J.: 3 × 5 ml
Capval® Tr.	Ab 12 J.: 6 × 30 Tr.	6 Mon.–3 J.: 6 × 8 Tr., 3–12 J.: 6 × 15 Tr.
Quimbo® Sirup, alkoholfrei	Ab 12 J.: 3 × 10 ml	2–12 J.: 0,5 ml/kg KG

💬 Bis die Wirkung von Codein eintritt, vergeht etwa eine Stunde. Nehmen Sie die Tropfen daher rechtzeitig vor dem Schlafengehen.

💬 Schütteln Sie Capval® Saft vor der Anwendung einmal gut durch.

💬 Verzichten Sie während der Einnahme auf Alkohol und fahren Sie kein Auto. Wenn Sie die Tropfen nur abends nehmen, können Sie morgens wieder Auto fahren.

aktionen mit Nahrungsmitteln bekannt. Bronchicum® Mono Codein sollte auf Zucker oder in heißem Tee eingenommen werden. Capval® Tropfen sollten mit Wasser verdünnt werden. Bei allen anderen Arzneimitteln kann die Einnahme unverdünnt oder verdünnt in Getränken eingenommen werden. Da alle Substanzen zu Müdigkeit führen können, ist von einer Beeinträchtigung des **Reaktionsvermögens** auszugehen. Die Patienten sollten daher weder Autofahren noch Maschinen bedienen. Auf Alkohol sollte verzichtet werden.

Nebenwirkungen
Alle Arzneistoffe können insbesondere zu Beginn Übelkeit, Erbrechen, Magen-Darmstörungen sowie Müdigkeit, Benommenheit und Kopfschmerzen hervorrufen. Für Opioide sind einige Wirkungen typisch. Der Kasten stellt die Wirkung zentraler Antitussiva gegenüber.

Tab. 5.31 Nebenwirkungen zentralwirksamer Antitussiva

Symptome	Opioide	Noscapin
Abhängigkeitspotenzial	Ja	Nein
Atemdepression	Ja	Nein
Muköziliäre Clearance	Verringert	Kein Einfluss
Reaktionsvermögen	Verringert	Verringert
Verstopfung	Ja	Kein Einfluss
Übelkeit, Erbrechen	Ja	Ja
Analgesie	Ja	Nein

💬 Noscapin wirkt im Gegensatz zu Opioiden auch an peripheren Bradykinin-Hustenrezeptoren. Bei der Einnahme blutdrucksenkender ACE-Hemmer kommt es durch erhöhte Bradykinin-Konzentration in den Bronchien häufig zu einem unangenehmen Hustenreiz. Daher wird Noscapin auch bei dieser Hustenform eingesetzt.

Wechselwirkungen

Allgemein

Die Anwendung sollte nicht mit anderen zentraldämpfenden Arzneistoffen wie Sedativa, Psychopharmaka, Antihypertonika oder **Alkohol** erfolgen. Bei **produktivem** Husten ist die Gabe eines Hustenstillers genau zu hinterfragen. Aufgrund des eingeschränkten Hustenreflexes kann ein Sekretstau entstehen. Dieser ist zwar selten, aber prinzipiell möglich (siehe Praxistipp).

Praxistipp

Noscapin und **Levodropopizin** sind bei produktivem Husten absolut kontraindiziert. Die Fachinformationen der Opioide enthalten Warnhinweise, dass bei vorhandenem produktivem Husten mit erheblicher Schleimbildung eine Anwendung nicht erfolgen darf. Eine **erhebliche** Schleimbildung liegt oft nur bei Grunderkrankungen vor (Mukoviszidose, Bronchiektasen). Verordnet ein Arzt bei produktivem Husten Codein oder Dihydrocodein, ist die Gabe in Ausnahmefällen vor dem Schlafengehen zur Gewährleistung der Nachtruhe möglich.

💬 Obwohl Sie jetzt viel Abhusten, hat Ihnen Ihr Arzt einen Hustenstiller verordnet. Sie nehmen ihn nur vor dem Zubettgehen, damit Sie sich nachts erholen können.

Codein und Dihydrocodein

Die trizyklischen Antidepressiva Imipramin (Bsp. Tofranil®), Amitryptilin (Bsp. Saroten®) und Opipramol (Bsp. Insidon®) erhöhen das Risiko einer Atemdepression. Die Wirkung von Schmerzmitteln kann grundsätzlich verstärkt werden. Buprenorphin (Bsp. Transtec®, Temgesic®) führt dagegen zur Wirkabschwächung. Opioide können die Konzentration von Serotonin im ZNS erhöhen, indem sie dessen neuronale Wiederaufnahme blockieren. MAO-Hemmer, die als Antidepressiva oder Parkinsontherapeutika eingesetzt werden, hemmen den Abbau von Serotonin. Durch additive serotoninerge Effekte kann es zur Ausbildung eines Serotonin-Syndroms kommen. Theoretisch ist dieser Mechanismus auch bei anderen Arzneimitteln mit Wirkung auf die Serotonin-Konzentration im ZNS möglich. Dazu zählen z. B. Serotonin-Wiederaufnahme-Hemmer in Antidepressiva vom Typ der SSRI und SNRI. Obwohl die Fachinformationen keine konkreten Hinweise zur Wechselwirkung enthalten, sollte die gleichzeitige Anwendung vorsichtig erfolgen.

Noscapin

Die Wirkung von Antikoagulanzien vom Warfarin-Typ (Bsp.Coumadin®) kann verstärkt werden. Regelmäßige Blutgerinnungskontrollen sind daher erforderlich!

Kontraindikationen
Codein und Dihydrocodein

- Ateminsuffizienz, Atemdepression.
- Asthma bronchiale, akuter Asthmaanfall.
- Chronische Verstopfung.
- Therapie mit MAO-Hemmern, **Cave**! Serotonin-Syndrom! Einnahmeabstand zwei Wochen! Bsp. Tranylcypromin (Jatrosom®), Moclobemid (Aurorix®), Rasagilin (Azilect®), Selegilin (Movergan®).

> **Praxistipp**
>
> **Codein** ist bei **chronisch-obstruktiven** Atemwegserkrankungen nur nach strenger Abwägung des Nutzen-Risiko-Profils zugelassen. Für die Anwendung bei **Pneumonie** sind die Fachinformation nicht einheitlich: einige Präparate sind für diese Indikation kontraindiziert, während andere die Anwendung nicht einschränken. Wenn der Arzt bei diesen Erkrankungen Codein verordnet, der Patient im Beipackzettel diese absolute oder relative Gegenanzeige liest und anschließend fragend in der Offizin steht, verlangt die Situation viel Fingerspitzengefühl. Bei übervorsichtigen Patienten oder wenn Zweifel darüber bestehen, ob dem Arzt die Kontraindikation bewusst ist und er absichtlich so gehandelt hat, sollte Rücksprache gehalten werden. Als Alternative kann z. B. Dihydrocodein vorgeschlagen werden.

💬 Die Wechselwirkung von Codein mit MAO-Hemmern erklärt sich so: beide Substanzen erhöhen die Konzentration eines wichtigen Botenstoffs im Gehirn. Dadurch sind im schlimmsten Fall lebensbedrohliche Beeinträchtigungen der Atem- und Kreislauffunktion möglich.

💬 Ein Serotonin-Syndrom kann sich durch Verwirrtheit, Erregung, Angst, Schwitzen, Durchfall, Übelkeit oder Blutdruckschwankungen bemerkbar machen.

💬 Keine Sorge, Ihr Arzt weiß bestimmt aus seiner langjährigen Erfahrung, dass dieses Präparat trotzdem gut vertragen wird. Wenn Sie möchten, rufe ich ihn aber gleich an und kläre das für Sie.

Levodropropizin
— Verminderte muköziliäre Funktion.
— Schwere Leber-, Niereninsuffizienz.

Schwangerschaft und Stillzeit: Falls ein Antitussivum indiziert ist, kann zwei bis drei Tage Codein eingenommen werden. Bei nahender Geburt oder drohender Fehlgeburt ist es kontraindiziert. Andere verschreibungspflichtige Antitussiva sollen nicht angewendet werden. In der Stillzeit liegen für Codein die meisten Erfahrungen vor, auch Noscapin ist bei zwingender Indikation vertretbar. Die Anwendung ist auch hier grundsätzlich auf zwei bis drei Tage zu beschränken. Bei Kindern mit Apnoeneigung ist Vorsicht geboten, da eine atemdepressive Wirkung nicht ausgeschlossen werden kann. Eine Alternative für Schwangerschaft und Stillzeit ist Dextromethorphan.

> Unter den verschreibungspflichtigen Hustenstillern ist Codein der Wirkstoff, der von Experten in der Schwangerschaft und Stillzeit favorisiert wird.

5.6.6 Apothekenpflichtige Antitussiva

Wirkungsweise
Dextromethorphan ist ein peripher wirkendes Opioidderivat. Es wirkt antitussiv, aber nicht analgetisch, obstipierend oder atemdepressiv. Das liegt daran, dass es in therapeutischen Dosen keine Affinität zu den dafür verantwortlichen Opioidrezeptoren hat. Die Wirkung ist vergleichbar mit Codein, das Abhängigkeitspotenzial ist hier aber nur gering ausgeprägt.

Pentoxyverin ist mit den Opioiden nicht verwandt und hat neben zentralen und peripheren antitussiven auch bronchodilatierende und spasmolytische Eigenschaften. Auf Zunge und Rachen wirkt der Stoff lokalanästhetisch. Sehr selten kann es bei Kleinkindern zu Atemdepression oder Krampfanfällen kommen.

> Sedotussin® wirkt hustenreizstillend und krampflösend. Außerdem werden Hals und Zunge beruhigt.

Dropropizin ist ein vorwiegend peripher, teilweise auch zentral wirkendes Nichtopioid. Es legt sich auf die Schleimhäute von Bronchien und Lunge und bildet dort einen Oberflächenfilm. Dieser Film sorgt für die antitussive, leicht spasmolytische und bronchodilatierende Wirkung. Effekte auf das Atemzentrum sind nicht bekannt. Für Pentoxyverin und Dropopizin ist kein Abhängigkeitspotenzial beschrieben.

Praxistipp
Wenn ein Patient in der Apotheke etwas gegen seinen Reizhusten haben möchte, ist die Frage nach der Lokalisation entscheidend. Neben dem **Bronchialhusten** gibt es auch einen **Rachenhusten**. Er entsteht oberhalb der Stimmritze im Kehlkopf und im Rachen. Mittel der Wahl sind hier Demulzenzia oder Lokalanästhetika. Fehlt dagegen die Rachenkomponente, sind Antitussiva empfehlenswert.

> Können Sie den Hustenreiz lokalisieren? Ist er eher in den Bronchien oder im Hals zu spüren?

Handelspräparate und Indikationen

Die in der Tabelle (Tab. 5.32) aufgeführten Präparate sind zugelassen bei Reizhusten.

Tab. 5.32 Fertigarzneimittel und Wirkstoffe apothekenpflichtiger Antitussiva

Handelspräparat	Wirkstoff
Hustenstiller-ratiopharm®, Silomat® DMP Past.	Dextromethorphan
Larylin®	Dropropizin
Silomat® Saft, Tr., Sedotussin®	Pentoxyverin

Dosierung und Einnahmehinweise
Dosierung
Die Tabelle 5.33 gibt einen Überblick über die zugelassenen Dosierungen. Die Wirkung der drei Substanzen hält etwa **sechs** Stunden an. Die letzte Einnahme sollte eine halbe Stunde vor dem Schlafengehen erfolgen.

> **Praxistipp**
>
> Die Einnahmefrequenz gemäß Zulassung liegt meist bei sechs Stunden (siehe Tab. 5.33). In der Praxis ist oft eine seltenere Gabe ausreichend. Antitussiva sollten nur bei unproduktivem Husten eingesetzt werden. Am wichtigsten ist die Einnahme zur Nacht.

Bei **Dextromethorphan** ist die Anwendung im Rahmen der Selbstmedikation auf drei bis **fünf** Tage begrenzt. Auch unter ärztlicher Anleitung wird empfohlen, den Wirkstoff nicht länger als zwei bis drei Wochen einzunehmen. **Pentoxyverin** und **Dropropizin** sollen nur **zwei Wochen** angewendet werden. Grundsätzlich tritt Reizhusten im Rahmen eines einfachen Infekts etwa drei Tage auf, sodass diese Zeitspanne in der Regel ausreicht.

Einnahmehinweise
Säfte und Tropfen können unverdünnt angewendet werden. **Dextromethorphan** soll **nach** dem Essen eingenommen werden, bei den anderen Wirkstoffen sind keine Interaktionen mit Nahrungsmitteln bekannt. Während der Einnahme kann das **Reaktionsvermögen** beeinträchtigt sein. Autofahren sowie das Bedienen von Maschinen sollen daher unterbleiben. Auch Alkoholgenuss ist nicht erlaubt.

💬 Welche Arzneiform ist Ihnen sympathisch? Saft, Tropfen, Kapseln oder Pastillen für unterwegs?

💬 15–30 Minuten nach der Einnahme verspüren Sie schon eine deutliche Besserung. Sie dürfen den Saft bei Bedarf alle sechs bis acht Stunden einnehmen.

💬 Die Einnahme zur Nacht ermöglicht Ihnen wieder das Durchschlafen. Nehmen Sie 30 Minuten vor dem Zubettgehen eine Dosis!

💬 Sie können Silomat® Tropfen auf einen Esslöffel träufeln und pur einnehmen. Halten Sie die Flasche dabei senkrecht, um die exakte Dosierung zu gewährleisten.

5.6 Therapierergänzung bei Husten

Tab. 5.33 Tagesdosierungen apothekenpflichtiger Antitussiva

Handelspräparat	Dosis Erwachsene	Dosis Kinder
Hustenstiller-ratiopharm® Kaps.	Ab 12 J.: 4 x 1 Kaps.	–
Larylin® Husten-Stiller Past.	Ab 12 J.: 3 x 1–2 Pastillen	–
Larylin® Husten-Stiller Saft	Ab 12 J.: 3 x 10 ml	–
Sedotussin®, Silomat® Saft, alkoholfrei	Ab 14 J.: ED 20–30 mg, TD 120 mg, i. A. 3–4 x 15 ml	2–5 J.: 0,5–1 mg/kg KG in 3–4 ED, 6–14 J.: 1–2 mg/kg, in 3–5 ED
Sedotussin® Tr., alkoholfrei	Ab 14 J.: 3–4 x 30–45 Tr.	
Silomat® Tr., alkoholfrei	Ab 14 J.: 3–4 x 34–51 Tr.	
Sedotussin® Zäpf.	–	2–3 J.: 1–2 x 1 Zäpf.
Silomat® DMP Past.	Ab 12 J.: 4–6 x 1–3 Past., max. 12 St.	6–12 J.: 4–6 x 1 Past., max. 6 St.

💬 Wenden Sie Sedotussin® Zäpfchen am Abend an. Nach Möglichkeit sollte der Darm entleert sein. Auch wenn es komisch klingt: das Einführen ist leichter, wenn sie es mit der stumpfen Seite in den Po schieben. Sie können das Zäpfchen vor der Anwendung auch kurz in warmes Wasser tauchen oder mit Folie in der Hand erwärmen. Verwenden Sie keine Creme.

Nebenwirkungen
Aufgrund des zentralen Wirkmechanismus sind Müdigkeit und Schwindel möglich. Außerdem sind Magen-Darm-Beschwerden häufig.

Wechselwirkungen
Allgemein
Die Anwendung sollte nicht mit anderen zentraldämpfenden Arzneistoffen wie Sedativa, Psychopharmaka, Antihypertonika oder **Alkohol** erfolgen. Sedierende und blutdrucksenkende Effekte sowie das Risiko einer Atemdepression (bei Pentoxyverin) können sich verstärken.

💬 Trinken Sie für die Zeit der Einnahme des Hustenstillers keinen Alkohol und setzen Sie sich nicht an das Steuer eines Autos.

> **Tagsüber** soll der Schleim gelöst und abgehustet werden. So werden Sie den Husten schneller los, als wenn Sie ihn unterdrücken. Vor dem Schlafengehen können Sie einen Hustenstiller einnehmen. Die letzte Einnahme des Hustenlösers sollte dann 4–6 Stunden zurückliegen.

> **Praxistipp**
>
> Expektoranzien und Antitussiva können prinzipiell kombiniert werden. Bei produktivem Husten sind Hustenstiller nur zur Nacht indiziert, wenn die Nachtruhe gestört ist. Wichtig ist aber ein Einnahmeabstand zwischen beiden Präparaten zur Verhinderung eines Sekretstaus in den Atemwegen: tagsüber werden Expektoranzien, abends vor dem Schlafengehen Hustenstiller eingesetzt. Zwischen beiden sollte ein Zeitabstand von 4–6 Stunden liegen.

Dextromethorphan

Die Wirkspiegel können durch andere Arzneimittel **erhöht** werden, wenn sich ihre Stoffwechselwege kreuzen. In diesem Zusammenhang wurden Symptome einer Überdosierung beobachtet.:

— **Cyp2D 6-Hemmstoffe:** Amiodaron (Bsp. Cordarex®), Fluoxetin (Bsp. Fluctin®), Haloperidol (Bsp. Haldol®), Paroxetin (Bsp. Seroxat®), Chinidin (Bsp. Cordichin®), Ritonavir (Bsp. Norvir®), Moclobemid (Bsp. Aurorix®).

> Verzichten Sie für die Dauer der Einnahme auf Grapefruits.

— **Cyp3A4-Hemmstoff:** Grapefruitsaft.

Dextrometorphan erhöht als Opioid die Serotonin-Konzentration im ZNS. Additive serotoninerge Effekte mit Serotonin-Reuptake-Hemmern sind beschrieben, **Cave!** Serotonin-Syndrom, siehe Codein. Die gleichzeitige Einnahme sollte daher mit großer Vorsicht erfolgen:

— **SSRI:** Bsp. Fluoxetin (Fluctin®), Paroxetin (Seroxat®), Sertralin (Zoloft®), Citalopram (Cipramil®).
— **SNRI:** Bsp. Venlafaxin.
— Darüber hinaus hemmen einige SSRI den oxidativen Metabolismus von Dextrometorphan und erhöhen so dessen Konzentration.

> Dextromethorphan wird auch missbräuchlich verwendet. In der vorgesehenen Dosierung ist der Wirkstoff gut verträglich. Bei einer akuten Überdosierung kann es aber zu Rauschzuständen und lebensbedrohlichen Nebenwirkungen kommen.

Dextromethorphan wird missbräuchlich als **Suchtmittel** verwendet. Bei Überdosierung interagiert Dextromethorphan mit Opioidrezeptoren. Rauschzustände, Halluzinationen sowie lebensbedrohliche Nebenwirkungen (Tachykardien, massiver Blutdruckanstieg, Atemnot, komatöse Zustände) sind dann möglich. Die dafür benötigte Menge differiert individuell und hängt von genetisch bedingten Unterschieden in der Metabolisierung ab. Dies sollte bei der Abgabe im Handverkauf beachtet werden!

Kontraindikationen
Allgemein

> Bei einem normalen Atemwegsinfekt dürfen Sie nach einem Zeitabstand zum Hustenlöser einen Reizlinderer zur Nacht anwenden.

Alle Wirkstoffe enthalten einen Warnhinweis zur Anwendung bei produktivem Husten mit **erheblicher** Schleimproduktion. Erhebliche Schleimmengen haben Patienten mit Erkrankungen wie Bronchiektasen oder Mukoviszidose. Im Rahmen eines akuten Infekts ist eine begleitende Therapie möglich (siehe Praxistipp).

Dextromethorphan
— Ateminsuffizienz, Atemdepression.
— Asthma bronchiale, akuter Asthmaanfall.
— Pneumonie, chronisch obstruktive Atemwegserkrankungen.
— Eingeschränkte Leberfunktion.
— Therapie mit MAO-Hemmern, **Cave**! Serotonin-Syndrom! Einnahmeabstand zwei Wochen! Bsp. Tranylcypromin (Jatrosom®), Moclobemid (Aurorix®), Rasagilin (Azilect®), Selegilin (Movergan®).

Pentoxyverin
— Kinder mit Krampfanfällen in der Vergangenheit.
— Ateminsuffizienz, Atemdepression.
— Leber-, Niereninsuffizienz.
— Glaukom, benigne Prostatahypertrophie.

Dropropizin
— Schwere Herz- und Kreislaufbeschwerden.
— Eingeschränkte Leber- und Nierenfunktion.

> **Praxistipp**
>
> Im Rahmen der Therapieergänzung bei Pneumonie oder AECOPD dürfen als Antitussiva nur Pentoxyverin oder Dropropizin abgegeben werden. Dextromethorphan ist kontraindiziert!

Schwangerschaft und Stillzeit: Falls ein Antitussivum indiziert ist, kann für zwei bis drei Tage Dextromethorphan eingenommen werden. Die anderen vorgestellten Antitussiva sind nicht so gut untersucht. In der Stillzeit ist bei Kindern mit Apnoeneigung Vorsicht geboten, da eine atemdepressive Wirkung nicht ausgeschlossen werden kann. Aus diesem Grund ist Pentoxyverin in der Stillzeit kontraindiziert. Auch Dropropizin sollte nicht eingesetzt werden.

5.6.7 Pflanzliche Antitussiva

Eine klare Trennung zwischen Expektoranzien und Antitussiva ist nicht immer möglich. Das typische Merkmal von Phytopharmaka ist die Vielzahl an Inhaltsstoffen, die durch ihre unterschiedlichen Wirkungen in der Gesamtheit wirken. Zu den Arzneipflanzen mit antitussiver Wirkung gehören die Schleimdrogen (siehe Kap. 5.6.8) sowie Efeu, Primel und Thymian (siehe Kap. 5.6.9).

Es gibt immer gewisse Grunderkrankungen oder Arzneimittel, die eine Therapie mit einigen Stoffen verbieten. Gibt es bei Ihnen etwas, was ich beachten muss?

Dieses Medikament dürfen Sie bei Ihrer Lungenentzündung einnehmen.

Gegen Hustenreiz während der Schwangerschaft gilt Dextromethorphan unter den apothekenpflichtigen Medikamenten als das Mittel der Wahl.

Arzneipflanzen enthalten oft sowohl hustenlösende als auch hustenreizlindernde Inhaltsstoffe.

5.6.8 Demulzenzia

Wirkungsweise

Demulzenzia wirken antitussiv, indem sie die im **Rachen** befindlichen Hustenrezeptoren einhüllen. Ihr Einsatz ist sinnvoll bei Reizhusten in der ersten Phase der Atemwegsinfekte, da der Hustenreiz durch Entzündungsvorgänge im Rachenraum entsteht.

Man unterscheidet dabei:

- **Schleimdrogen:** Eibischwurzel, -blätter, Isländisches Moos, Spitzwegerich, Malvenblüten, -blätter und Wollblumenblüten. Sie liegen als Hustensäfte vor oder können als Tee zubereitet werden. Um ihre Wirkungsdauer zu erhöhen, sollten sie nicht einfach hinuntergeschluckt werden, sondern etwas im Mund verweilen.
- Sirups, Hustensäfte, Gurgellösungen, Lutschtabletten, Honig, Hustenbonbons. Sie enthalten als gemeinsamen Bestandteil **Zuckersirup**. Die Wirkungsdauer beschränkt sich auf die Verweildauer des Zuckers am Rezeptor, meist auf 20–30 Minuten.
- **Lokalanästhetika** wie Ambroxol, Benzocain oder Lidocain in Lutschtabletten und Gurgellösungen setzen die Empfindlichkeit der Hustenrezeptoren im Rachen herab und lindern so den Hustenreiz. Für die Indikation »Reizhusten« ist aber keine Substanz zugelassen.

Besonders wohltuend sind Demulzenzia in Form von Lutschtabletten. **Lutschen** löst reflektorisch eine vermehrte Speichelsekretion und einen häufigen Schluckreflex aus. Ein anbahnender Hustenstoß kann so leichter willkürlich unterdrückt und krampfartige Hustenanfälle somit abgemildert werden.

> 💬 Dieses Präparat legt sich auf die Schleimhäute von Kehlkopf und Rachen und bildet eine schützende Schicht. Das wird Ihnen gut tun.

> 💬 Damit der Saft Ihren Hustenreiz im Rachen gut lindern kann, belassen Sie Ihn vor dem Runterschlucken etwas im Mund.

> 💬 Das Lutschen regt die Speichelproduktion an. Dadurch werden aufkommende Hustenstöße gleich abgemildert. Lutschen Sie also zwischendurch immer wieder eine Hustenpastille.

> 💬 Bevorzugen Sie bei Husten lieber zuckerhaltige Bonbons. Zucker lindert den Hustenreiz und löst den Schleim.

> 💬 Sie können die Wirkung der Tabletten prima durch einen reizlindernden Tee verbessern.

> **Praxistipp**
>
> Zucker ist nicht nur reizlindernd durch Wirkung am Hustenrezeptor. Durch die Anregung der Geschmacksknospen »süß« im Mund wird über parasympathische Rezeptoren die Bronchialsekretion stimuliert. Bonbons mit Zucker sollten gegenüber zuckerfreien Alternativen daher bei Husten bevorzugt und Tee gesüßt werden. Auf Zahnhygiene muss verstärkt geachtet werden!

Handelspräparate und Indikationen

In Tab. 5.34 sind gängige Fertigarzneimittel aufgeführt. Es handelt sich dabei um Arzneimittel und Medizinprodukte, die bei Schleimhautreizungen des Mund- und Rachenraumes und damit verbundenen trockenem Reizhusten oder allgemein bei Erkältungskrankheiten der Atemwege angewendet werden. Darüber hinaus kommen die Teedrogen auch einzeln oder als Mischung zur Anwendung.

5.6 Therapieergänzung bei Husten

Tab. 5.34 Fertigarzneimittel und Wirkstoffe von Demulzenzia

Handelspräparat	Wirkstoff
Aspecton® Halstabletten, Isla Moos®	Isländisches Moos
Bronchicum®, Bronchipret® Pastillen	Thymiankraut
Broncho-Sern®	Spitzwegerichblätter
Fenchelhonig SN	Fenchelöl
Ipalat®	Primelwurzel, Ätherischöl-Aromen, Honig
Phytohustil®	Eibischwurzel

💬 Gerade bei trockenem Reizhusten haben sich pflanzliche Arzneimittel sehr bewährt. Sie werden als Saft oder Lutschpastille angeboten. Wichtig ist, dass Sie sie mehrmals am Tag anwenden.

Praxistipp
Malve gilt in der Offizin als Huflattich-Ersatz. Sie ist vom Wirkspektrum vergleichbar, aber unbedenklich. Huflattich sollte nicht mehr abgegeben werden. Er enthält lebertoxische und kanzerogene Pyrrolizidinalkaloide. Sie gehen quantitativ in den Teeaufguss über. Besteht ein Kunde auf Huflattich, darf nur pyrrolizidinfreie oder -arme Ware abgegeben werden. Durch Analysenzertifikate muss sichergestellt sein, dass der Maximalgehalt nicht überschritten wird: die Tagesdosis darf nicht höher als ein µg sein; die Anwendung ist auf vier bis sechs Wochen pro Jahr beschränkt.

💬 Wir mischen Ihnen gerne einen Hustentee an. Statt Huflattich empfehlen wir Ihnen Malvenblüten, sie wirken genau so gut. Experten raten heute von Huflattich ab, da er leberschädigende Stoffe enthalten kann.

Dosierung und Einnahmehinweise
Dosierung
Die Tabelle 5.35 fasst die Dosierschemata der Fertigarzneimittel zusammen. Wenn keine Altersangaben gemacht werden, ist kein Hinweis in den Fachinformationen oder Beipackzetteln vorhanden. Lutschtabletten können ab etwa vier Jahren zur Anwendung kommen. Die eingesetzten Wirkstoffe gelten als unbedenklich. Daher ist die **Dauer** der Anwendung prinzipiell nicht begrenzt. Die Patienten werden aber in der Gebrauchsanweisung darauf hingewiesen, dass sie bei länger andauernden Beschwerden einen Arzt aufsuchen sollen.

Einnahmehinweise
Die Hustensäfte können unverdünnt eingenommen werden. Bei Pastillen und Säften bestehen keine Interaktionen mit Nahrungsmitteln. Um die Verweil-

💬 Besonders gut wirken diese Präparate, wenn Sie eine halbe Stunde nach der Anwendung nichts essen oder trinken.

Tab. 5.35 Tagesdosierungen von Demulzenzia

Handelspräparat	Dosis
Aspecton® Halstabl.	Ab 4 J.: max. 10 Past.
Bronchicum® Past.	Ab 6 J.: mehrmals 1–2 Past.
Bronchipret® Past.	6–12 J.: 4 × 2–3 Past., ab 12 J.: 3–4 × 3–4 Past.
Broncho-Sern® Saft	2–6 J.: 3 × 2,5 ml, 7–12 J.: 3 × 5 ml, ab 12 J.: 3 × 7,5 ml
Fenchelhonig SN Sirup, alkoholfrei	3–3 × 5 ml
Ipalat®, Isla Moos® Past.	Mehrmals 1–2 Past.
Phytohustil® Saft	0–3 Mon.: 4 × 2,5 ml, 3 Mon.–3 J.: 4 × 3 ml, 3–6 J.: 4 × 5 ml, 6–12 J.: 5 × 5 ml, ab 12 J.: 6 × 5–10 ml

💬 Phytohustil® beruhigt Ihre gereizten Atemwege und die Schmerzen im Hals sofort. Die Wirkung ist am besten, wenn Sie den Sirup vor dem Schlucken noch eine Weile im Mund belassen!

💬 Für Spitzwegerich werden sowohl der Heiß- als auch der Kaltwasserauszug in der Literatur angegeben. Aufgrund des Risikos mikrobieller Verunreinigungen wird zur Zubereitung mit kochendem Wasser geraten, so wie Sie das von den meisten Tees gewohnt sind. Die Wirkung wird dadurch nicht wesentlich beeinträchtigt.

dauer der Wirkstoffe an der Mundschleimhaut zu erhöhen, sollte die Gabe zwischen den Mahlzeiten erfolgen.

Bei Zubereitung von **Tees** mit Schleimstoffen wird ein **Kaltauszug empfohlen**, da heißes Wasser die Schleimstruktur zerstören kann. Bei Eibisch würde sich durch die Wärme zudem die ebenfalls in der Droge enthaltene Stärke lösen und die Wirksamkeit des Schleims beeinträchtigen. Für den Kaltauszug werden pro Tasse zwei Teelöffel fein geschnittene Droge mit kaltem Wasser angesetzt, gelegentlich umgerührt und nach fünf bis zehn Stunden abgeseiht. Umstritten ist diese Zubereitungsform aufgrund der Gefahr mikrobieller Verunreinigungen. Daher wird heute zunehmend davon Abstand genommen und z. B. in den Standardzulassungen (Bsp. Spitzwegerichkraut) oder in Fertigarzneimitteln (Bsp. Sidroga Reizhustentee mit Malvenblätter) ein Heißwasseraufguss empfohlen (siehe Kap. 5.6.11). Die möglichen Wirkminderungen werden als tolerabel angesehen im Gegensatz zum Kontaminationsrisiko durch gefährliche Bakterien wie Salmonellen o. ä. Wenn Kaltauszüge angefertigt werden, sollte der Tee anschließend einmal aufgekocht oder zumindest bis mind. 60 °C erwärmt werden. Außerdem sollten sie immer frisch und nicht auf Vorrat zubereitet werden.

> **Praxistipp**
> Beispiel für eine reizlindernde Mischung:
> - Primelwurzel
> - Thymiankraut
> - Spitzwegerichkraut aa ad 100,0.
>
> Zwei Teelöffel mit 150 ml kochendem Wasser überbrühen und 15 Minuten ziehen lassen.

Neben-, Wechselwirkungen und Kontraindikationen

Die Präparate werden im Allgemeinen sehr gut vertragen. **Spitzwegerich** kann gelegentlich zu Durchfall führen. **Schleimdrogen** sollten nicht bei produktivem Husten zur Anwendung kommen, da sie die Verschleimung verstärken würden. Die Aufnahme anderer Arzneistoffe kann durch Schleimstoffe vermindert sein. Ein Einnahmeabstand von zwei Stunden verhindert einen Wirkungsverlust. Für Eibisch wurde im Tierversuch eine blutzuckersenkende Wirkung beobachtet, die Übertragbarkeit auf den Menschen ist nicht auszuschließen. Diabetiker sollten daher vor der Anwendung Rücksprache mit ihrem Arzt halten. Da bei Kaltauszügen ein Verkeimungsrisiko besteht, dürfen sie nicht von Säuglingen, immunsupprimierten oder anderen schwer kranken Patienten getrunken werden. Aufgrund möglicher Verunreinigung mit dem Bakterium *Clostridium botulinum* (**Cave**! Säuglingsbotulismus) und Pestiziden im Honig darf **Fenchelhonig** erst ab einem Jahr angewendet werden.

> 💬 Kinder unter einem Jahr sollten keinen Honig als Süßungsmittel erhalten. Da Honig ein Naturprodukt ist, kann er leicht verunreinigt sein. Bei den Kleinen ist das Immunsystem noch nicht ausgereift, sodass sie mögliche Erreger nicht abwehren können. Wir Erwachsenen haben damit kein Problem.

Schwangerschaft und Stillzeit: Gegen Lutschtabletten, Tees und Fenchelhonig bestehen bei bestimmungsgemäßem Gebrauch keine Einwände. Einige Beipackzettel von Lutschtabletten sind in dieser Hinsicht »anwenderfreundlich« und schränken die Anwendung nicht ein (Bsp. Isla moos®, Ipalat®). Von den Sirupen kann Phytohustil® angewendet werden. In der Stillzeit ist zu bedenken, dass Lutschbonbons oder Tees mit Salbei und Pfefferminz abstillend wirken.

> 💬 In den üblichen Dosen können Sie die Präparate anwenden. Es ist von keinem Schaden auszugehen.

5.6.9 Expektoranzien

Wirkungsweise

Expektoranzien erleichtern und beschleunigen den Abtransport von Schleim aus den Atemwegen. Nach ihrer Wirkung unterscheidet man:
- Sekretolytika
- Mukolytika
- Sekretomotorika

Sekretolytika stimulieren die Sekretion von dünnflüssigem Schleim und erhöhen dadurch die Schleimmenge. **Mukolytika** verflüssigen den Schleim durch Herabsetzung der Sekretviskosität. **Sekretomotorika** steigern die Aktivität der Flimmerhärchen (Zilien) und fördern den Abtransport des Schleims. Oft weisen

> 💬 Expektoranzien sind Arzneimittel, die bei Verschleimung der Atemwege eingesetzt werden und das zähe Sekret lösen.

> Bevorzugen Sie pflanzliche oder chemische Hustenlöser?

die Arzneistoffe mehrere Effekte auf. Für die Praxis hat sich eine Unterteilung der Expektoranzien nach pflanzlichen und chemischen Substanzen bewährt.

Zu den **chemischen** Substanzen zählen Acetylcystein (ACC), Bromhexin, Ambroxol und Guaifenesin. ACC, Bromhexin und Ambroxol wirken nach allen drei beschriebenen Prinzipien expektorierend.

ACC wirkt im Gegensatz zu Ambroxol und Bromhexin auch auf bereits gebildeten zähen Schleim. Die Substanz spaltet die Disulfidbrücken im Proteinanteil des zähen Sekretes, der Schleim wird zerlegt und so verflüssigt.

Ambroxol ist einer von 15 wirksamen Metaboliten des Bromhexins. Der Wirkstoff hat einige weitere Eigenschaften. Er stimuliert die Bildung von oberflächenaktivem Surfactant, einem Teil des Selbstreinigungssystems in der Lunge, wodurch das Anhaften des Schleims verhindert wird (»Anti-Klebe-Effekt«). Außerdem wirkt Ambroxol lokalanästhetisch und peripher hustenstillend, in dem es die Nervenfasern, die den Hutenreiz registrieren und an das Gehirn weiterleiten, dämpft.

Die lokalanästhetische Wirkung wird als Lutschpastillen auch zur Behandlung von Halsschmerzen ausgenutzt (siehe Kap. 5.3.4). Für Ambroxol konnte eine verstärkte **Penetration** der Antibiotika Amoxicillin, Cefuroxim, Erythromycin und Doxycyclin gezeigt werden. Dieser Effekt wird bei Doxycyclin in Form von Kombinationspräparaten ausgenutzt (siehe Kap. 4.7). Für Bromhexin wurde dies bei Amoxicillin, Erythromycin und Oxytetracyclin nachgewiesen.

> Um die Wirkung des Antibiotikums zu verstärken, empfehle ich Ihnen Ambroxol. Es wirkt wie eine Schleppersubstanz und erhöht die Konzentration des Antibiotikums im Bronchialsekret.

Guaifenesin ist der Glycerolether des Guajakols. Guajakol ist ein Phenol, das in der Natur z. B. im Buchenholzteer enthalten ist. Die Substanz erleichtert durch ihre sekretolytische Wirkung das Abhusten und hat daneben einen peripheren antitussiven Effekt, indem sie die Zahl der Hustenstöße reduziert. Der Ether wird im Verdauungstrakt nicht zu Guajakol aufgespalten und kann daher die Magenschleimhaut reizen. Im Vergleich zu den anderen Wirkstoffen wird Guaifenesin nur noch selten eingesetzt. Ambroxol, Bromhexin und Guaifenisin wirken zumindest teilweise über reflektorische Mechanismen (s. u.).

Zu den **pflanzlichen** Expektoranzien gehören Saponin- und Ätherischöl-Drogen sowie Pelargoniumextrakt. Sie wirken vorwiegend sekretolytisch und sekretomotorisch.

> Myrtol ist keine Arzneipflanze, sondern ein pflanzlicher Wirkstoff mit vielen Komponenten, der seit Jahrzehnten in der Behandlung entzündlicher Atemwegserkrankungen etabliert ist.

Ätherische Öle haben darüber hinaus meist noch spasmolytische und antibakterielle Eigenschaften. Häufig eingesetzte Drogen sind: Andornkraut, Anisfrüchte, -öl, Campher, Eucalyptusblätter, -öl, Edeltannen-, Fichten-, Kiefernnadelöl, Kamillenblütenextrakt, -öl, »Myrtol«, Pfefferminzöl, Menthol, Levomenthol und Thymiankraut, -öl.

> Efeu ist gut bei Krampf- und Reizhusten einsetzbar. Ihre Schmerzen beim Atmen werden sich schnell bessern.

Saponine weisen neben ihrer expektorierenden Komponente zusätzlich entzündungshemmende und z. T. antimikrobielle Effekte auf. Wichtige Saponin-Drogen sind: Efeublätter, Primelblüten, -wurzel und Süßholzwurzel. Efeu wirkt ähnlich wie ein Beta-Sympathomimetikum bronchienerweiternd und spasmolytisch. Saponinhaltige Drogen und Ätherischöl-Drogen entwickeln ihre expektorierende Wirkung hauptsächlich über den gastropulmonalen Reflex. Für

Ätherischöl-Drogen ist zudem eine direkte Anregung der Bronchialsekretion beschrieben. Einige Drogen haben auch antitussive Eigenschaften. Dazu gehören Thymian, Primel und Efeu.

Palargoniumwurzelextrakt zeigt neben sekretomotorischen auch antivirale und antibakterielle Effekte. Zusätzlich werden körpereigene Abwehrmechanismen angeregt.

Gastropulmonaler Reflex

Einige Expektoranzien stimulieren afferente parasympathische Fasern des **Nervus vagus** in der Magenschleimhaut. Der Reiz wird über das parasympathische Nervensystem an die Medulla oblongata im Hirnstamm weitergeleitet. Dort befinden sich u. a. das Husten- und das Brechzentrum. Über den Nervus-vagus-Kern im ZNS erfolgt dann die Umschaltung auf efferente Nervenbahnen. Es folgt die **reflektorische Stimulation** der Schleimdrüsen der Bronchien. So wird die Menge des Schleims erhöht und seine Viskosität vermindert. Man bezeichnet dies als »gastropulmonalen Reflex«. Auf diese Weise wirken Saponine, ätherische Öle und teilweise auch Ambroxol, Bromhexin und Guaifenesin. Dieser Mechanismus liefert die Erklärung für den Einnahmezeitpunkt und die mögliche Nebenwirkung »Magenschmerzen«. Für einen **schnelleren Wirkeintritt** wird bis auf wenige Ausnahmen (z. B. Ambroxol) die Anwendung vor dem Essen empfohlen. Wenn die Patienten aber über Magenschmerzen klagen, ist zuerst eine Umstellung des Einnahmemodus auszuprobieren, bevor die Substanzklasse gewechselt wird.

> Saponine und ätherische Öle wirken, indem sie die Magenschleimhaut reizen. Auf diesen Reiz reagiert die Bronchialschleimhaut reflexartig und bildet mehr Schleim. Wenn viel Schleim produziert wird ist er dünnflüssiger und kann besser abgehustet werden.

Handelspräparate und Indikationen

Die nachfolgenden Tabellen zeigen beispielhaft gängige Expektoranzien. Aufgrund der Vielzahl der Präparate wird die Unterteilung in chemische (Tab. 5.36) und pflanzliche (Tab. 5.37) Substanzen beibehalten.

> Von den chemischen Hustenlösern empfehlen Kinderärzte häufig den Wirkstoff Ambroxol. Er kann prinzipiell ab Geburt eingesetzt werden, unter zwei Jahren sollte aber keine Eigenbehandlung erfolgen.

Tab. 5.36 Fertigarzneimittel und Wirkstoffe chemischer Expektoranzien

Handelspräparat	Wirkstoff
Fluimucil®, ACC® akut	Acetylcystein
Mucosolvan®, Ambrohexal®	Ambroxol
Bisolvon®	Bromhexin
Fagusan®, Wick Husten-Löser	Guaifenisin

5 Therapieergänzung bei Antibiotikatherapie und grippalem Infekt

> Einige Hustenlöser haben sich bei chronischer Bronchitis sehr bewährt.

Expektoranzien sind zur Verflüssigung des Schleims und Erleichterung des Abhustens bei akuten Atemwegsinfekten zugelassen. Monopräparate aus Myrtol, Cineol, Bisolvon, Ambroxol, Efeu sowie das Kombinationspräparat Bronchipret® TP sind außerdem bei **chronischer Bronchitis**, Myrtol und Cineol darüber hinaus bei akuter und chronischer **Sinusitis** zugelassen. Bei prophylaktischer Gabe ist ein protektiver Effekt auf die Häufigkeit und Schwere von bakteriellen Exaberationen nachgewiesen. Untersuchungen zeigen dies auch für ACC bei COPD und Mukoviszidose. Eine Zulassung existiert nicht, die Effekte sind aber in den Fachinformationen erwähnt.

Tab. 5.37 Fertigarzneimittel und Wirkstoffe pflanzlicher Expektoranzien

Handelspräparat	Wirkstoff
Angocin® Bronchialtropfen	Andornkraut
Aspecton® DS, Melrosum®	Thymiankraut
Aspecton® Eukaps, Exeu®	Eukalyptusöl
Gelomyrtol®	Myrtol
Soledum® Kaps.	Cineol
Hedelix®, Prospan®	Efeublätter
Umckaloabo®	Pelargoniumwurzel
Bronchicum®, Bronchipret® TP Tabl.	Primelwurzel, Thymiankraut
Bronchipret® Saft TE, Tr.	Efeublätter, Thymiankraut
Bronchoforton® Kaps.	Anis-, Eucalyptus-, Pfefferminzöl
Sinuforton® Kaps.	Anisöl, Primelwurzel, Thymiankraut

> Das DS hinter Aspecton® bedeutet: doppelt stark. Dieses Präparat enthält besonders viel Thymiankraut.

> Gelomyrtol® und Soledum® können Sie sowohl bei akuter als auch bei chronischer Sinusitis anwenden.

Dosierung und Einnahmehinweise
Chemische Präparate

Die Dosierungen finden sich in der Tabelle 5.38. Im Rahmen der Selbstmedikation dürfen ACC, Ambroxol und Bisolvon ab zwei Jahren, Guaifenisin ab 14 Jahren gegeben werden. Ohne ärztlichen Rat sollen sie nicht länger als **fünf** Tage angewendet werden. Hustensäfte und Tropfen können unverdünnt oder in Flüssigkeit wie Wasser oder Tee eingenommen werden. Brausetabletten werden

> Ein leichter Geruch von ACC nach Schwefelwasserstoff ist normal. Solange das Verfalldatum nicht überschritten ist können Sie sicher sein, dass es gut wie immer wirkt.

Tab. 5.38 Tagesdosierungen chemischer Expektoranzien

Handelspräparat	Dosis Erwachsene	Dosis Kinder
ACC® akut Brausetabl.	Ab 14 J.: 400–600 mg, je in 2–3 ED	2–5 J.: 200–300 mg, 6–14 J.: 300–400 mg
ACC®, Fluimucil® Kindersaft, alkoholfrei	Ab 14 J.: 3 x 10 ml	0–2 J.: 2–3 x 2,5 ml, keine Selbstmedikation!, 2–5 J.: 2–3 x 5 ml, 6–14 J.: 2 x 10 ml
Ambrohexal® Saft 15 mg/5 ml, alkoholfrei	Ab 12 J.: Tag 1–3: 3 x 10 ml, dann: 2 x 10 ml	0–2 J.: 2 x 2,5 ml, keine Selbstmedikation!, 2–5 J.: 3 x 2,5 ml, 6–12 J.: 2–3 x 5 ml
Ambrohexal® 30 mg Tabl.	Ab 12 J., Tag 1–3: 3 x 1, dann: 2 x 1 Tabl.	6–12 J.: 2–3 x ½ Tabl.
Bisolvon® Saft, alkoholfrei	Ab 14 J.: 3 x 5–10 ml	6–14 J.: 3 x 5 ml
Mucosolvan® Past.	Ab 12 J.: 4–8 x 1 Pastille	6–12 J.: 2–3 x 1 Past.
Mucosolvan® Retkaps.	Ab 12 J.: 1 x 1	–
Fagusan® Sirup, Wick Husten-Löser Sirup	Ab 14 J.: 6 x 15 ml	–

> Nehmen Sie ACC ein, nachdem Sie eine Kleinigkeit gegessen haben.

> Geben Sie Ihrem Kind Ambroxol tagsüber, wenn es sich viel bewegt und abhusten kann. Am besten nach dem Frühstück und nach dem Mittagsschlaf. Die letzte Einnahme sollte möglichst vier Stunden vor dem Schlafengehen erfolgen.

in einem Glas Leitungswasser vollständig aufgelöst und anschließend getrunken. Ein besonderer Einnahmezeitpunkt ist bei **Ambroxol** und **ACC** zu berücksichtigen. Die Substanzen sollten zur besseren Bekömmlichkeit **nach** dem Essen eingenommen werden. Kinderärzte berichten auch von einer appetitmindernden Wirkung bei Gabe von Ambroxol vor dem Essen. Bei Retardkapseln ist der Einnahmezeitpunkt schon durch die Arzneiform vorgegeben.

> Bitte nehmen Sie die Mucosolvan® Retardkapseln einmal täglich, immer morgens nach dem Frühstück, ein.

Pflanzliche Präparate

Wie der Tabelle 5.39 zu entnehmen ist, können viele Formulierungen schon ab einem Jahr gegeben werden, einige Efeu- und Thymianzubereitungen sogar schon im ersten Lebensjahr. Grundsätzlich sollte bei Kindern aber ein Arztbesuch erfolgen.

Die Anwendung der meisten pflanzlichen Präparate ist zeitlich **nicht be-**

> Auch wenn dieser Saft schon angewendet werden kann, sollte bei so kleinen Kindern eine Abklärung durch den Arzt erfolgen.

💬 Naturbedingte Trübungen sind möglich und haben keinen Einfluss auf die Wirksamkeit dieses Arzneimittels.

💬 Prospan® Liquid ist der Hustensaft für unterwegs. Einmal kurz durchkneten, aufreißen und schlucken!

💬 Nehmen Sie Gelomyrtol® forte eine halbe Stunde vor dem Essen ein. Die letzte Kapsel können Sie vor dem Schlafengehen einnehmen. Dann befreien die Öle über Nacht die Atemwege.

💬 Aspecton® Tropfen sind eine der wenigen alkoholfreien Hustenlöser in Tropfenform. Durch enthaltenes Eucalyptusöl spüren Sie gleich nach der Einnahme ein befreiendes Gefühl in den Atemwegen.

grenzt und wird für mindestens eine Woche empfohlen. Ist nach dieser Zeit aber keine Besserung eingetreten, muss ein Arzt konsultiert werden. Die Anwendung von Umckaloabo® sollte **drei** Wochen nicht überschreiten. Für einen nachhaltigen Behandlungserfolg wird empfohlen, Phytotherapeutika nach dem Abklingen der Beschwerden noch 2–3 Tage weiter einzunehmen. Da pflanzliche Präparate zu Ausflockungen neigen, sollten die flüssigen Arzneiformen vor Gebrauch geschüttelt werden. Sie können unverdünnt oder in Flüssigkeit wie Wasser oder Tee eingenommen werden. Portionsbeutel sind eine praktische Arzneiform für unterwegs. Zur Anwendung von Zäpfchen finden sich Hinweise in Kap. 5.6.6 (Tab. 5.33). Da ätherische Öle und Saponine über eine Stimulation gastrischer Rezeptoren wirken, sollten sie nach Möglichkeit **vor** dem Essen eingenommen werden. Dieser Einnahmemodus findet sich in vielen, aber nicht in allen Fachinformationen, sodass in der Praxis von geringen Wirkverlusten bei gleichzeitiger Nahrungsaufnahme auszugehen ist.

Ätherischöl-Drogen in Form von Weichkapseln sind **magensaftresistent**. Der Einnahmezeitpunkt ergibt sich hier durch die Galenik. Die Wirkstoffe werden im Dünndarm freigesetzt und erreichen die Bronchien und Nasennebenhöhlen über das Blut. Durch die Nüchtern-Einnahme werden der Therapieerfolg und die Verträglichkeit gesteigert. Siehe dazu auch Kap. 5.4.6. Die Einnahme dieser Kapseln sollte mit zimmerwarmen, nicht mit heißen Getränken erfolgen.

Tab. 5.39 Tagesdosierungen pflanzlicher Expektoranzien

Handelspräparat	Dosis Erwachsene	Dosis Kinder
Angocin® Bronchialtr.	3 × 40 Tr.	3 × 40 Tr.
Aspecton® DS Tr., alkoholfrei	Ab 12 J.: 3–4 × 31–61 Tr.	2–4 J.: 2 × 10 Tr., 5–10 J.: 3–4 × 10 Tr., 11–12 J.: 3 × 15 Tr.
Aspecton® Eukaps, msr.*	Ab 12 J.: 3 × 1–2 Kaps.	
Bronchicum® Saft	Ab 5 J.: 4 × 7,5 ml	6 M–12 M: 6 × 1 ml, 1–4 J.: 6 × 2,5 ml
Bronchipret® Saft TE	Ab 12 J. 3 × 5,4 ml	1–5 J.: 3 × 3,2 ml, 6–11 J.: 3 × 4,3 ml
Bronchipret® Tr.	4 × 40 Tr.	6–11 J.: 4 × 20 Tr., 12–18 J.: 4 × 28 Tr.

5.6 Therapieränzung bei Husten

Tab. 5.39 Tagesdosierungen pflanzlicher Expektoranzien (Fortsetzung)

Handelspräparat	Dosis Erwachsene	Dosis Kinder
Bronchipret® TP Tabl.	Ab 12 J.: 3 x 1 Tabl.	–
Bronchoforton® Kaps., msr.*	Ab 12 J.: 2 x 1 Kaps.	–
Exeu® Kaps.	Ab 12 J.: 2–3 x 1 Kaps.	–
Gelomyrtol® forte, Kaps., msr.*	Ab 12 J.: 3–4 x 1 Kaps., chron. Bronchitis: 2 x 1 Kaps.	Bis 6 J.: 1 x 1 Kaps., 6–10 J.: 2 x 1 Kaps., 10–12 J.: 2–3 x 1 Kaps.
Hedelix® Saft	Ab 10 J.: 3 x 5 ml	0–1 J.: 1 x 2,5 ml, 1–4 J.: 3 x 2,5 ml, 4–10 J.: 4 x 2,5 ml
Melrosum® Saft	Ab 13 J.: 3 x 10 ml	1–4 J.: 3 x 5 ml, 5–12 J.: 3 x 7,5 ml
Prospan® Hustenliquid	Ab 12 J.: 3 x 1 Beutel	6–12 J.: 2 x 1 Btl.
Prospan® Zäpf.	Ab 5 J.: 3 x 1 Zäpf.	0–5 J.: 2 x 1 Zäpf.
Sinuforton® Kaps.	Ab 12 J.: 3 x 1 Kaps.	–
Soledum® forte Kaps., msr.*	Ab 12 J.: 3–4 x 1 Kaps.	–
Umckaloabo® Tabl.	Ab 12 J.: 3 x 1 Tabl.	–
Umckaloabo® Tr.	Ab 12 J.: 3 x 30 Tr.	1–5 J.: 3 x 10 Tr., keine Selbstmedikation!, 6–12 J.: 3 x 20 Tr.

*msr: magensaftresistent

💬 Bronchicum® Tropfen nehmen Sie am besten in warmem Tee ein. Ich empfehle Ihnen diesen Hustentee hier.

💬 Nehmen Sie Prospan® Tropfen 15–30 Minuten vor dem Essen ein.

> Nach neuesten Erkenntnissen ist es ausreichend, wenn Sie auch bei Husten etwa zwei Liter pro Tag trinken. Mehr bringt keinen weiteren Therapieerfolg.

Praxistipp
Die Empfehlung, dass Patienten bei Husten **viel trinken** sollen, ist offensichtlich überholt. Darauf weist die Gesellschaft für Pneumologie in ihrer Leitlinie hin. Bei normal hydratisierten Personen bringt eine erhöhte Flüssigkeitsaufnahme über die empfohlene Trinkmenge von etwa zwei Litern pro Tag keine Steigerung der Sekretolyse. Es kann sogar negative Auswirkungen haben. Akute Atemwegsinfekte führen zu einer gesteigerten Ausschüttung von Adiuretin (ADH). Zu viel Flüssigkeit kann daher in eine Hyponaträmie münden. Aufpassen mit der Flüssigkeitszufuhr müssen auch Patienten mit Nieren- oder Herzinsuffizienz.

Nebenwirkungen
Allgemein
Gelegentlich können bei allen Expektoranzien **Magen-Darm-Beschwerden** wie Magenschmerzen, Sodbrennen, Übelkeit, Erbrechen oder Durchfall auftreten. Die Erklärung ist im gastropulmonalen Reflex begründet. Bei ACC spielt außerdem noch ein anderer Mechanismus eine Rolle: der Stoff verflüssigt den Schleim, indem seine vernetzenden Disulfidbrücken gespalten werden. Allerdings werden dabei auch die Disulfidbrücken des Immunglobulins A im Magenschleim angegriffen. Sodbrennen oder Magenbeschwerden können die Folge sein. Außerdem sind **Überempfindlichkeitsreaktionen** möglich. Sie können in Form von Hautausschlägen, Juckreiz, Kopfschmerzen, Tinnitus, Atemnot oder Blutdruckabfall auftreten. Allergiehinweise sind daher, insbesondere bei Phytotherapeutika, besonders zu beachten (siehe Kap. 5.1).

> Gibt es Allergien, die ich bei der Auswahl des Präparates beachten sollte?

Guaifenisin
Die Alkoholmenge pro Einzeldosis beträgt 1,5 g (!), sodass mit einer Einschränkung des Reaktionsvermögens und Müdigkeit zu rechnen ist. Autofahren ist also nicht erlaubt.

Primel
Primelblüte gilt als besser verträglich als die Wurzel. In den gängigen Fertigarzneimitteln wird aber die Wurzel verwendet (Tab. 5.37). Fragen Patienten nach einer Hustenteemischung, kann die Blüte gewählt werden.

Wechselwirkungen
Ätherischöl-Drogen
Bei magensaftresistenten Kapselpräparaten sollten Antacida zeitversetzt eingenommen werden. Sie würden zur vorzeitigen Auflösung der Kapsel und zu Magenreizungen führen. Ätherischöl-Drogen sollten bei Entzündungen im

> Ich sehe auf Ihrer Kundenkarte, dass Sie gelegentlich Talcid® kaufen. Welche Beschwerden haben Sie genau? Vielleicht ist ein anderer Hustenlöser besser für Sie geeignet.

Magen-, Darm- und Gallenbereich sowie bei schweren Lebererkrankungen nicht eingenommen werden. Vorhandene Gallensteine könnten in Bewegung gesetzt werden. Bei überempfindlichen Atemwegen wie Asthma, Pseudokrupp, Keuchhusten darf keine Anwendung erfolgen. Gelomyrtol® ist neben Allergien gegen den Hauptwirkstoff auch bei Unverträglichkeiten gegen Eucalyptus-, Süßorangen-, Myrten- oder Zitronenöl kontraindiziert. Im Kapitel Sinusitis finden sich im Kap. 5.4.6 noch hilfreiche Beratungshinweise.

ACC

Bei In-vitro-Untersuchungen kam es zu Inaktivierungen von zahlreichen Antibiotika. Obwohl die praktische Relevanz unklar ist, enthalten die Fachinformationen einen Mustertext des BfArM, der aus Sicherheitsgründen einen Einnahmeabstand zu allen Antibiotika außer Cefixim vorsieht (siehe Kap. 4.1.3). Bei Patienten mit schweren Leber- und Nierenschäden sollte keine Anwendung erfolgen, um eine weitere Zufuhr stickstoffhaltiger Substanzen zu vermeiden. Vorsicht ist außerdem geboten bei Asthmatikern (Gefahr des Bronchospasmus) und Patienten mit Ulkusanamnese (Gefahr von Magenbeschwerden).

> Zwischen der Einnahme des Antibiotikums und ACC® sollten zwei Stunden vergehen. Um die Nachtruhe nicht mit Husten zu stören, empfiehlt sich die letzte ACC®-Gabe nicht nach 17 Uhr.

Kontraindikationen
Ambroxol
Bei schwerer Leber-, Niereninsuffizienz sollte die Anwendung mit dem behandelnden Arzt abgesprochen werden.

Guaifenisin
Bei Magen-Darm-Erkrankungen ist die Einnahme kontraindiziert, bei eingeschränkter Nierenfunktion und Myastenia gravis darf die Anwendung nur nach Rücksprache mit dem Arzt erfolgen.

Pelargoniumwurzelextrakt
Umckaloabo® darf gemäß Zulassungsstatus nicht angewendet werden bei schweren Leber- und Nierenerkrankungen sowie bei erhöhter Blutungsneigung und Anwendung gerinnungshemmender Medikamente wie Phenprocoumon (Marcumar®) und Warfarin (Coumadin®). Einige Cumarinderivate, zu denen auch die Wirkstoffe der Pelargoniumwurzel gehören, haben lebertoxische Wirkungen. Studien, die nach Einführung des Präparates durchgeführt wurden, ergaben aber keine Hinweise auf Leberschäden. Im Gegensatz zu den antikoagulativ wirkenden 4-Hydroxycumarinen Marcumar® und Coumadin® erfolgt durch die in Umckaloabo® enthaltenden 7-Hydroxycumarine keine Hemmung der Vitamin-K-abhängigen Synthese von Gerinnungsfaktoren in der Leber. Beeinflussungen der Gerinnungsparameter sind somit in der Praxis vernachlässigbar.

> Die im Beipackzettel erwähnten Anwendungsbeschränkungen bei Einnahme von Gerinnungshemmern wie Marcumar® haben sich in der langjährigen Anwendungspraxis nicht bestätigt.

> Einreibungen und Inhalationen sind in der Schwangerschaft unbedenklich.

Schwangerschaft und Stillzeit: Grundsätzlich sind pflanzliche Arzneimittel weniger untersucht als chemische. Zuerst sollten externe Maßnahmen wie Einreibungen und Inhalationen ausprobiert werden (siehe Kap. 5.6.10, **Cave!** Externa an stillender Brust). Reichen diese nicht aus, sind Ambroxol und ACC in Schwangerschaft und Stillzeit erste Wahl. Bromhexin ist wegen des enthaltenen Halogens Brom zu meiden. Ambroxol wird manchmal noch therapeutisch während der Schwangerschaft zur Auslösung der Lungenreife bei drohender Frühgeburt eingesetzt. Von den pflanzlichen Wirkstoffen werden Thymian, Efeu und die ätherischölhaltigen Flüssigkapseln von Experten als unbedenklich eingestuft. Alkoholfreie Präparate sind obligat. Von den Flüssigkapseln sollte in der Stillzeit Cineol als Monopräparat empfohlen werden, da es praktisch nicht in die Muttermilch übergeht und den Geschmack der Milch somit nicht verändert.

> Wir empfehlen während der Schwangerschaft, zu Ihrer eigenen Sicherheit, grundsätzlich nur alkoholfreie Formulierungen.

5.6.10 Einreibung, Inhalation, Bad

Wirkungsweise

Die topische Anwendung von ätherischen Ölen ist als Einreibung, Inhalation oder Bad möglich. **Einreibungen** erhöhen die Durchblutung der Haut. Reflektorisch kommt es dann zu einer verbesserten Durchblutung der Bronchien. **Inhalationen** verbessern aufgrund einer Reizung von Mechano- und Kälterezeptoren im Rachen subjektiv die Nasenatmung und wirken antibakteriell. Außerdem sind sie durch ihre bronchodilatierende Komponente symptomlindernd. Gelangt der warme Wasserdampf in die Atemwege, werden Krankheitserreger in ihrem Wachstum gestoppt. So konnte gezeigt werden, dass die Virenvermehrung durch Wasserdampf von 43 °C zu über 90 Prozent gehemmt wird.

> Durch den heißen Dampf wird die Vermehrung der Viren und Bakterien gehemmt.

> Es sind nicht alle flüssigen Arzneimittel zur Inhalation im Pari Boy® geeignet. Ich zeige Ihnen Tropfen, die Sie in diesem Gerät anwenden können.

Ab in den Pari Boy®?

Viele Expektoranzien sind nicht für den Einsatz in Druckluft- oder Ultraschallverneblern, wie z. B. »Pari Boy®« geeignet, da es zu Verstopfung der Düse kommen würde. Es gibt spezielle Formulierungen: z. B. Aerosol Spitzner® und Mucosolvan® Inhalationslösung. Andere Präparate waren früher für die Verneblung zugelassen, seit der Neuzulassung ist dieser Passus aber aus dem Beipackzettel entfernt worden. Dies ist z. B. bei Ambroxol-Tropfen von Ratiopharm und Hexal sowie bei Soledum® Balsam der Fall. Eine aktive Empfehlung ist also nicht möglich. Wenn Ärzte zur Anwendung raten, können sie eingesetzt werden. Da Soledum® aus kurz- und mittelkettigen Triglyceriden besteht, ist aufgrund der dünnflüssigen Konsistenz eine Verstopfung der Düse nicht möglich. Üblich ist hier 1 Tropfen auf 2 ml NaCl. Salzlösungen (NaCl 0,9 %, Emser®) hingegen sind nicht ausreichend wasserdampfflüchtig und müssen vernebelt werden, siehe Kap. 5.4.5.

Ein **warmes Bad** hilft besonders gegen das typische Frösteln zu Beginn eines Infekts. Aufgrund des größeren Hautkontaktes ist die Resorption beim Baden noch größer als bei Einreibungen. Die Wirkstoffe des Badewassers werden über die Luft eingeatmet und gelangen über den Blutkreislauf in die Bronchien. Untersuchungen zeigen, dass ätherische Öle nach einem 30-minütigem Bad noch über fünf Stunden in der Atemluft nachweisbar sind.

> Ein Erkältungsbad wird Ihnen gut tun. Die wohltuenden ätherischen Öle befreien Ihre Atemwege.

Handelspräparate und Indikationen

Ausgewählte Fertigarzneimittel inklusive Wirkstoffe und zugelassenem Alter listet die Tabelle 5.40 auf. Dabei handelt es sich meist um Arzneimittel. Babybalsame sind oft als Kosmetika im Handel. Topische Formulierungen dienen der unterstützenden Behandlung von Infektionen der Atemwege.

> Tragen Sie den Balsam auf Brust und Rücken auf und waschen sich danach gründlich die Hände. Für warme Füße können Sie auch die Fußsohlen einreiben.

Dosierung und Anwendungshinweise

Erkältungsbalsame als Cremes oder Tropfen eignen sich sowohl zum Eincremen als auch zum Inhalieren. **Einreibungen** sind zum Auftragen auf Brust und Rücken bestimmt. Wohltuend sind Sie auch an den Fußsohlen. Sie dürfen nicht im Gesicht verwendet werden. Für Säuglinge gibt es spezielle Formulierungen, die schon ab drei Monaten angewendet werden können (Tab. 5.40). Die meisten Präparate sind ab zwei Jahren zugelassen. Erwachsenenbalsame werden erst ab zwölf Jahren empfohlen. Bei Kindern sowie empfindlichen Patienten sind menthol-, campher- und cineolfreie Präparate die bessere Wahl. Um die Wirkung zu unterstützen, können sie auch mit Wasser gemischt und im Raum platziert werden. Alternativ können Tropfen auf ein Wattebausch oder Stoffläppchen gegeben und ans Kopfende des Bettes oder auf die Fensterbank gelegt werden. **Inhalationen** sind ab sechs Jahren durch Mund oder Nase möglich. Je nach Alter werden unterschiedlich lange Salbenstränge (siehe Beipackzettel) mit nicht mehr kochendem Wasser übergossen. Die Dämpfe werden für etwa zehn Minuten eingeatmet. Praktisch sind **Dampfinhalatoren**. Es gibt sie von verschiedenen Herstellern (Bsp. Bronchoforton®, Pinimenthol®, Wick). Wird durch die Nase inhaliert, sollten fünf bis zehn Minuten vor der Inhalation abschwellende Nasensprays genommen werden. Die Dosis der Tropfpräparate beträgt bei Aerosol-Spitzner® mehrmals täglich 2 ml pro Inhalationsdosis, von Kamillosan® Konzentrat werden 20 ml auf ein Liter gegeben, bei Soledum® sind es 10–20 Tropfen auf 250 ml. Ein **Erkältungsbad** ist angenehm bei 35–38 °C.

> Träufeln Sie drei Tropfen Babix® alle vier Std. auf den Träger des Strampelhöschens. So atmet Ihr Kind die Wirkstoffe zusätzlich ein. Sie können die Tropfen auch auf ein Wattebausch oder Stoffläppchen geben und dies ans Kopfende des Bettes oder auf die Fensterbank legen.

> Den besten Effekt erzielen Sie mit freier Nase. So dringen die Wirkstoffe tief in die Atemwege ein. Verwenden Sie daher fünf Minuten vor der Inhalation ein Nasenspray.

Reizend

Ätherische Öle sind Reizstoffe. Die Hände sind nach dem Auftragen zu waschen. Um Kontakt mit den Augen zu verhindern, sollten die eingecremten Hautpartien nicht mit den Händen berührt werden. Beim Inhalieren sollten die Augen geschlossen sein. Balsame gehören nicht auf die Nasenschleimhaut! Wick® Inhalierstift N enthält Menthol und Campher und kann ab sechs Jahren angewendet werden.

> Waschen Sie sich nach dem Auftragen gründlich die Hände!

> Für eine freie Nase zwischendurch empfehle ich Ihnen den Wick® Inhalierstift.

💬 Ich empfehle Ihnen den Bronchoforton® Dampfinhalator. Da ist gleich eine Tube Erkältungsbalsam dabei. Sie können ihn immer wieder benutzen. Im Gegensatz zum »Handtuch-Schüssel-Model« ist es einfacher im Handling, außerdem werden die Haare nicht nass. Sie haben 2 Aufsätze: 1 für die Nase und 1 für den Mund. Die aufsteigenden Dämpfe können Sie für 10 Minuten einatmen.

💬 Zum Inhalieren nehmen Sie 10–20 Tropfen Soledum® auf 1 Liter Wasser.

💬 Tiger Balm weiß nehmen Sie bei Erkältungen und rheumatischen Beschwerden, Tiger Balm rot vorrangig bei rheumatischen Schmerzzuständen.

Tab. 5.40 Fertigarzneimittel und Altersbeschränkung topischer ätherischer Öle

Handelspräparat	Wirkstoff	Anwendung ab
Aerosol-Spitzner® Inhalationslösung, alkoholfrei	Eucalyptus-, Kiefernnadel-, Edeltannen-, Latschenkiefernöl	6 Jahre
Babix®-Inhalat N, alkoholfrei	Eucalyptus-, Fichtennadelöl	Säuglinge
Babix®-Babybalsam	Eucalyptusöl, Lavendel, Rosmarin	3 Monate
Babix® Baby-Thymianbad	Thymianöl	3 Monate
Bronchoforton® Salbe	Eucalyptus-, Fichtennadel-, Pfefferminzöl	2 Jahre
Bronchoforton® Kinderbalsam	Eucalyptus-, Kiefernnadelöl	2 Jahre
Kamillosan® Konzentrat	Kamillenblütenextrakt, -öl	12 Jahre
Pinimenthol® Erkältungssalbe	Eucalyptus-, Kiefernnadelöl, Levomenthol	12 Jahre
Pinimenthol® Erkältungsbalsam mild	Eucalyptus-, Kiefernnadelöl	2 Jahre
Pinimenthol® Erkältungsbad	Eucalyptusöl, Campher, Levomenthol	2 Jahre
Pinimenthol® Erkältungsbad mild	Eucalyptusöl	2 Jahre
Soledum® Balsam, alkoholfrei	Cineol	2 Jahre
Tiger Balm weiß Balsam	Cajeput-, Nelken-, Pfefferminzöl, Campher, Menthol	6 Jahre
Transpulmin® Balsam	Cineol, Levomenthol, Campher	2 Jahre
Transpulmin® Baby Balsam	Lavendel-, Sternanis-, Thymianöl	3 Monate
Weleda Calendula-Bad	Calendula-, Thymianauszug	Säuglinge

Neben-, Wechselwirkungen und Kontraindikationen

Allergiehinweise sind zu beachten (siehe Kap. 5.1). Bei überempfindlichen Atemwegen, Asthma oder Keuchhusten, sollten keine ätherischen Öle zur Anwendung kommen. Es besteht die Gefahr, dass die Bronchialmuskulatur verkrampft. Cineol, Menthol und Campher können bei Kindern unter zwei Jahren einen Stimmritzenkrampf (Laryngospasmus) bis hin zum Atemstillstand hervorrufen.

> 💬 Neigen Sie zu Allergien oder Asthma?

Pinimenthol® Bad ab zwei Jahren?

Auf den ersten Blick verwirrend sind die beiden Bäder Pinimenthol® Erkältungsbad und Pinimenthol® Erkältungsbad für Kinder. Beide haben vom BfArM die Zulassung ab zwei Jahren erhalten. Die geringen Wirkstoffgehalte werden auch für die Kleinen als unbedenklich angesehen. Die Erstempfehlung sollte aber bis zwölf Jahre die campher- und mentholfreie Kinderformulierung sein.

> 💬 Wie alt ist das Kind, für das das Erkältungsbad gedacht ist?

Bei größeren Hautverletzungen, akuten Hautkrankheiten, Fieber, schwerem Krankheitsgefühl, Herzmuskelschwäche oder Bluthochdruck sollen Vollbäder erst nach Rücksprache mit dem Arzt genommen werden.

Schwangerschaft und Stillzeit: Es bestehen keine Einwände bei Anwendung der vorgestellten Präparate. Während der Stillzeit ist der direkte Kontakt des Säuglings mit ätherischen Ölen aus o. a. Gründen zu meiden. Erkältungssalben sollten nicht an der stillenden Brust aufgetragen werden.

5.6.11 Hustentees

Eine sinnvolle Therapieergänzung bei Husten ist ein Tee. Hustentropfen oder Säfte können darin gelöst werden.

> 💬 Ich empfehle Ihnen zusätzlich einen Hustentee. Er wirkt wie eine »Wärmflasche von innen« und erleichtert Ihnen das Abhusten.

Handelspräparate und Indikationen

Tees werden als lose Ware, im Filterbeutel oder in aufbereiteter Form als Granulat oder Sprühextrakt angeboten. Tab. 5.41 zeigt einige Fertigarzneimittel auf.

Dosierung und Einnahmehinweise

Teedrogen und Filterbeutel haben dabei den geringsten Wirkstoffgehalt. Zur Vermeidung von Kontaminationen wird heute grundsätzlich der **Heißwasseraufguss** mit kochendem Wasser empfohlen. Auch bei kaltwasserlöslichen Schleimdrogen (Kap. 5.6.8) wird aus diesen Gründen zunehmend dazu übergegangen. So enthalten z. B. Fertigarzneimittel mit Malvenblättern diesen Zubereitungshinweis (Tab. 5.41). Mögliche Wirkverluste bei Kombinationen von

> 💬 Arzneitees gibt es als lose Ware, Filterbeutel, aufbereitete Instanttees in Form eines Sprühextraktes oder Granulat. Hier entfällt das Ziehenlassen, Kochen und Abseihen.

> Bei Sprühextrakten werden die flüssigen Pflanzenauszüge im warmen Luftstrom getrocknet. Zurück bleiben winzige trockene Extraktkügelchen. Bei Granulaten werden die flüssigen Extrakte auf Trägermaterial aufgesprüht, das anschließend fein zerkleinert wird. Meist ist dies Zucker. Diabetiker müssen das berücksichtigen.

Schleim- mit Saponin- und Ätherisch-Öl-Drogen werden inzwischen ebenso als tolerabel angesehen. Mischungen verschiedener Drogen entfalten ihre beste Wirkung eigentlich dann, wenn alle Inhaltsstoffe auf die gleiche Weise zubereitet werden. Durch die Zubereitung mit heißen Wasserdampf kann ein Teil der ätherischen Öle verloren gehen.

Den höchsten Wirkstoffgehalt haben **Sprühextrakt**-Tees. Hierfür wird der Extrakt mit Maltodextrin in einem Sprühturm gemischt, die anfälligen ätherischen Öle werden in mikroverkapselter Form zugesetzt. Der Extraktgehalt beträgt bei diesem Verfahren etwa 20 Prozent. Die Aufbereitung von Eibisch in Heumann Bronchialtee Solubifix® T erfolgt durch Kaltauszug. Bei **Granulat**-Tees werden die Pflanzenauszüge auf Zucker aufgezogen, die Menge an Extrakt ist mit zwei bis fünf Prozent entsprechend geringer. Bei **aufbereiteten** Teeformen ist zum Einen der Zuckergehalt zu beachten. In Maßen genossen hat er eine hustenlösende und reizlindernde Wirkung (siehe Kap. 5.6.8). Granulate haben herstellungsbedingt einen größeren Zuckergehalt als Sprühextrakte (siehe Tab. 5.41). Zum Anderen ist der Inhalt feuchtigkeitsempfindlich und neigt zur Verklumpung. Nach dem Öffnen sind die Präparate drei (GELO®, Bron-

> Nehmen Sie das Pulver mit dem beigefügten Messlöffel aus dem Glas. Er sollte stets trocken sein, wenn Sie ihn ins Gefäß zurücklegen. Verschließen Sie das Glas gut. So bleiben die Wirkstoffe für drei Monate haltbar.

Tab. 5.41 Fertigarzneimittel und Tagesdosierungen von Hustentees

Handelspräparat	Wirkstoff	Tagesdosis
Bronchoforton® Tee Pulver	Efeublätter	Ab 12 J.: 3 × 1 ML, 1 ML: 1 g KH ≙ 0,09 BE
Gelo®-Bronchialtee 400 Granulat	Thymiankraut, Efeublätter	Ab 12 J.: 3 × 1 ML, 1 ML: 2,8 g KH ≙ 0,23 BE
Heumann Bronchialtee Solubifix® T Pulver	Eibisch-, Süßholz-, Primelwurzel, Thymianöl	Ab 12 J.: 3–6 Tassen, **Cave KI!** Leber, RR, Hypokaliämie, 1 ML: 1 g KH ≙ 0,09 BE
Sidroga Bio Kinder Hustentee Beutel	Anis, Lindenblüten, Thymian	1–4 J.: 2–3 Tassen, 4–10 J.: 3–4 Tassen
Sidroga® Reizhustentee Beutel	Malvenblätter	Ab 12 J.: mehrmals
Sidroga® Husten- und Bronchialtee N	Thymian, Eibisch-, Süßholzwurzel, Spitzwegerichkraut, Isländisches Moos, Bitterfenchel	Ab 2 J.: mehrmals

KI: Kontraindikation, RR: Bluthochdruck, ML: Messlöffel, BE: Broteinheit, KH: Kohlenhydrat

choforton®) bzw. sechs Monate (Solubitrat®) haltbar. Das Aufgusswasser sollte bei diesen Formulierungen nur trinkwarm sein, damit sich die ätherischen Öle nicht verflüchtigen.

🗨 Bitte lassen Sie das abgekochte Wasser auf Trinktemperatur abkühlen, bevor Sie das Pulver zugeben.

Neben-, Wechselwirkungen und Kontraindikationen

Die meisten Teedrogen sind unbedenklich. Mögliche (Kreuz)-Allergien sind auch hier zu berücksichtigen (siehe Kap. 5.1). Bei **Süßholzwurzel** ist einiges zu beachten. Die enthaltene Glycyrrhizinsäure ist aufgrund ihres mineralocorticoiden Effektes kontraindiziert bei Patienten mit Bluthochdruck, Herzinsuffizienz, Diabetes, Leber-, Nierenerkrankungen und Hypokaliämie. Eine gleichzeitige Einnahme mit blutdrucksenkenden Arzneimitteln, herzwirksamen Glykosiden, Corticoiden oder Laxanzien darf nicht erfolgen. Frauen mit hormonabhängigen Erkrankungen (Brust-, Eierstocktumore, Endometriose) sollten vor der Anwendung Rücksprache mit dem Arzt halten. Zur Vermeidung von Ödemen, Kaliummangel und Bluthochdruck sollte die Droge nicht länger als vier bis sechs Wochen angewendet werden. Als Grenzwert für den täglichen Verzehr von Glycyrrhizinsäure gelten 100 mg. Dies entspricht etwa 2,5 g Droge. Patienten, die viel Lakritz naschen, sollten deshalb vorsichtig sein, da der Anteil an Glycyrrhizinsäure in handelsüblichen Lakritz zwischen 34 und 500 Milligramm pro 100 Gramm sehr schwanken kann.

🗨 Versuchen Sie während der Zeit der Anwendung so wenig Lakritz wie möglich zu essen.

5.6.12 Medikamentöse Alternativen

Anthroposophie

> **Warme Brustwickel**
>
> Zur Linderung von hartnäckigem Husten kann Wärme in Form von Brustwickeln die Wirkung von Arzneimitteln unterstützen. Sie sind besonders bei Anthroposophen beliebt. Dazu werden einige Tropfen Bronchialbalsam (Bsp. Weleda Bronchialbalsam, Weleda Lavendelöl 10%, Soledum® Balsam) auf ein mit dem Bügeleisen gut vorgewärmtes Tuch gegeben (trockener Wickel). Einen feuchten Wickel erhält man, wenn die Substanzen auf einen heißen, feuchten Waschlappen geträufelt werden. Auch Kartoffelwickel sind beliebt. Die Wickel werden auf die Brust gelegt und mit einem Schal fest umwickelt. Die Patienten sollen sich in eine Decke hüllen oder ins warme Bett legen, um die Wirkung zu intensivieren. Bei produktivem Husten haben sich **trockene** Wickel, bei trockenem Husten **feucht**-warme Wickel bewährt. Brustwickel sind auch eine gute Therapieoption in der Schwangerschaft und Stillzeit.

🗨 Ein warmer Brustwickel wird Ihnen gut tun. Durch die Wärme löst sich der Schleim und sie können wieder durchatmen.

Tab. 5.42 Anthroposophische Fertigarzneimittel bei Husten

Handelspräparat	Anwendungsgebiet	Tagesdosis
Wala Bronchi Plantago Glob.	Akute und chronische Bronchitis	1–3 × 5–10 Glob., Dauer: 2 Wochen
Wala Plantago Hustensaft	Bronchitis, Pneumonie, Asthma	Kleinkinder: 3–4 × 1 TL, ab 6 J.: bis alle 2 Std. 1 EL, Dauer: 2 Wochen, **Cave!** Spitzwegerichpollen
Weleda Flechtenhonig Sirup	Erkrankungen der Atemorgane	1–5 J.: 3 × 1/2 TL, 6–11 J.: 3 × 1 TL, ab 12 J.: 3–5 × 1 TL, **Cave!** Anis
Weleda Hustenelixir Sirup	Erkrankungen der Atemorgane	1–5 J.: 3× – 1/2 TL, ab 6 J.: alle 3 Std. 1 TL, **Cave!** Anis, Thymian, Birke, Beifuß, Sellerie
Wala Plantago Bronchialbalsam	Akute und chronische Bronchitis	Ab 2 J. 1–2× auftragen, Dauer: 2 Wochen, **Cave!** Erdnuss, Soja, Eucalyptus, Thymian, Birke, Beifuß, Sellerie, Asthma, Keuchhusten, Krupp
Weleda Bronchialbalsam	Katarrhalische Erkrankungen der Atemwege	<6 J.: keine Selbstmedikation, ab 6 J.: 1–2× auftragen, **Cave!** Erdnuss, Soja, Eucalyptus, Fenchel, Pfefferminz, Salbei, Asthma, Keuchhusten, Krupp
Weleda Cochlearia Salbe	Bronchitis, Pneumonie, Pleuritis	ab 1 J.: 2–3× auftragen, **Cave!** Meerrettich, Sesamöl
Wala Archangelica comp. Glob.	Trockener Reizhusten, Tracheitis	0–6 J.: 1–3 × 3–5 Glob., ab 6 J. 1–3 × 5–10 Glob.
Wala Roseneisen/ Graphit Glob.	Rezidivprophylaxe bei chronischer Bronchitis oder infektanfälligen Kindern, zur Kräftigung der Atmungsorgane in der Rekonvaleszenz	2–4×/Tag: 0–6 J.: 3–5 Glob., ab 6 J.: 5–10 Glob.
Weleda Ferrum rosatum/ Graphites Dilution		0–1 J.: 3–5 Tr., 1–5 J.: 5 Tr., 6–11 J.: 5–10 Tr., ab 12 J.: 10–15 Tr.

💬 Sie können die Wirkung verstärken, indem Sie die Tagesdosis von 30 Stück Plantago Globuli in einem Glas Wasser verrühren und zusammen mit Plantago Hustensaft schluckweise über den Tag verteilt trinken. Zusätzlich halten Sie Brust und Rücken mit Plantago Bronchialbalsam warm.

💬 Einige Patienten sprechen auf den Flechtenhonig, andere auf den Hustenelixir besser an.

💬 Nehmen Sie die Hustensäfte mit etwas warmem Wasser ein. Am besten geben Sie einen Teelöffel voll in warmen Tee und trinken diesen dann Schluck für Schluck!

💬 Nehmen Sie die Graphites-Tropfen in Wasser verdünnt ein.

5.6 Therapieergänzung bei Husten

> **Praxistipp**
> Anthroposophische Ärzte empfehlen statt Sultanol®/Atrovent® bei krampfartigem, spastischem Husten die Inhalation über den Pari Boy® mit Bryonia D 6 Amp. + Cuprum acet. D 4 (je 0,5–1 ml auf 2 ml NaCl).

Schüßler-Salze

Tab. 5.43 Schüßler-Salze bei Husten

Krankheitsbild	Salz-Nr.
Beginnender Infekt mit Hustenreiz	3: alle 15–30 Min. lutschen
Husten, allgemein	4
Bellender Husten	2
Krampfhusten	7: alle 15–30 Min. 10 Tabl. als »Heiße Sieben«
Trockener Husten	8
Schleimiger Husten: weiß-graues Sekret	4: akut: stündl. 1–2, dann 4 x 2 Tabl lutschen
Schleimiger Husten: gelb-grünes Sekret	6 + 10
Akute und chronisch eitrige Bronchitis	11 + 12 + Salbe Nr. 12 auf Brust auftragen

💬 Für eine »Heiße Sieben« lösen Sie 10 Tabletten in einem Glas heißem Wasser auf und trinken Schluck für Schluck aus.

💬 Die Schüßler-Salze 6 und 10 sollten immer kombiniert werden. Nr. 6 fördert den Abtransport von Sekreten, durch die Nr. 10 werden sie ausgeschieden.

Homöopathie

Tab. 5.44 Homöopathie Einzelmittel bei Husten

Krankheitsbild	Homöppathisches Mittel
Krampfartiger Husten mit stechenden Schmerzen in Hals und Brust bei jedem Hustenstoß, berstende Kopfschmerzen, Gelenkschmerzen, Übelkeit, Brechreiz, Reizhusten bis zum Würgereiz, »homöopathischer Hustenblocker«	Bryonia D 6
Trockener, bellender, nicht schmerzhafter Husten, vom Kehlkopf ausgehend, heisere Stimme, Räusperzwang, tagsüber	Spongia D 6
Reizhusten, mit jedem Luftholen neuer Hustenanfall, nicht enden wollend, kitzelt wie Feder in der Brust	Rumex D 6
Trockener Reizhusten, abends oder nachts, Steigerung von Rumex, »homöopathisches Codein«	Hyoscyamus D 6
Verschleimter Husten, löst sich leicht	Sticta D 6
Verschleimter Husten, löst sich schwer, krampfartig, Räusperzwang	Hepar sulfuris D 6
Starke Verschleimung, eitriges Sputum, krampfartige Hustenanfälle, fortgeschrittene Entzündung der Atemwege, Steigerung von Sambucus D 3, »homöopathisches Spasmolytikum«	Ipecacuanha D 6
Verschleimter Husten, Schleim wie Faden, Würgereiz, langwierige Bronchitis	Coccus cacti D 6
Anhaltender, stark verschleimter Husten mit Schleimrasseln, Auswurf weiß-zähflüssig, »homöopathischer Schleimlöser«	Antimonium (= Stibium) sulfuratum aurantiacum D 6
Keuchhustenähnlicher Husten, Krampfhusten, quälende Hustenattacken, Hustenanfälle erst trocken, dann Schleimwürgen	Drosera D 6
Chronische Bronchitis, starke Sekretion	Grindelia D 6

💬 Wenn beim Husten jede Bewegung schmerzt, ist Bryonia das richtige Mittel für Sie.

💬 Von Hyoscyamus nehmen Sie abends fünf Globuli.

💬 Ipecacuanha D 6 hat sich besonders bei Kindern bewährt, die zusätzlich inhalieren.

💬 Stibium eignet sich besonders gut bei älteren Menschen oder als add-on bei COPD.

Tab. 5.45 Homöopathische Komplexmittel bei Husten

Handels-präparat	Krankheitsbild	Tagesdosis
Husteel® Tr.	Husten bei Bronchitis oder Erkältungs-krankheiten	1–6 J.: 3 Tr., max. 10x, 6–12 J.: 4 Tr., max. 10x, ab 12 J.: 5–10 Tr., max. 12x, **Cave!** Schilddrüse
Monapax® Saft	Husten jeder Ursache, Keuchhusten	Ab 6. Mon.–1J.: 3 x 1/2 TL, 1–3 J.: 4 x 1/2 TL, 3–7 J.: 3 x 1 TL, 7–14 J.: 3 x 2 TL, 14–18 J.: 4 x 2 TL, ab 18 J.: 4 x 1 EL, **Cave!** Chinin
Bomapect Hustentr. N	Trockener Husten	<12 J.: keine Selbstmedikation! 0–3 Mon.: 3 x 5 Tr., 3 Mon.–1 J.: 3 x 5 Tr., 1–17 J.: 5 x 10 Tr., ab 18 J.: 3–5 x 15–20 Tr., akut: stdl.
Pulmosan® Tr.	Krampfartiger Husten	Ab 12 J.: akut: 10–20 Tr. alle 30–60 Min., chron.: 3 x 20 Tr.
Bronchalis-Heel® Tabl.	Chronischer Husten	3 x 1 Tabl., Beginn: für 2 Std. alle 15 Min.

💬 Bei Hustenanfällen können Sie alle halbe bis ganze Stunde zehn Tropfen Husteel® nehmen.

💬 Schütteln Sie Monapax® Saft vor Gebrauch. Die Wirkstoffe werden besonders gut von der Mundschleimhaut aufgenommen. Belassen Sie den Saft daher vor dem Schlucken einige Zeit im Mund.

5.6.13 Nichtmedikamentöse Therapiemaßnahmen

— Warme Brustwickel (siehe Kap. 5.6.12): Bei produktivem Husten: trockene, warme Wickel, bei trockenem Husten: feuchte Wickel.
— Bei Verschleimung Milchprodukte meiden.
— Ausreichend Luftfeuchtigkeit (etwa 40–60 %).
— Ausreichend Schlaf.
— Zu Fieber siehe auch Kap. 5.3.8.
— Zur allgemeinen Infektprophylaxe siehe Kap. 6.4.

💬 Gerade in der kalten Jahreszeit ist die Luftfeuchtigkeit in Räumen gering. Die Wohnungen sind durch die Heizungen staubtrocken. In trockene Atemwege dringen Erreger leichter ein. Unser Luftbefeuchter verbessert das Raumklima und schützt Sie so vor Infekten.

6 Allgemeine Therapie, Prophylaxe und Immunstärkung von Infektionskrankheiten

In diesem Kapitel sollen kurz wichtige Arzneimittel zur allgemeinen Infektbehandlung und Prophylaxe vorgestellt werden. Auch diese Zusammenstellung ist willkürlich gewählt und erhebt keinen Anspruch auf Vollständigkeit.

6.1 Vitamine und Mineralstoffe

6.1.1 Wirkungsweise

> Beginnen Sie am besten jetzt mit der Einnahme. Dann können Sie die Ausbreitung des Infekts verhindern.

Zur Stärkung der Abwehrkräfte haben sich besonders Vitamin C und Zink bewährt. Auf diese beiden Substanzen wird genauer eingegangen. Sie sind an verschiedenen Teilsystemen der Immunabwehr beteiligt (Abb. 6.1). **Zink** wird bei der zellulären und humoralen Immunantwort benötigt und beeinflusst sowohl das spezifische (T-Zellen) wie das unspezifische (Makrophagen, Granulozyten) Abwehrsystem. Für **Vitamin C** konnte eine Steigerung des unspezifischen Abwehrsystems gezeigt werden (Komplementaktivierung, Interferonproduktion). Bei aufkommenden Infekten sollte in den ersten 24 Stunden eine Immunkur begonnen werden.

Zink zeigt darüber hinaus auch antivirale Effekte. Besonders gut wirkt die Substanz daher bei längerer Kontaktzeit an der Mundschleimhaut. Deshalb sind

Teilsysteme der Abwehr	Zellulär	Humoral
Spezifisch	T-Zellen T-Helferzellen T-Gedächtniszellen T-Suppressorzellen Zytotoxische Zellen	Antikörper (Produziert von Plasmazellen und B-Gedächtniszellen)
Unspezifisch	NK-Zellen Makrophagen Neutrophile Granulozyten	Komplement Zytokine Lysozym

Abb. 6.1 Teilsysteme der Immunabwehr. NK-Zellen = natürliche Killerzellen

Tab. 6.1 Fertigarzneimittel und Tagesdosierungen von Vitaminen und Mineralstoffen

Handelspräparat	Wirkstoffe	Dosis Erwachsene
Curazink®, Zinkamin-Falk® Kaps.	Zink-Histidin	1 x 1 Kaps.
Zink-Sandoz®, Zink-Hexal® Brausetabl.	Zinksulfat	1x ½–1 Brausetabl.
Biolectra® Zink LT	Zinksulfat, Vitamin C	1 x 1 LT
Biolectra Immun Direkt Pellets	Zinkoxid, Histidin, Selen	1 x 1 Btl.
Cebion® immun 2 Retkaps.	Vitamin C, Zinkchlorid, Histidin	1 x 1 Kaps.
Cetebe® Vitamin C Retard 500 Kaps.	Vitamin C	1–2 x 1 Kaps.
Cetebe® Abwehr plus Retkaps.	Vitamin C, Zinkgluconat	1 x 1 Retkaps.
Cevitt® Abwehr Direkt Pellets	Vitamin C, Zinkcitrat, Histidin, Flavonoide	1 x 1 Btl.
Orthomol Immun/-pro Gran., Trinkflaschen, Kaps./Tabl.	Verschiedene Vitamine, Mineralstoffe	1 x 1 Dosiseinheit

💬 Biolectra Immun Direkt eignet sich prima zum Einnehmen für unterwegs: Beutel in Pfeilrichtung aufreißen, die Pellets auf die Zunge geben, zergehen lassen und schlucken.

💬 Wir empfehlen Ihnen eine dreimonatige Kur mit Orthomol Immun. Dies ist ein sehr hochdosiertes Präparat, das Ihre Speicher wieder auffüllt. Sie werden sehen: dieses Präparat ist jeden Cent wert. Sie fühlen sich wieder fit und werden nicht mehr so schnell krank.

💬 Lassen Sie die Lösung etwas im Mund oder gurgeln leicht damit. So bleibt der Wirkstoff an der Schleimhaut haften und hält Erreger ab.

Lutschtabletten oder Brausetabletten empfehlenswert. Die **Datenlage** zur Beeinflussung und Prophylaxe des Krankheitsverlaufes ist insgesamt nicht eindeutig. Genauso kontrovers wird die Frage nach dem besten »Salz« gestellt. Dies soll hier nicht Gegenstand der Diskussion sein. In Tab. 6.1 sind etablierte Präparate aus der Apotheke aufgeführt, die ihren festen Platz in der Beratung haben.

6.1.2 Handelspräparate und Indikationen

Es handelt sich dabei um Arzneimittel, Nahrungsergänzungsmittel oder diätetische Lebensmittel für besondere medizinische Zwecke (ergänzende bilanzierte Diät). Sie dienen der Unterstützung der Abwehrkräfte oder werden eingesetzt bei manifestem Vitamin- und Mineralstoffmangel. Die angegebenen Dosierungen gelten für Erwachsene. Einige Zinkformulierungen enthalten **Histidin** als Salz oder Zusatz. Diese Aminosäure ist im Körper ein wichtiger physiologischer Bindungspartner von Zink und wirkt selber auch antioxidativ und entzündungshemmend. **Retardiertes Vitamin C** ist vorteilhafter als unretardiertes. Die Substanz wird sehr schnell aus dem Körper eliminiert und steht bei Mangelzuständen wie Infekten evtl. nicht in allen Kompartimenten ausreichend zur Verfügung. Hier sorgen Retard-Formulierungen für einen gleichmäßigen Plasmaspiegel.

6.1.3 Dosierung und Einnahmehinweise

Dosierung

Die Dosierung der Präparate sind der Tabelle 6.1 zu entnehmen. Bei **Zink** werden zur Prophylaxe 5–25 mg, zur Akuttherapie im Anfangsstadium 10–60 mg pro Tag empfohlen. Die üblichen Dosierungen von **Vitamin C** liegen zwischen 300 und 1000 mg pro Tag. Einige Experten empfehlen, bei aufkommenden Infekten kurzfristig bis zu zwei Gramm einzunehmen. Wenn unretardierte Formulierungen gewünscht werden, sollte die Einzeldosis 250–300 mg nicht überschreiten, da mehr Substanz auf einmal nicht verwertet werden kann.

Einnahmehinweise

Zink sollte am besten nüchtern eingenommen werden. Nahrungsmittel mit hohem Gehalt an Phytinsäure wie Vollkornbrot, Soja und Mais sowie Kaffee hemmen, tierisches Eiweiß fördert die Resorption. Bekannt ist auch, dass Phosphate, Eisen-, Kupfer- und Calciumsalze die Aufnahme von Zink vermindern. Nach der Einnahme kann es zu Magenschmerzen kommen. Diese Nebenwirkung ist von der Dosis und vom Salz abhängig. Anorganische Salze zeigen diese Nebenwirkungen häufiger. Besser magenverträglich sind Zink-Aminosäure-Komplexe. Sie können ohne Resorptionsverluste auch zum Essen eingenommen werden. Bei **Vitamin C** spielt der Einnahmezeitpunkt keine Rolle.

> **Praxistipp**
>
> Um den Zinkspiegel zu erhöhen, kann die Therapie mit Schüßler-Salz Nr. 21, Zincum chloratum, ergänzt werden. Dazu werden täglich fünf bis sieben Gaben eingenommen.

6.1.4 Neben-, Wechselwirkungen und Kontraindikationen

Die Verträglichkeit ist i. A. sehr gut. Bei **Zink** können Magenschmerzen durch die Formulierung und den Einnahmezeitpunkt umgangen werden. Zink sollte bei langfristiger Einnahme nicht höher als 25 mg/Tag dosiert werden, da sonst Störungen der Kupfer- und Eisenverwertung im Körper möglich sind. Kurz-

---

💬 Ich empfehle Ihnen dieses Vitamin-C-Präparat. Im Gegensatz zu Brausetabletten werden Sie den ganzen Tag gleichmäßig mit dem Vitamin versorgt.

💬 Mit einer Kapsel Curazink® täglich kommen Sie gut durch den Winter.

💬 Verzichten Sie etwa zwei Stunden vor und nach der Einnahme von Zink auf Kaffee und andere coffeinhaltige Getränke. Die Aufnahme kann sonst reduziert sein.

💬 Aus langjähriger Erfahrung ist bekannt, dass bestimmte Zinksalze besser verträglich sind als andere. Ich empfehle Ihnen daher dieses Produkt.

fristige hohe Dosen als Akuttherapie (z. B. 6 x 10 mg als Lutschtablette) sind unproblematisch. Außerdem sind Wechselwirkungen zu bestimmten Antibiotika zu beachten. Zwischen der Einnahme von Zink und **Chinolonen** ist ein zeitlicher Abstand einzuhalten. Je nach Substanz ist dieser unterschiedlich lang. Ciprofloxacin sollte entweder ein bis zwei Stunden vor oder mindestens vier Stunden nach dem Zink eingenommen werden. Bei Levofloxacin reichen zwei Stunden vor und nach der Einnahme. Zwischen der Einnahme von Moxifloxacin und Zink müssen sechs Stunden verstreichen. Auch Tetracycline bilden mit Zink schwerlösliche Komplexe, hier sollte die Einnahme zwei Stunden zeitversetzt erfolgen. Bei **Doxycyclin** scheint die Resorptionsverminderung hingegen nicht relevant zu sein. Weitere Hinweise zu diesen Antibiotika finden sich in den Kapiteln 4.7 und 4.8. Bei schweren Nierenschäden und Magengeschwüren ist Vorsicht bei der Einnahme von Zink geboten. Von einer Selbstmedikation ist abzusehen. **Vitamin C** führt zu vermehrter Resorption von Eisen aus dem Magen-Darm-Trakt. Daher wird Patienten empfohlen, das Eisenpräparat zusammen mit einem Glas Orangensaft einzunehmen. Bei Erkrankungen, bei denen aber zuviel Eisen im Körper gespeichert wird (z. B. Thalässämie) darf die Einnahme daher nur unter ärztlicher Aufsicht erfolgen. Gleiches gilt bei Patienten mit Nierensteinen aus Oxalat. Auch die Resorption von Natriumselenit ist reduziert, ein Einnahmeabstand von mindestens zwei Stunden wird empfohlen. Klinische Parameter im Harn (z. B. Glucose, Harnsäure, Kreatinin) sowie von okkultem Blut im Stuhl können gestört sein.

Schwangerschaft und Stillzeit: In den vorgegebenen Dosierungen bestehen keine Einwände.

> **Praxistipp**
>
> Als Roboranz für infektanfällige Kinder kann die Kombination aus Drüfusan® N Trit. und Juvecal® Saft empfohlen werden. Dazu wird einmal täglich ein Teelöffel Drüfusan® (**Cave!** Schilddrüse) und dreimal ein Teelöffel Juvecal® gegeben. Ab vier Jahren können Vitamine als Lutschtabletten zur Anwendung kommen, z. B.:
> - Sanostol® LT: Kinder von 4–7 Jahren 2, ab 7 Jahren 3 LT pro Tag.
> - Orthomol immun junior: einmal täglich einen Beutelinhalt lutschen, **Cave!** Schilddrüse. Die anderen Orthomol-Präparate sind ab 15 Jahren geeignet.
>
> Bei Kindern zeigen sich außerdem gute Erfolge mit Probiotika (siehe Kap. 6.5)

Wenn Sie morgens Avalox® einnehmen, können Sie mittags Ihre Zinkbrausetablette trinken.

Verzichten Sie zwei Tage vor dem großen Blut- und Stuhl-Check-up auf Ihre Vitamin-C-Kapseln und seien Sie bei Obst, Säften und Gemüse etwas zurückhaltend.

Wundern Sie sich nicht, dass bei Juvecal® in der Packungsbeilage Tropfen angegeben sind. Die Dosierung 3 x 1 TL empfehlen Ärzte nach wie vor. Das Pulver Drüfusan® zergeht ganz schnell im Mund. Diese beiden Mittel haben sich bei Kindern sehr bewährt.

6.2 Phytotherapeutika

6.2.1 Echinacea-Monopräparate

Wirkungsweise

Zubereitungen aus dem Purpursonnenhutkraut (**Echinacea**) werden seit Jahrzehnten in der Therapie und Prophylaxe von Atemwegsinfekten eingesetzt. Die Pflanze stimuliert die körpereigenen Abwehrkräfte. Über verschiedene Mechanismen (Aktivierung von Makrophagen, gesteigerte Phagozytose und Freisetzung von Zytokinen) wird vor allem die unspezifische Immunabwehr angeregt.

💬 Bei Infektionen der Atem- und Harnwege haben sich Arzneimittelzubereitungen aus dem roten Sonnenhut sehr bewährt.

Handelspräparate und Indikationen

Tab. 6.2 listet einige Fertigarzneimittel mit ihrem Zulassungsstatus auf. Eingesetzt werden der frische (alkoholhaltig) und der getrocknete Presssaft (alkoholfrei).

💬 Ich kann Ihnen den Wirkstoff als Lösung mit oder ohne Alkohol oder als Tabletten anbieten. Was ist Ihnen lieber?

💬 Die Tabletten können Sie lutschen, kauen oder mit Wasser einnehmen. Für eine bessere Wirkung empfehlen wir das Lutschen.

Tab. 6.2 Tagesdosierungen und Indikationen von Echinacea-Monopräparaten

Handelspräparat	Indikation	Dosis
Echinacea-ratiopharm® Liquid, alkoholfrei	Rezidivierende Infekte der Atemwege und Harnwege	6–11 J.: 3–4 × 2 ml, ab 12 J.: 3–4 × 3 ml, Dauer: 2 Wochen
Echinacea-ratiopharm® 100 mg Tabl.		6–11 J.: 2–3 × 1, ab 12 J.: 3–4 × 1, Dauer: 10 Tage
Echinacin® Liquidum Madaus		4–6 J.: 3 × 1,25 ml, 6–12 J.: 3 × 2 ml, Ab 12 J.: 3 × 2,5 ml, Dauer: 2 Wochen
Echinacin® Tabl. Madaus		Ab 12 J.: 3–4 × 1 Tabl., Dauer: 8 Wochen
Echinacea-ratiopharm® Liquid	Rezidivierende Infekte der Atemwege	Ab 12 J.: 3 × 2,5 ml, Dauer: 2 Wochen
Echinacin Saft Madaus, alkoholfrei		4–6 J.: 3 × 2,5 ml, 6–12 J.: 2 × 5 ml, ab 12 J.: 3 × 5 ml, Dauer: 2 Wochen

Dosierung und Einnahmehinweise

Der Tabelle sind die Dosierungen und die zugelassene Einnahmedauer zu entnehmen.

> **Praxistipp**
>
> Im Zuge der Nachzulassungs-Verfahren haben sich die Fachinformationen echinaceahaltiger Präparate geändert. Als Anwendungsdauer werden oftmals nur zwei Wochen angegeben (siehe Tab. 6.2), da keine Studien für längere Zeiträume vorliegen. Traditionell hat die Arzneipflanze aber einen Stellenwert in der Rezidivprophylaxe. Früher wurden Therapiezyklen von acht Wochen mit anschließender Pause von zehn Tagen und erneuten acht Wochen Anwendung gefahren. Dies kann auch weiterhin empfohlen werden. Die Patienten sind aber darüber aufzuklären, dass im Beipackzettel die Dauer der Einnahme beschränkt ist. »Vorsichtige« können zulassungskonform eine kurze Pause einlegen: nach zweiwöchiger Einnahme wird ein Tag Pause gemacht, mit anschließender Wiederholung der Einnahme.

Die Einnahme der Liquida, Säfte und Tropfen erfolgt mit ausreichend Flüssigkeit. Die Tabletten können geschluckt werden. Da eine Resorption der Substanz auch über die Mundschleimhaut stattfindet, ist Kauen oder Lutschen ideal. Die Anwendung kann unabhängig vom Essen erfolgen.

💬 Um vor wiederholten Atemwegsinfekten geschützt zu sein, lohnt sich eine Kur mit Echinacin. Diese Arzneipflanze wird dafür schon lange eingesetzt. Bisher sind keine negativen Wirkungen bekannt geworden. Im Gegenteil: Experten empfehlen eine Kur über zweimal acht Wochen, mit zehntägiger Pause dazwischen. Im Beipackzettel ist die Anwendung auf zwei Wochen beschränkt. Dies hat lediglich rechtlich-formale Gründe.

Neben-, Wechselwirkungen und Kontraindikationen

Echinacea wird sehr gut vertragen. Allergien und Kreuzallergien gegen andere Korbblütler sind zu beachten. Wie im Abschnitt 5.1 beschrieben, dürfen echinaceahaltige Arzneimittel nicht angewendet werden bei progredienten Systemerkrankungen (Tuberkulose, Leukämie, Kollagenosen, HIV), chronischen Viruserkrankungen und Autoimmunerkrankungen (MS, Rheuma, Schilddrüsenerkrankungen, Sjögren-Syndrom u. a.) sowie Immunsuppression (Chemotherapie, Knochenmark-, Organtransplantierte, Einnahme immunsupprimierender Arzneistoffe). Auch bei Allergien gegen andere Korbblütler ist die Einnahme kontraindiziert.

💬 Aufgrund Ihrer Rheumaerkrankung sollten Sie kein Echinacin einnehmen. Ich empfehle Ihnen stattdessen Zink.

Schwangerschaft und Stillzeit: Es bestehen aus langjähriger Erfahrung keine Bedenken gegen die Einnahme.

6.2.2 Kombinationspräparate

Zwei Präparate sollen vorgestellt werden: Angocin® und Esberitox®.

Wirkungsweise

Angocin® enthält Kapuzinerkressekraut und Meerrettichwurzel. Beide Pflanzen haben antivirale, antimykotische, immunmodulierende und antibakterielle Eigenschaften. Die immunmodulatorische Wirkung erfolgt durch eine Aktivierung des unspezifischen Abwehrsystems (Phagozytose, Zytokinausschüttung). Antimikrobiell aktiv sind Senföle der Pflanzen. Je nach Dosis zeigen sie bakteriostatische bis bakterizide Effekte. Durch die Kombination erweitert sich das Wirkspektrum gegenüber den Einzelpflanzen. Meerrettich wirkt gegen grampositive Bakterien wie Streptokokken und Staphylokokken und ihre Toxine, Kapuzinerkresse darüber hinaus gegen Enterokokken und gramnegative Atemwegskeime wie *Haemophilus influenzae*, *Moraxella catarrhalis* sowie *E. coli*. Zugelassene Anwendungsgebiete sind dementsprechend Infektionen der Atem- und Harnwege (Tab. 6.3).

Esberitox® ist ein pflanzliches Kombinationspräparat aus Färberhülsenwurzelstock (Wilder Indigo), Sonnenhutwurzel sowie Lebensbaumspitzen und -blättern (Thuja). Diese drei Arzneipflanzen stimulieren über verschiedene Angriffspunkte das Immunsystem und verkürzen die Dauer viraler Erkältungskrankheiten. Wilder Indigo beschleunigt über B-Lymphozyten die Antikörperbildung. Sonnenhut aktiviert keimvernichtende Makrophagen (Fresszellen) und hat direkte antivirale Eigenschaften. Lebensbaum führt neben der antiviralen Wirkkomponente zur Aktivierung der T-Killerzellen.

> 💬 Ich empfehle Ihnen Angocin® zum Antibiotikum. Die Präparate unterstützen sich in ihrer Wirkung gegen Bakterien, gleichzeitig bringen Sie Ihr Immunsystem wieder auf Trapp. So sind Sie vor erneuten Infektionen gewappnet.

> 💬 Esberitox® enthält drei Arzneipflanzen, die sich in ihrer Wirkung gegen Erkältungsviren ideal ergänzen.

> 💬 Viele unserer Kunden schwören auf eine Wintervorbereitung mit Angocin®. Dazu nehmen Sie ab Herbst bis zum Ende des Winters nach dem Frühstück zwei Tabletten ein.

Tab. 6.3 Tagesdosierungen und Indikationen von Angocin® und Esberitox®

Handelspräparat	Krankheitsbild	Dosis
Angocin® Tabl.	Sinusitis, Tonsillitis, Atemwegs-Katarrhe, grippale Infekte, Harnwegsinfekte	Akuter Infekt: 4–8 J.: 3–5 x 2–3 Tabl., »Stoßtherapie« ab 8 J.: 3–5 Tage: alle 3 Std. 4–5 Tab., 7 Tage: 3 x 4 Tabl., 7 Tage: 3 x 2 Tabl. Rezidivprophylaxe: ab 4 J.: 2 x 2 Tabl. »Wintervorbereitung«: Herbst-Ende Winter: 1 x 2 Tabl., **Cave!** Meerrettich
Esberitox® Tabl.	Virale Erkältungskrankheiten	4–6 J.: 3 x 1–2 Tabl., 7–11 J.: 3 x 2–3 Tabl., ab 12 J.: 3 x 4–6 Tabl., Dauer: 10 Tage. **Cave!** Echinacea

Handelspräparate und Indikationen

Die Indikationen sind in der Tabelle 6.3 dargestellt.

Dosierung und Einnahmehinweise

Dosierungen siehe Tab. 6.3. Bei **Angocin®** wird dabei zwischen akuten Beschwerden und der prophylaktischen Einnahme differenziert. Die Tabletten werden nach dem Essen eingenommen. Bei **Esberitox®** hat sich seit der Neuzulassung die Anwendung, nicht die Zusammensetzung, verändert: das Präparat ist seitdem erst ab vier Jahren anwendbar, die Dosis ist höher und die Tabletten sollen geschluckt und nicht wie früher gelutscht werden. Das liegt daran, dass es als Akuttherapeutikum zugelassen ist. Prinzipiell spricht aber nichts gegen die Anwendung als Lutschtablette. Es steht aber nicht mehr im Beipackzettel und ist deswegen dem Kunden zu erklären. Die Einnahme kann unabhängig von den Mahlzeiten erfolgen.

> Nehmen Sie Angocin® nach dem Essen mit einem Glas Wasser ein.

> Esberitox® ist das einzige pflanzliche Arzneimittel mit nachgewiesener Verkürzung der Erkältungsdauer. Wenn Sie 3 x 6 Tabl. einnehmen, sind Sie in drei Tagen wieder fit! Sie können die Tabletten auch lutschen – dann werden sie gleich über die Mundschleimhaut aufgenommen. Dieser Einnahmemodus ist vor kurzem im Beipackzettel gestrichen worden, hat sich aber über Jahrzehnte bewährt.

Neben-, Wechselwirkungen und Kontraindikationen

Unter der Einnahme von **Angocin®** können gelegentlich Magen-Darm-Beschwerden auftreten. Die Dosis sollte dann reduziert werden. Bei akuten Magen- und Darmgeschwüren und Nierenentzündung darf keine Anwendung erfolgen. **Esberitox®** kann zu Überempfindlichkeitsreaktionen führen. Allergiker sind häufiger betroffen. Der Patient ist daher vor der Einnahme nach bekannten Allergien zu befragen. Da das Kombinationspräparat Echinacea enthält, gelten die Hinweise aus Kap. 5.1.

Praxistipp

Die in der Fachinformation und im Beipackzettel von Esberitox® angegebene Interaktion von Purpursonnenhutwurzel mit dem Cytochrom-P450-System hat keine praktische Relevanz. Die betroffenen Strukturen (Alkylamide) sind in keinem in Deutschland erhältlichen Präparat in nennenswerter Konzentration vorhanden. Falls Patienten danach fragen, können Sie beruhigt werden.

> Dieser Passus ist ein Pflichttext, den der Hersteller mit aufnehmen musste. Nach langjährigen Erfahrungen hat sich kein Anhaltspunkt für Unverträglichkeiten mit anderen Arzneimitteln ergeben.

Schwangerschaft und Stillzeit: Angocin® und echinaceahaltige Präparate können eingesetzt werden.

6.3 Medikamentöse Alternativen

6.3.1 Anthroposophie

Tab. 6.4 Anthroposophische Fertigarzneimittel zur Infektbehandlung

Handelspräparat	Krankheitsbild	Tagesdosis
Wala Aconitum/China comp. Glob.	Fieberhafte grippale Infekte	3–5x, akut: alle 2 Std.: 0–6 J.: 3–5 Glob., 4–12 J.: 5–7 Glob., ab 12 J.: 5–10 Glob., Dauer: 2 Wochen, **Cave!** Chinin, Eucalyptus
Wala Gelsemium comp. Glob.	Grippale Infekte mit Kopfbeteiligung, »Kopfgrippe«	0–5 J.: bis 2 x 3–5 Glob., ab 6 J.: bis 3 x 5–10 Glob., Dauer: 2 Wochen
Wala Meteoreisen Glob.	Grippaler Infekt	1–3x/Tag: 0–6 J.: 3–5 Glob., 4–12 J.: 5–7 Glob., ab 12 J.: 5–10 Glob., Dauer: 2 Wochen
Weleda Ferrum sidereum (Meteoreisen) Tabl.	Anregung von Abwehrkräften, bei Angst: »will nicht krank werden«	1x/Tag: 0–5 J.: ½ Tabl., ab 6 J.: 1 Tabl.
Weleda Ferrum phosphoricum comp. Glob.	Grippaler Infekt, empfindliche Personen, Kleinkinder	0–1 J.: 3–4 x 3–5 Glob., 1–5 J.: 3–4 x 5–10 Glob., 6–11 J.: alle 1–2 Std. 8–10 Glob., ab 12 J.: alle 1–2 Std. 15 Glob., **Cave!** Eucalyptus

💬 Meteoreisen (Ferrum sidereum) ist geeignet für Patienten mit Angst vor einer Pandemie, Ansteckung durch Kollegen oder vor einem langen Winter.

💬 Sie können Ihre Tagesdosis Infludo® auch in ein Glas Wasser träufeln und schluckweise im Laufe des Tages trinken.

💬 Wenn Sie Infludo® einnehmen spüren Sie durch die anfeuernde Wirkung schnell eine Besserung. Im Körper werden gezielt Prozesse aktiviert, um die Entzündung zu bekämpfen. Die »Trübung im Kopf« klärt sich. Nehmen sie in der ersten Tageshälfte stündlich 8 Tropfen ein, ab etwa 15 Uhr nur noch zweimal.

Anmerkung

Infludo® und Ferrum phosphoricum comp. sind in ihrer Zusammensetzung sehr ähnlich. Der einzige Unterschied besteht im Zusatz von weißem Phosphor bei Infludo®. Er regt den Wärmeorganismus und somit die Abwehrkräfte an. Für empfindliche Personen und kleine Kinder ist diese Anregung nicht geeignet. Ferrum phosphoricum comp. ist hier das bessere Mittel.

6.3.2 Schüßler-Salze

Nach Schüßler werden **drei Stadien** der Entzündung deklariert, in denen unterschiedliche Salze zum Einsatz kommen. Die übliche Dosierung beträgt im akuten Zustand stündlich zwei bis drei Tabletten. Einige Homöopathen empfehlen zu Beginn des Infekts eine »Stoßtherapie«: dabei wird alle fünf bis zehn Minuten eine Tablette gelutscht. Bei Besserung kann auf dreimal zwei Tabletten reduziert werden. Nach überstandener Krankheit stellt das Salz Nr. 2 Calcium phosphoricum die Kräfte wieder her.

> Bei Schüßler bauen Phosphate auf und wirken stärkend, Sulfate leiten aus und entgiften.

Tab. 6.5 Schüßler-Salze zur Infektbehandlung

Phase	Entzündungsstadium	Salz
1. Phase	Niesen, Kribbeln in der Nase, Kratzen im Hals	3
	Bei Gliederschmerzen zusätzlich	10
2. Phase	Halsschmerzen, Schnupfen, Sekret weiß-grau	4, Weitereinnahme Nr. 3
	Bei wässrigem Sekret zusätzlich	8
3. Phase	Infekt voll ausgebrochen, Lymphknoten geschwollen, Heiserkeit, Sekret gelb-grün	6
	Zur Ausscheidung zusätzlich	10
Zur Rekonvaleszenz		2

> Bahnt sich ein Infekt an, baden Sie mit Nr. 3: geben Sie dazu 20 Tabletten in ein Bad! Die Salze dringen dann über die Haut in den Körper ein und feuern Ihr Immunsystem an!

Praxistipp

Auch zur **Prophylaxe** vor dem Winter eignen sich die drei Hauptsalze der Entzündung 3, 4 und 6. Empfehlenswert ist eine Trinkkur. Dazu werden drei Wochen lang dreimal am Tag alle drei Salze gleichzeitig in heißem Wasser aufgelöst.

Anmerkung:

Schüßler Salze 6 und 10 sollten immer kombiniert werden. Die Nr. 6 ist das Mittel zur Entgiftung und sorgt für den Abtransport von Krankheitserregern und Stoffwechselprodukten. Wenn entgiftet wird, muss auch ausgeleitet werden: die Nr. 10 regt die Ausscheidungsvorgänge über den Leber-Galle-Weg an.

> Optimal ist es, wenn Sie die Salze 6 und 10 kombinieren. Sie ergänzen sich in ihrer Wirkung optimal: Nr. 6 transportiert Giftstoffe ab, Nr. 10 schleust sie aus dem Körper.

6.3.3 Homöopathie

Tab. 6.6 Homöopathie Einzelmittel zur Infektbehandlung

Krankheitsbild	Präparat
Plötzlich beginnender fieberhafter Infekt mit blassem Gesicht, Haut heiß und trocken, Patient friert	Aconitum D 6
Hochakuter, entzündlicher, fieberhafter Infekt, hochroter Kopf, Haut heiß und feucht, »rot, heiß, brennend«	Belladonna D 6
Akuter fieberhafter Infekt, milder Verlauf, Wechsel der Gesichtsfarbe besonders bei Kindern, unspezifische Symptome, Infektprophylaxe	Ferrum phosphoricum D 6. Zur Infektprophylaxe: Ferrum phosphoricum D 12: Eine Gabe 2x/Tag für 3 Wochen, 1 Woche Pause, 3 Wochen Therapie
Akuter fieberhafter Infekt mit starken Gliederschmerzen, »alles tut weh«, Übelkeit, Erbrechen, »Homöopathisches Grippemittel«	Eupatorium perforatum D 6
Akuter fieberhafter Infekt mit ausgeprägtem Schwächezustand, matt und zerschlagen	Baptisia D 6
Aufkommender Infekt, kalte Hände und Füße, Frösteln, Kribbeln in der Nase; zur Infektabwehr in der frühen Phase	Camphora D 3

💬 Ferrum phoshoricum D 6 gibt es nur als Tabletten, D 12 auch als Globuli.

💬 Zur akuten Therapie nehmen Sie Ferrum phoshoricum D 6, zur Rezidivprophylaxe hat sich die Potenz D 12 bewährt.

💬 Nehmen Sie Camphora D 3 dreimal im Abstand von 15 Min. ein und wiederholen Sie das Procedere am Nachmittag, dann können Sie den Infekt noch abwenden oder deutlich abmildern.

Tab. 6.7 Homöopathische Komplexmittel zur Infektbehandlung

Handelspräparat	Krankheitsbild	Tagesdosierung	
Contramutan® Saft	Fieberhafte grippale Infekte mit Entzündungen der oberen Luftwege	Ab 1 J.: Start: 1 EL, dann stdl. 1 EL (Erw.) bzw. 1 TL (Kinder), Prophylaxe: 3 x 1 EL bzw. TL, ab 6 Mon.: ½ Kinder-Dosis, Dauer: 4 Wochen, **Cave!** Echinacea	💬 Bitte schütteln Sie Contramutan® Saft vor der Einnahme.
Engystol® Tabl.	Erkältungskrankheiten, Fokus Vorbeugung	1–6 J.: 3–12 x ½ Tabl., 6–12 J.: 2–8 x 1 Tab., ab 12 J.: max. 12 x 1 Tab., Dauer: 1 Woche	💬 Die Erfahrung hat gezeigt, dass die Infektanfälligkeit durch ein starkes Immunsystem gesenkt werden kann. Komplex-Homöopathika geben dem Körper Impulse zur Unterstützung der körpereigenen Selbstheilungskräfte.
Gripp-Heel® Tabl.	Grippale Infekte, Fokus akuter Infekt	6–12 J.: 8 x 1 Tabl., ab 12 J.: 12 x 1 Tabl., dann: 1–3 x 1 Tabl. Dauer: 1–2 Wochen, **Cave!** Eupatorium u. a. Korbblüter	
Influex® Tr.	Fieberhafte Infekte	Akut: 6x/Tag: 1–5 J.: 2–3 Tr., 6–12 J.: 3–4 Tr., ab 12 J. 5 Tr. chronisch: 1–3 x 5–10 Tr. Dauer: 1–5 J.: 3 Tage, 6–12 J. 8 Tage, ab 12 J.: 10 Tage **Cave!** Bienengift, Echinacea	💬 Meditonsin® hat sich beim ersten Kratzen im Hals sehr bewährt. Am besten wirken die Tropfen, wenn Sie sie vor dem Herunterschlucken kurz im Mund belassen. Keine Sorge, in einer ganzen Flasche ist so viel Alkohol enthalten wie in einer Banane.
Meditonsin® Tr.	Akute Erkältungskrankheiten	Akut: 12x/Tag: 7 Mon.–1 J.: 1–3 Tr., keine Selbstmedikation, 1–5 J.: 2–5 Tr., 6–12 J.: 3–6 Tr., ab 12 J. 5–10 Tr.	
Metavirulent® Tr.	Grippale Infekte	Ab 12 J.: 2 Tage 12 x 5–10 Tr., dann reduzieren	
Toxi-loges® Tabl.	Fieberhafte Erkältungskrankheiten	2–6 J.: max. 6 x 1 Tabl., 6–12 J.: max. 8 x 1 Tabl., ab 13 J.: max. 12 x 1 Tabl., Dauer: 3 Wochen	💬 Bis zum Eintritt einer Besserung lassen Sie stündlich 1 Tablette im Mund zergehen. Danach können Sie die Dosis reduzieren.

6.4 Nichtmedikamentöse Therapiemaßnahmen

- Hygienemaßnahmen: z. B. regelmäßiges Händewaschen, Händedesinfektion, evtl. Mundschutz, Papiertaschentücher nur einmal verwenden, Abstand zu Erkrankten mindestens ein Meter, Menschenansammlungen meiden.
- Durch die Nase statt durch den Mund atmen (Filter für Keime).
- Wadenwickel und ausreichende Flüssigkeitszufuhr bei Fieber (siehe Kap. 5.3.8).
- Ruhige Umgebung und liebevolle Zuwendung.
- Körperliche Schonung bis hin zur Bettruhe, ausreichend Schlaf.
- Leichte, vitaminreiche Kost, Hühnerbrühe (siehe Kasten).
- Ausreichend Luftfeuchtigkeit, regelmäßig lüften.
- Aufsteigende Fußbäder zu Beginn des Infekts: z. B. mit Weleda Edeltannen-Erholungsbad, Dr. Hauschka Salbei-Bad oder Senfmehl.

> **Praxistipp**
>
> Es ist erwiesen, dass bei kalten Füßen die Schleimhäute der Atemwege reflektorisch schlechter durchblutet werden. Dies fördert die Entstehung von Atemwegsinfekten. Dagegen hilft ein Fußbad: Beide Beine werden in ein großes Gefäß bei ansteigender Wassertemperatur von 35–40 °C über zehn Minuten getaucht. Es soll zu einer merklichen Überwärmung und zu einer deutlichen Schweißbildung der Stirn kommen, denn dadurch wird das körpereigene Abwehrsystem angeregt. Danach folgt eine Ruhephase in der die Füße warm gehalten werden.

- Durchblutung der Füße ankurbeln:
    - Einreibungen z. B. mit Weleda Rosmarin-Salbe 10 % oder Wala Kupfer Salbe rot.
    - Einreibungen mit Johanniskrautöl anfangs an den Füßen, später auch ansteigend.
- Rauchkarenz: bei Aktiv- und Passivrauchern dauern Infekte länger.
- Kaltwasserergüsse zur Abhärtung:
    - Wechselduschen.
    - Sauna mit Kaltwasserapplikation.
    - Kneipp'sche Fußbäder.
- Bewegung/Sport zur Stärkung des Immunsystems:
    - Tägliche Spaziergänge an der frischen Luft.
    - Sport zwei bis dreimal pro Woche über 30 Min., unter Berücksichtigung der Leistungsfähigkeit.
    - Entspannungstechniken.

Marginalien:

💬 Weniger als sieben Stunden Schlaf und eine verminderte Schlafeffizienz erhöhen das Risiko viraler Infekte.

💬 Trinken Sie Fliederbeer- oder Sanddornsaft – darin ist viel Vitamin C enthalten.

💬 Gut ist die »Stoßlüftung«: 3–4× täglich zehn Minuten lang.

💬 Achten Sie stets auf warme Füße! Warme Füße sorgen für eine gute Durchblutung der Schleimhäute.

💬 Versuchen Sie trotz Ihres Infektes etwas an der frischen Luft spazieren zu gehen. Das pustet Ihre Atemwege durch, bringt Ihren Kreislauf wieder auf Trapp und Sie werden schneller wieder fit.

Hühnersuppe bei Infekten?

Was lange aus Großmutters Trickkiste übermittelt wurde, ist inzwischen durch Studien belegt: Zutaten einer frischen Hühnersuppe setzten die Aktivität der weißen Blutkörperchen herab. Diese arbeiten während eines Infekts auf Hochtouren und versuchen eingedrungene Krankheitserreger unschädlich zu machen. Dabei führen sie zu den typischen Entzündungssymptomen. Verantwortlich für die lindernden Effekte sind sowohl das Fleisch als auch das mitgekochte Suppengemüse. Der Körper wird von innen gewärmt. Die Zutaten der Hühnersuppe tragen zu einer guten Versorgung mit Vitaminen und Mineralstoffen sowie sekundären Pflanzenstoffen bei. Ein Suppenhuhn wird mit Suppengemüse und zwei Liter Wasser bedeckt und bei schwacher Hitze anderthalb Stunden langsam geköchelt. Danach Gemüse absieben und das Huhn klein schneiden.

> Eine selbstgemachte Hühnersuppe ist nach wie vor ein bewährtes Hausmittel bei Infekten. Sie wärmt gut und versorgt Sie mit vielen Vitaminen und Mineralstoffen.

6.5 Regeneration des darmassoziierten Immunsystems

Praxistipp
Durchfall innerhalb von zehn Wochen nach Ende der Antibiose, anhaltende oder rezidivierende Durchfälle, akuter Durchfall mit Fieber und Blutbeimengungen sowie Immunsupprimierte sind Ausschlusskriterien für die Selbstmedikation.

6.5.1 Wirkungsweise

Eine intakte Darmschleimhaut ist die Basis des körpereigenen Immunsystems. Sie produziert eine Schleimschicht (Mukus), die in der Lage ist, das Eindringen schädlicher Substanzen zu verhindern. Eine gesunde Darmflora kann sich folglich nur auf einer intakten Mukusschicht ansiedeln. **Darmschleimhautzellen** mit der darüber befindlichen **Schleimschicht** sowie eine gesunde **Darmflora** sind drei wichtige Barrieren zur Abwehr von Mikroorganismen und Allergenen. Im Darm befinden sich etwa 80 Prozent aller Immunzellen. Er stellt somit die Basis des körpereigenen Abwehrsystems dar. Eine wichtige Rolle übernimmt dabei das sekretorische Immunglobulin A (sIgA) des Mukus.

Durch die Einnahme von Antibiotika kann es zu Veränderungen an der **Darmschleimhaut** kommen. Meist sind leichte Entzündungen sichtbar. Dadurch entstehen Lücken zwischen den Schleimhautzellen. Dann fehlt nicht nur das sekretorische IgA, auch die natürliche Bakterienflora kann sich ohne Mukus nicht halten. Somit werden alle drei wichtigen Schutzfunktionen des Darms geschädigt. Durch solche Lücken können Krankheitserreger und Allergene

> Gesunde Schleimhautzellen mit der darüber befindlichen Schleimschicht und eine natürliche Bakterienflora bilden drei Barrieren des Darmes für schädliche Substanzen. Eine gesunde Darmflora kann sich nur auf einer intakten Schleimschicht ansiedeln. Bei einer entzündeten Darmschleimhaut fallen diese Schutzfunktionen weg und Bakterien, Allergene oder andere Krankheitserreger können durch sie hindurchdringen.

> Der Darm ist aufgrund seiner immensen Oberfläche unser größtes Immunorgan. Aufgeklappt ist er so groß wie ein Fußballfeld. Schädigungen der Darmschleimhaut oder der Darmflora bedeuten also immer eine Beeinträchtigung des Immunsystems. Dies kann nach Infekten oder der Einnahme von Antibiotika der Fall sein. Bestimmte Mikroorganismen helfen Ihrem Immunsystem wieder auf die Sprünge.

hindurch treten und das Immunsystem weiter überfordern. Alle Schleimhäute und Häute sind auf lymphatischen Weg miteinander verbunden. Erst wenn sich die Darmschleimhaut regeneriert hat, kann sich darauf wieder die Schleimschicht ausbilden und sich anschließend die natürliche Bakterienflora ansiedeln. Diese ist in in erster Linie abhängig vom Immunstatus des Patienten.

Außerdem können Antibiotika mechanistisch bedingt auch die nützliche, physiologische **Darmflora** in ihrem Anteil vermindern. Die natürliche Darmflora ist sehr heterogen aufgebaut.

Als grobe Orientierung spielen folgende Leitkeime eine Rolle:
- **Dünndarm:** grampositive Lactobazillen (obligat oder fakultativ anaerob).
- **Dickdarm:** grampositive Bifidobakterien (obligat anaerob) und gramnegative Kolibakterien (obligat aerob).

Das Ausmaß der Veränderungen ist neben dem Immunstatus des Patienten abhängig von der **Art** und **Dauer** des Antibiotikums. Je nach Wirkspektrum des eingesetzen Antibiotikums kommt es zu unterschiedlichen Veränderungen des Darmkeimspektrums. Bei Breitspektrum-Antibiotika wie Aminopenicillinen, Cefalosporinen, Makroliden und Chinolonen oder bei Substanzen, die besonders auf Anaerobier wirken, wie Clindamycin, ist mit stärkeren Schädigungen zu rechnen. Dysbalancen des Milieus können sich als **Magen-Darm-Beschwerden** wie Durchfall, Blähungen oder Bauchschmerzen bemerkbar machen und zu rezidivierenden Infekten bzw. Allergien führen. Ein Wiederaufbau mit Prä-, Pro-, Synbiotika oder Immunmodulatoren ist daher empfehlenswert.

> Probiotika siedeln sich vorübergehend im Darm an und sorgen für optimale Bedingungen, damit sich die gesunden Standortkeime wieder aufbauen können. Sie verhindern das Eindringen von krankmachenden Erregern und transportieren sie ab. Zusätzlich bauen diese Stoffe Ihr Immunsystem wieder auf. Damit sind Sie vor den nächsten Infekten geschützt.

Definition

Probiotika (griech. probios: für das Leben) sind nach der Definition eines Expertengremiums der WHO und FAO aus dem Jahr 2001 **lebende** Mikroorganismen bzw. deren Zellbestandteile oder Stoffwechselprodukte, die, in ausreichender Menge verabreicht, dem Wirtsorganismus einen gesundheitlichen Nutzen bringen. Im Sprachgebrauch schließt dieser Begriff oft aber auch **abgetötete** Erreger oder deren Bestandteile mit ein. Geeigneter ist hierfür der Begriff »**mikrobielle Immunmodulatoren**«. **Präbiotika** sind unverdauliche kurzkettige Kohlenhydrate (z. B. Fructo-Oligosaccharide, Inulin, Lactulose), die das Wachstum von Probiotika anregen und die intestinale Aufnahme von Mineralstoffen (z. B. Calcium, Eisen, Magnesium) steigern können. Die Kombination von Probiotika und Präbiotika wird als **Synbiotika** zusammengefasst. Man erhofft sich dadurch synergistische Effekte.

> Die meisten eingesetzten Probiotika wurden ursprünglich aus dem menschlichen Gastrointestinaltrakt isoliert.

Als Therapeutika werden Bakterien und Pilze verwendet.

Zu den **bakteriellen** Probiotika zählen apathogene Keime wie:

- Milchsäurebakterien: Lactobazillen, Bifidobakterien, Enterokokken, Streptokokken.
- Kolibakterien: *Escherichia coli* (*E. coli*).

Der **Hefepilz** *Saccharomyces boulardii* gehört zu den nichtbakteriellen Probiotika. Es gibt eine Vielzahl an angebotenen Präparaten (Tab. 6.8). Zahlreiche Studien beschreiben eine **Stimulierung des darmassoziierten Immunsystems** auf zellulärer und humoraler Ebene (siehe Abb. 6.1). Dabei werden spezifische (B-, T-Zellen, Produktion von Schleimhaut-Antikörpern wie Immunglobulin A) als auch unspezifische Abwehrmechanismen (Bildung von Makrophagen und Zytokinen) aktiviert. Obwohl Effekte einzelner Kulturen nicht auf andere übertragen werden können, haben Prä-, Pro-, Synbiotika oder mikrobielle Immunmodulatoren einen festen Stellenwert zur **Regeneration** des darmassoziierten Immunsystems im Anschluss oder während einer Antibiose. Auch die Häufigkeit und Schwere von **akuten Atemwegsinfekten** kann bei Erwachsenen und Kindern reduziert werden. Dazu sollen die Probiotika mindestens drei bis sechs Monate eingenommen werden. Infektanfällige Patienten profitieren von dieser Kur.

Bakterielle Probiotika und Immunmodulatoren

Bakterielle Probiotika siedeln sich als **Lebendkeimpräparate** zeitbegrenzt im Darm an und sorgen für eine Mileuänderung. Diese ermöglicht dann der physiologischen Flora wieder ein Wachstum. Das gramnegative Bakterium **E. coli** und seine Stoffwechselprodukte entfalten ihre Wirkung an der **Darmschleimhaut**. Entzündliche Schleimhautbereiche regenerieren sich, pathogene Erreger können nicht mehr eindringen.

Die Wiederansiedelung der gesunden Darmflora wird gefördert. Die zusätzliche Gabe von probiotischen **Milchsäurebakterien** beschleunigt diesen Prozess. Sie sind Leitkeime der **Darmflora**. Es handelt sich dabei um grampositive, meist anaerobe Bakterien. Im Dünndarm dominieren Lactobazillen, im Dickdarm Bifidobakterien. In der Darmflora haben sie neben ihren immunstimulierenden Effekten noch zahlreiche andere Aufgaben:
- Sie sorgen durch die Produktion von Milchsäure (Lactat) und kurzkettigen Fettsäuren wie Essigsäure für ein saures Milieu, welches es physiologischen Bakterien erleichtert, sich anzusiedeln.
- Milchsäure und kurzkettige Fettsäuren sind die Hauptenergielieferanten der Schleimhaut und stimulieren ihre Produktion und Durchblutung. Die Darmperistaltik wird angeregt und die Verdauung unterstützt.
- Sie bilden mikrobizide Substanzen wie Wasserstoffperoxid und Schwefelwasserstoff und erschweren so pathogenen Bakterien (z. B. Fäulnisbakterien) die Ansiedelung.
- Sie produzieren Vitamine und Enzyme für das Darmmilieu.

Für einige Bakterienstämme konnte gezeigt werden, dass man mit ihnen antibiotikaassoziierte Durchfälle verhindern oder behandeln kann (siehe Kap. 6.6).

💬 Die Hefekulturen in Perenterol® wurden ursprünglich auf den Schalen tropischer Früchte wie Lychees entdeckt.

💬 Probiotika greifen über verschiedene Mechanismen auf das darmassoziierte Immunsystem ein und sorgen dadurch für eine Regeneration von Darmschleimhaut und Flora.

💬 Ein gut trainiertes Immunsystem wird mit jedem Angriff von außen besser fertig. Eine Kur mit Probiotika hilft Ihnen dabei.

💬 Eine intakte Darmschleimhaut bildet den »Untergrund« für die natürliche Darmflora.

💬 Milchsäurebakterien bilden eine Barrierefunktion gegenüber krankmachenden Erregern und unterstützen die Darmgesundheit.

💬 Präparate mit abgetöteten Erregern wirken im Darm sanfter immunmodulierend als Lebendkeimpräparate. Sie werden von vielen Patienten besser vertragen.

Immunmodulatoren sind Präparate aus **abgetöteten Erregern** von Koli- oder Milchsäurebakterien. Sie werden oft besser vertragen und können ohne Wirkverlust mit Antibiotika zusammen eingenommen werden.

> **Hinweis**
>
> *E. coli* ist wichtig zur Regeneration der Darmschleimhaut, Milchsäurebakterien füllen die physiologische Darmflora wieder auf. Eine Kombination ist daher sinnvoll.

💬 Kolibakterien wirken an der Darmschleimhaut und stimulieren das darmassoziierte Immunsystem, Milchsäurebakterien modulieren die Darmflora und unterstützen die Darmgesundheit.

💬 Wenn sich unter dem Schutz des Hefepilzes die Darmflora wieder aufgebaut hat, wird die Hefe verdrängt und ausgeschieden.

Saccharomyces boulardii

Eine Alternative ist die Einnahme von *Saccharomyces boulardii* (Synonym: *Saccharomyces cerevisiae*). Die Substanz ist bekannt zur Behandlung von akuten Durchfällen. Dazu gehören auch antibiotikabedingte Durchfälle. Durch eine prophylaktische Gabe können diese meist verhindert, oder deutlich abgemildert werden (Kap. 6.6). Neben der Hemmung des Flüssigkeitsverlustes werden verschiedene immunstimulierende Mechanismen angeregt. Darüber hinaus sind antimikrobielle und enzymatische Wirkungen bekannt. Es konnte gezeigt werden, dass sich *Saccharomyces boulardii* als **Lebendkeim** wie ein »Platzhalter« auf die Lücken der Darmschleimhaut setzt. Es bildet sich ein biologischer Schutzwall. Pathogene Erreger können nicht in den Körper eindringen, sondern werden gebunden und aus dem Körper transportiert (»Klettballprinzip«). Durch Bildung bakterizider und bakteriostatischer Substanzen wird das Wachstum pathogener Bakterienarten gehemmt. Über die enzymatischen Eigenschaften wird die Verdauung wieder reguliert. Unter der Einnahme kann sich die gesunde Darmflora wieder ansiedeln. Ist dies erreicht, wird der Hefepilz verdrängt und ausgeschieden. Das Hefepräparat zeigt keine Interaktion mit Antibiotika.

> **Praxistipp**
>
> Für die Auswahl des Präparates ist zum Einen der Wunsch des Patienten entscheidend, antibiotikabedingten Störungen vorzubeugen, zum Anderen die Verträglichkeit von Antibiotika in der Vergangenheit. Eine sehr gute Therapieoption ist die Einnahme schleimhautschützender Substanzen während der Antibiose und eine anschließende Kur mit Probiotika zum Aufbau der gestörten Darmflora. Einen Schleimhautschutz bieten z. B. abgetöteter *E.-coli*-Erreger und *Saccharomyces boulardii*.

💬 Wie vertragen Sie im Allgemeinen Antibiotika im Magen-Darm-Bereich? Da Sie das Antibiotikum über einen längeren Zeitraum einnehmen sollen, empfehle ich Ihnen, Ihren Darm vor schädlichen Einflüssen der Substanz zu schützen. Wenn Sie möchten, empfehle ich Ihnen gerne etwas.

6.5.2 Handelspräparate und Indikationen

Eine Auswahl an Probiotika mit den entsprechenden Indikationen listet die Tabelle (Tab. 6.8) auf. Es handelt sich um eine Mischung aus Arzneimitteln, Nahrungsergänzungsmitteln (NEM) und Diätetischen Lebensmitteln für besondere medizinische Zwecke. **Lebendkeimpräparate** werden in gefriergetrockneter Form (Lyophilisat), als Trockenpulver oder Zellen angeboten. Die **abgetöteten** Erreger der Immunmodulatoren sind als Autolysate, zellfreies Lysat, Fermentationskonzentrate und Stoffwechselprodukte im Handel. Bei *Sacharo-*

💬 Lyophilisate sind Kulturen in gefriergetrockneter Form. Nach Aufnahme in den Darm werden sie revitalisiert und sind wieder vermehrungsfähig.

💬 Probiotika sind Mikroorganismen, die von außen zugeführt werden und im Darm gesundheitliche Wirkungen erzielen.

Tab. 6.8 Fertigarzneimittel, Wirkstoffe und Indikationen von Probiotika

Handelspräparat	Wirkstoff	Indikation
Bion® 3 = Synbiotikum	Lyophylisat, *L. gasseri, b. bifidum, B. longum*, Vitamine, Mineralstoffe, Inulin	NEM zur Regulierung der Darmflora, Ausgleich von Elektrolytverlusten, Stärkung des Immunsystems
Colibiogen® oral	Zellfreies Lysat: *E. coli*	Darmschleimhauttherapeutikum
Synerga®		ohne Aroma, für Allergiker
Dasym-Pascoe®	Lyophilisat: *L. acidophilus, B. bifidum*	Nahrungsergänzungsmittel zum Erhalt der natürlichen Darmflora
Kijimea	Lyophilisat: *L. plantarum, L. rhamnosus, B. lactis*, Fructo-Oligosaccharide	Diätetisches Lebensmittel bei geschwächtem Immunsystem
Lactobiogen®	Lyophilisat: *L. acidophilus, L. delbrueckli, B. BB-12, Streptococcus thermophilus*	Nahrungsergänzungsmittel zur gezielten Versorgung der Darmflora
LGG®	Lyophilisat: *L. rhamnosus* GG	Nahrungsergänzungsmittel zur Pflege gesunder Darmflora
Mutaflor®	Zellen: *E. coli*	Colitis ulcerosa, chronische Obstipation
Omniflora® N	Lyophilisat: *L. gasseri, B. longum*	Unterstützung Darmfunktion

💬 Colibiogen® enthält nur noch bestimmte Stoffwechselprodukte der Bakterien wie z. B. Zucker oder Aminosäuren. Diese haben sehr positive Wirkungen auf die Beschaffenheit der Darmschleimhaut. Synerga® entspricht in der Zusammensetzung dem Colibiogen®, enthält aber kein Aroma und ist daher für Allergiker geeignet.

💬 Lactobiogen® hat sich nicht nur im Anschluss an eine Antibiose zum Aufbau der Darmflora bewährt, sondern auch bei akuten Durchfällen unter Antibiotikaeinnahme.

💬 Omniflora® N enthält Milchsäurebakterien, Omniflora® akut einen Hefepilz.

💬 Probiotika sind Mikroorganismen, die von außen zugeführt werden und im Darm gesundheitliche Wirkungen erzielen.

💬 Unter einer Antibiotikaeinnahme kommt es im Darm zum Kampf der Giganten. Gute Bakterien werden vom Antibiotikum verdrängt, schlechte Keime gewinnen die Oberhand. Probiotika sorgen dafür, dass die normale Funktion wiederhergestellt wird.

💬 Eine Darmkur beginnt mit Pro-Symbioflor®. Es enthält verträgliche, abgetötete Erreger. Dann folgen Symbioflor® 1 und 2, die auch lebende Kulturen enthalten. Zusätzlich werden in jeder Phase spezielle Milchsäurebakterien als Symbiolact® gegeben.

Tab. 6.8 Fertigarzneimittel, Wirkstoffe und Indikationen von Probiotika (Fortsetzung)

Handelspräparat	Wirkstoff	Indikation
Orthomol immun pro	B. lactis, L. acidophilus, L. casei, L. salivarius Lactococcus lactis, Enterococcus faecium, Vitamine, Mineralstoffe	Diätetisches Lebensmittel u. a. nach Antibiotikaeinnahme
Perenterol® forte, Perocur® forte	Lyophilisat: Saccharomyces boulardii	Akute Diarrhöen, Prophylaxe während Reise, Sonden
ProBio-Cult	Lyophilisat: L. acidophilus, B. lactis, Vitamine, Glutamin, Lycopin	Diätetisches Lebensmittel bei Störung der Darmflora nach Antibiotikaeinnahme
Pro-Symbioflor®	Autolysat: E. coli, Enterococus faecalis	Regulierung der Abwehrkräfte
Rephalysin® C	Fermentationskonzentrat: E. coli	NEM zur Pflege gesunder Darmflora.
Symbioflor® 1	Zellen und Autolysat: Enterococcus faecalis	Regulierung der Abwehrkräfte
Symbioflor® 2	Zellen und Autolysat: E.coli	
SymbioLact® A	Lyophilisat: L. acidophilus	NEM zur Pflege gesunder Darmflora. A: Dünndarm, B: Dickdarm, Comp., pur: gesamter Darm, pur: ohne Milcheiweiß, Lactose, Gluten
SymbioLact® B	Lyophilisat: B. bifidum, B. lactis	
SymbioLact® Comp.	Lyophilisat: Versch. L. und B.	
SymbioLact® pur = Synbiotikum	Lyophilisat: L. acidophilus, B. lactis, Inulin	
Sanostol® spezial Probiotikum = Synbiotikum	Lyophilisat: L. rhamnosus, B. longum, Streptococcus thermophilus, Oligofructose	NEM zur Pflege gesunder Darmflora

Legende: L.: Lactobacillus; B.: Bifidobacterium

myces boulardii ist im Beratungsgespräch zu berücksichtigen, dass die Substanz nicht für probiotische Zwecke zugelassen ist, siehe dazu Kap. 6.6.

Sauer?

Milchsäurebakterien fühlen sich im sauren Milieu am wohlsten. Durch verschiedene galenische Verfahren (Magensaftresistenz, Polysaccharidmatrix) oder Eigenschaften der Kulturen (pH-Optimum, Schleimhülle der Bakterien) wird gewährleistet, dass sie unbeschadet den Magen passieren und im Darm zur Wirkung kommen.

> Die Präparate sind so verpackt, dass sie unbeschadet den sauren Magen überstehen und sich erst im Darm entfalten, wo sie wirken sollen.

6.5.3 Dosierung und Einnahmehinweise

Dosierung

Tabelle 6.9 führt die Einnahmemodalitäten auf. Die Angaben zur Dosierung sind den Fachinformationen oder Beipackzetteln entnommen. Bei speziellen Therapieschemata (z. B. Präparate der Firma Symbiopharm) sind abweichende Dosierungen möglich. Siehe dazu auch den Kasten »Praktische Umsetzung«.

Tab. 6.9 Tagesdosierungen und Einnahmemodalitäten von Probiotika

Handelspräparat	Dosis	Einnahmezeitpunkt
Bion® 3 Tabl.	1 × 1 Tabl.	Vor oder zum Essen
Colibiogen® oral, Synerga® Lsg.	1–3 × 5 ml	30 Min. vor dem Essen
Colibiogen® Kinder Lsg., alkoholfrei		
Dasym-Pascoe® Btl.	1 × 1 Btl.	In Milch oder Wasser einrühren
Kijimea Plv.	1–2 × 1 Btl.	Vor oder zum Essen
Lactobiogen® Kaps., msr.*	Ab 2 J.: 1–2 × 1 Kaps.	Zum Essen
LGG® Kaps.	2 × 1 Kaps.	Zum Essen
Mutaflor® Kaps., msr.*	Erw., Jugendl.: 4 Tage 1 × 1, dann 1 × 2	Zum Frühstück

> Damit die lebenden Milchsäurebakterien nicht zerstört werden, lagern Sie Dasym-Pascoe® nicht über 20 °C.

> Als Intensivkur können Sie 2 Sticks Kijimea täglich einnehmen, als Immunkur zum Aufbau des Immunsystems empfiehlt sich 1 Stick. Für optimale Ergebnisse sollte die Anwendung mindestens 2, besser 4 Wochen betragen. Die Einnahme erfolgt pur oder in einer Flüssigkeit ohne Kohlensäure wie Joghurt, Wasser oder Saft.

Tab. 6.9 Tagesdosierungen und Einnahmemodalitäten von Probiotika (Fortsetzung)

Handelspräparat	Dosis	Einnahmezeitpunkt
Omniflora® N Kaps.	K: ab 1 J.: 1–2 x 1 Kaps., Erw.: 3 x 1 Kaps.	Zum Essen
Orthomol immun pro Plv.	2 Btl./Tag	Vor dem Schlafengehen
Perenterol® forte, Perocur® forte Kaps.	ab 2 J.: 1–2 x 1 Kaps.	Vor oder zum Essen
ProBio-Cult Kaps.	2–6 J.: 1 x 1 Kaps., 6–12 J.: 2 x 1 Kaps., ab 12 J.: 1. Woche: 3 x 2, dann 3 x 1 Kaps.	Vor oder zum Essen
Pro-Symbioflor® Susp., alkoholfrei	3 x 5 Tr., innerhalb von 2 Wochen auf 3 x 10 (K) od. 3 x 20 (Erw.) steigern	Zum Essen
Rephalysin® C Tabl., msr.*	2 x 2 Tabl.	30 Min. vor dem Essen
Symbioflor® 1 Susp., alkoholfrei	S.: 3 x 10 Tr., K.: 3 x 20 Tr., Erw.: 3 x 30 Tr.	Morgens nach d. Aufstehen, mittags vor dem Essen, abends vor dem Schlafengehen
Symbioflor® 2 Susp., alkoholfrei	S: 1 x 5 Tr., K: 1 x 10 Tr., Erw.: 3 x 10 Tr., ab 2. Woche 3 x 20 Tr.	Zum Essen, Kinder zum Mittagessen
SymbioLact® A Plv.	1–2 x 1 Btl.	Zum Essen, in Wasser einrühren
SymbioLact® B Plv.		
SymbioLact® Comp. Plv.		
SymbioLact® pur Plv.		
Sanostol® spezial Probiotikum Plv.	Ab 5 J.: 1 x 1 Btl., ab 6 J.: 2 x 1 Btl.	Vor dem Essen

* msr. magensaftresistent

💬 Die Vitamine nehmen Sie morgens oder mittags zum Essen, den kleinen Beutel mit den Probiotika vor dem Schlafengehen. Immunsystem und Darmflora werden so in der Nacht unterstützt.

💬 Bewahren Sie die Symbioflor®-Präparate nach Anbruch im Kühlschrank auf und schütteln sie die Flaschen vor Gebrauch gut.

💬 Behalten Sie Symbioflor® 1 vor dem Schlucken eine Weile im Mund und gurgeln etwas damit.

💬 Kinder im Vorschulalter erhalten einen Portionsbeutel Sanostol® pro Tag vor dem Essen. Lösen Sie den Inhalt in ca. 50 ml kohlensäurefreiem Wasser oder Saft auf.

Einnahmehinweise
Bakterielle Probiotika und Immunmodulatoren

Präparate mit **lebenden** Bakterien sollten prinzipiell erst **nach** Abschluss der Antibiose begonnen werden, da Antibiotika auch die »guten« Bakterien angreifen. Der beste Start-Zeitpunkt ist zwei bis drei Tage nach der letzten Antibiotikaeinnahme, da dann die meiste Substanz eliminiert ist (Faustregel: fünf Halbwertszeiten). Werden Schmalspektrum-Antibiotika eingenommen, kann die Therapie in bestimmten Fällen gleichzeitig erfolgen:

- *E. coli* bei Antibiotika gegen grampositive Bakterien, z. B. Penicillin V.
- Milchsäurebakterien bei Antibiotika gegen gramnegative Bakterien, z. B. Norfloxacin.

Da in der Praxis aber meist **Breitspektrum**-Antibiotika verordnet werden, ist die zeitversetzte Einnahme besser für den Therapieerfolg.

> 💬 Da dieses Probiotikum lebende Bakterien enthält, werden auch sie vom Antibiotikum angegriffen. Beginnen Sie daher zwei Tage nach der letzten Antibiotikatablette mit der Einnahme.

Praxistipp

Ärzte empfehlen manchmal die parallele Gabe von Milchsäurebakterien zum Antibiotikum, in der Absicht, antibiotikaassoziierte Diarrhöen (AAD) zu verhindern oder abzumildern. Ein Darmaufbau kann durch die Störwirkung des Antibiotikums nicht erzeugt werden, es kann aber versucht werden, den Status quo zu halten. Die Einnahme sollte in diesem Fall zeitversetzt, am besten zwei bis drei Stunden nach dem Antibiotikum erfolgen. Dann ist die Antibiotika-Konzentration im Darmlumen am geringsten. Für einige probiotische Bakterienstämme konnte gezeigt werden, dass sich auch akut auftretende Diarrhöen eindämmen lassen. Um Wirkminderungen des Antibiotikums zu kompensieren, werden dann z. T. höhere Dosierungen empfohlen als nach Beendigung der Antibiose (Beispiel: Lactobiogen® bei AAD: 3 x 1–2 statt 1–2 x 1 Kap.). Näheres siehe Kap. 6.6.

> 💬 Bion® 3 sollten Sie etwa zwei Stunden nach dem Antibiotikum einnehmen. Am besten wirkt es, wenn Sie es von Beginn bis 4–6 Wochen nach Beendigung der Antibiotikatherapie einnehmen.

> 💬 Lactobiogen® nehmen Sie drei Stunden nach Ihrem Antibiotikum.

Werden **abgetötete** Bakterien oder ihre Bestandteile eingenommen, ist die **parallele Einnahme** zum Antibiotikum möglich. **Bakterielle Probiotika** sollten über zwei bis sechs Wochen eingenommen werden. Zum Vergleich: ein »Darmaufbau« bei Nahrungsmittelallergien oder rezidivierenden Infekten wird für drei bis fünf Monate empfohlen. Soweit keine Altersangabe in der Tabelle angegeben ist, besteht keine Einschränkung zur Anwendung. Probiotika können prinzipiell schon ab dem Säuglingsalter bedenkenlos angewendet werden. Die Dosis soll hier nach individueller Verträglichkeit ausgewählt und angepasst werden. Flüssigkeiten werden pur oder verdünnt eingenommen. Suspensionen sollten vor Gebrauch geschüttelt werden.

Der **Einnahmezeitpunkt** variiert und kann der Tab. 6.9 entnommen werden. Pulver werden mit etwas Flüssigkeit angerührt und getrunken. Kapselpräparate können bei Schluckbeschwerden oder bei der Gabe an Kinder geöffnet werden.

> 💬 Bewahren Sie Symbioflor® nach dem ersten Öffnen im Kühlschrank auf. Vor Gebrauch schütteln Sie die Lösung einmal kurz auf!

Der Wirkverlust durch eventuelle Zerstörung der magensaftresistenten Kapselhülle wird als unproblematisch angesehen. Einige Präparate müssen vor und/oder während der Anwendung **kühl gelagert** werden. Die Aufbrauchsfrist ist begrenzt. Hinweise auf dem Umkarton sind daher zu beachten. Die Dauer der Anwendung ist grundsätzlich nicht begrenzt. Bei andauernden Beschwerden ist ein Arzt zu Rate zu ziehen.

> **Therapievorschläge**
>
> Präparate der Firma **Laves**: Colibiogen® wird parallel zum Antibiotikum und noch etwas darüber hinaus eingenommen. Meist reicht hier eine Flasche aus (100 ml). Im Anschluss erfolgt für einen Monat die Einnahme von Lactobiogen®. Die Firma **Symbiopharm** empfiehlt, während der Antibiose mit Symbiolact® Comp. bzw. Symbiolact® pur zu beginnen. Nach beendeter Antibiose wird zusätzlich für sechs Wochen Symbioflor® 1 (2 x 30 Tr.) ergänzt. Therapieschemata zum Aufbau der Darmflora nach rezidivierenden Effekten oder bei Nahrungsmittelallergien erstrecken sich über fünf Monate und sind anders in der Einnahme.

> 💬 Während der Antibiose wird Colibiogen® zum Schutz der Darmschleimhaut eingenommen, im Anschluss baut Lactobiogen® die natürliche Bakterienflora wieder auf.

Saccharomyces boulardii

Die Einnahme sollte **parallel** zur Antibiose begonnen werden, da präventive Effekte zur Verhinderung einer antibiotikaassoziierten Diarrhö gesichert sind (siehe Kap. 6.6). Der Hefepilz wird durch das Antibiotikum nicht angegriffen. Nach Beendigung der Antibiose wird die Fortsetzung der Behandlung für weitere zwei Wochen empfohlen. Die Kapsel wird vor dem Essen mit Flüssigkeit eingenommen. Bei Kindern kann der Kapselinhalt in Getränke oder Speisen gerührt werden. Da das Präparat aus lebenden Zellen besteht, darf es nicht mit einer zu heißen (> 50 °C), eiskalten oder alkoholhaltigen Flüssigkeit bzw. Speise gemischt werden. Eine Einschränkung der Anwendungsdauer ist nicht bekannt.

> 💬 Dieses Präparat können Sie auch während der Antibiotika-Anwendung einnehmen.

> 💬 Nehmen Sie die Kapsel vor dem Essen ein. Das Getränk sollte Zimmertemperatur haben. So entfaltet sich die Wirkung optimal. Hefen mögen weder eiskalte noch heiße Getränke!

6.5.4 Neben-, Wechselwirkungen und Kontraindikationen

Bakterielle Probiotika

Zu Beginn der Therapie kann es zu Magen-Darm-Beschwerden kommen. Sie bessern sich meist nach wenigen Tagen. Bei lebenden Keimen ist dies häufiger zu beobachten. Daher sollten magenempfindliche Personen abgetötete Erreger einnehmen. Bei immunsuprimierten Patienten wird eine Behandlung mit lebenden Keimen nicht empfohlen. Durch ihre immunogene Wirkung kann es zu überschießenden Reaktionen des Immunsystems oder Systeminfektionen (Bakterämien) kommen. Milchsäurebakterien und Antazida sollten zeitversetzt eingenommen werden.

> 💬 Ein typisches Bauchgrummeln kommt zu Beginn häufig vor und zeigt, dass der Körper arbeitet. Dies bessert sich meist nach wenigen Tagen. Steigern Sie die Tropfenzahl nur langsam, dann werden Sie das Mittel gut vertragen.

Saccharomyces boulardii

Unter der Einnahme sind Blähungen und Überempfindlichkeitsreaktionen möglich. Da das Präparat als Pilz empfindlich gegenüber Antimykotika ist, sollte die gleichzeitige Anwendung mit Antimykotika unterbleiben, da sonst das Behandlungsergebnis beeinträchtigt wird. Unter gleichzeitiger Einnahe von MAO-Hemmern (Bsp. Jatrosom®, Aurorix®, Azilect®, Movergan®) ist eine Blutdruckerhöhung möglich. Bei abwehrgeschwächten Patienten (Chemotherapie, HIV, Organtransplantierte, Hochdosis-Kortison-Therapie) und Patienten mit zentralem Venenkatheter darf *S. boulardii* nicht eingenommen werden. Hier kann es durch Wanderung des Hefepilzes aus dem Magen-Darm-Trakt in den Blutkreislauf zu einer generalisierten Pilzinfektion kommen. Kinder unter 2 Jahren sind von der Selbstmedikation auszuschließen. Die Anwendung ist auch in dieser Altersgruppe unbedenklich, aufgrund des Alters sollte aber der Arztbesuch vor der Eigenbehandlung stehen.

Schwangerschaft und Stillzeit: Die Anwendung der Präparate gilt als unbedenklich.

6.6 Prophylaxe und Therapie antibiotikaassoziierter Diarrhö mit Probiotika

Für bestimmte Milchsäurebakterien und den Hefepilz konnte in Studien ein positiver Effekt auf den Verlauf einer AAD gezeigt werden. Exemplarisch werden Therapieoptionen mit konkreten Präparatebeispielen vorgestellt. Dies bedeutet nicht, dass nur mit diesen Kulturen Wirknachweise erbracht wurden.

6.6.1 Wirkungsweise

Für *Saccharomyces boulardii* und *L. rhamnosus GG* konnten mehrere Effekte nachgewiesen werden:
- Reduktion der Häufigkeit einer AAD.
- Reduktion der Schwere und Dauer einer akuten AAD.

Der Hefepilz reduziert zudem die Rezidivrate der pseudomembranösen Kolitis (PMC, siehe Kap. 4.1.2). Bei der Therapie der Primärkrankheit PMC zeigt er aber keine Wirkung. Bei den Milchsäurepräparaten Bion® 3, Symbiolact® Comp und Symbiolact® pur zeigen langjährige Beobachtungen gute Erfolge zur Verhinderung oder Milderung einer AAD während einer Antiobiose. Lactobiogen® hat sich sich aufgrund seiner Zusammensetzung zur Behandlung akuter antibiotikabedingter Durchfälle bewährt. Zur optimalen Versorgung des Darms kann während einer Antiobiose mit Colibiogen® der Schleimhautschutz aufgebaut werden. Dieser Effekt zeigt sich meist nach etwa drei bis fünf Tagen. Wenn die Patienten trotz Einnahme von Colibiogen® über leichte Durchfälle klagen, kann Lactobiogen® zusätzlich eingenommen werden.

💬 Perenterol® wird im Allgemeinen sehr gut vertragen.

💬 Im Beipackzettel ist die Anwendung für Kinder ab zwei Jahren angegeben. Nach ärztlicher Untersuchung dürfen auch jüngere Kinder dieses Präparat nehmen. Es schadet Ihrem Kind keinesfalls und bringt den Darm wieder auf Trapp.

💬 Wie vertragen Sie Antibiotika im Allgemeinen? Hatten Sie schon einmal Probleme mit Durchfall während oder nach der Einnahme?

💬 Hefen sind größer als Bakterien und können daher krankmachende Erreger aufnehmen, wie ein Klettball an sich binden und aus dem Körper transportieren. Sie bilden sozusagen ein Entsorgungskommando.

> So wie Sie mir Ihre Beschwerden schildern, ist es mir wichtig, dass Sie sofort zum Arzt gehen, damit nichts übersehen wird.

> **Hinweis**
> Eine Selbstmedikation bei antibiotikabedingten Durchfällen ist nur bei milder Symptomatik möglich! Bei Verdacht auf eine PMC ist sofort ein Arztbesuch indiziert. Siehe dazu die Erläuterungen des Kap. 4.2.2.

6.6.2 Handelspräparate und Indikationen

Die eingesetzten Fertigarzneimittel und ihr Anwendungsgebiet sind in der Tabelle (Tab. 6.10) zusammengestellt.

Tab. 6.10 Fertigarzneimittel und Indikationen von Probiotika bei antibiotikaassoziierter Diarrhö

Handelspräparat	Wirkstoff	Indikation
Bion® 3	L. gasseri, B. bifidum, B. longum, Vitamine, Mineralstoffe, Inulin	NEM zur Regulierung der Darmflora, Ausgleich von Elektrolytverlusten, Stärkung des Immunsystems
Infectodiarrstop® LGG Mono	L. rhamnosus GG	Arzneimittel bei akuten Diarrhöen von Säuglingen und Kleinkindern
Infectodiarrstop® LGG	L. rhamnosus GG + Elektrolyte	
Lactobiogen®	L. acidophilus, L. delbrueckli, B. BB-12, Streptococcus thermophilus	NEM zur gezielten Versorgung der Darmflora und AAD
LGG®	L. rhamnosus GG	NEM zur Pflege gesunder Darmflora
Perenterol® forte, Perocur® forte	Saccharomyces boulardii	Arzneimittel bei akuten Diarrhöen, Prophylaxe bei Reise, Sonden
SymbioLact® Comp., pur	L. acidophilus, B. lactis u. a.	NEM zur Pflege der Darmflora

Legende: L: Lactobacillus, B: Bifidobacterium

> Die dreifarbige Schichtung der Bion® 3-Tablette zeigt ihre Inhaltsstoffe: die weiße versorgt Sie mit Bakterienkulturen zur Stärkung einer gesunden Darmflora, die braune mit Mineralstoffen und die orange mit Vitaminen.

> Infectodiarrstop® LGG wird von Kinderärzten parallel zum Antibiotikum sehr gerne verordnet. Durchfälle lassen sich so meist verhindern.

> Symbiolact® enthält verschiedene Milchsäurebakterien, die sowohl im Dünndarm als auch im Dickdarm ihre Wirkung entfalten.

6.6 Prophylaxe und Therapie antibiotikaassoziierter Diarrhö mit Probiotika

> **Praxistipp**
> Trotz vorhandener Studien ist kein Präparat zugelassen für die Indikationen »Verhinderung antibiotikaassoziieter Durchfälle« oder »Rezidivprophylaxe der pseudomembranösen Kolitis«. Es ist daher wichtig, die Patienten darüber aufzuklären, dass sie diese Anwendungsgebiete nicht im Beipackzettel finden werden.

🔸 Seien Sie nicht irritiert, wenn Sie die Wirkungen nicht in der Packungsbeilage finden. Die Anwendung dieses Präparates wird seit Jahren von führenden Experten befürwortet und ist wissenschaftlich nachgewiesen.

6.6.3 Dosierung und Einnahmehinweise

Dosierung
Eine Übersicht liefert die Tabelle 6.11.

Tab. 6.11 Tagesdosierungen der Probiotika bei antibiotikaassoziierter Diarrhö

Handelspräparat	Dosis Erwachsene	Dosis Kinder
Bion® 3 Tabl.	1 x 1 Tabl.	Ab 12 J.: Dosis Erw.
Infectodiarrstop LGG Plv.	Präparate zugelassen für Säuglinge und Kleinkinder bis 6 Jahre	0– 2 J.: 1–2 Btl./Tag, 2–6 J.: 2–3 Btl./Tag
Infectodiarrstop LGG Mono Plv.		2 x 1 Beutel unabhängig vom Alter
Lactobiogen® Kaps.	3 x 1–2 Kaps.	–
LGG® Kaps.	2 x 1 Kaps.	
Perenterol® forte, Perocur® forte Kaps.	1–2 x 1 Kaps.	Ab 2 J. Dosis Erw.
SymbioLact® Comp., SymbioLact® pur Plv.	1–2 x 1 Btl.	–

Einnahmehinweise
Saccharomyces boulardii
Die Einnahme wird **parallel** zum Antibiotikum begonnen und sollte noch ein bis zwei Wochen nach Beendigung der Antibiose weitergeführt werden. Wird es zur **Rezidivprophylaxe** der PCM eingesetzt, sollte es während der letzten vier Tage der primären Antibiotikatherapie und weitere vier Wochen eingenommen werden. Auch längere Einnahmen sind möglich, die Anwendungsdauer ist nicht beschränkt.

🔸 Nehmen Sie die Kapsel kurz vor dem Essen mit Getränken auf Zimmertemperatur ein. So entfaltet sich die Wirkung optimal. Hefen mögen weder eiskalte noch heiße Getränke! Ihrem Kind können Sie die Kapsel auch aufmachen und in Joghurt oder ein Getränk rühren.

Bakterielle Probiotika

Die **Einnahme** wird hier **parallel** empfohlen. Der Ansatz ist hier nicht der Aufbau der physiologischen Darmflora, sondern die Prävention oder Behandlung von Durchfällen. Durch die von außen zugeführten Milchsäurebakterien soll Schäden vorgebeugt werden. Je nach eingesetztem Antibiotikum werden dabei auch nicht alle guten Keime vernichtet (siehe Kap. 6.5).

Die Beutel Infectodiarrstop® werden mit 200 ml Wasser angerührt und zu den Mahlzeiten gegeben. Das Pulver darf nicht in Tee, Fruchtsäften oder in heißen (> 37 °C) bzw. alkoholischen Getränken aufgelöst werden, da hierdurch die Lebensfähigkeit der Bakterien vermindert werden könnte. Milch oder Joghurt sind erlaubt. Nichtverbrauchte Suspension ist im Kühlschrank maximal 24 Stunden haltbar. Da die Präparate bei akuter Diarrhö zugelassen sind, beträgt die Anwendungsdauer drei bis fünf Tage.

Bei Bion 3 ist der Einnahmezeitpunkt unabhängig von der Nahrungsaufnahme. Lactobiogen® und LGG® werden zum Essen eingenommen. Wie bereits in Kap. 6.5. erwähnt, ist die Dosierung bei Lactobiogen® hier höher als nach Beendigung der Antibiose. Symbiolact® wird mit 100 ml Wasser angerührt und zu den Mahlzeiten eingenommen. Um Wirkverluste durch das Antibiotikum bestmöglich zu vermeiden, sollte die Einnahme jeweils zwei bis drei Stunden nach dem Antibiotikum erfolgen. Für einen nachhaltigen Effekt soll die Therapie über die Antibiose hinaus noch weitergeführt werden. Auch eine Umstellung auf andere Probiotika (z. B. mit *E. coli*) ist möglich. Die Behandlungsdauer dieser vier Fertigarzneimittel beträgt im Idealfall zwei bis sechs Wochen.

Neben-, Wechselwirkungen und Kontraindikationen

Die Hinweise unter 6.5.4 gelten auch hier.

> **Praxistipp**
>
> Ein »homöopathisches Probiotikum« ist Okoubaka. Es regeneriert in D 3 bis D 6 die Magen-Darm-Flora und scheidet Bakterientoxine aus. Es kann als homöopathisches add-on zur Antibiose empfohlen werden. Ein Nahrungsergänzungsmittel mit Okoubaka D 4 ist Allergolact von der Firma Syxyl. Es wird bei Nahrungsmittelallergien mit Magen-Darm-Beschwerden eingesetzt.

💬 Sie brauchen Lactobiogen® nur so lange einzunehmen, bis sich der Durchfall wieder gebessert hat. Erfahrungsgemäß ist dies nach zwei Tagen der Fall. Colibiogen® nehmen sie wie gewohnt weiter.

💬 Sie können die Tagesration schon mit Wasser anmischen und Ihrem Kind über den Tag verteilt geben. Das fertig hergestellte Getränk bewahren Sie im Kühlschrank auf.

💬 Der westafrikanische Baum Okoubaka wird als »homöopathisches Probiotikum« zur Begleit- und Nachbehandlung einer Antibiotikatherapie empfohlen.

6.7 Regeneration des Vaginalmilieus

6.7.1 Wirkungsweise

Allgemeines

Verschiedene Lactobazillen machen den größten Anteil der physiologischen Scheidenflora aus. Zellen, die die Scheide auskleiden, enthalten eine bestimmte Zuckerart, das Glykogen. Es wird bei der Zellerneuerung aus abgeschilferten Zellen freigesetzt und von den Lactobazillen unter dem Einfluss von Estrogen und Gestagen über Glucose (Traubenzucker) zu **Milchsäure** abgebaut. Dadurch stellt sich ein pH-Wert zwischen 3,8 und 4,4 ein. Dieses saure Milieu hemmt das Wachstum und die Ansiedlung potenziell krankheitserregender Bakterien und stellt den wichtigsten Schutzmechanismus vor bakteriellen vaginalen Infektionen dar. Das von einigen Lactobazillen gebildete Wasserstoffperoxid wirkt v. a. gegen Anaerobier bakterizid und trägt ebenso dazu bei, eine Vermehrung dieser Keime zu verhindern. Durch eine orale oder vaginale Anwendung von Antibiotika kann die normale Vaginalflora geschädigt werden. Einige Patientinnen klagen dann während oder nach der Behandlung unter verschiedenen vaginalen Dysbalancen.

> Lactobazillen werden nach ihrem Entdecker auch Döderlein-Bakterien genannt. Man versteht darunter verschiedene grampositive Bakterien, die Milchsäure produzieren.

> Einige Bakterienstämme produzieren Wasserstoffperoxid, welches krankmachende Erreger vernichtet.

> Antibiotika können die Mikroflora des Scheidenmilieus verändern. Wenn der Körper dies selbst nicht reguliert, kann es zu lokalen Infektionen kommen.

> **Hinweis**
>
> Vaginale Dysbalancen aufgrund einer Antibiotikaeinnahme können sowohl zu bakteriellen Infektionen als auch zu Vaginalmykosen führen. Bei Frauen, die dazu neigen, sind Maßnahmen zur Regeneration des Milieus sinnvoll.

Das Ausmaß der Schädigung der Vaginalflora hängt im Wesentlichen vom **Wirkspektrum** des Antibiotikums, der **Dauer** der Antibiose und **individuellen Faktoren** ab. Lactobazillen sind grampositive Bakterien. Wenn sie zum Wirkspektrum des Antibiotikums gehören, werden sie in ihrem Anteil reduziert. Grundsätzlich ist bei Breitspektrum-Antibiotika von größeren Beeinträchtigungen auszugehen. Sie machen im Apothekenalltag den größten Anteil aus. Wirkstoffe wie Metronidazol oder Norfloxacin führen nicht zu einer Zerstörung der Lactobazillen. Allerdings ist zu berücksichtigen, dass die Vaginalflora darüber hinaus noch andere Bakterien enthält, die in ihrem Anteil reduziert werden könnten. Aber längst nicht jede Frau reagiert mit Symptomen! Für die Auslösung spielt eine **genetisch bedingte Prädisposition** sowie der Immunstatus eine Rolle. So gibt es Frauen, die nach jeder Antibiotikaanwendung zu vaginalen Dysbalancen neigen. Eine Reduktion der Lactobazillen erhöht den durch sie aufrechterhaltenen sauren pH-Wert. Dadurch steigt die Gefahr für **bakterielle** Infektionen wie Aminkolpitis, Trichomoniasis oder Chlamydien-Infektionen.

> Antibiotika unterscheiden nicht zwischen »guten« und »schlechten« Bakterien, sondern vermindern alle Erreger, die zu ihrem Wirkspektrum gehören.

> Bei einer bakteriellen Aminkolpitis ist der pH-Wert im Scheidenbereich erhöht.

> Ein ausgeglichenes Verhältnis von Pilzen und Bakterien bildet das natürliche Vaginalmilieu. Werden Bakterien reduziert, gewinnen Pilze Oberwasser und können sich besser vermehren.

> Antibiotika selbst wirken nicht wachstumsfördernd auf Hefepilze, aber durch die Milieuveränderungen wird ein günstiges Klima für ihre Vermehrung geschaffen.

> Pilze überleben im Gegensatz zu krankmachenden Bakterien auch im sauren Milieu! Die Anwendung von Lactobazillen oder pH-Senkern kann einen Vaginalpilz nicht verhindern.

> Studien haben gezeigt, dass die Gabe von Lactobazillen parallel und bis vier Tage nach der Antibiotikaanwendung einen Scheidenpilz nicht verhindern kann.

> Durch die Gabe von Lactobazillen füllen Sie die durch das Antibiotikum zerstörten Bakterien des Vaginalmilieus wieder auf. Auch wenn Sie die Milchsäurebakterien vaginal zuführen ist davon auszugehen, dass sie durch das Antibiotikum vermindert werden. Beginnen Sie die Anwendung daher nach Beendigung der Antibiose.

Auch hier spielt das Wirkspektrum des Antibiotikums eine entscheidende Rolle. Wenn z. B. Clindamycin eingesetzt wird, kommt es auch zur Vernichtung des Hauptverursachers einer bakteriellen Aminkolpitis, dem gramnegativen Anaerobier *Gardnarella vaginalis*. Bakterielle Infektionen äußern sich in Juckreiz, Brennen, Schmerzen und vaginalem Ausfluss: nach Fisch riechend (Aminkolpitis?) schaumig, übelriechend grün-gelb (Trichomonaden?), eitrig (Chlamydien?). Durch die **Reduktion** der **physiologischen Bakterienflora** erhalten körpereigene Pilze wie *Candida albicans* einen Wachstumsvorteil und können so eine **Vaginalmykose** hervorrufen. Normalerweise besteht ein physiologisches Gleichgewicht aus Bakterien und Pilzen. Die typischen Symptome einer Pilzinfektion sind Juckreiz, Brennen sowie weißer, käsig-bröckeliger Ausfluss, der keinen oder schwachen Hefegeruch aufweist.

Säure schützt nicht vor Pilz

Ein saures Vaginalmilieu schützt nicht vor **Pilzinfektionen**! Hefepilze, die Hauptverursacher von Vaginalmykosen, sind pH-unabhängig stabil (pH 2–11) und können somit auch im sauren Milieu weiter wachsen. Der pH-Wert des Vaginalmilieus während einer akuten Vaginalmykose ist stets physiologisch sauer. Daher lässt sie sich auch durch die Gabe von pH-ansäuernden Substanzen oder Lactobazillen nicht verhindern. Zugeführte Lactobazillen werden außerdem durch die meisten gängigen Antibiotika zerstört. Einige Experten warnen sogar davor, bei Frauen, die zu **rezidivierenden** Vaginalmykosen neigen, Präparate zum Ansäuern des Vaginalmilieus einzusetzen. Es ist möglich, dass das Wachstum der Pilze dadurch angeregt wird. So berichten Gynäkologen, dass es wenige Tage nach der Anwendung von pH-Senkern oder Milchsäurebakterien zu einer Vaginalmykose kommen kann. Insgesamt wird die Materie »Säure und Mykosen« sehr unterschiedlich beurteilt. Frauen, die unter rezidivierenden Vaginalmykosen neigen, sind von einer Selbstmedikation ausgeschlossen. Die Betroffene sollte das weitere Vorgehen mit ihrem Gynäkologen besprechen. Zur Verhinderung von Vaginalmykosen durch Antibiotika hat hier eine prophylaktische Gabe von Clotrimazol (**Cave!** Off-Label-Use) therapiebegleitend einen festen Stellenwert (s. u.).

Therapeutika

Ein Wiederaufbau der Vaginalflora mit lebensfähigen **Lactobazillen** wird **nach** einer Antibiotikaeinnahme empirisch als durchweg positiv bewertet. Sie führen zur schnelleren Wiederherstellung des physiologischen Milieus. Krankmachende Bakterien oder Pilze werden dann zurückgedrängt und Dysbalancen reduziert. Am sinnvollsten ist eine Behandlung im Anschluss an die Antibiose, da die meisten im Offizinalltag eingesetzten Antibiotika auch diese schützenden

Bakterien vermindern würden. Kommt es während oder kurz nach der Antibiotikatherapie zu einer akuten Vaginalmykose, muss diese vor einer Kur mit Lactobazillen zuerst behandelt werden. Bei Frauen mit Neigung zu rezidivierenden Vaginalmykosen raten Gynäkologen aus Vorsichtsmaßnahmen z. T. vor Anwendung von Lactobazillen zu einer prophylaktischen Therapie mit Clotrimazol (Bsp. Canesten® Gyn Once). Während einer **Antibiose** ist die Anwendung von **ansäuernden Präparaten** möglich. Sie kommen meist auf ärztlichen Rat zum Einsatz, wenn Antibiotikaanwendungen in der Vergangenheit zu **bakteriellen Scheideninfektionen** geführt haben. Diese Patientinnen legen dann z. B. ein Grünes Rezept in der Offizin vor. Zielgruppe in der Selbstmedikation sind vor allem Frauen, die bewusst vorbeugen möchten. Durch die frühzeitige Wiederherstellung des physiologischen Milieus erhalten noch vorhandene körpereigene Lactobazillen optimale Wachstumsbedingungen, sodass sie sich nach Absetzen der Antibiotika wieder vermehren können.

Als Wirkstoffe werden z. B. eingesetzt:
- Milchsäure
- Vitamin C
- Multi-Gyn® Actigel
- Rephresh® sanol

Bei Multi-Gyn® handelt es sich um ein **saures Vaginalgel** mit dem patentierten Polysaccharid-Komplex 2QR. Dieser wird aus *Aloe barbadensis Miller* extrahiert und aufkonzentriert. Das langkettige Polysaccharid haftet an der Vaginalschleimhaut und verhindert so die Anlagerung schädlicher Bakterien. Lactobazillen werden als einzige Bakterienpopulation nicht blockiert, da ihre Adhäsionsmechanismen vermutlich anders sind. Zusätzlich wird durch die Erhaltung des physiologischen sauren pH-Wertes ihre Vermehrung stimuliert. Rephresh® sanol ist ein **bioadhäsives saures Gel** auf der Basis von Polycarbophil. Es normalisiert den angehobenen pH, indem es nach der Applikation bis zu drei Tagen an der Scheidenwand haftet und so einen Schutzfilm bildet. Dies beugt einer Andockung von pathogenen Erregern vor und unterstützt die Besiedelung mit Lactobazillen. Dadurch kann auch die Rate bakterieller Vaginosen nach antibiotischer Therapie gesenkt werden.

Praktisches Vorgehen

> **Cave!**
> Rezidivierende Vaginalmykosen und häufig wiederkehrende bakterielle Scheideninfektionen sind kein Fall für die Selbstmedikation! Der Gynäkologe kann anhand seiner diagnostischen Möglichkeiten (z. B. Abstrich) erkennen, wie die Vaginalflora zusammengesetzt ist und welche Therapie indiziert ist. Bei Frauen, die für Infektionen im Vaginalbereich nicht anfällig sind, werden die im Text vorgestellten Präparate als unproblematisch angesehen und sind eine gute Therapieoption.

💬 Sie wenden zuerst das Präparat gegen Pilze an und danach die Döderlein Vaginalkapseln. Diese Kombination ist sehr sinnvoll und sicher.

💬 Mit ansäuernden Präparaten geben Sie den noch vorhandenen guten Bakterien wieder eine Starthilfe. Kein Antibiotikum zerstört alle Milchsäurebakterien. Das Ausmaß der Schädigung hängt vom Wirkstoff und von individuellen Begleitfaktoren ab.

💬 Multi-Gyn® Actigel und Rephresh® sanol sind saure Gele, die die physiologische Vaginalflora erhalten.

💬 Wie vertragen Sie im Allgemeinen Antibiotika? Haben Sie danach schon mal einen Scheidenpilz bekommen?

💬 Ärzte empfehlen bei Neigung zu bakteriellen Scheideninfektionen die prophylaktische Anwendung von pH-ansäuernden Substanzen parallel zum Antibiotikum.

💬 Wir haben einen Tipp von einem Gynäkologen bekommen: er empfiehlt Leidgeplagten zum Schutz vor einem Scheidenpilz die Anwendung von Clotrimazol z. B. als Vaginaltabletten parallel zum Antibiotikum.

Eine optimale Beratung könnte z. B. so ablaufen: Die Patientin wird bei der Abgabe eines Antibiotikums gefragt, ob sie insgesamt häufig zu vaginalen **Dysbalancen** oder zu Vaginalmykosen nach Antibiotika neigt. Ist dies **nicht** der Fall, kann sie, wenn sie den Wunsch nach einer Prophylaxe äußert, ansäuernde Präparate erhalten. Frauen, die durch die Einnahme von Antibiotika an **Vaginalmykosen** leiden, empfehlen Gynäkologen aus langjähriger Erfahrung die prophylaktische Gabe von intravaginalem **Clotrimazol**. Der Wirkstoff ist dafür aber nicht zugelassen (**Cave**! Off-Label-Use)! Die Patientin muss darüber aufgeklärt werden. Wenn Frauen die Symptome aus der Vergangenheit kennen und sicher einordnen können, kann dieser Vorschlag Experten zufolge auch im Rahmen der Selbstmedikation gemacht werden, da Clotrimazol als Wirkstoff unbedenklich ist. Gängig sind folgende Therapieregime: von einer Packung für eine Dreitagestherapie wird die erste Gabe am ersten Tag, die Zweite in der Mitte und die Dritte am letzten Tag der Antibiose abends vor dem Schlafengehen eingeführt. Alternativ ist aus Compliancegründen auch die Eintagestherapie möglich.

💬 Sie können beruhigt sein: Clotrimazol ist als Wirkstoff unbedenklich. Er ist schon sehr lange am Markt und gelangt nur zu einem verschwindend geringen Anteil in den Blutkreislauf.

💬 Sollten Sie Beschwerden wie Jucken, Brennen oder einen Ausfluss bemerken, fragen Sie uns gerne wieder oder besprechen das weitere Vorgehen mit Ihrem Arzt.

Praxistipp

Im Apothekenalltag kommt das Thema »Antibiotika und Vaginalmykosen« häufig vor. Bei der Abgabe eines Antibiotikums äußern viele Frauen Angst vor einer Vaginalmykose. Auch wenn Sie bei der Abgabe von Clotrimazol-Präparaten einmal nachfragen, woher der Pilz kommt, sind oft Antibiotika der Auslöser! Diese Patientengruppen sind für Informationen dankbar. Im Zweifel können Sie Rücksprache mit dem Arzt halten.

Außerdem ist der Frau zu erklären, dass Antibiotika in einigen Fällen zu Störungen der Vaginalflora führen können. Sie kann auf typische Warnzeichen aufmerksam gemacht werden. Kommt es zu einer akuten Vaginalmykose, muss diese behandelt werden. Auf die gängigen Therapieregime und die Ausschlusskriterien für eine Selbstmedikation wird hier nicht näher eingegangen. Eine gleichzeitige Anwendung ist auch während der Antibiose möglich. Besteht der Verdacht auf eine bakterielle Vaginalinfektion, muss eine ärztliche Abklärung erfolgen. Im Weiteren geht es um Therapeutika zur Prophylaxe vaginaler Dysbiosen und Regeneration des Vaginalmilieus.

6.7.2 Handelspräparate und Indikation

💬 Das in SymbioVag® enthaltene Calciumlactat erleichtert die Erstansäuerung des Milieus, Inulin fördert das Wachstum der Bakterienstämme.

Die in Tabelle 6.12 angegebenen Fertigarzneimittel dienen der Aufrechterhaltung und Wiederherstellung der natürlichen Vaginalflora, wenn diese durch Erkrankungen der Scheide oder durch notwendige therapeutische Maßnahmen (z. B. Antibiotika) geschädigt oder zerstört ist. Mit Ausnahme von Vagi C® handelt es sich um Medizinprodukte. Die pH-Senker haben ihr Hauptanwendungsgebiet in der Behandlung der bakteriellen Vaginose (Aminkolpitis), da es bei dieser Erkrankung zu einer pH-Erhöhung gekommen ist.

Tab. 6.12 Fertigarzneimittel und Wirkstoffe zur Regeneration des Vaginalmilieus

Handelspräparat	Wirkstoffe
Döderlein VKA	L.* gasseri
SymbioVag® VSU	L.* acidophilus, L.* gasseri, Calciumlactat, Inulin
Vagiflor® VKA	L.* acidophilus
Vagisan® Milchsäure-Bakterien VKA	L.* gasseri, L.* rhamnosus
Eubiolac Verla® VT, KadeFungin® Milchsäurekur VGE, Vagisan® Milchsäure VSU	Milchsäure, meist mit Natriumlactat gepuffert
Vagi-C® VT	Vitamin C
Multi-Gyn® Actigel VGE	Saurer Polysaccharid-2QR-Komplex
Rephresh® sanol VGE	Bioadhäsives saures Gel

*L.: Lactobacillus

💬 Döderlein® Kapseln erhalten lebensfähige, gefriergetrocknete Bakterien zur Wiederherstellung der natürlichen Vaginalflora.

💬 Durch die Zugabe von Natriumlactat zur Milchsäure entsteht eine hohe Pufferkapazität, sodass die 1x tägliche Anwendung genügt.

6.7.3 Dosierung und Anwendungshinweise

Ansäuernde Präparate

Die Therapie mit Milchsäure oder Vitamin C kann **während** der **Antibiose** begonnen und sollte im Idealfall nach Absetzen des Antibiotikums weitere drei bis fünf Tage fortgeführt werden. Die Präparate haben sich auch in der Langzeitanwendung bewährt und sind dann in Abhängigkeit vom Risiko für Dysbalancen zwei bis dreimal wöchentlich anzuwenden. Die Arzneiformen werden **abends** vor dem Schlafengehen intravaginal eingeführt, am besten in Rückenlage mit leicht angezogenen Beinen. **Multi-Gyn®** kann während der Antibiose einmal täglich vor dem Schlafengehen mit dem beigelegten Applikator eingeführt werden. Es sollte etwa eine Fingerspitze Gel sein. Nach der Benutzung kann der Applikator auf der Tube bleiben und mit warmem Wasser abgewaschen werden. Zur Vorbeugung vaginaler Probleme wie Vaginosen und Pilzinfektionen ist eine Anwendung alle drei Tage ausreichend. Die Anwendungsdauer ist nicht begrenzt. Auch das Gel **Rephresh®** sanol kann bei oraler Antibiose parallel angewendet werden. Kommen vaginale Antibiotika wie Arilin® oder Sobelin® Vaginalcreme zum Einsatz, sollte mit der Behandlung im

💬 Wenn Sie Milchsäurezäpfchen anwenden, bauen Sie die physiologische Flora wieder auf und das Antibiotikum kann keinen Schaden anrichten.

💬 Multi-Gyn® kann zu Beginn etwas prickeln. Das ist ganz normal und hört nach wenigen Minuten auf. Ernteabhängig kann das Gel durchsichtig bis hellbraun sein, wundern Sie sich nicht.

💬 Was hat Ihnen Ihr Arzt gesagt? Wann sollen Sie mit den Lactobazillen beginnen? Starten Sie mit der Milchsäurebakterien-Kur drei Tage **nach** dem Antibiotikum. Ihr Antibiotikum würde sonst auch die guten Milchsäurebakterien angreifen.

💬 Wenden Sie Vagisan® Milchsäure-Bakterien zehn Tage an.

💬 Sie können bei Vagiflor® und SymbioVag® den angebrochenen Blisterstreifen ohne Wirkungsverlust bei Zimmertemperatur aufbewahren. Den zweiten Streifen lassen Sie bis zum Anbruch im Kühlschrank.

💬 Diese Zäpfchen können die Reißfestigkeit von Kondomen beeinträchtigen. Daher wird aus Sicherheitsgründen eine Verwendung während der Therapie nicht empfohlen.

💬 Ich kann Sie beruhigen. Diese Präparate werden während der Schwangerschaft häufig verordnet und gelten als unbedenklich.

Anschluss begonnen werden. Der vorgefüllte Einmalapplikator wird zur Prophylaxe jeden dritten **Morgen** in die Scheide eingeführt. Durch die Tagesaktivität kommt es zu einer besseren Verteilung des Gelbildners. Die Dauer der Anwendung beträgt i. A. zwölf Tage und sollte sechs Wochen nicht überschreiten. Zum Vergleich: eine bakterielle Vaginose wird eine Woche lang einmal täglich behandelt.

Lactobazillen

Der ideale Therapiebeginn ist **zwei bis drei Tage nach Absetzen** des Antibiotikums. Die Therapie erfolgt für sechs bis zwölf Tage abends vor dem Schlafengehen. Bei Vagiflor® und SymbioVag® sollte sie ununterbrochen 30 Tage nicht überschreiten. Diese Präparate enthalten gefriergetrocknete lebensfähige Bakterien und müssen bis zur Abgabe meist im Kühlschrank oder unter 20 °C gelagert werden (Ausnahme: Vagisan® Milchsäure-Bakterien). Nach Anbruch können sie ohne Wirkungsverlust für zehn Wochen (Döderlein), sechs (Vagiflor®) bzw. fünf Tage (SymbioVag®) bei Raumtemperatur aufbewahrt werden. Mit der Anwendung von Vaginaltherapeutika während und nach einer Antibiose beschäftigt sich auch ein Fallbeispiel (Kap. 8.1.3).

6.7.4 Neben-, Wechselwirkungen und Kontraindikationen

Die Präparate sind im Rahmen der Selbstmedikation nur für erwachsene Frauen zugelassen. Sehr selten können lokale Unverträglichkeiten wie Juckreiz, Brennen oder Rötung auftreten. Die Anwendung während der Menstruation ist i. A. nicht sinnvoll. Die Hersteller von SymbioVag®, Vagi C® und Vagiflor® weisen darauf hin, dass die **Reißfestigkeit von Kondomen** oder Diaphragmen bis etwa einen Tag nach abgeschlossener Behandlung beeinträchtigt sein kann. Aufgrund mangelnder Daten sind hier Wechselwirkungen mit allen Materialien nicht ausgeschlossen. Vermutet wird dies z. B. für den Hilfsstoff Magnesiumstearat und Latex. Durch Vitamin C können außerdem Laborwerte verfälscht werden. Die im Beipackzettel beschriebene Wirkminderung von Antikoagulanzien spielt in Praxi keine Rolle. Salicylate erhöhen die Ausscheidung, Estrogene verbessern die Bioverfügbarkeit von Ascorbinsäure. Lactobazillen werden durch Antibiotika in ihrer Wirksamkeit vermindert, Estrogene erhöhen ihre Wirkung. Vagi C® ist kontraindiziert bei bestehender Pilzinfektion im Genitalbereich. Durch die Ansäuerung kann das Wachstum der Hyphen des Haupterregers *Candida albicans* verstärkt werden. Dieser Effekt wird z. T. in der Behandlung einer Vaginalmykose ausgenutzt: der Zusatz von Milchsäure zu Clotrimazolpräparaten wird dadurch begründet, dass die Hyphenbildung angeregt und so das Ansprechen des Antimykotikums erhöht wird. Außerdem verbessert Milchsäure die Wasserlöslichkeit des Wirkstoffs.

Schwangerschaft und Stillzeit: Es bestehen keine Bedenken während der Schwangerschaft und Stillzeit. Die Schwangerschaft begünstigt durch Hormonveränderungen vaginale Infektionen wie Aminkolpitis oder Vaginalmykosen. Präparate zum Aufbau der Vaginalflora werden daher teilweise zur Rezidivprophylaxe während der gesamten Schwangerschaft von Gynäkologen empfohlen.

> **Praxistipp**
> Abgeraten muss vor intravaginalen Joghurt-Anwendungen zur Behandlung oder Rezidivprophylaxe vaginaler Infektionen! Die im Milchprodukt enthaltenen Stämme spielen in der Scheidenflora der deutschen Frau keine bedeutende Rolle und haben so kaum Chancen, sich anzusiedeln. Joghurt ist zum Teil mit verschiedenen Pilzen (z. B. Candida-, Kefir-Arten) kontaminiert, und stellt so eine mögliche Infektionsquelle dar.

💬 Verwenden Sie zur lokalen Kühlung keinen Joghurt. Besser sind Einmalwaschlappen mit kaltem klarem Wasser.

6.8 Pneumokokken-Impfstoffe

Diese Übersicht setzt den Fokus auf die Prophylaxe von Atemwegsinfekten. Für allgemeine Impfempfehlungen, abweichende Impfschemata sowie Impfkomplikationen, spezielle Nebenwirkungen und Warnhinweise sei auf die Fachinformationen und die Empfehlungen der STIKO verwiesen.

6.8.1 Wirkungsweise

Pneumokokken wie *Streptococcus pneumoniae* werden durch Tröpfcheninfektion übertragen und besiedeln den Nasen-Rachen-Raum. Nicht alle Infizierten entwickeln Symptome, viele sind lediglich Träger. Insbesondere Kinder bis zum Vorschulalter, ältere Personen und Immunsupprimierte erkranken. Bis heute sind 90 verschiedene Serotypen der Pneumokokken bekannt, aber nur etwa zehn bis 20 davon verursachen Infektionen beim Menschen. Sie können verschiedene Krankheitsbilder hervorrufen. Von den oberen Atemwegen ausgehend können die Erreger in die Nasennebenhöhlen vordringen und zu einer **Sinusitis** oder **Mastoiditis** führen. Erreichen sie über die Eustachische Röhre das Mittelohr ist eine **akute Otitis media** die Folge. Am Auge führen sie zur **Konjunktivitis**. Gelangen die Erreger in die Alveolarräume der Lunge, kommt es zu einer **Pneumokokken-Pneumonie**. Neben diesen lokalisierten Infektionen sind invasive Infektionen als Komplikationen besonders gefürchtet. Gelangen die Erreger in den großen Blutkreislauf, können **Sepsis** oder **Meningitis** die Folge sein. Die Inzidenz invasiver Infektionen ist besonders in den ersten beiden Lebensjahren hoch. Laut Schätzungen der WHO stellen sie bei Kindern unter fünf Jahren die Hauptursache von Todesfällen dar. Die Letalität der Meningitis liegt bei 10 Prozent, die Komplikationsrate ist hoch.

💬 Pneumokokken sind Bakterien, die zu den häufigsten Verursachern von Infektionen der Atemwege zählen. Sie lösen z. B. Nasennebenhöhlen-, Mittelohr- oder Lungenentzündung aus. Wenn diese Erreger in die Blutbahn gelangen sind lebensgefährliche Krankheitsverläufe möglich.

💬 Besonders gefährdet sind Kinder bis zum Schulalter, ältere Patienten ab etwa 60 Jahren und Immungeschwächte.

> **Hinweis**
>
> Pneumokokken sind die häufigsten Erreger von Otitis media, Sinusitis und Pneumonien. Zusammen mit *Neisseria meningitis* sind sie häufigster Verursacher der Meningitis.

💬 Eine Impfung gegen Pneumokokken ist wichtig, um Ihr Kind nicht nur vor Mittelohrentzündungen, sondern auch vor schweren, lebensbedrohlichen Infektionen wie einer Hirnhautentzündung zu schützen.

Es stehen Impfstoffe zur **aktiven Immunisierung** zur Verfügung. Die Impfung von **Säuglingen** gegen Pneumokokken hat mehrere Effekte: es kommt zu einer Reduktion invasiver Pneumokokken-Infektion, die Häufigkeit der Mittelohrentzündungen ist geringer und auftretende Infekte verlaufen deutlich milder. Durch eine Herdenimmunität wird zudem die Erkrankungsrate in der Gesamtbevölkerung reduziert. Dadurch können Antibiotika eingespart und Resistenzen vermindert werden. **Ältere Patienten** ab dem 60. Lebensjahr mit chronischen Atemwegserkrankungen haben ein erhöhtes Risiko für **Pneumokokken-Pneumonien**. Studien zeigen, dass Geimpfte seltener erkranken und die Sterberate geringer ist. Kommt es dennoch zu einer Infektion, ist die Krankheitslast reduziert und die Betroffenen müssen seltener in die Klinik. Besonders profitieren diese Patienten von einer Doppelimpfung gegen Influenza und Pneumokokken. Es gibt Hinweise, dass die **Pneumokokkenimpfung** das Herzinfarktrisiko reduziert. Eine Pneumonie ist ein Risikofaktor für das Auftreten eines akuten Koronarsyndroms.

💬 Geimpfte erkranken seltener, der Erkrankungsverlauf ist milder und die Komplikationsrate geringer.

> **Starkes Duo**
>
> Jeder zweite Erwachsene trägt Pneumokokken im Nasen-Rachen-Raum. Eine Influenza-Infektion ermöglicht den Bakterien dann, in die tieferen Atemwege vorzudringen. Eine Doppelimpfung gegen Influenza und Pneumokokken minimiert das Komplikationsrisiko.

💬 Wenn sie sich jährlich im Herbst gegen Grippe und alle sechs Jahre gegen Pneumokokken impfen lassen, sind Sie gut vor Bronchialinfekten gewappnet.

6.8.2 Handelspräparate und Indikationen

Vorbeugenden Schutz vor Erkrankungen durch Pneumokokken bieten zwei Arten von Impfstoffen (Tab. 6.13):
- Polysaccharid-Impfstoff.
- Konjugat-Impfstoffe.

Der 23-valente **Polysaccharid-Impfstoff** enthält Bestandteile von 23 verschiedenen Pneumokokken-Kapseltypen, die für 90 % der Erkrankungen verantwortlich sind. Er ist für Kinder ab zwei Jahren zugelassen. Die STIKO empfiehlt die Impfung als **Standardimpfung** einmalig für Personen ab dem 60. Lebensjahr und als Indikationsimpfung einmalig oder wiederholt für Kinder ab zwei Jahren, Jugendlichen und Erwachsenen mit erhöhter gesundheitlicher Gefährdung infolge einer Grundkrankheit. Dazu gehören:

💬 Bei Gesunden reicht eine einmalige Impfung ab 60 Jahren. Wiederholungsimpfungen können bei Personen mit erhöhtem Risiko in Erwägung gezogen werden.

Tab. 6.13 Pneumokokken-Impfstoffe

Handelspräparat	Serotypen	Alter des Impflings
Prevenar 13®	13	6. Woche–5. Lebensjahr
Synflorix®	10	6. Woche–2. Lebensjahr
Pneumovax®	23	Ab 2. Lebensjahr

> Es werden verschiedene Untergruppen der Bakterien, sogenannte Serotypen für die Krankheiten verantwortlich gemacht.

- Angeborene oder erworbene Immundefekte.
- Chronische Erkrankungen, u. a. Krankheiten der Atmungsorgane inkl. Asthma, COPD.

Der Impfstoff dient laut Zulassungsstatus vor allem der Verhinderung der invasiven Infektionen und ist nicht zum Schutz vor AOM, Sinusitis oder anderen Atemwegsinfekten bestimmt. Bei **Kindern** unter zwei Jahren erzielt er keine ausreichende Immunantwort. Um die Immunität in dieser Altersgruppe zu erhöhen, werden die Polysaccharidantigene an ein Trägerprotein gekoppelt (Konjugat-Impfstoff). Die weißen Blutkörperchen erkennen so leichter den Erreger, induzieren im Gegensatz zu Polysaccharid-Impfstoffen eine T-Zell-abhängige Immunantwort und dadurch auch ein immunologisches Gedächtnis mit einer verlängerten Schutzdauer.

> Seit Einführung der Pneumokokken-Impfung in den Impfkalender für Säuglinge im Jahre 2006 konnte eine 90%-ige Reduktion für die im Impfstoff enthaltenen Serotypen beobachtet werden.

Es sind derzeit zwei **Konjugat-Impfstoffe** im Handel:
- 10-valenter Konjugat-Impfstoff (Synflorix®).
- 13-valenter Konjugat-Impfstoff (Prevenar 13®).

Der 13-valente Impfstoff hat seit Anfang 2010 die bis dahin im Handel befindliche 7-valente Variante Prevenar® abgelöst. Je mehr Serotypen enthalten sind, desto größer ist die Abdeckung des Erregerspektrums. Bei der 10-valenten Vakzine fungiert ein Protein von *Haemophilus influenzae* als Trägerprotein. So wird zusätzlich eine partielle Schutzwirkung gegen AOM mit diesem Erreger erzielt. *Streptococcus pneumoniae* und *Haemophilus influenzae* sind die zwei wichtigsten Verursacher der AOM. Die Konjugat-Impfstoffe sind zugelassen zur aktiven Immunisierung gegen invasive Pneumokokken-Infektionen, Pneumonie und akute Otitis media. Die STIKO empfiehlt eine Grundimmunisierung (Standardimpfung) für alle Kinder ab dem zweiten Lebensmonat bis zum vollendeten zweiten Lebensjahr. Sie erfolgt in der Regel zeitgleich zu anderen im Säuglingsalter empfohlenen Impfungen (»Impfkalender«).

> Es gibt zwei Kinderimpfstoffe. Sie unterscheiden sich etwas in der Aufbereitung und in der Anzahl der abgedeckten Untergruppen der Bakterienstämme.

> Die Ständige Impfkommission ist beim Robert Koch-Institut ansässig und gibt in regelmäßigen Abständen Impfempfehlungen heraus.

STIKO-Empfehlungen

- Zur Prävention von Otitis media und invasiver Pneumokokken-Infektionen: Pneumokokken-Impfung mit einem Konjugat-Impfstoff als Standardimpfung ab der sechsten Lebenswoche.
- Zur Prävention invasiver Pneumokokken-Infektionen: Pneumokokken-Impfung mit einem Polysaccharid-Impfstoff als Indikationsimpfung ab zwei Jahren. Pneumokokken-Impfung mit einem Polysaccharid-Impfstoff als Standardimpfung ab 60 Jahren.
- Zur Prävention von Influenza-Komplikationen: Impfung als Indikationsimpfung ab dem sechsten Lebensmonat.

6.8.3 Dosierung und Einnahmehinweise

Tab. 6.14 stellt die Impfschemata dar. Abweichende Impfschemata sind den Fachinformationen zu entnehmen.

> Die Grundimmunisierung besteht aus drei Dosen, die im Abstand von mindestens einem Monat verabreicht werden. Sechs Monate danach folgt eine Auffrischimpfung.

Tab. 6.14 Impfschemata der Pneumokokken-Impfstoffe

Handelspräparat	Impfkategorie	Impfschema
Prevenar 13®	Standardimpfung	2., 3., 4., 11.–15. Lebensmonat
Synflorix®	Standardimpfung	2., 3., 4., 12.–15. Lebensmonat
Pneumovax®	Indikationsimpfung	1 Dosis ab dem 2. Lebensjahr, Abstand zu Wiederholungsimpfungen: Kinder < 10 J.: mind. 3 Jahre, Erw.: 5 Jahre
	Standardimpfung	Einmalige Dosis ab dem 60. Lebensjahr

6.8.4 Neben-, Wechselwirkungen und Kontraindikationen

Allgemein

> Wie vertragen Sie Eier? Wenn Ihnen Eier in Lebensmitteln wie Kuchen, Nudeln keine Probleme bereiten, vertragen Sie auch den Impfstoff gut. Reagieren Sie schon auf Spuren allergisch, dürfen Sie sich nicht impfen lassen.

Häufige Nebenwirkungen sind Hautreaktionen an der Injektionsstelle und Fieber. Kinder mit Anfallsleiden, Fieberkrämpfen in der Vorgeschichte oder bei gleichzeitiger Verabreichung einer Ganzkeim-Pertussis-Komponente (in Deutschland nicht mehr im Handel, wegen internationaler Zulassung aber in der Fachinformation erwähnt), sollten vor oder sofort nach der Verabreichung prophylaktisch ein Antipyretikum erhalten. Kontraindikation sind Hühnereiweißallergie und akute Infekte.

Praxistipp
Aktuelle Daten deuten darauf hin, dass die prophylaktische Gabe von Paracetamol bei Kindern die Immunantwort vermindern kann. Wird die Substanz erst bei Auftreten von Fieber gegeben, so ist keine Beeinträchtigung des Impferfolgs festzustellen. Die Beobachtungen wurden u. a. an einem Pneumokokken-Impfstoffe zur Grundimmunisierung gemacht. Die klinische Relevanz dieser Beobachtung sowie die Auswirkung von anderen Antipyretika oder Impfstoffen auf die Immunantwort sind noch nicht abschließend geklärt. Der Einsatz von Antipyretika wird daher nicht routinemäßig, sondern nur für die angegebenen Sonderfälle empfohlen.

> Ihr Kind wurde heute geimpft. Prophylaktisch wurde ihm ein Arzneimittel gegen Fieber verordnet. Geben Sie es erst, wenn die Körpertemperatur 38,5 °C überschritten hat. Wenn sich der Zustand akut verschlechtern sollte, halten Sie sofort Rücksprache mit Ihrem Arzt oder fahren Sie in eine Klinik.

Konjugat-Impfstoffe
Die Impfung mit dem Konjugat-Impfstoff kann parallel mit anderen Impfungen, die im Rahmen des Impfkalenders empfohlen werden erfolgen. Dazu zählen Diphtherie, Tetanus, Pertussis (aP), *Haemophilus influenzae* Typ b (Hib), Polio (IPV) und Hepatitis B. Sie sollte möglichst nicht gleichzeitig mit der Impfung gegen Meningokokken durchgeführt werden, da die Nebenwirkungsrate erhöht ist. Die Grundimmunisierung gegen Meningokokken wird im zweiten Lebensjahr als Einmalimpfung empfohlen.

Polysaccharid-Impfstoff
Bei den zuvor mit Konjugat-Impfstoffen geimpften Kindern beträgt der Mindestabstand zum Polysaccharid-Impfstoff zwei Monate. Nach durchgemachter Pneumonie empfiehlt die STIKO die Impfung nach einer Wartezeit von sechs Monaten. Pneumovax® kann parallel zur Grippeimpfung verabreicht werden. Werden zwei Impfungen parallel appliziert, sollte dies an unterschiedlichen Körperstellen erfolgen.

> Die Pneumokokkenimpfung erfolgt im Allgemeinen zeitgleich mit den anderen im Säuglingsalter empfohlenen Impfungen.

Schwangerschaft und Stillzeit
Aufgrund begrenzter Erfahrungen sollte die Anwendung erst nach sorgfältiger Nutzen-Risiko-Abschätzung erfolgen.

6.9 Bakterienlysate

6.9.1 Wirkungsweise
Unter einem Bakterienlysat versteht man »entschärfte« Erregerbestandteile, die selbst nicht krankmachend sind, aber als Antigen wirken und so das Immunsystem zur Antikörperbildung anregen.

6.9.2 Handelspräparate und Indikationen

Im Handel befindliche Präparate enthalten Proteine der häufigsten Atemwegserreger (Tab. 6.15). Sie werden als Kapsel oral eingenommen und sind zugelassen bei rezidivierenden Infektionen der Atemwege. Nach durchgemachter Therapie besteht Studien zufolge für ein bis drei Jahre ein erhöhter Schutz. Es handelt sich um verschreibungspflichtige Arzneimittel.

💬 Dies ist eine tägliche Schluckimpfung. Es sind Bakterien mit abgeschwächter Wirkung, die nicht krank machen, sondern den Körper zur Abwehrleistung stimulieren.

6.9.3 Dosierung und Einnahmehinweise

Die Einnahme erfolgt in Behandlungszyklen, in denen sich Therapie-Tage und einnahmefreie Intervalle abwechseln. Die Tabelle 6.15 gibt einen Überblick.

Die Anwendung kann sowohl bei akuten Infekten als auch in infektfreien Phasen begonnen werden. Falls eine Antibiotikatherapie notwendig ist, sollte (Broncho-Vaxom®) bzw. kann (Luivac®) das Lysat von Beginn an damit kombiniert werden. Bei Broncho-Vaxom® sind drei Einnahmezyklen vorgesehen, bei Luivac® zwei. Die übliche Behandlungsdauer beträgt somit drei Monate und kann in Abhängigkeit des Beschwerdebildes verlängert werden. Die Einnahme erfolgt morgens nüchtern. Die Kapseln werden üblicherweise geschluckt, können aber auch geöffnet und mit Flüssigkeit gemischt werden. Beim Granulat wird der Beutelinhalt in ein Getränk eingerührt und getrunken.

💬 Nehmen Sie die Kapseln morgens eine halbe Stunde vor dem Frühstück ein.

💬 Sollte Ihr Kind die Kapseln nicht schlucken können, öffnen Sie die Kapsel und mischen den Inhalt in ein Getränk, Joghurt oder Brei.

Tab. 6.15 Fertigarzneimittel und Dosierungen von Bakterienlysaten

Handelspräparat	Zugelassen ab	Dosierschema
Broncho-Vaxom® Erw. Kaps.	18 Jahre	30 Tage–20 Tage Pause–10 Tage–20 Tage Pause–10 Tage oder über 10 Tage an drei aufeinander folgenden Monaten
Broncho-Vaxom® Kind. Kaps.	1 Jahr	
Broncho-Vaxom® Kind. Gran.	6 Monate	
Luivac®	2 Jahre	28-Tage–28 Tage Pause–28 Tage

💬 Das Broncho-Vaxom® Granulat kann Kindern bis 16 Jahren gegeben werden.

6.9.4 Neben-, Wechselwirkungen und Kontraindikationen

Nach der Einnahme sind Magen-Darm-Störungen möglich. Wenn zu Beginn der Therapie Fieber > 39 °C auftritt, muss die Therapie abgebrochen werden. Werden gleichzeitig Immunsuppressiva eingenommen, kann es zu einer Wirkverminderung kommen. Bei **Autoimmunerkrankungen** und akuten Darminfektionen ist die Einnahme kontraindiziert.

💬 Dieses Arzneimittel wird im Allgemeinen gut vertragen. In seltenen Fällen kann zu Beginn hohes Fieber auftreten. Dann brechen Sie die Behandlung ab und informieren Ihren Arzt. Das Fieber verschwindet dann schnell wieder.

7 Pharmazeutische Dienstleistungen

7.1 Give aways und Zusatzinformationen

7.1.1 Das Glas Wasser als Service
Bei akuten Beschwerden ist es oft vorteilhaft, sofort in der Apotheke mit der Therapie zu beginnen.

> 💬 Möchten Sie gleich eine Tablette einnehmen? Ich bringe Ihnen gern ein Glas Wasser mit.

7.1.2 Anmischen von Antibiotika-Säften
Untersuchungen haben immer wieder gezeigt, dass das Herstellen von Antibiotika-Säften für Laien schwierig ist. Die Markierungslinien sind unterschiedlich gut zu erkennen; bei einigen Präparaten erfolgt die Zugabe einer definierten Wassermenge mit Hilfe eines beigelegten Messbechers (Bsp. Zithromax®). Auch die Hinweise im Beipackzettel sind manchmal missverständlich: so könnte die Abbildung einer Flasche unter dem Wasserhahn Eltern dazu verleiten, das Wasser direkt aus dem Hahn einzufüllen. Hierbei kann aber schnell zuviel Wasser einlaufen. Genauer ist die Zugabe in mehreren Portionen aus einem kleinen Gefäß. Um Herstellungsfehler zu vermeiden, sollte daher die Zubereitung angeboten werden. Die Haltbarkeiten und Aufbewahrungsbedingungen variieren sehr und müssen jedes Mal erneut den Herstellungsanweisungen entnommen werden. Oft ist auf dem Umkarton ein Hinweis. Die Einnahme wird meistens bis zum Ende der Packung durchgeführt. Für den Fall, dass eine zweite Packung verordnet wurde, um z. B. auf eine Therapiedauer von zehn Tagen zu kommen, ist der Rest zu verwerfen.

Die allgemeine Empfehlung, alle Säfte nach Anbruch im Kühlschrank zu lagern, ist nicht immer richtig. Einige Formulierungen müssen aufgrund von Viskositäts-, Löslichkeits- oder kältebedingten Geschmacksveränderungen bei **Raumtemperatur** aufbewahrt werden. Beispiele hierfür sind: Clarithromycin Stada®, Sobelin®. Bei anderen Säften ist die Lagerung sowohl bei Kühlschrank- als auch bei Raumtemperatur bis 25 °C möglich. Dazu gehören z. B. Amoxihexal®, Amoxi-Wolff®, Cefadroxil Hexal®, Cefixim Hexal®, Cephoral®, Ciprobay®, Clarithromycin-CT, Clarithromycin Hexal®, Clarithromycin-ratiopharm®, Clarithromycin Sandoz®, Klacid®, Suprax®.

Um den bitteren Geschmack zu überdecken liegen einige Wirkstoffe (z. B. Ciprofloxacin, Clarithromycin) als Pelletformulierungen vor und dürfen nicht

> 💬 Kennen Sie sich mit der Zubereitung aus oder kann ich Ihnen dabei behilflich sein?

> 💬 Ich notiere Ihnen das Anbruchdatum auf dem Umkarton; der Saft ist jetzt zehn Tage haltbar.

> 💬 Nicht alle Antibiotika-Säfte gehören in den Kühlschrank. Einige Zubereitungen verändern ihren Geschmack oder die Wirkung durch die Kälte.

> 💬 Bitte achten Sie darauf, dass der Saft schnell runtergeschluckt und Ihr Kind nicht auf den kleinen Kügelchen kaut.

> Schütteln Sie vor Gebrauch die Flasche etwa 15 Sek. kräftig durch.

> Dieses Präparat hat einen Kolben, den Sie auf den Flaschenhals stecken. Dann halten sie alles über Kopf und ziehen bis zu dieser Markierung auf. Der Schaum bleibt so immer oben.

> Am genauesten ist es, wenn sie mit der Spritze durch den Schaum durchstechen und die Flasche etwas schräg halten.

> Um den unangenehmem Geschmack abzumildern, können Sie das Antibiotikum auch in das Lieblingsgetränk oder -essen geben. Auch Milchprodukte sind hier möglich.

zerkaut werden. Da die meisten Antibiotika-Säfte Suspensionen sind, ist für eine gleichmäßige Verteilung des Wirkstoffs der Hinweis wichtig, dass die Flasche vor jedem Gebrauch geschüttelt werden soll.

7.1.3 Dosierhilfen

Zur Abmessung der Einzeldosen sollten nur graduierte Dosierhilfen verwendet werden. Keinesfalls sollten Esslöffel zum Einsatz kommen.

Die meisten Saft-Präparate enthalten bereits eine Dosierspritze zur Entnahme. Die Dosis kann damit wesentlich genauer als mit einem Dosierlöffel abgemessen werden. Da die Entnahmespritzen sehr variieren (z. B. mit oder ohne Adapteraufsatz, Abb. 7.1), sollte das Handling demonstriert werden. Wenn keine Spritze enthalten ist, können Einmalspritzen angeboten werden. Bei Spritzen **ohne** Adapteraufsatz als Kopplungsglied zwischen Spritze und Flasche bereitet der Schaum, der durch das Aufschütteln entsteht, Entnahmeprobleme. Dem Patienten ist zu erklären, dass **durch** den Schaum durchgestochen werden muss. Das Zusammenfallen des Schaumes soll, entgegen den Anweisungen in den Packungsbeilagen, nicht abgewartet werden. Bei einigen Formulierungen würde dies so lange dauern, dass bereits wieder die Phasentrennung eingesetzt hat. Eine sinnvolle Empfehlung im Rahmen der pharmazeutischen Betreuung sind daher spezielle Entnahmesysteme aus konisch geformten Flaschenadaptern mit unterschiedlichen Spritzaufsätzen. Sie können z. B. über die Firma Baxa bezogen werden (www.baxa.com). Die Dosierspritze wird im Mund an der Innenseite der Wange entleert, um einen Würgereiz oder sofortiges Ausspucken zu vermeiden. Für die Aufnahme der Wirkstoffe ist es wichtig, dass möglichst viel nachgetrunken wird (siehe Kap. 4.1.1). Um die Compliance zu erhöhen, darf es auch das Lieblingsgetränk sein, sofern keine Interaktionen bekannt sind. Bei den gängigsten Therapeutika sind auch Milchprodukte unproblematisch (Ausnahme: Ciprobay®). Die Abbildung (Abb. 7.1) illustriert beispielhaft die Entnahme und Applikation eines Antibiotikasaftes mit Adapteraufsatz.

7.1.4 Antibiotika-Beratungsscheibe

Eine schnelle Hilfe für die Beratung ist die Antibiotika-Beratungsscheibe. Sie wurde im Jahr 2000 in Augsburg vom Qualitätszirkel Pharmazeutische Betreuung der Bayerischen Landesapothekerkammer entwickelt, die 14. Auflage erscheint 2010. Bisher sind über 200000 Scheiben bundesweit im Einsatz. Die Beratungsscheibe ist doppelseitig bedruckt und enthält die wichtigsten Hinweise zu Einnahme, Dosierung und Wechselwirkung. Die Bayerische Landesapothekerkammer gibt sie zum Selbstkostenpreis an andere Apothekerkammern und an interessierte Pharmafirmen wie z. B. Sandoz ab. Apotheken können sie regional über diese Quellen beziehen.

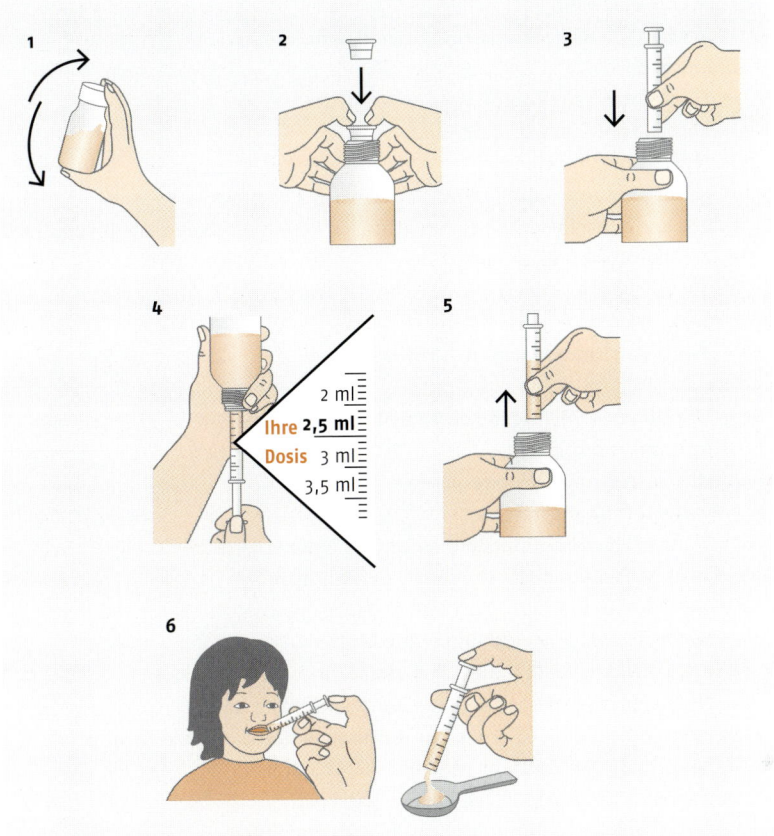

Abb. 7.1 Beispielhafte Entnahme und Applikation eines Antibiotika-Saftes. Hexal AG

▶ Bereiten Sie vor dem ersten Gebrauch den Saft entsprechend der Packungsbeilage zu. Gut ist es, wenn Sie das benötigte Wasser in ein kleines Gefäß füllen und es dann portionsweise auf das Pulver geben. Bei Einfüllen unter dem Wasserhahn kann schnell mal zuviel Wasser ins Gefäß gelangen.

▶ Setzen Sie Ihr Kind aufrecht hin. Nehmen die Dosierspritze und lassen Sie den Saft an der Innenseite der Wange langsam herunterlaufen. Verschlucken, Würgereiz und Ausspucken werden so vermieden. Alternativ können Sie den Inhalt der Spritze auf einen Löffel geben.

▶ Verschließen Sie die Flasche inklusive Stopfen mit der Schraubkappe. Reinigen Sie bitte nach jeder Entnahme die Spritze, indem Sie sie mehrmals mit klarem Wasser füllen und entleeren.

7.1.5 Firmenbroschüren

Zum Thema Atemwegsinfekte gibt es zahlreiche Patientenratgeber. Die Broschüren untermauern noch einmal die Sinnhaftigkeit der Therapie und geben hilfreiche Tipps. Auch unschlüssigen Patienten können sie mit auf den Weg gegeben werden. Bei intimen Beratungsthemen wie Vaginalmykosen kann ein Infoblatt diskret mit in die Tüte gepackt werden, sodass die Patientin auf jeden Fall informiert wird und bei Bedarf darauf zurückkommen kann.

Da jede Apotheke unterschiedliche Patientenratgeber bevorratet, ist eine allgemeine Empfehlung schwierig.

▶ Ich gebe Ihnen gerne noch diesen Ratgeber mit. Da finden Sie viele Tipps, die Ihnen helfen, schneller wieder auf die Beine zu kommen.

Hier eine Auswahl:
- 1A Pharma: Unsere Tipps zum Thema: Antibiotika.
- Bionorica:
  - Häufig wiederkehrende Atemwegsinfekte.
  - Hals- und Mandelentzündung.
  - Husten und Bronchitis.
  - Schnupfen und Entzündungen der Nasennebenhöhle.
- Deutscher Zentralverein homöopathischer Ärzte: Leitfaden zur Behandlung von Erkältungskrankheiten.
- Deutsches Grünes Kreuz: Vom richtigen Umgang mit Antibiotika.
- Hexal:
  - Tipps zur Einnahme von Antibiotika.
- Laves:
  - Darmflora – wichtiger Teil Ihres Immunsystems.
  - Immunsystem Darm.
- Medice: Erkältungs-Wegweiser.
- Novartis: Erkältungsratgeber.
- Orthomol: Das Immunsystem spürt den Unterschied.
- Schaper & Brümmer: Es ist soweit: Erkältungszeit.
- Siemens & Co: Emser:
  - Natürliche Atemwegstherapie für Mutter & Kind.
  - Einzigartige Quelle natürlicher Heilkraft.
  - Nase spülen – so wichtig wie Zähne putzen.
- Spitzner: Pinimenthol® – Erkältungsspezialist für die ganze Familie.
- Stada: Zink, Basis-Element unseres Immunsystems.
- Steigerwald: Reizhusten? Ein kleiner Ratgeber.
- Verla: Scheideninfektion nach Antibiotikaeinnahme?
- Wala: Erkältung.
- Weber & Weber: Mittelohrentzündung.
- Weleda: Natürliche Hilfe in der Erkältungszeit.

8 Der Antibiotikakunde im HV

8.1 »Ich brauche Imodium akut«

Kunde: Ich hätte gerne einmal zwölf Imodium® akut.
Apothekerin: Ist das Präparat für Sie selbst? Welche Beschwerden haben Sie genau?
Kunde: Ich habe seit zwei Wochen Durchfall…
Apothekerin: Oh, das ist ja schon eine ganze Zeit. Wie stark ist der Durchfall? Tritt er täglich auf? Können Sie eine Ursache ausmachen? Haben Sie noch weitere Beschwerden wie Übelkeit, Krämpfe, Fieber oder Blut im Stuhl?
Kunde: Eigentlich ging es immer einigermaßen. Meine Frau hat mir geriebene Äpfel und Schonkost gegeben. So richtig schlimm ist es erst seit heute Nacht. Da kam nur noch grüner Schleim. Bauchkrämpfe habe ich auch. Ich fühl mich richtig schlapp. Fieber hab ich aber nicht – haben wir vorhin gemessen. Am Essen kann es bei der Diätnahrung ja eigentlich nicht liegen.
Apothekerin: Nehmen Sie regelmäßig Arzneimittel ein oder gibt es sonst noch etwas, z. B. Grunderkrankungen, was ich für die Beratung wissen muss?
Kunde: Nein, ich nehme im Moment nichts ein.
Apothekerin: Überlegen Sie mal kurz. Haben Sie vielleicht vor einigen Wochen Tabletten einnehmen müssen? Manchmal zeigt sich so ein Effekt erst Wochen später.
Kunde: Warten Sie mal, Anfang des Monats, als wir aus dem Urlaub kamen, da hatte es mich ja voll erwischt: Bronchitis. Da hab ich ein Antibiotikum bekommen.
Apothekerin: Ja, sehen Sie. Daran könnte es in der Tat liegen. Man weiß von einigen Antibiotika, dass sie bis zu zehn Wochen nach Therapieende noch heftige Durchfälle auslösen können. Das sollten Sie schnellstmöglich abklären. Geben Sie bei Ihrem Hausarzt eine Stuhlprobe ab. Gegen den Durchfall gebe ich Ihnen etwas mit. Aber bitte: Sie dürfen kein Imodium® einnehmen.
Kunde: Wieso das denn nicht? Das kenn´ ich doch aus der Werbung.
Apothekerin: Lassen Sie es mich mal salopp formulieren: Imodium® verringert die Darmbewegungen. Stellen Sie sich mal vor, was passiert, wenn in Ihrem Darm Bakterien sind, die da nicht hingehören: die fühlen sich dann erst richtig wohl und vermehren sich prächtig. Bis Ihr Arzt eine Diagnose gestellt hat,

▸ Antibiotika können bis zu zehn Wochen nach Beendigung der Einnahme schwere Durchfälle hervorrufen.

▸ Verdacht auf Clostridium difficile? Keine Abgabe von Imodium®!

▸ Empfehlung von z. B. *Saccharomyces boulardii* und Elektrolyten zur akuten Beschwerdelinderung als Überbrückungsmedikation.

dürfen Sie das Mittel also nicht einnehmen. Ich gebe Ihnen Perenterol® forte mit. Davon nehmen Sie am besten gleich eine. Außerdem werden Sie sich deutlich fitter fühlen, wenn Sie die verlorenen Elektrolyte ersetzten. Dazu lösen Sie mehrmals täglich einen Beutel Elotrans® in 200 ml Wasser auf. Wenn Sie es schaffen, trinken Sie ruhig zwei bis drei Liter pro Tag davon. Ich gebe Ihnen auch gleich ein Röhrchen für die Stuhlprobe mit.
Kunde: Ja, alles klar. Ich fühl mich auch nicht gut, ich glaub ich hab auch schon abgenommen.
Apothekerin: Ja, sehen Sie. Das wird Ihr Arzt alles abklären.

> Loperamid ist bei pseudomembranöser Kolitis kontraindiziert.

Wenige Tage später sehen Sie den Patienten wieder. Die Stuhlprobe ergab eine pseudomembranöse Kolitis. Daraufhin wurde ihm Metronidazol verordnet.

8.2 Ausrechnen einer Dosierung

Sie erhalten im Notdienst ein Kassenrezept.

> Notdienstverordnung von Amoxicillin mit Dosisangabe in mg statt ml.

Kassenrezept
Amoxicillin-Saft, 3x täglich 200 mg N2
Paracetamol Supp. 125 mg N1
Geburtsdatum: 11.03.09
Ausstellungsdatum: 22.05.10

- Amoxicillin kann bei Kindern von Geburt an gegeben werden.
- Die Dosierungen sollten überprüft werden. Dazu erfragen sie das Gewicht des Kindes. Es ist 12 kg schwer. Amoxicillin wird bei Kindern in einer Dosierung von 40–100 mg pro kg KG in 3 (–4) ED verabreicht. Normalerweise wird die Aufteilung in 3 Einzeldosen empfohlen.

> Die Dosierung wird mit der Normdosis überprüft und das Körpergewicht erfragt.

- Die verordnete Tagesdosis beträgt 600 mg (3 x 200 mg = 600 mg TD). Bezogen auf das Gewicht des Kindes beträgt sie: 600 mg:12 kg KG, also 50 mg /kg KG. Sie liegt somit im Dosierfenster des Wirkstoffs.
- Saftformulierungen enthalten 250 oder 500 mg/5 ml (5%/10%). Je nachdem, welches Präparat vorrätig ist, können beide Wirkstarken eingesetzt werden.
- Beim 5%igen Saft kann die benötigte Einzeldosis so ausgerechnet werden: 250 mg ≙ 5 ml, 200 mg ≙ x. Nach x aufgelöst ergibt sich 4 ml (200 mg x 5 ml: 250 mg = 4 ml).
- Die geforderte Packungsgröße N 2 enthält i. A. 200 ml. Bei einer Dosis von 3 x 4 ml beträgt die TD 12 ml, sodass die Flasche für etwa 16 volle Tage ausreicht (200 ml: 12 ml = 16,67).
- Bei der 10% igen Formulierung wird ebenso verfahren. 500 mg ≙ 5 ml, 200 mg ≙ x. Aufgelöst nach x ergibt sich 2 ml (200 mg x 5 ml: 500 mg = 2 ml).

- Bei einer Tagesdosis von 6 ml kommt man hier mit 100 ml (N1) 16 Tage aus (100 ml : 6 ml = 16,67).
- Die vom Arzt empfohlene Dauer der Anwendung sollte bei den Eltern erfragt werden. Meist reichen sieben bis zehn Tage. Die Einnahme sollte zwei bis drei Tage über das Abklingen der Krankheitserscheinungen erfolgen.
- Abgabehinweise zur Herstellung des Saftes und Dosisentnahme sollten erfolgen (siehe Kap. 7.1.2, 7.1.3).
- Die Dosierung der Paracetamol-Zäpfchen ist dem Alter und dem Körpergewicht angepasst. Kinder zwischen neun Monaten und zwei Jahren (9–12 kg KG) erhalten maximal vier Zäpfchen pro Tag. Das Dosierungsintervall sollte sechs Stunden nicht unterschreiten.
- Abgabehinweise zur Anwendung von Zäpfchen runden das Beratungsgespräch ab (siehe Kap. 5.3.5, Tab. 5.33).

▶ Abgabehinweise zur Einnahme und Dauer der Therapie.

8.3 Vagiflor® zum Antibiotikum

Sie erhalten von einer Patientin (41 Jahre) ein Privatrezept.

> **Privatrezept**
> Penhexal 1,5 Mega Filmtabletten No. 20 N2
> Vagiflor Vaginalsupp No. 12

Vagiflor® ist ein Medizinprodukt, das verschiedene Lactobazillen enthält (siehe Kap. 6.7).
Apothekerin: Ihr Arzt hat Ihnen ein Penicillin und ein Präparat mit Milchsäurebakterien verordnet. Was hat er dazu gesagt? Wie sollen Sie die Präparate anwenden?
Kundin: Beim Penicillin meinte er: zweimal eine Tablette, immer eine Stunde vor dem Essen. Zu den anderen hat er nichts gesagt, er meinte nur, das wäre gut.
Apothekerin: Ja, der Meinung schließe ich mich an. Milchsäurebakterien sind ein natürlicher Bestandteil des Vaginalmilieus. Sie sorgen für ein stabiles Abwehrsystem vor Ort. Antibiotika helfen hervorragend bei Infektionen gegen Bakterien. Dafür brauchen wir sie. Leider kann es aber passieren, dass das Antibiotikum auch diese guten Bakterien in ihrer Anzahl vermindert. Präparate mit Milchsäurebakterien füllen das Milieu also wieder auf. Aber auch sie würden dem Antibiotikum nicht entkommen. Sinnvoll ist es daher, erst zwei Tage nach der letzten Penicillin-Tablette mit Vagiflor® zu starten. Dazu eine Frage: haben Sie schon einmal ein Antibiotikum eingenommen? Wie haben Sie es vertragen? Hatten Sie danach Probleme mit einem Scheidenpilz?
Kundin: Nein, ich habe sie immer problemlos vertragen. Ist das denn typisch?

▶ Milchsäurebakterien empfehlen sich nach Abschluss der Antibiose: z. B. Vagiflor®

● Aufklärung auf Anzeichen einer Vaginalmykose als mögliche Folge einer Antibiotikaeinnahme.

Apothekerin: Das ist von Frau zu Frau verschieden. Einfach gesagt ist es so: Pilze und Bakterien sind im normalen Milieu Spieler und Gegenspieler. Kommt es durch das Antibiotikum zur Abnahme der Bakterienkonzentration, können Pilze die Oberhand gewinnen und zu typischen Symptomen eines Scheidenpilzes führen. Sollten Sie Juckreiz, Brennen oder einen weißen, käsigen Ausfluss bemerken, halten Sie noch einmal Rücksprache mit uns oder Ihrem Arzt.
Kundin: Gut, das Sie es ansprechen.
Apothekerin: Wenn Sie möchten, empfehle ich Ihnen gerne noch etwas, was schon während der Antibiotikaeinnahme die Vaginalflora verbessert.
Kundin: Ja, gerne, warum nicht.

● Parallel zur Antibiose empfehlen sich ansäuernde Präparate wie Milchsäure z. B. Eubiolac Verla®, Vagisan® Milchsäure

Apothekerin: Prima, diese Vaginalzäpfchen enthalten **Milchsäure**. Dadurch wird der natürliche Säureschutzmantel der Scheide auch während der Antibiotikatherapie aufrechterhalten. Schädliche Bakterien, die zu bestimmten Scheideninfektionen führen können, wenn sie durch das Antibiotikum nicht vernichtet werden, werden so zurückgedrängt. Antibiotika bekämpfen nicht alle Erreger die wir kennen, sondern nur bestimmte. Pilzinfektionen lassen sich dadurch nicht direkt verhindern. Pilze können sich nahezu jedem Milieu anpassen. Aber durch die schnelle Nachproduktion von nützlichen Bakterien wird ein optimales Verhältnis geschaffen, das auch Pilze in Schach hält. Nehmen Sie dieses Präparat ab jetzt während der Penicillintherapie und zwei Tage darüber hinaus; immer abends vor dem Schlafengehen. Danach geben Sie ihrem Körper die geballte Ladung an guten **Milchsäurebakterien** durch das Vagiflor®.

● Lagerung vor und nach Anbruch von Vagiflor®

Auch diese werden abends eingeführt. Wir lagern Vagiflor® im Kühlschrank. Sie können den ersten 6er-Streifen der Packung entnehmen und bei Raumtemperatur lagern. Das überleben die Bakterien. Den zweiten lassen Sie bitte solange im Kühlschrank, bis sie ihn anbrechen.

● Vagiflor® und Reißfestigkeit von Kondomen.

Kleiner Tipp: die Reißfestigkeit von Latex-Kondomen kann durch Vagiflor® beeinträchtigt werden.

Die übrigen Milchsäurezäpfchen können Sie danach immer mal wieder zwischendurch ein bis zweimal pro Woche anwenden. Das stärkt auch die gesunde Vaginalflora.
Kundin: Prima, das mache ich. Dieses Gespräch war sehr aufschlussreich. Vielen Dank für die nette Beratung.

8.4 Antibiotika und Pille

Eine Patientin löst ein Amoxypen®-Rezept ein. Im Beratungsgespräch stellt sich heraus, dass es sich um eine Erstverordnung handelt. Der Anfang des Beratungsgespräches wird übersprungen. Das Antibiotikum soll für zehn Tage eingenommen werden. Wir steigen zu einem späteren Zeitpunkt in das Gespräch ein:

PTA: Frau XY, ich sehe auf Ihrer Kundenkarte, dass Sie mit Novial® verhüten. Es ist so: Antibiotika können prinzipiell die Wirkung der Antibabypille beeinflussen.
Kundin: Ja, davon habe ich auch schon gehört. Was bedeutet das für mich?
PTA: Um den vollen Empfängnisschutz zu gewährleisten, nehmen Sie Novial® erstmal wie gewohnt ein. Während der Antibiotikaeinnahme und den darauf folgenden sieben Tagen verhüten Sie bitte zusätzlich mit einem Kondom. Man weiß, dass nach sieben Tagen korrekter Einnahme im Anschluss von Störfaktoren wie Antibiotika wieder voller Empfängnisschutz besteht. In welcher Stufe der Einnahme befinden Sie sich gerade? Steht bald das pillenfreie Intervall an?
Kundin: Warten Sie, also, ich hab noch vier rote Tabletten und dann kommen die sieben weißen.
PTA: Das bedeutet: sieben weiße Tabletten + vier rote Tabletten, also elf Tage. Sie sollen das Antibiotikum zehn Tage einnehmen. Nach Beendigung Ihrer Antibiose haben Sie also nur noch eine Novial® vor dem pillenfreien Intervall. Wenn diese sieben Tage Sicherheitszuschlag in die Pillenpause fällt, wird in solchen Fällen empfohlen, keine Pillenpause zu machen, sondern die Pille ausnahmsweise kontinuierlich einzunehmen. Das erhöht einfach Ihre Sicherheit. Sie beginnen also nach der letzten Novial® am nächsten Tag gleich wieder mit einem neuen Streifen.
Kundin: Ja, in Ordnung. Ich habe auch noch zwei volle Riegel zu Hause.
PTA: Nach dem Riegel machen Sie wie gewohnt wieder die Einnahmepause. Sie bekommen dann wieder Ihre Regelblutung. Haben Sie noch Fragen?
Kundin: Mich würde interessieren, ob das für alle Antibiotika gilt? Ich habe vor Jahren mal ein Antibiotikum eingenommen, da hab ich dazu nichts im Beipackzettel gefunden. Das hatte mich gewundert, weil ich schon oft gehört habe, dass man bei Antibiotika und Pille vorsichtig sein soll.
PTA: Ja. Sie haben völlig recht. Es ist nicht bei allen Antibiotika bewiesen, dass es zu einer Wirkbeeinträchtigung der Pille kommt. Dann fehlen entsprechende Hinweise im Beipackzettel. Insgesamt weiß man aber über den genauen Grund für eine gegenseitige Beeinträchtigungen noch nicht soviel. Es kann z. B. auch immer sein, dass ein Antibiotikum zu leichten Verschiebungen im Darmbereich führt. Sie können sich in weichen Stühlen bemerkbar machen, die aber zum Wirkverlust der Pille führen können. Daher empfehlen wir grundsätzlich, zusätzlich zu verhüten.
Kundin: Das klingt logisch. Sicher ist sicher. Vielen Dank für Ihre ausführliche Beratung. Nun weiß ich Bescheid. Wissen Sie was? Ich nehme noch Kondome mit.

▶ Wirkminderung der Antibabypille durch Antibiotika.

▶ Sieben-Tage-Regel bei Antibiotika.

▶ Beendigung der Pille innerhalb der sieben Tage Sicherheitszuschlag. Deshalb kontinuierliche Weitereinnahme der Pille ohne Pillenpause bei kombinierten Pillen, auch bei Stufenpräparaten.

8.5 Phototoxizität

Ein junger Mann kommt mit einem Rezept über Doxycyclin-ratiopharm® in die Apotheke. Im ersten Teil des Beratungsgespräches geben Sie ihm Einnahmehinweise. Sie erfahren, dass er Milchprodukte normalerweise mehrmals täglich

▶ Phototoxizität von Tetracyclinen.

verzehrt und klären ihn über die Interaktion mit mehrwertigen Kationen auf. Nun kommen Sie auf das Thema Phototoxizität zu sprechen:

Apotheker: Ich sehe, Sie sind schön vorgebräunt. Ein Hinweis ist jetzt gerade im Sommer besonders wichtig: das Doxycyclin kann Ihre Lichtempfindlichkeit erhöhen. Bitte meiden Sie daher intensive Sonnenbäder und cremen Sie sich mit einem sehr hohen Lichtschutzfaktor ein, bevor Sie nach draußen gehen. Verzichten Sie bitte auch auf Solariumbesuche. Denken Sie für die Zeit während der Einnahme und bis fünf Tage nach der letzten Tablette daran. Dann ist der Wirkstoff vom Körper abgebaut.

Kunde: Das hat mir mein Arzt gar nicht gesagt. Er weiß doch, dass ich als Surflehrer den ganzen Tag auf dem Wasser oder zumindest im Freien bin. Ich soll zwar jetzt ein bisschen halblang machen und mich schonen, aber so ganz wird das nicht gehen, da alle Kurse ausgebucht sind.

Apotheker: Gut das wir darüber gesprochen haben. Keine Sorge, noch ist nichts zu spät. Es gibt auch noch andere Antibiotika, die in Ihrem Fall auch gut geeignet wären, aber keine Lichtempfindlichkeit auslösen. Ich kläre dies mit Ihrem Arzt ab.

Apotheker: So, da bin ich wieder. Ihr Arzt hat tatsächlich nicht mehr an Ihren Beruf gedacht. Sie bekommen nun Amoxicillin, ein anderes Antibiotikum. Sie werden es gut vertragen. Kleiner Wermutstropfen: Sie müssen es dreimal täglich nehmen, aber- und jetzt kommt die gute Nachricht, vergessen Sie alles, was ich eben zu Milchprodukten gesagt habe. Hier dürfen Sie also ihre Joghurts genießen.

8.6 Antibiotika und Alkohol

Sie werden am Telefon verlangt.

Kunde: Wissen Sie, ich habe gestern Cipro-CT verordnet bekommen. Morgen ist ja Vatertag. Da machen wir ja immer unseren Männerausflug. Alkohol kann ich da doch wohl trinken, oder?

Apothekerin: Das ist gut, dass Sie gezielt nachfragen. Wissen Sie, während einer Antibiotikaeinnahme sollte man grundsätzlich keinen Alkohol trinken. Der Körper braucht alle Kraft, um sich zu regenerieren. Ich bitte Sie daher, auf Alkohol für die Zeit der Einnahme zu verzichten.

Kunde: Wieso, was passiert denn dann?

Apothekerin: Das Antibiotikum, das Sie einnehmen gibt es schon sehr lange. Es wird häufig verschrieben und hat sich gut bewährt. Es kann aber immer mal sein, dass es Schwindelanfälle auslöst. Alkohol würde dies eventuell verstärken. Außerdem wird Alkohol zum Teil durch Darmbakterien abgebaut. Diese können durch das Antibiotikum vermindert werden, sodass der Alkohol länger im Körper bleibt.

Kunde: Das will ich ja auch nicht. Ich möchte schnell wieder fit werden. Wissen Sie was, ich bleib bei Apfelschorle. Ich danke Ihnen sehr für Ihre Erklärung.

Apothekerin: Eine Bitte habe ich noch: Fahren Sie erst einmal kein Auto, bis Sie sehen, wie Sie das Antibiotikum vertragen.
Kunde: Ja, das mache ich. Danke für den Hinweis. Ich fahre sowieso nicht gerne Auto. Bis jetzt vertrage ich das Mittel aber ohne Probleme. Ich werde wohl nicht schwindelig vom Rad fallen.
Apothekerin: Na, das klingt doch gut. Viel Spaß morgen. Auf Wiederhören.

8.7 Wechselwirkung Simvastatin und Makrolid

Eine beratungsrelevante Wechselwirkung stellt die Kombination von Makroliden mit CSE-Hemmern dar. CSE-Hemmer (Statine) werden häufig eingenommen und stellen eine Dauertherapie dar. Kommt es zur Verordnung von Erythromycin oder Clarithromycin, erscheint nach dem Einscannen in der Kasse ein Warnhinweis.

▶ Interaktions-Check der Apothekensoftware.

Apothekerin: Herr Z, nehmen Sie Simvahexal® 40 noch ein?
Kunde: Ja, gewiss, das muss ich wohl noch länger nehmen.
Apothekerin: Wissen Sie, Sie haben ja bestimmt schon mal gehört, dass es Medikamente gibt, die sich nicht so gut miteinander vertragen. Sie können gegenseitig ihre Wirkung abschwächen oder aber dazu führen, dass Nebenwirkungen verstärkt werden. In Ihrem Fall ist es so, dass das verordnete Antibiotikum nicht mit dem Simvahexal® kombiniert werden sollte. Wer hat Ihnen Simvahexal® denn verordnet?

▶ Simvastatin und Erythromycin

Kunde: Mein Hausarzt, der mir auch das Antibiotikum verschrieben hat. Wieso weiß der das nicht?
Apothekerin: Es kann ja sein, dass er es übersehen hat. Außerdem weiß er, wie sorgfältig wir bei der Abgabe von Medikamenten sind. Deshalb ist ja auch die Kundenkarte so wichtig, in der gespeichert wird, was Sie an Medikamenten einnehmen. Ich schlage vor, dass ich das mit dem Arzt kläre. Nehmen Sie Platz.

▶ Die gleichzeitige Einnahme ist kontraindiziert, Arztrücksprache erforderlich!

Für das Gespräch mit dem Arzt druckt sich die Apothekerin die Interaktionsmeldung der Datenbank aus. Es handelt sich um eine schwerwiegende Interaktion der höchsten Kategorie: »Schwerwiegende Folgen wahrscheinlich – kontraindiziert.« Makrolide hemmen das Cytochrom-P450-Isoenzym CYP3A4, durch das die CSE-Hemmer metabolisiert werden. Erhöhte Plasmakonzentrationen der Statine werden mit einem erhöhten Risiko für Myopathien und Rhabdomyolyse mit Nierenversagen in Verbindung gebracht. Symptome sind Muskelschmerzen, Muskelschwäche und dunkler Urin sowie eine massiv erhöhte Kreatininkinase-Aktivität. Diese Nebenwirkungen sind auch schon unter Monotherapie mit CSE-Hemmern möglich und können sich durch Makrolide verstärken. Es sind von den Makroliden v. a. Erythromycin, Clarithromycin sowie das verwandte Telithromycin betroffen. Roxithromycin und Azithromycin erhöhen das Risiko wegen wesentlich geringerer Affinität zum Cytochrom-P450-System wahrscheinlich nicht. Von den CSE-Hemmern sind Atorvastatin, Lovastatin und Simvastatin sicher betroffen, bei Pravastatin sollte die Therapie

▶ Therapieoptionen dem Arzt anbieten.

▶ Nicht alle Makrolide und CSE-Hemmer sind betroffen.

vorsichtig erfolgen, mit Fluvastatin und Rosuvastatin sind keine Interaktionen zu erwarten. Für den Arzt gibt es zwei Therapieoptionen: Simvastatin wird für die Zeit der Antibiose abgesetzt (außer bei akuten Koranarsyndromen) oder das Antibiotikum wird gewechselt. Ist ein Makrolid gewünscht, können Roxithromycin oder Azithromycin verordnet werden. Je nach Krankheitsbild kann auch auf eine andere Antibiotikaklasse zurückgegriffen werden. Die Apothekerin ruft in der Praxis an. Schwerwiegende Interaktionen sollten nur mit dem Verordner direkt besprochen werden. Im Gespräch stellt sich heraus, dass ihm die Interaktion bekannt ist, aber übersehen wurde. Er möchte das Antibiotikum wechseln und entscheidet sich für Amoxicillin. Das Rezept wird der Apotheke postalisch zugestellt. Das Ergebnis der Arztrücksprache wird kurz schriftlich festgehalten und mit einer Rezeptkopie in einem Ordner »Interaktionen« abgelegt.

▶ *Statin kurzfristig absetzen oder anderes Antibiotikum wählen.*

Die ABDA empfiehlt, schwerwiegende Interaktionen für spätere Nachfragen zu dokumentieren, insbesondere wenn der Arzt trotz Warnung die Verordnung nicht ändert. Außerdem erfolgt ein Eintrag auf der Kundenkarte.

▶ *Dokumentation des Arztgespräches.*

Apothekerin: So, da bin ich wieder. Ihr Arzt hat sich sehr bedankt. Wir haben uns auf ein anderes Antibiotikum geeinigt, bei dem diese Wechselwirkung nicht auftritt.
Kunde: Da bin ich aber erleichtert, dass Sie aufgepasst haben. Vielen Dank!

9 Adressen und Links

9.1 Fachgesellschaften

- Paul-Ehrlich-Gesellschaft (PEG): www.peg.de
- Deutsche Gesellschaft für Allgemeinmedizin und Familienmedizin (DGAM): www.degam.de.
- Deutsche Atemwegsliga: www.atemwegsliga.de
- Dt. Gesellschaft für Pneumologie: www.pneumologie.de
- Arzneimittelkommission der deutschen Ärzteschaft (AkdÄ): www.akdae.de
- Infektliga: www.infektliga.de
- Medizinisches Wissensnetzwerk »evidence.de« der Universität Witten/Herdecke, www.evidence.de
- Arbeitsgemeinschaft der Wissenschaftlichen Medizinischen Fachgesellschaften (AWMF): www.awmf-online.de

9.2 Informationen zur Therapie von Infektionskrankheiten

- Patientenleitlinien der Universität Witten/Herdecke: www.patientenleitlinien.de.
- Zeitschrift für Chemotherapie: www.zct-berlin.de.
- Ärztliches Zentrum für Qualität in der Medizin: www.aezq.de, www.leitlinien.de
- Firmenbroschüren für Fachkreise: z. B. Hexal: Beratungsleitfaden Husten und Schnupfen, Beratungsleitfaden Antibiotika, zu beziehen über Hexal AG, Holzkirchen.

9.3 Informationen zur Anwendung in Schwangerschaft und Stillzeit

- Pharmakovigilanz- und Beratungszentrum für Embryonaltoxikologie: www.embryotox.de, www.arzneimittel-in-der-schwangerschaft.de
- Arzneiverordnung in Schwangerschaft und Stillzeit. Schäfer C, Spielmann H, Vetter K, 7. Aufl., Elsevier, München 2006

- Arzneimittel in Schwangerschaft und Stillzeit: Schnell und sicher beraten. Smollich M, Jansen AC, 2. Aufl., Hippokrates, Stuttgart 2010
- Arzneimittel in Schwangerschaft und Stillzeit. Ein Leitfaden für Ärzte und Apotheker. Friese K, Möricke K, Neumann G, Windorfer A. 7. Aufl., Wissenschaftliche Verlagsgesellschaft, Stuttgart 2009
- Erkrankungen in der Schwangerschaft. Grospietsch G, 4. Aufl., Wissenschaftliche Verlagsgesellschaft, Stuttgart 2004

9.4 Internet-Portale zum Thema Infektionskrankheiten

- Antibiotika: www.hexal.de
- Atemwegsinfekte: www.bionorica.de, www.erkaeltung-online.de (Bayer), www.husten-und-schnupfen.de (Pohl-Boskamp).
- Probiotika: www.laves.de, www.symbiopharm.de
- Homöopathie: www.dhu.de, www.pascoe-global.com.
- Informationsportal für die Kundenberatung: www.apothekenconsult.com. Das Programm bietet die Möglichkeit, sich selbst zu informieren und Material für die Kunden zu erstellen.

10 Literatur

10.1 Allgemeine Literatur

ABDA-Datenbank, abgerufen über Apothekensoftware ADV, Abrufzeitraum Oktober 2009–Februar 2010.

Adam D, Bodmann KF, Elies W, Lebert C, Naber K, Simons K, Vogel F, Wacha H. Orale Antibiotika in Klinik und Praxis. 1. Aufl., Springer, Heidelberg 2009

Bauer G, Baumgarte H, Eisele M, Emde B, Glöckler M, Haverland D, Kasperzik B, Müller-Frahling M, Schlenk M. Komplementärmedizin für die Kitteltasche. 1. Aufl, Wissenschaftliche Verlagsgesellschaft, Stuttgart 2009

Bogner J. Infektionen pocket. 1. Aufl., Bruckmeier, Grünwald 2004

Bossekert H. Antibiotika-assoziierte Diarrhö und pseudomembranöse Kolitis. Medizinische Monatsschrift für Pharmazeuten. 5: 173–175, 2003.

Brüggmann J, Ravati A. Optimale Arzneimittelberatung. 2. Aufl., Govi, Eschborn 2004

Bruhn C. Effektive Behandlung der rezidivierenden Candidose schwierig. Deutsche Apotheker Zeitung, 5: 48–50, 2005

Clad A, Jacobs E. Mikrobiologie. 5. Aufl., Elsevier, München 2004

DGPI Handbuch. Infektionen bei Kindern und Jugendlichen. Deutsche Gesellschaft für Pädiatrische Infektiologie e.V. (DGPI). 5. Aufl., Thieme, Stuttgart 2009

Doerr B. Probiotika, Mikroorganismen, die dem Immunsystem gut tun? PTA Professional, 2: 10–11, 2010

Fachinformationen der Hersteller, Abrufzeitraum Oktober 2009–Februar 2010.

Fessler B. Leitlinie Halsschmerz. Antibiotika bei Streptokokken-A-Infekt nicht routinemäßig. Deutsche Apotheker Zeitung, 9: 50–52, 2010.

Fröhlich JC, Kirch W. Praktische Arzneitherapie. 4. Aufl., Springer, Heidelberg 2006

Gerdemann A, Griese N, Schulz M. Interaktionen, Tetracycline und polyvalente Kationen. Pharmazeutische Zeitung, 11: 30–31, 2008

Gerdemann A, Griese N. Interaktionen, Tetracycline und Metallionen. PTA-Forum, 2: 40–41, 2008

Gerdemann A, Griese N. Interaktionen, Theophyllin und Gyrasehemmer. PTA-Forum, 10: 27–29, 2008

Guggenbichler JP. Der Einsatz von β-Lactam-Antibiotika in der Kinderheilkunde. Antibiotika Monitor, 2/3: 18–48, 2007

Guggenbichler JP. Dosierung von Antibiotika im Kindesalter – Schnittstelle zwischen Pharmakokinetik und Pharmakodynamik. Antibiotika Monitor, 4, 2003, abgerufen unter www.google.de

Guggenbichler JP. Praktische Infektiologie des Kindesalters. 1. Aufl., Uni-Med, Bremen 2001

Hahn H, Kaufmann SHE, Schulz TF, Suebraum S. Medizinische Mikrobiologie und Infektiologie. 6. Aufl., Springer, Berlin 2008

Heepen GH. Quickfinder Schüßler-Salze. 4. Aufl., GU, München 2007

Heizmann WR, Spencker F. Antiinfektiöse Chemotherapie. 2. Aufl, Wissenschaftliche Verlagsgesellschaft, Stuttgart 2004

Hellwig B. Biomarker Procalcitonin in Leitlinien aufgenommen. Deutsche Apotheker Zeitung. 45: 50, 2009

Hexal: Beratungsleitfaden Husten und Schnupfen 2007, Beratungsleitfaden Antibiotika 2008

Hof H, Bogner J, Ruß A. Infektionen XXS pocket. 1. Aufl., Bruckmeier, Grünwald 2008

Jungmayr P. Paracetamol kann Impferfolg beeinträchtigen. Deutsche Apotheker Zeitung. 44: 42–44, 2009

Kämmerer W. Probiotika bei Vaginal-Entzündungen nutzlos. Pharmazeutische Zeitung, 42: 27, 2004

Kanazawa S, Ohkubo T, Sugawara K. The effects of grapefruit juice on the pharmakokinetics of erythromycin. Eur J Clin Pharmacol, 56: 799–803, 2001

Karow T, Lang-Roth R. Allgemeine und Spezielle Pharmakologie und Toxikologie. 12. Aufl., Karow, Pulheim 2004

Kircher W. Antibiotikumsäfte bis Zäpfchen – Kleine Patienten, große Anwendungsfehler. Wochenendworkshop Patient & pharmazeutische Betreuung, ABDA, Hamburg, 25.11.2007

Kircher W. Arzneiformen richtig anwenden. 3. Aufl., Wissenschaftliche Verlagsgesellschaft, Stuttgart 2007

Klimek L. Chronische Sinusitis – die unterschätzte Volkskrankheit. Forum HNO, 5: 209–212, 2003

Klischies R., Panther U, Singbeil-Grischkat V. Hygiene und medizinische Mikrobiologie. 4. Aufl. Schattauer, Stuttgart 2004

Kolditz M, Höffken G. Ambulant erworbene Pneumonie. Pneumologe, 6: 179–190, 2009

König U. Durchfall, Vorsicht mit Antibiotika. PTA-Forum, 2: 36, 2007

Krauß HJ, Müller P, Unterreitmeier D. Arzneimitteleinnahme für die Kitteltasche. 1. Aufl, Wissenschaftliche Verlagsgesellschaft, Stuttgart 2002

Kusnick C. Ibuprofen senkt Fieber schneller als Paracetamol. Deutsche Apotheker Zeitung, 37: 42, 2008

Lewark F, Strehl E. Gyrasehemmer, Antibiotika richtig einnehmen. Pharmazeutische Zeitung, 12: 20–22, 2005

Lode HM. Antibiotika bei Sinusitis und Bronchitis: kurz behandeln und oft Substanzen wechseln. Ärzte-Zeitung Online 07.10.2008, online abgerufen (www.aerztezeitung.de), Abrufdatum 09.01.2010

Luckhaupt H. Rationale antibakterielle Therapie in der HNO-Heilkunde, Freie Wahl der Waffen. HNO-Nachrichten, 4: 32–33, 2008

Martin-Facklam M, Drewe J, Haefeli WE. Arzneimittel-Interaktionen am Cytochrom-P450-System. Dtsch Med Wochenschr, 125 Jg., 63–67, 2000

Maurer HR. Bromelain: Biochemie, Pharmakologie und medizinische Anwendung. Erfahrungsheilkunde, 4: 223–235, 2002

McFarland LV. Meta-analysis of probiotics of the prevention of antibiotic associated diarrhea and the treatment of Clostridium difficile disease. Am J Gastroenterol, 101: 812–822, 2006

Michel O. Lokale Kortisone in der Therapie der Nasenschleimhäute, Die weißen Ritter. HNO-Nachrichten. 4: 22–26, 2008

MSD Manual. 7. Aufl., Elsevier, München 2007

Müller-Frahlig M. Schüßler-Salze – Was muss man in der Apotheke dazu wissen? Interpharm-Seminar Hamburg, 25.03.2007

Mutschler E, Geisslinger G, Kroemer HK, Schäfer-Korting M. Mutschler Arzneimittelwirkungen. 9. Aufl., Wissenschaftliche Verlagsgesellschaft, Stuttgart 2008

Mutschler E, Schaible HG, Vaupel P. Thew. Anatomie Physiologie Pathophysiologie des Menschen. 6. Aufl., Wissenschaftliche Verlagsgesellschaft, Stuttgart 2007

Neftel A, Pichler WJ. Unverträglichkeit von Betalactam-Antibiotika: praktische Probleme und ihre Ursache. Schweiz Med Forum, 6: 319–326, 2006

NN. Antibiotische Behandlung der Streptokokkenangina. Arzneitelegramm, 3: 25–27, 2006

NN. Clindamycin in der Behandlung von odontogenen Infektionen: Durch bakteriostatische/bakterizide Wirkung reicht oft zweimalige Einnahme. DZW Woche, 36/2001, erhalten von MIP Pharma

NN: Prävention und Therapie vaginaler Infektionen. Das PTA Magazin. Sonderpublikation, 04/2009

Paar WD, Ewig S. Antibiotika – wie bringt man sie adäquat und effizient an den Ort der Infektion? Intensiv- und Notfallbehandlung,1: 36–46, 2009

Pascoe-Kompendium 2009

Pflüger, Rezepturbuch 2008/09

Pharmazie in unserer Zeit, Ausgabe 5/2001: Artikel über Chinolone

Pharmazie in unserer Zeit, Ausgabe 5/2006: β-Lactam-Antibiotika

Ploss O. Moderne Praxis bewährter Regulationstherapien. 1. Aufl., Haug, Stuttgart 2007

Pohl Boskamp, Tetra-Gelomyrtol®, Akute bakterielle Bronchitis und Sinusitis.

Qualitätszirkel der Apothekerkammer Hamburg: Arzneimittel in Schwangerschaft und Stillzeit, bestehend seit 18.09.2008

Pries. Phytotherapie in der Kinderheilkunde. Apothekerkammer Hamburg, 25.03.2009

Reinert RR. Resistent-eine Konsequenz von Non-Compliance? Päd, 13: 188–195, 2007

Roemer F, Wala Vademecum, 5. Aufl. 2004

Rosskopf D, Kroemer HK, Siegmund W. Pharmakokinetische Probleme in der Praxis. Dtsch Med Wochenschr, 134: 345–356, 2009

Schäfer C, Spielmann H, Vetter K. Arzneiverordnung in Schwangerschaft und Stillzeit. 7. Aufl., Elsevier, München 2006

Schulze J, Sonnenborn U, Ölschläger T, Kruis W. Probiotika. 1. Aufl., Thieme, Stuttgart 2008

Schwabe U, Paffrath. Arzneiverordnungs-Report 2009. 1. Aufl., Springer, Heidelberg 2009

Seifart C. Husten, Orkan in den Atemwegen. Pharmazeutische Zeitung, 44: 18–25, 2009

Shakeri-Nejad K, Shakibaei M, Stahlmann R. Chinolon-induzierte Tendopathien. Arzneimitteltherapie, 4: 122–128, 2005

Sörgel F, Drusano GL. Pharmakokinetik und Pharmakodynamik von Antiinfektiva. Med Welt, 4: 31–35, 2004

Sperling W. Biochemie nach Dr. Schüßler. Vortrag, Hamburg 30.06.2004

Stille W, Brodt HR, GrollAH, Just-Nübling G. Antibiotika-Therapie. 11. Aufl., Schattauer, Stuttgart 2005

Stock I. Bakterien Viren Wirkstoffe. 1. Aufl., Govi, Eschborn 2009

Stock I. Streptococcus pyogenes. Medizinische Monatsschrift für Pharmazeuten, 11: 408–417, 2009

Tillonen J et al. Ciprofloxacin decreases the rate of ethanol elimination in humans. Gut, 44: 347–352, 1999

Trcka J, Schäd S, Pfeuffer P, Raith P, Bröcker EB, Trautmann A. Penicillinallergie trotz Penicillinallergie? Plädoyer für eine allergologische Diagnostik bei Verdacht auf Penicillinallergie. Deutsches Ärzteblatt, 43: 28888–2892, 2004

Uhl D. Sehnenschäden durch Chinolone, Magnesium kann sinnvoll sein. Deutsche Apotheker Zeitung, 29: 37–38, 2008

Wala, Arzneimittelverzeichnis, 30. Aufl. 2008

Wantke F, Wöhrl S. Penicillinallergie. Clinicum pneumo, 2: 10–13, 2008, abgerufen unter www.meduniwien.ac

war. Erst Bluttest, dann Antibiotika. Deutsche Apotheker Zeitung. 47: 8, 2008

Wiedemann B, Barger A, Fuhst C. Pharmakologische Indizes in der Antibiotika-Therapie. Chemotherapie Journal, 2: 45–50, 2003

Weleda, Arzneimittelverzeichnis 2009

Weleda, Beratungskompendium OTC, 5. Aufl. 2006

Wiedemann B, Barger A, Fuhst C. Pharmakologische Indizes in der Antibiotika-Therapie. Chemotherapie Journal, 2: 45–50, 2003

Wiesenauer M. Homöopathie Quickfinder. 4. Aufl., GU, München 2005

Wittig T, Myrtol standardisiert. 4. Aufl. 2005, Ergebnisse Verlag, Hamburg, Cloppenburg 2005

Ziegler A. Behandlung der Antibiotika-assoziierten Diarrhö. Deutsche Apotheker Zeitung, 40: 58–61, 2008

10.2 Internet-Links

AKH consilium. Angina tonsillaris, Scharlach, Abrufdatum 07.09.2008, abrufbar unter www.akh-consilium.at

Akute Bronchitis: wann Antibiotika? Medizin-online (www.medizin-online.de), 13.11.2009

Bei akuter Bronchitis sind Antibiotika nutzlos. Medizin-online (www.medizin-online.de), 10.11.2009

Bei chronischer Sinusitis Aspergillose checken. Ärzte-Zeitung Online (www.aerztezeitung.de), 31.03.2010

Cefalosporine für die meisten Penicillin-Allergiker geeignet. Springer Medizin online (www.springermedizin.de), 09.03.2010

DocCheck-Flexikon. Scharlach, Rheumatisches Fieber. Abrufdatum: 07.09.2008, abrufbar unter www.flexikon.doccheck.com

Doppelimpfung für über 60-Jährige. Ärzte-Zeitung Online (www.aerztezeitung.de), 25.09.2008

Einmaldosis Steroid wirkt bei Halsschmerzen. Medizin-online (www.medizin-online.de), 19.08.2009

Erhöht Paracetamol das Asthmarisiko? Medizin-online (www.medizin-online.de), 17.11.2009

Erhöht Paracetamol bei Babys das Asthmarisiko? Ärzte-Zeitung Online (www.aerztezeitung.de), 19.09.2008

Fieber: Ibuprofen wirkt am schnellsten. Pharmazeutische Zeitung online (www.pharmazeutische-zeitung.de), Abrufdatum 28.10.2009

Impfung gegen Pneumokokken schützt das Herz. Ärzte-Zeitung Online (www.aerztezeitung.de), 08.10.2008

Infektliga. Tonsillitis acuta, Akute und chronische Sinusitis, Otitis media, Bronchitis akut exazerbierte, Pneumonien. Stand 4/2009, abrufbar unter www.infektliga.de

Macht Paracetamol atemlos? DocCheck News (news.doccheck.com), 06.10.2008

Medizinisches Wissensnetzwerk »evidence.de« der Universität Witten/Herdecke, Evidenzbasierte Leitlinie zu Diagnose und Therapie, Akute Otitis media, Stand 07/2005, abrufbar unter www.evidence.de

Nach einer Pneumonie steigt das Herzinfarktrisiko stark an. Medizin-online (www.medizin-online.de), 04.08.2009

Noch zu rasch: Antibiotika bei Otitis media. Ärzte-Zeitung Online (www.aerztezeitung.de), 01.12.2009

Pharmakovigilanz- und Beratungszentrum für Embryonaltoxikologie: www.embryotox.de, www.arzneimittel-in-der-schwangerschaft.de, Abrufzeitraum Oktober 2009–Februar 2010.

Regelmäßige Nasenspülung lockt die Keime. Medizin-online (www.medizin-online.de), 09.01.2010

Rhinusinusitis: Kalte Dusche für Therapie. DocCheck News (news.doccheck.com), 07.01.2010

Robert Koch-Institut. Stretococcus pyogenes. Ratgeber Infektionskrankheiten – Merkblätter für Ärzte. Stand 12.03.2009, abrufbar unter www.rki.de

Robert Koch-Institut. Clostridium difficile. Ratgeber Infektionskrankheiten – Merkblätter für Ärzte. Stand 6/2009, abrufbar unter www.rki.de

Verein Deutsches Arzneiprüfungsinstitut e. V., Eschborn (DAPI): Auswertung der meistverordneten Antibiotika auf Wirkstoffebene, Zeitraum Januar–Dezember 2009

10.3 Leitlinien

Empfehlungen der Deutschen Atemwegsliga. Prophylaxe und Therapie von bronchialen Infektionen. Abrufdatum 10.01.2010, abrufbar unter www.atemwegsliga.de

Europäisches Positionspapier der Europäischen Rhinologischen Gesellschaft zu Sinusitis und Nasenpolypen (EPOS). Stand 2007, abrufbar unter www.rhinologyjournal.com

Leitlinie des Arbeitskreises Krankenhaus- & Praxishygiene der AWMF. Hygienemaßnahmen bei Vorkommen von Clostridium difficile. AWMF-Nr. 029/040, Stand 08/2006, abrufbar unter www.awmf.de.

Leitlinie der Arzneimittelkommission der deutschen Ärzteschaft (AkdÄ). Atemwegsinfektionen. 2. Aufl. 7/2002, abrufbar unter www.akdae.de.

Leitlinien der Bundesapothekerkammer zur Qualitätssicherung. Abrufbar unter www.abda.de, Leitlinien + Arbeitshilfen

Leitlinie der Dt. Gesellschaft für Allgemeinmedizin und Familienmedizin (DGAM). Leitlinie Nr. 7 Ohrenschmerzen. Stand 10/2009, abrufbar unter www.degam.de oder www.awmf.de.

Leitlinie der Dt. Gesellschaft für Allgemeinmedizin und Familienmedizin (DGAM). Leitlinie Nr. 10 Rhinosinusitis. Stand 2/2008, abrufbar unter www.degam.de.

Leitlinie der Dt. Gesellschaft für Allgemeinmedizin und Familienmedizin (DGAM). Leitlinie Nr. 11 Husten. Stand 2008, abrufbar unter www.degam.de.

Leitlinie der Dt. Gesellschaft für Allgemeinmedizin und Familienmedizin (DGAM). Leitlinie Nr. 14 Halsschmerzen. Stand 10/2009, abrufbar unter www.degam.de.

Leitlinie der Dt. Gesellschaft für Hals-Nasen-Ohren-Heilkunde, Kopf- und Halschirurgie. Antibiotikatherapie der Infektionen an Kopf und Hals. AWMF-Nr. 017/066, Stand 11/2008, abrufbar unter www.awmf.de.

Leitlie der Dt. Gesellschaft für Hals-Nasen-Ohren-Heilkunde, Kopf- und Hals-Chirurgie. Rhinosinusitis. AWMF-Nr. 017/049, Stand 5/2007, abrufbar unter www.awmf.de.

Leitlinie der Dt. Gesellschaft für Pneumologie. Diagnostik und Therapie von Patienten mit akutem und chronischem Husten. AWMF-Nr. 020/003, Stand 4/2004, abrufbar unter www.awmf.de.

Leitlinien der Dt. Gesellschaft für Pneumologie und Beatmungsmedizin und der Dt. Atemwegsliga. Diagnostik und Therapie von Patienten mit chronisch obstruktiver Bronchitis und Lungenemphysem (COPD). AWMF-Nr. 020/006, Stand 10/2005, abrufbar unter www.awmf.de

Leitlinie Pädiatrische Kardiologie: Rheumatisches Fieber mit Herzbeteiligung. AWMF-Nr. 023/027, Stand 10/2004, abrufbar unter www.awmf.de

Leitlinie der Paul-Ehrlich-Gesellschaft. Rationaler Einsatz oraler Antibiotika. Stand 10/2006, abrufbar unter www.peg.de

Leitlinie der Paul-Ehrlich-Gesellschaft für Chemotherapie, der Dt. Gesellschaft für Pneumologie und Beatmungsmedizin, der Dt. Gesellschaft für Infektiologie und des Kompetenznetzwerkes CAPNETZ. Ambulant erworbene tiefe Atemwegsinfektionen/Pneumonie. AWMF-Nr. 082/001, Stand 7/2009, abrufbar unter www.awmf.de

Nationale Versorgungsleitlinie COPD. Träger: Bundesärztekammer, Kassenärztliche Bundesvereinigung, Arbeitsgemeinschaft der Wissenschaftlichen Medizinischen Fachgesellschaften. Stand 4/2008, abrufbar unter www.copd.versorgungsleitlinien.de oder als nvl/003 unter www.awmf.de

Patientenleitlinie der Universität Witten/Herdecke. Halsschmerzen. Stand 11/2005, abrufbar unter www.patientenleitlinien.de

Patientenleitlinie der Universität Witten/Herdecke. Mittelohrentzündung bei Kindern. Stand 1/2006, abrufbar unter www.patientenleitlinien.de

Sachregister

A

Abtötungskinetik
–, konzentrationsabhängige 90f.
–, zeitabhängige 89, 91
ACC® 251, 253
Acetylcystein 250f., 257
–, Wechselwirkungen 109
Acetyldigoxin, Wechselwirkungen 109
Acetylsalicylsäure 191ff.
–, Dosierung 193f.
–, Einnahmehinweise 194
–, Fertigarzneimittel 193
–, Kontraindikationen 196
–, Wechselwirkungen 195
–, Wirkungsweise 192
Aconit Ohrentropfen Wala 228
Aconitum D 6 230, 278
Aconitum/China comp. Glob. Wala 276
Archangelica comp. Glob. Wala 264
Aerosol-Spitzner® 258ff.
Agranulozytose 23, 172, 185
Agropyron Glob. Wala 219
Aknenormin® 157
akute Bronchitis s. Bronchitis, akute
– Exazerbation der COPD s. COPD, akute Exazerbation
– Otitis media s. Otitis media, akute
– Sinusitis s. Sinusitis, akute
Alkoholgehalt 179ff.
–, absoluter 180
–, flüssige Arzneiformen 181
–, Lebensmittel 179
–, Warnhinweis 179
Alkoholwarnhinweisverordnung 179
allergische Reaktionen, allgemein 180
Allergolact 294
Allgemeininfektion 14
Aloe barbadensis 297
Aluminiumchlorid 186, 188
Ambrodoxy® 152
Ambrohexal® 251, 253
Ambroxol 63, 152, 187f., 250f., 257
ambulant erworbene Pneumonie
   s. Pneumonie, ambulant erworbene
Aminopenicilline 128

Aminopenicillin-Exanthem 125ff.
Amoclav® 120, 122
Amoxicillin 26, 38, 44, 54f., 63, 68, 79, 119ff., 318
Amoxicillin-Clavulansäure-Trockensäfte 120
Amoxicillin-Saft, Dosierung 312
Amoxiclav® 118
Amoxi-Clavulan 122
Amoxihexal® 307
Amoxi-Wolff® 307
Amoxypen® 38, 54, 63, 68, 79, 120, 122f.
Ampicillin 26, 38, 119
Ampicillin-ratiopharm® 120, 122f.
Amylmetacresol 186ff.
Anaerobier 174
Analgetika 191, 193f.
Angina 19, 29
Angin-Heel® SD 200
Angocin® 186, 202, 234, 252, 254, 274
–, Einnahmehinweise 275
–, Nebenwirkungen 275
Anisöl 188
ansäuernde Präparate, Vaginalmilieu 296ff.
–, Anwendungshinweise 299
–, Dosierung 299
Antabus® 128
Antazida, Wechselwirkungen
Antibiogramm 87, 94
Antibiose, gezielte 95
– kalkulierte 94
Antibiotika 93, 102ff.
–, Abtötungskinetik 89ff.
–, Alkoholkonsum 316
–, Allergie 107
–, anaphylaktische Reaktionen 107
–, bakteriostatische 84ff.
–, bakterizide 96
–, Beratungsgrundsätze 102
–, Deeskalationstherapie 95
–, Definition 82
–, Einnahmeregeln 102
–, gezielte Therapie 94
–, kalkulierte Therapie 94

–, klinische Wirksamkeit 87
–, Kombinationen 112
–, Kombinationstherapie 95 ff.
–, Konzentrations-Zeit-Kurven 88
–, Nebenwirkungen 104
–, Persistenz 93
–, Pharmakodynamik 88 f.
–, Pharmakokinetik 87, 89
–, PK/PD-Modelle 88
–, primär bakterizide 84, 86
–, pseudomembranöse Kolitis 104 ff.
–, Resistenz 90, 93
–, sekundäre 96
–, sekundär bakterizide 84, 86, 117
–, Sequenzialtherapie 95
– und Milchsäurebakterien 313
– und Vaginalmykosen 298
–, Verordnungshäufigkeit 101
–, Wirkmechanismen 82 ff.
–, Wirktypen 84, 86
Antibiotikaallergie 107 f.
–, Kreuzallergie 108
–, pseudoallergische Reaktion 108
–, Sofortreaktion 107
–, Spätreaktion 108
antibiotikaassoziierte Diarrhö s. Diarrhö, antibiotikaassoziierte
Antibiotika-Beratungsscheibe 308
Antibiotikaprophylaxe 97
Antibiotika-Saft 307
–, Entnahme 309
–, Lagerung 307
–, Pelletformulierungen 139, 307
–, Zubereitung 307, 309
Antibiotikatherapie
–, Auswahlkriterien 99
–, Empfängnisschutz 111 ff.
–, Fehler 100
–, gezielte 94 f, 98
–, Grundregeln 98
–, kalkulierte 94, 98
–, orale Kontrazeptiva 111 ff.
–, Schwangerschaft 113
–, Stillzeit 113
–, Wechselbeziehungen 99
–, Wechselwirkungen 109 ff.
Antiinfektiva 83
Antimonium sulfuratum aurantiacum D 6 266

Antiphlogistika 40, 191, 193 f.
Antipyretika 191, 193 f.
Antiseptika 186
Antitussiva 234 ff.
–, apothekenpflichtige 241 ff.
–, Dosierung 237 f., 242 f.
–, Einnahmehinweise 237, 242
–, Fertigarzneimittel 237, 242
–, Kontraindikationen 240, 244 f.
–, Nebenwirkungen 238 f.
–, peripher wirkende 235
–, pflanzliche 245 ff.
–, Schwangerschaft und Stillzeit 241, 245
–, verschreibungspflichtige 236
–, Wechselwirkungen 239, 243 f.
–, Wirkungsweise 236
–, zentral wirkende 235
Apis Belladonna Glob. Wala 198
– Belladonna cum Mercurio Glob. Wala 198
– mellifica D 6 200, 231
Apis/Levisticum II Wala 229
Aquacort® 216 f.
Area under the Curve (AUC) 88
Arilin® 299
Aspecton® 247 f., 252, 254
– Eukaps 70
Aspirin® 194
ASS s. Acetylsalicylsäure
Atemwege 19
–, Infektionen 17 ff.
ätherische Öle, Fertigarzneimittel 260
Ätherischöl-Drogen 250, 254, 256
Atorvastatin 317
aufsteigendes Fußbad 280
Augmentan® 26, 38, 44, 54, 63, 68, 79, 120, 122 f.
Auskultationsbefund 18
Avalox® 38, 44, 54, 68, 79, 161 f., 271
Avamys™ 216 ff.
Azithromycin 44, 54, 63, 68, 79, 135, 137 ff., 317 f.
– Hexal® 138, 140 f.

B
Babix®
– Baby-Thymianbad 260
– Inhalat N 260

Sachregister

Bacillus anthracis 9, 12
BAK-Leitlinie 113 ff.
–, Selbstmedikation 183
Bakterien 1 ff., 5, 12
–, apathogene 9
–, Aufbau 1
–, Enzyme 13
–, fakultativ anaerobe 4, 282
–, fakultativ pathogene 10
–, Generationszeit 3
–, gramnegative 7 f.
–, grampositive 8
–, Größe 1
–, intrazelluläre 4
–, Kernäquivalent 1
–, Kokken 7 f.
–, obligat aerobe 4, 282
–, obligat anerobe 4, 282
–, obligat pathogene 10
–, pathogene 9
–, Pathogenitätsfaktoren 3, 10
–, Plasmide 2
–, Resistenzentwicklung 2
–, Ribosomen 1 f.
–, Schrauben 8
–, Sporen 12
–, Stäbchen 1, 7, 9
–, Toxine 11
–, Vermehrung 11
–, Zellteilung 3
–, Zellwand 3
Bakterienflora, natürliche 281
Bakterienformen
–, Kokken 6
–, Stäbchen 6
Bakterienlysate 305
–, Dosierung 306
–, Fertigarzneimittel 306
Bakterienvermehrung
–, Absterbephase 5
–, Generationszeit 3 ff.
–, Latenzphase 4
–, logarithmische Phase 5
–, pH-Wert 4
–, Ruhephase 5
–, stationäre Phase 5
–, Stoffwechseltypen 4
–, Temperatur 4
Bakterienzelle, Aufbau 2

Baptisia D 6 278
Baycillin® Mega 120, 122 f.
Beclometasondipropionat 216
Beclorhinol® aquosum 216 f.
Beconase® aquosum 216 f.
Belladonna D 6 199, 230, 278
Ben-u-ron® 194
Benzalkoniumchlorid 186 f., 204
Benzocain 187
Bepanthen® 208 f.
– Salbe 208
Berberis/Quarz Glob. Wala 219
beta-hämolysierende Streptokokken 20
Betalactam-Antibiotika 118 f.
Betalactamase-Inhibitoren 117 ff., 125, 127
–, Dosierung 121 ff.
–, Einnahmehinweise 121 ff.
–, Indikationen 118 f.
–, Wirkungsweise 117
Bezold'scher Senkungsprozess 50
Biolectra
– Immun Direkt 269
– Zink 269
Bion® 3 107, 285, 287, 289, 291 ff.
bioXtra® 191
Bisolvon® 251, 253
Bitterfenchelöl 188
Bomapect® 267
Bordatella pertussis 7
Borrelia burgdorferi 8
Breitspektrumantibiotika 84, 129, 135, 151, 168
Bromelain 202, 214
–, Dosierung 214
–, Einnahmehinweise 214
–, Fertigarzneimittel 214
–, Indikationen 214
–, Nebenwirkungen 215
–, Schwangerschaft und Stillzeit 215
–, Thrombozytenaggregationshemmer 215
–, Wirkungsweise 214
Bromelain-POS® 214
Bromhexin 251
Bronchialbalsam Weleda 264
Bronchialis-Heel® 267
Bronchicum® 247 f., 252, 254
– Mono Codein 237 f.

Bronchi Plantago Glob. Wala 264
Bronchipret® 247f., 252, 254f.
Bronchitis, akute 57ff.
–, Ätiologie 57
–, Definition 57
–, Diagnostik 58
–, Differenzialdiagnose 59
–, kausale Therapie 61
–, Komplikationen 60
–, Leitlinien 79f.
–, Studienlage 62ff.
–, symptomatische Therapie 60
–, Symptome 58
–, Therapieoptionen Antibiotika 62f.
Bronchoforton® 252, 255, 259f.
– Tee 262
Broncho-Sern® 247f.
Broncho-Vaxom® 40, 306
Brustwickel, warme 263, 267
Bryonia D 6 266
Budesonid 216

C
Calciumlactat 298
Calendula-Bad Weleda 260
Campher 261
Camphora D 3 278
Campylobacter 7
Candida albicans 296, 300
Canesten® Gyn Once 297
CAPNETZ, Kompetenznetzwerk 80
Capval® 237f.
Cebion® immun 269
Cefaclor 63, 131, 134
Cefaclor-Wolff® 131ff.
Cefadroxil 26, 131
– Hexal® 307
Cefalosporine 39, 55, 129ff.
–, Dosierung 131f.
–, Einnahmedauer 131
–, Einnahmefrequenz 131
–, Einnahmehinweise 131ff.
–, Fertigarzneimittel 131
–, Indikationen 129, 131
–, Kontraindikationen 135
–, Nebenwirkungen 133f.
–, Schwangerschaft und Stillzeit 135
–, Wechselwirkungen 134f.
–, Wirkungsweise 129

Cefixim 38, 54, 63, 68, 130f., 135
– Hexal® 307
Cefpodoxim 38, 44, 54, 63, 68, 79, 130, 135
Cefpodoxim-dura® 131ff.
Cefpodoximproxetil 131
Ceftibuten 130f.
Cefuhexal® 131ff.
Cefuroxim 26, 38, 44, 54, 63, 68, 79, 130
Cefuroximaxetil 131
Centor-Score 22f.
Cephalexin 26, 131
Cephalexin-ratiopharm® 26, 131ff.
Cephoral® 307
Cetebe®
– Abwehr plus 269
– Vitamin C Retard 269
Cetrimoniumbromid 186
Cetylpyridiniumchlorid 186ff.
Cevitt® 269
Chamomilla D 6 230
Chinolone 56, 158ff.
–, Anwendungsbeschränkung 160
–, Dosierung 161
–, Einnahmehinweise 160ff.
–, Fertigarzneimittel 160
–, Indikationen 159f.
–, Indikationsbereich A, B 158
–, Kontraindikationen 168
–, Leberschäden 164
–, Nebenwirkungen 163ff.
–, Schwangerschaft und Stillzeit 168
–, Theophyllin-Dosis 167
–, Wechselwirkungen 165f.
–, Wirkungsweise 158f.
Chlamydien 9
Chlamydophila pneumonniae 72, 175
Chlorhexamed® 187, 189
Chlorhexidin 186f.
Chlorhexidindigluconat 187
chronische Sinusitis s. Sinusitis, chronische
Cineol 202, 211f., 261
Cinnabaris D 6 221
Ciprobay® 38, 44, 68, 79, 161f., 307
Ciprofloxacin 38, 44, 68, 79, 159, 161f., 165ff.
Clarithromycin 38, 44, 54, 63, 68, 79, 135, 137ff., 317
– Hexal® 307

– Stada® 139
– Sandoz® 307
Clarithromycin-CT 307
Clarithromycin-ratiopharm® 138, 140 f., 307
Clavulansäure 26, 38, 44, 54, 63, 68, 79, 120
Clindamycin 26, 38, 44, 174 ff.
–, Dosierung 175 f.
–, Einnahmehinweise 176
–, Fertigarzneimittel 175
–, Indikationen 175
–, Kontraindikationen 177
–, Nebenwirkungen 176 f.
–, Schwangerschaft und Stillzeit 177
–, Wechselwirkungen 177
–, Wirkungsweise 174
Clostridium
– *botulinum* 249
– *difficile* 9, 105
– *tetani* 9, 11
Clotrimazol 298
Coccus cacti D 6 266
Cochlearia Salbe Weleda 220, 264
Codein 235 ff., 239 f.
Codeintropfen-CT 237 f.
Codicaps® mono 237 f.
Colestyramin 110
Colibiogen® oral 285, 287, 290 f.
COMOD®-System 204
Compliance 116
Contramutan® 279
COPD, akute Exazerbation 64 ff.
–, Definition 64
–, kausale Therapie 67
–, Leitlinien 79 f.
–, Prophylaxe 70
–, Studienlage 69
–, symptomatische Therapie 66
–, Therapieoptionen Antibiotika 67 f.
Corynebacterium diphtheriae 9
Cotrim forte-ratiopharm® 38, 44, 170
Cotrimoxazol 23, 38, 44, 54, 168 ff.
–, Dosierung 170
–, Einnahmehinweise 170
–, Fertigarzneimittel 169
–, Indikationen 169
–, Kontraindikationen 173
–, Nebenwirkungen 171 f.

–, Resistenzentwicklung 169
–, Schwangerschaft und Stillzeit 173 f.
–, Wechselwirkungen 172 f.
–, Wirkungsweise 168 f.
Cotrim-ratiopharm® 169 f.
Cotrimstada® 169 f.
Coumadin®, Wechselwirkungen 109
CRB-65 Score 76 f.
Curazink® 269 f.
CYP3A4-Induktoren 150
CYP3A4-Inhibitoren 150
Cytochrom-Enzyme 144

D

Dampfinhalatoren 259
darmassoziiertes Immunsystem
s. Immunsystem, darmassoziiertes
Darmflora 281
–, physiologische 282
Dasym-Pascoe® 285, 287
Demulzenzia 246 ff.
–, Dosierung 247 f.
–, Einnahmehinweise 247
–, Fertigarzneimittel 247
–, Indikationen 246
–, Nebenwirkungen 249
–, Schwangerschaft und Stillzeit 249
–, Wirkungsweise 246
Depo-Clinovir® 111
Dequaliniumchlorid 186 ff.
Dequonal® 187, 189
Dexamethason 216
Dexa-Rhinospray® 216 f.
Dexpanthenol 203, 207 f., 211
Dextromethorphan 235, 241 f., 244 f.
Diarrhö, antibiotikaassoziierte 104 ff., 291 ff.
–, Ansteckung 107
–, Prophylaxe 107, 291 ff.
–, Risiko 104
–, Therapie 106, 291 ff.
Diarrhoesan 110
Dichlorbenzylalkohol 186 ff.
Digimerck® 109
Digoxin, Wechselwirkungen 109
Dihydrocodein 235 ff., 239 f.
Dobendan Strepsils® 187, 189
Döderlein® 299
Dolormin® 194

Dontisanin® 214
Dosierhilfen 308
–, Adapteraufsatz 308
–, Entnahmespritzen 308
–, Flaschenadapter 308
Doxy plus Stada® 63, 152 ff.
Doxy-CT 152 f.
Doxycyclin 38, 44, 63, 68, 79, 151 ff., 157
Doxycyclin-ratiopharm, Phototoxizität 315
Doxy-Wolff® 38, 44, 63, 68, 79, 152 ff.
Dropropizin 235 f., 241 f., 245
Drosera D 6 266
Drüfusan® N 271
Durchfall
–, antibiotikabedingter 104 ff.
–, Selbstmedikation 311

E

Echinacea 180, 272, 275
–, Kreuzallergien 273
–, Rezidivprophylaxe 273
Echinacea-Monopräparate 272
–, Dosierung 272
–, Indikationen 272
Echinacea Mund- und Rachenspray Wala 198
Echinacea-ratiopharm® 272
Echinacin® Madaus 272
Edeltannen-Erholungsbad Weleda 280
Efeu 250, 262
Effekt, postantibiotischer 90
Einreibungen 258 f.
Einzeldosispipetten 204, 210
–, Anwendung 204
Ellatun® 203
Elobact® 26, 38, 44, 54, 63, 68, 79, 131 ff.
Elotrans® 106, 312
Emser® 208 ff., 258
– Nasendusche 210
– Nasensalbe 209
– Nasenspülsalz 208
– Salbe 208
– Salz 209
– Sole-Inhalat 208, 258
Endotoxine 11
Endotoxinschock 12
Engystol® 279

Enterobakterien 8
Enterococcus
– *faecalis* 8
– *faecium* 8
Enterotoxine 11
Entzündung, Symptome 13
Enzyme, Funktionen 13
Epstein-Barr-Virus 22
Erdbeerzunge 30
Erkältungsbad 259
Erkältungsbalsam 259
Erstverordnung 113
Eryhexal® 138, 140 f.
Erythromycin 26, 38, 44, 54, 136, 138 f., 317
Erythromycin-Wolff® 141
Esberitox® 274
–, Dosierung 274
–, Einnahmehinweise 275
–, Indikationen 274
–, Nebenwirkungen 275
Escherichia coli 7, 119, 130, 169, 175, 274, 283
Eubacterium lentum 109
Eubiolac Verla® 299, 314
Eucalyptusöl 188
Eukaryonten 1
Eupatorium perforatum D 6 278
Euphorbium comp. SN 222
Evra® 111
Exeu® 70, 255
Exotoxine 11
Expektoranzien 234, 244, 249 ff.
–, Dosierung 253 ff.
–, Fertigarzneimittel 251 f.
–, Indikationen 251
–, Kontraindikationen 257
–, Nebenwirkungen 256
–, pflanzliche 250, 254
–, Schwangerschaft und Stillzeit 258
–, Wechselwirkungen 256
–, Wirkungsweise 249 ff.

F

Fagusan® 251, 253
Fenchelhonig SN 247 f.
Ferrum phosphoricum D 6 230, 278
– phosphoricum comp. Glob. Weleda 276

– rosatum/Graphites Dil. Weleda 264
– sidereum Tabl. Weleda 276
Fieber
–, akutes rheumatisches 22, 24
–, Behandlung 193
–, Definition 191
Flechtenhonig Sirup Weleda 264
Flucloxacillin 38, 119 ff.
Fluimucil® 251, 253
Flunisolid 216
Flurbiprofen 187, 191
Fluticasonfuroat 216
Fluticasonpropionat 216
Flutide® Nasal 216 ff.
Fusafungin 186, 188
Fußbad, aufsteigendes 280

G
Gardnarella vaginalis 7, 296
Gel, bioadhäsives, saures 297
Gelo®-Bronchialtee 262
Gelomyrtol® 43, 212 f., 252, 255, 257
Gelsemium comp. Glob. Wala 276
Generationszeit 3
Glomerulonephritis, akute 22, 24
Glucocorticoide
–, Fertigarzneimittel 216
–, Indikationen 216
Glucocorticoide, nasale 202, 15
–, Anwendungshinweise 218
–, Dosierung 217
–, Nebenwirkungen 218
–, Schwangerschaft und Stillzeit 219
–, Therapiedauer 217
Gram, Hans Christian 6
Gram-Färbung 6
Grindelia D 6 266
grippaler Infekt s. Infekt, grippaler 178
Gripp-Heel® 279
Grüncef® 26, 110, 131 ff.
Guaifenisin 250 f., 256 f.
Guajacum D 6 200
Gum Paroex® 191
Gurgellösung-ratiopharm® 187, 189

H
Haemophilus influenzae 3, 7, 19, 25, 33, 41, 48, 55, 57, 65, 69, 72, 80, 119, 129, 136 f., 151, 159, 169, 175, 274, 303, 305

Halswickel 201
Hedelix® 252, 255
Helicobacter pylori 7
Hemmkonzentration, minimale 86
Hepar sulfuris D 6 266
Heumann Bronchialtee Solubifix® T 262
Hexetidin 186 ff.
Hexoral® 188 f.
Himbeerzunge 30
HNO-Infektionen 14
Hühnersuppe 281
Husteel® 267
Husten s. a. Antitussiva, Expektoranzien 233 ff.
–, Abgrenzung zum Arztbesuch 232 f.
–, anthroposophische Fertigarzneimittel 264 f.
–, BAK-Leitlinie 233
–, homöopathische Einzelmittel 266
–, homöopathische Komplexmittel 267
–, Reflexmechanismus 236
–, Schüßler-Salze 265
Hustenreflex, Unterdrückung 235
Hustenelexir Sirup Weleda 264
Hustenstiller-ratiopharm® 242 f.
Hustenstoß, Strömungsgeschwindigkeit 58
Hustentee
–, Dosierung 261 f.
–, Einnahmehinweise 261 f.
–, Fertigarzneimittel 262
–, Nebenwirkungen 263
Hyaluronsäure 207 f., 211
Hygienemaßnahmen 280
Hylo-Care® 208 f.
Hyoscyamus D 6 266
Hysan® 208 f.

I
Ibuprofen 191 ff.
–, Dosierung 193 f.
–, Einnahmehinweise 194
–, Fertigarzneimittel 193
–, Kontraindikationen 196
–, Wechselwirkungen 195
–, Wirkungsweise 192
Immunisierung, aktive 302
Immunmodulatoren 284
–, Einnahmehinweise 289

–, mikrobielle 282
–, Probiotika 289
Immunstärkung
–, Mineralstoffe 268
–, Vitamine 268
Immunsystem, darmassoziiertes
–, Regeneration 281 ff.
–, Stimulierung 283
Imodium® akut 311
Implanon® 111
Imupret® 197 f.
–, Dosierung 198
Indikationsimpfung 304
InfectoBicillin® 26, 120, 122 f.
Infectodiarrstop® LGG 292 ff.,
Infectomycin® 138 ff.
Infektbehandlung
–, anthroposophische Fertigarzneimittel 276
–, homöopathische Einzelmittel 278
–, homöopathische Komplexmittel 279
–, Schüßler-Salze 277
Infekte
–, Unterscheidungsmerkmale 18
–, grippale 178
Infektion
–, bakterielle 13 ff.
–, iatrogene 15
–, nosokomiale 15
Infektionsarten
–, Allgemeininfektion 14
–, Lokalinfektion 14
Infektionskrankheiten, Vorbeugung 16
Infektionswege 14
Infludo® 276
Influex® 279
Inhalationen 258 f.
Initialtherapie, kalkulierte 84
Inkubationszeit 14
Ipalat® 247 ff.
Ipecacuanha D 6 266
Isla Moos® 247 ff.
Isocillin® 26, 120, 122 f.
Isotretinoin 157

J

Johanniskrautöl 280
Juvecal® 271

K

KadeFungin® Milchsäurekur 299
Kalium
– bichromicum D 6 221
– chloratum D 6 231
Kamillenblütenextrakt 188
Kamillosan® Konzentrat 188, 190, 259
Kapuzinerkressekraut 274
Keimax® 131 f.
Kepinol® 54, 169 f.
Ketek® 26, 38, 44, 68, 79, 147 f.
Ketolide 147 ff.
–, Anwendungsbeschränkung 147 ff.
–, Dosierung 148
–, Einnahmehinweise 148
–, Fertigarzneimittel 148
–, Indikationen 147 f.
–, Kontraindikationen 150
–, Nebenwirkungen 149
–, Schwangerschaft und Stillzeit 151
–, Wechselwirkungen 149
–, Wirkungsweise 147
Kijimea 285, 287
Klacid® 38, 44, 54, 63, 68, 79, 140 f., 307
– pro 90, 139 f.
Klebsiella pneumoniae 3, 8, 130
Kohle-Compretten® 110
Kokken, Bakterien 6
Kolibakterien 283 f.
Kolitis, pseudomembranöse 105 f.
Komplexbildner, Wechselwirkungen 110
Kondome, Reißfestigkeit 300
Konjugat-Impfstoff 303 ff.
Kontaktinfektion 15 f.
Kontrazeptiva 111 f., 315
–, Depot-Präparate 112
–, Sieben-Tage-Regel 112
–, Wirkminderung durch Antibiotika 111 ff., 314
Konzentration, minimale bakterizide 86
Kreuzallergien 180
Kreuzresistenz 92
Kupfer Salbe rot Wala 280

L

Laboruntersuchungen, Antibiotikaeinnahme 110
Lachesis comp. Glob. Wala 198

Sachregister

Lactobacillus casei GG 107
– *rhamnosus* GG 291
Lactobazillen 295 ff., 300
Lactobiogen® 106, 285, 287, 289, 291 ff.
Lanicor®, Wechselwirkungen 109, 167
Lanitop®, Wechselwirkungen 109
Larylin® Husten-Stiller 242 f.
Lebendkeimpräparate, Probiotika 285
Legionella pneumophila 7
Legionellen 7
Leitlinien
–, akute Bronchitis 79 f.
–, akute Exazerbation der COPD 79 f.
–, akute Otitis media 54 f.
–, ambulant erworbene Pneumonie 79 f.
–, kalkulierte Antibiose 94
–, Sinusitis 37
–, Tonsillitis 27
Levisticum H 10 % Öl Weleda 229
– Ohrentropfen Wala 228
– Rh D 6 Weleda 229
Levodropopizin 235 ff., 239
Levofloxacin 38, 44, 54, 68, 79, 159, 161, 166 ff.
Levomenthol 188
LGG® 285, 287, 292 ff.
Lidocain 187 f.
Linksverschiebung 74
Listeria monocytogenes 9
Locabiosol® 188 ff.
Lokalanästhetika 187
Lokalantibiotika 187
Lokalinfektion 14
Lokaltherapeutika, Mundschleimhaut
–, chemische 187 ff.
–, pflanzliche 188 ff.
Loperamid 106
Lovastatin 317
Luivac® 40, 306
Lymphknoten, geschwollene 21
Lymphozytose 75
Lyophilisate 285

M

Makrolide 39, 55, 135 ff.
–, Dosierung 139 f.
–, Einnahmehinweise 139, 141 f.
–, Einnahmezeitpunkt 141 f.
–, Fertigarzneimittel 138
–, Indikationen 136 ff.
–, Kontraindikationen 146
–, Nebenwirkungen 142 f.
–, Pharmakokinetik 137
–, QT-Zeit 142
–, Schwangerschaft und Stillzeit 147
–, Wechselwirkungen 143 ff.
–, Wirkspektrum 137
–, Wirkungsweise 135
Mallebrin® 188 ff.
Malvenblätter 262
Mandelentzündung 19, 22, 25
Marcumar®, Wechselwirkungen 109, 196
Mar® plus 208 f.
Maßnahmen, schweißtreibende 201
Mastoiditis 50 f.
McIsaac-Score 22 f.
Meditonsin® 279
Meerrettichwurzel 274
Meerwasser 203, 208
Melrosum® 255
Menthol 261
Metavirulent® 279
Meteoreisen Glob. Wala 276
Metildigoxin, Wechselwirkungen 109
Metronidazol 312
MHK-Wert 89 ff.
Milchsäure 297
Milchsäurebakterien 283, 287, 289, 300, 313
–, Barrierefunktion 283
–, probiotische 283
Milchsäurepräparate 299
Mineralstoffe 269
–, Dosierung 269
–, Fertigarzneimittel 269
Mirena® 111
Mittelohr
–, Anatomie 47
–, Druckausgleich 227
Mittelohrentzündung 46 ff.
Mometason 216
Monapax® 267
Mononukleose, infektiöse 22
Moraxella catarrhalis 7, 33, 41, 48, 57, 65, 69, 119, 136, 151, 159, 169, 175, 274
Moxifloxacin 38, 44, 54, 68, 79, 161, 165 ff.
–, Warnhinweis 163
Mucoangin® 188 f.

Mucosolvan® 251, 253, 258
Multi-Gyn® 297, 299
–, Actigel 297
Multiresistenz 92
Mutaflor® 285, 287
Myastenia gravis 150
Mycobacterium
– *leprae* 9
– *tuberculosis* 3, 9
Mycoplasma pneumoniae 3, 72, 175
Mykoplasmen 3, 7, 9
Myristica sebifera comp. Glob. Wala 219
Myrrhe 188
Myrtol 152, 202, 211 f., 250

N

Nahrungsmittelallergien 180
Nasacort® 216 f.
nasale Glucocorticoide s. Glucocorticoide, nasale
Nasenbalsam Wala 220, 229
Nasenballons
–, Anwendung 228
–, Hinweise 228
–, Indikationen 227
–, Wirkungsweise 227
Nasendusche 209
Nasennebenhöhlen
–, Anatomie 32
–, Entzündung 32
Nasensalben, Anwendung 204
Nasenspray Pur-ratiopharm® 208 f.
Nasenspray 204
Nasenspülsalz 209
Nasenspülung 210
Nasentropfen
–, Anwendung 204
–, gute Verteilung 205
Nasic® 203
Nasic®-cur 208
Nasivin® 203, 206
Nasonex® 216 f.
Natriumlactat 299
Neisseria meningitis 7, 302
Nelkenöl 188
Neo-angin® 188 f.
Nisita® 208
Normaltemperatur, s. a. Fieber 191
Noscapin 235 ff., 239 f.

Notdienstverordnung, Dosisüberprüfung 312
Novial® 315
Novodigal®, Wechselwirkungen 109
Nukleinsäuresynthese, Hemmung 83
Nurofen® 194
Nuvaring® 111
Nux vomica D 6 221

O

Ohrenlaufen, pulsierendes 49
Ohrenschmerzen 48 ff., 224
Ohrentropfen 225
Okoubaka 294
Olynth® 203
– salin 208 f.
Omniflora® N 285, 288
Orthomol Immun 269, 271, 286, 288
Oseltamivir 70
Otalgan® 226
Otimed® 51, 224, 231 f.
Otitis externa 50
Otitis media 223 ff.
–, Abgrenzung zum Arztbesuch 223
–, anthroposophische Fertigarzneimittel 228 f.
–, BAK-Leitlinie 223
–, chronische 51
–, homöopathische Einzelmittel 230 f.
–, homöopathische Komplexmittel 231
–, Ohrentropfen 226
–, Schüßler-Salze 230
–, Selbstmedikation 224
Otitis media, akute 46 ff.
–, Ätiologie 46
–, Definition 46
–, Diagnostik 49
–, Differenzialdiagnose 49
–, kausale Therapie 52
–, Komplikationen 50
–, Leitlinien 55
–, Nachuntersuchung 53
–, Prophylaxe 56
–, Rezidivprophylaxe 48
–, Risikofaktoren 47
–, Studienlage 55 f.
–, symptomatische Therapie 51
–, Symptome 48
–, Therapieoptionen Antibiotika 53 f.

Otobar® 227f.
Otofren® 231
Otovent® 227f.
Otovowen® 51, 224, 231f.
Otriven® 203f., 206
– Pflege NS 208
Oxymetazolin 203f.
Oxytetracyclin 63, 152, 158

P

Paediathrocin® 26, 38, 44, 54, 138, 140f.
Panoral® 63, 131ff.
Paracetamol 193
–, Dosierung 193f.
–, Einnahmehinweise 194
–, Fertigarzneimittel 193
–, Lebertoxizität 197
–, Nebenwirkungen 196
–, Schwangerschaft und Stillzeit 197
–, Überdosierung 197
–, Wechselwirkungen 197
–, Wirkungsweise 192
Paracetamol-Zäpfchen, Dosierungsintervall 313
Paracodin® N 237f.
Parazentese 57
Pari
– Boy® 258
– Montesol 208, 210
Pathogenitätsfaktoren 10
Patientenratgeber 309f.
Paukenhöhle 50
Pektin 110
Pelargoniumwurzelextrakt 251f., 257
Penhexal® 120, 122f.
Penicillin V 26, 118, 120f.
Penicillin V-Benzathin 26, 118, 120
Penicillinallergie 124ff.
Penicilinallergie-Exanthem 127
Penicilline 117ff.
–, allergische Reaktionen 124ff., 128
–, anaphylaktische Reaktionen 127
–, Dosierung 121f.
–, Einnahmehinweise 121ff.
–, Fertigarzneimittel 120
–, Indikationen 118f.
–, Kontraindikationen 128
–, Kreuzallergien 134
–, Kreuzreaktion 126

–, Nebenwirkungen 124
–, nichtanaphylaktische Reaktionen 127
–, Schwangerschaft und Stillzeit 128
–, Wechselwirkungen 127
–, Wirkungsweise 117
Pentoxyverin 235, 241f., 245
Pepcid® dual 135
Perenterol® forte 176, 283, 288, 286, 292f., 312
Peritonsillarabszess 24
Perkussionsbefund 18
Perocur® forte 286, 288, 292f.
Persistenz 93
Persister 85
Pfefferminzöl 188
Pfeiffer'sches Drüsenfieber 22
pflanzliche Sekretolytika s. Sekretolytika, pflanzliche
pflegende Rhinologika s. Rhinologika, pflegende
Pharyngitis 19
Phenoxymethylpenicillin 25
Phlogenzym® mono 214
Phytohustil® 247ff.
Phytolacca D 6 199
Pille s. Kontrazeptiva
Pinimenthol® 259
– Bad 260f.
– Erkältungssalbe 260
Plantago Bronchialbalsam Wala 264
Plantago Hustensaft Wala 264
Pneumokokken-Impfstoffe 301ff.
–, Impfschemata 304
–, Konjugat-Impfstoff 305
–, Polysaccharid-Impfstoff 305
–, Wirkungsweise 301
Pneumokokken-Impfung 305
–, Grundimmunisierung 304
–, Indikationen 302
–, Indikationsimpfung 304
Pneumokokken-Pneumonie 302
Pneumonie
–, alveoläre 72, 77f.
–, bakterielle 73
–, interstitielle 72, 78
Pneumonie, ambulant erworbene 72
–, Ätiologie 71
–, Diagnostik 74
–, Differenzialdiagnostik 74

–, kausale Therapie 76
–, Komplikationen 74
–, Leitlinien 79 f.
–, Pneumonieformen 75
–, Prophylaxe 81
–, Risikofaktoren 71
–, Schweregrad 77
–, Studienlage 80
–, symptomatische Therapie 76
–, Symptome 73
–, Therapieoptionen Antibiotika 77, 79
Pneumovax® 303 ff.
Podomexef® 38, 44, 54, 63, 68, 79
Polysaccharid-Impfstoff 302 f., 305
Präbiotika 282
Prevenar 13® 303 f.
Primel 256
Probenecid Weimer® 167
ProBio-Cult 286, 288
Probiotika 282
–, bakterielle 282 f., 289 f., 294
–, Dosierung 287 f., 293
–, Einnahmehinweise 287 f., 293
–, Fertigarzneimittel 285 f., 292
–, Indikationen 285 f., 292
Procalcitonin 17, 59
Prokaryonten 1
Prophylaxe
–, Infektprophylaxe 97
–, perioperative 97
–, Rezidivprophylaxe 97
Propicillin 118, 120
Propionibacterium acnes 9
Prospan® 252, 254 f.
Pro-Symbioflor® 286, 288
Proteinbiosynthese, Hemmung 83
Proteus 8
 – *mirabilis* 130
pseudomembranöse Kolitis 104
Pseudomonas aeruginosa 7, 33, 41, 57, 65, 69, 72, 78, 80, 119, 137, 151, 159, 161, 166, 175
Pseudomonas-Infektion, Risikofaktoren 78
Pulmicort® Topinasal 216 f.
Pulmosan® 267
Purpursonnenhutkraut 272
Purpursonnenhutwurzel 275

Q

QT-Zeit-Verlängerung 142, 149, 163 f., 168, 171
Quantalan 110
Quimbo® 237 f.

R

Rachenabstrich 21
Ratanhiawurzel 188
Reflex, gastropulmonaler 251
Regeneration des Vaginalmilieus, Fertigarzneimittel 299
Relenza® 70
Renagel® 110
Rephalysin® C 286, 288
Repha os® 188, 190
Rephresh® sanol 297, 299
Reserveantibiotikum 147, 173, 177
Resistenz
–, Kreuzresistenz 92
–, Multiresistenz 92
–, primäre 90 ff.
–, sekundäre 90, 92
Resistenzreduktion, Maßnahmen 93
Reye-Syndrom 196
Rezept, formale Prüfung 113
Rhinex® 204
Rhinisan® 216 f.
Rhino Care® Nasendusche 210
Rhinodoron® Weleda 220, 229
Rhinologika, symptomatische Therapie 39
Rhinologika, pflegende 207 ff.
–, Anwendungshinweise 210
–, Dosierung 209
–, Fertigarzneimittel 208
–, Indikationen 207
–, Langzeitanwendung 210
Rhinomer® 208 f.
 – Plus 209
Rhinosinusitis 33
Rhinospray® 203
Rickettsien 9
Rinupret® 208 f.
 – Spray 209
Roseneisen/Graphit Glob. Wala 264
Rosmarin-Salbe 10 % Weleda 280
roter Sonnenhut 180
Roxihexal® 138 ff.

Sachregister

Roxithromycin 38, 44, 54, 63, 68, 79, 135, 137 ff., 317 f.
Rulid® 38, 44, 54, 63, 68, 79, 138, 140
Rumex D 6 266

S

Saccharomyces
– boulardii 106 f., 176, 283 f., 290 f., 311
– cerevisiae 284
Salbei-Bad Dr. Hauschka 280
Salbeiöl 188
Salmonella
– enteritidis 8
– typhi 8
Salmonellen 5, 15
–, Formen 5
Salvarsan® 82
Salviathymol® N 188, 190
Salzlösungen 46, 207
Sambucus nigra D 3 221
Sanostol® 271
– spezial 286, 288
Saponine 250
Sayana® 111
Scharlach 31
–, Ätiologie 29
–, Differenzialdiagnose 30
–, Symptome 30
Scharlach-Exanthem 31
Schmalspektrumantibiotikum 84
Schmierinfektion 15
Schnupfencreme Weleda 220, 229
Schock, septischer 12
Schüßler-Salze 265
–, Heiße Sieben 265
Sedotussin® 241 ff.
Seitenstrangangina 21
Sekretolytika, Wirkungsweise 225
Sekretolytika, pflanzliche 39, 46, 211
–, ätherische Öle 211
–, Dosierung 212
–, Einnahmehinweise 213
–, Fertigarzneimittel 212
–, Indikationen 212
–, Nebenwirkungen 213
–, Schwangerschaft und Stillzeit 213
–, Wirkungsweise 211
Selbstmedikation
–, Arzneimittelauswahl 184

–, Arzneimittelwunsch 183
–, Eigendiagnose 183
–, Fertigarzneimittelauswahl 184
–, Grenzen 184
–, Ibuprofen bei Kindern 192
–, Information und Beratung 184
–, Kundenkarte 185
–, OTC-Arzneimittel 184
–, Paracetamol bei Kindern 192
–, Patientengruppen 183
–, Sinusitis 202
–, Therapieergänzung 184
–, unterstützende Maßnahmen 185
Senfmehl 280
Sepsis 75
Sevelamer 110
Shigella 8
Sidroga®
– Bio Kinder Hustentee 262
– Husten- und Bronchialtee N 262
– Reizhustentee 262
Sieben-Tage-Regel 112, 315
Silicea D 12 231
Silicea comp. Glob. Wala 219, 229
Simvahexal® 317
Simvastatin 317
Sinfrontal® 222
Sinuforton® 252, 255
Sinupret® 43, 202, 211 ff., 225
Sinusitis
–, Abgrenzung zum Arztbesuch 202
–, anthroposophische Fertigarzneimittel 219 f.
–, Auswahlkriterien 202
–, BAK-Leitlinie 202
– Hevert® SL 213, 222
–, homöopathische Einzelmittel 221 f.
–, homöopathische Komplexmittel 222
–, lokale Sympathomimetika 203
–, Schüßler-Salze 221
–, Therapieergänzung 202 ff.
Sinusitis, akute 32
–, Ätiologie 32
–, Definition 32
–, Diagnostik 34
–, Differenzialdiagnose 34
–, kausale Therapie 36
–, Komplikationen 35
–, Leitlinien 37

–, Prophylaxe 40
–, Studienlage 37 ff.
–, symptomatische Therapie 35
–, Symptome 33
–, Therapieoptionen Antibiotika 36, 38
Sinusitis, chronische 40 f.
–, Ätiologie 40
–, Definition 40
–, Diagnostik 42
–, Differenzialdiagnose 42
–, kausale Therapie 43
–, Komplikationen 42
–, Studienlage 45 f.
–, symptomatische Therapie 43
–, Symptome 41
–, Therapieoptionen Antibiotika 43 f.
Snup® 203
Sobelin® 26, 38, 44, 299
Sofortreaktion, urtikarielle 125
Soledum® 43, 212 f., 252, 259, 263
– Balsam 258, 260
– forte 255
Solubitrat® 263
Sonnenhut, roter 180
Sorbitol, Warnhinweis
Spongia D 6 266
Sporenbildner 12
Stäbchen
–, Bakterien 6
–, gramnegative 6
–, grampositive 6
Standardimpfung 304
Standortflora, physiologische 108
Staphylex® 38, 120, 122 f.
Staphylococcus aureus 3, 8, 11, 41, 48, 57, 72, 80, 119, 151, 169, 175
Staphylokokken 9
Stärkung der Abwehrkräfte
–, Vitamin C 268
–, Zink 268
Sterillium® 107
Sternanisöl 188
Sticta D 6 266
STIKO-Empfehlungen 301 f., 304 f.
A-Streptokokken
–, Centor-Score 23
–, Infektion 20 ff, 175
–, McIsaac-Score 23

Streptococcus
– *agalactiae* 8
– *pneumoniae* 3, 8, 33, 48, 55, 57, 65, 69, 72 f., 119, 121, 136, 151, 159, 169, 175, 301, 303
– *pyogenes* 3, 8, 19 f., 29, 48, 55, 136, 169
Streptokokken 9
–, hämolysierende 20
–, Komplikationen 22, 24
–, resistente 136
–, Sekundärprophylaxe der Komplikationen 28 f.
Sucralfat 110
Sulbactam 26, 38, 54, 63, 68, 79, 120
Sultamicillin 120
Superinfektion 10, 14, 47
–, bakterielle 17, 33
Suprax® 38, 54, 63, 68, 131 ff., 307
Süßholzwurzel 263
Svedberg-Einheit 2
Symbioflor® 286 ff.
Symbiolact® 107, 286, 288, 290 ff.
Symbio-Vag® 298 ff.
Sympathomimetika, lokale 46, 225
–, Anwendungshinweise 204
–, Dosierung 204
–, Fertigarzneimittel 203
–, Indikationen 203
–, Wirkungsweise 203
Synbiotika 282
Synerga® 285, 287
Synflorix® 303 f.
Syntaris® 216 f.

T

Talcid® 110
Tamiflu® 70
Tavanic® 38, 44, 54, 68, 79, 161 f., 165
Telithromycin 26, 38 f., 44, 68, 79, 147, 317
Tetracycline 151 ff.
–, Chelatkomplexe 153
–, Dosierung 152 f.
–, Einnahmehinweise 154
–, Fertigarzneimittel 152
–, Indikationen 151 f.
–, Kombination mit Ambroxol 152
–, Kombinationspräparate 158

–, Kontraindikationen 157
–, Nebenwirkungen 155
–, phototoxische Nebenwirkungen 153
–, Schwangerschaft und Stillzeit 158
–, Wechselwirkungen 155 f.
–, Wirkungsweise 151
Tetra-Gelomyrtol® 63, 152 ff.
Therapeutika, lokale 191
Thromboseprophylaxe 195
Thymiankraut 262
Thymol 188
Tiger Balm 260
Tonsillitis 19 ff., 23, 186 f.
–, Abgrenzung zum Arztbesuch 185
–, anthroposophische Fertigarzneimittel 198
–, Ätiologie 19
–, Auswahlkriterien 186
–, Diagnostik 21
–, Differenzialdiagnose 22
–, Eiterbeläge 21
–, Fertigarzneimittel 187 f.
–, homöopathische Einzelmittel 199 f.
–, homöopathische Komplexmittel 200
–, kausale Therapie 25 f.
–, Komplikationen 24
–, Leitlinien 27
–, Lokaltherapeutika 186 ff.
–, nichtmedikamentöse Therapiemaßnahmen 201
–, Petechien 21
–, Phytotherapie 197
–, Prophylaxe 28
–, Schüßler-Salze 199
–, Steroide 27
–, Studienlage 27 f.
–, symptomatische Therapie 25
–, Symptome 20
–, Therapieergänzung 185 ff.
–, Therapieoptionen Antibiotika 26
Tonsiotren® 200
Tonsipret® 200
Tormentillwurzelstock 188
Toxi-loges® 279
Toxinnachweis, positiver 106
Trachisan® 188 f.
Tramazolin 203
Transpulmin® Balsam 260

Traumanase® 214
Treponema pallidum 8
Triamcinolonacetonid 216
Trommelfell
–, intaktes 226
–, Spontanperforation 49
Trommelfellschnitt 57
Tröpfcheninfektion 15 f., 20

U

Ulcogant® 110
Umckaloabo® 252, 254 f., 257
Unacid® PD oral 26, 38, 44, 54, 63, 68, 79, 95, 96, 118, 120, 122 f.

V

Vagi C® 298 ff.
Vagiflor® 299 f., 313 f.
Vaginalflora
–, Wiederaufbau 296
–, Wiederherstellung 298
Vaginalgel, saures 297
Vaginalmilieu
–, Regeneration 295
–, saures 296
Vaginalmykosen 298
–, rezidivierende 296 f.
Vagisan® 299 f.
– Milchsäure 314
Vasalva'scher Versuch 226
Verhütungsmethoden, Sicherheitsfenster 112
Verordnung
–, Doppelverordnungen 115
–, formale Prüfung 113
–, inhaltliche Prüfung 114
–, Interaktions-Check 114
–, Prüfung auf Substitution 115
–, Rabattverträge 115
Vibrio cholerae 7
Virulenz 10
Vitamin C 297
–, Dosierung 270
–, Einnahmehinweise 270
Vitamine 269
–, Fertigarzneimittel 269
–, Dosierung 269
VoWen®-T 231 f.

W

Wadenwickel 193, 201, 280
Warnhinweis
–, alkoholhaltiger Arzneistoff 179
–, sorbitolhaltiger Arzneistoff 182
Wechselwirkungen
–, Acetylcystein 109
–, Acetyldigoxin 109
–, Acetylsalicylsäure 195
–, Antazida 110
–, Antibiotikatherapie 109 ff.
–, Antikoagulanzien 109
–, Antitussiva 239, 243 f.
–, Cefalosporine 134 f.
–, Chinolone 165 f.
–, Clindamycin 177
–, Cotrimoxazol 172 f.
–, Digitoxin 109
–, Digoxin 109
–, Expektoranzien 256
–, Herzglykoside 109
–, hormonale Kontrazeptiva 111
–, Ibuprofen 195
–, Ketolide 149
–, Komplexbildner 110
–, Makrolide 143 ff.
–, Makrolide mit CSE-Hemmern 317
–, Metildigoxin 109
–, Paracetamol 197
–, Penicilline 127
–, Tetracycline 155 f.
Wick® Husten-Löser 251, 253
– Inhalierstift N 259
– Sulagil 188 f.
Wiederholungsverordnung 113
Wirkmechanismus 117

X

Xylometazolin 203 f.

Y

Yersinia pestis 8

Z

Zanamivir 70
Zellwandsynthese, Hemmung 83
Zimtöl 188
Zink
–, Dosierung 270
–, Einnahmehinweise 270
Zinkamin-Falk® 269
Zink-Hexal® 269
Zink-Sandoz® 269
Zithromax® 44, 54, 63, 68, 79, 138, 140 f., 307
Zwiebelsäckchen 232
Zytoplasma 1
Zytoplasmamembran 2

Die Autorin

Stefanie Eckard

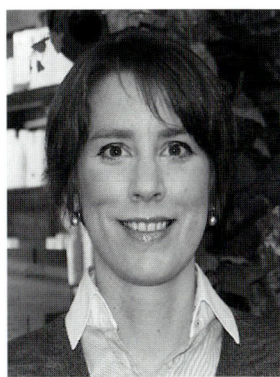

1974 in Hamburg geboren, arbeitet seit ihrem abgeschlossenen Pharmaziestudium 1999 in Vollzeit in einer Hamburger Apotheke. Um die Apothekenmitarbeiter für die tägliche qualifizierte und praxisnahe Beratung sicherer zu machen, ist sie seit 2002 als Referentin für verschiedene Apothekerkammern tätig und engagiert sich bei der Ausbildung und Prüfung von PKA und PTA sowie im Fortbildungsausschuss und Qualitätszirkeln der Apothekerkammer Hamburg. Seit 2008 ist sie auch als Autorin tätig. Schwerpunkte sind neben Infektionskrankheiten auch dermatologische, gynäkologische, neurologische und ophthalmologische Themen.